高等学校"十四五"医学规划新形态教材

（供临床、基础、预防、护理、口腔、检验、药学等专业用）

急救医学

Jijiu Yixue

U0391068

（第 3 版）

主　编　王育珊　张　东

编　者（以姓氏笔画为序）

丁　欢	宁夏医科大学总医院	丁仁彧	中国医科大学附属第一医院
万献尧	大连医科大学附属第一医院	王　颖	吉林大学白求恩第一医院
王小亭	北京协和医院	王江滨	吉林大学中日联谊医院
王育珊	吉林大学白求恩第一医院	王洪亮	哈尔滨医科大学附属第二医院
王海峰	吉林大学白求恩第一医院	冯加纯	吉林大学白求恩第一医院
刘　玲	东南大学附属中大医院	刘景仑	重庆医科大学附属第一医院
孙明莉	吉林大学白求恩第一医院	李　岩	吉林大学中日联谊医院
李树生	华中科技大学同济医学院附属同济医院	李洪祥	吉林大学白求恩第一医院
李素玮	大连医科大学附属第一医院	杨　毅	东南大学附属中大医院
杨立山	宁夏医科大学总医院	吴健锋	中山大学附属第一医院
张　丹	重庆医科大学附属第一医院	张　东	吉林大学白求恩第一医院
张　玮	昆明医科大学第一附属医院	张民伟	厦门大学附属第一医院
张西京	空军军医大学西京医院	张利鹏	内蒙古医科大学附属医院
陈德昌	上海交通大学医学院附属瑞金医院	尚　游	华中科技大学同济医学院附属协和医院
夏　婧	昆明医科大学第一附属医院	黄　亮	南昌大学第一附属医院
隆　云	北京协和医院		

秘　书　杨艺敏　吉林大学白求恩第一医院

中国教育出版传媒集团

高等教育出版社·北京

内容简介

本书共计9篇56章，重点介绍了急危重症病变突发过程中的相关临床变化，如何使用必要的手段与设备实施紧急处理，以及对生命延续支持进行抢救的相关基础理论与实践操作知识，将院前急救、临床急诊、重症医学及与相关学科相互交叉、相互渗透、具有明显边缘性的共性知识和代表着急诊急救发展方向和趋势的现代医学理论、临床最常见的急危重症、最常用的现代基本操作技能与危重症护理方法融合在一起。本书配套数字课程出版，内容包括教学PPT、习题与答案，部分章节有发病机制和补充章节等拓展知识。

本教材主要供全国高等学校医学专业本科生急救医学或急诊医学课程教学使用，也可以作为高校急救医学、急诊医学、重症医学专业研究生的专业基础教材或研究生入学考试、专业执业医师考试的参考用书；同时还可作为国内临床医学继续教育或急诊、危重病、院前急救等专业医生培训的基础教材；并且对临床各科医师也不失为一本有益的急救参考书。

图书在版编目（ＣＩＰ）数据

急救医学 / 王育珊，张东主编 . --3 版 . -- 北京：高等教育出版社，2023.5（2024.9重印）

供临床、基础、预防、护理、口腔、检验、药学等专业用

ISBN 978-7-04-059933-6

Ⅰ. ①急… Ⅱ. ①王… ②张… Ⅲ. ①急救－高等学校－教材 Ⅳ. ① R459.7

中国国家版本馆 CIP 数据核字（2023）第 024734 号

策划编辑　瞿德竑　　责任编辑　瞿德竑　　封面设计　张　楠　　责任印制　存　怡

出版发行	高等教育出版社	网　　址	http://www.hep.edu.cn
社　　址	北京市西城区德外大街4号		http://www.hep.com.cn
邮政编码	100120	网上订购	http://www.hepmall.com.cn
印　　刷	肥城新华印刷有限公司		http://www.hepmall.com
开　　本	889mm×1194mm　1/16		http://www.hepmall.cn
印　　张	31	版　　次	2006 年 6 月第 1 版
字　　数	900 千字		2023 年 5 月第 3 版
购书热线	010-58581118	印　　次	2024 年 9 月第 4 次印刷
咨询电话	400-810-0598	定　　价	69.60元

数字课程（基础版）

急救医学

（第3版）

主编 王育珊 张 东

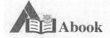

Abook

急救医学（第3版）

高等学校"十四五"医学规划新形态教材

（供临床·基础·预防·护理·口腔·检验·药学等专业用）

急 救 医 学

第 3 版

主编 王育珊 张 东

急救医学第3版数字课程与纸质教材一体化设计，紧密配合。数字课程包括教学PPT、习题与答案及发病机制和补充章节等拓展知识，在提升课程教学效果的同时，为学生学习提供思维与探索的空间。

用户名：＿＿＿＿　密码：＿＿＿＿　验证码：＿＿＿＿　5360 忘记密码？　登录　注册

http://abook.hep.com.cn/59933

扫描二维码，下载Abook应用

《急救医学》(第3版)数字课程编委会

主编 王育珊　张　东

编者 （以姓氏笔画为序）

丁　欢	宁夏医科大学	丁仁彧	中国医科大学
万献尧	大连医科大学	王小亭	北京协和医学院
王江滨	吉林大学	王育珊	吉林大学
王洪亮	哈尔滨医科大学	王海峰	吉林大学
冯加纯	吉林大学	刘　玲	东南大学
刘景仑	重庆医科大学	孙明莉	吉林大学
李　岩	吉林大学	李　南	吉林大学
李树生	华中科技大学	李洪祥	吉林大学
李素玮	大连医科大学	杨　毅	东南大学
杨艺敏	吉林大学	杨立山	宁夏医科大学
吴健锋	中山大学	谷莉娜	吉林大学
张　丹	重庆医科大学	张　东	吉林大学
张　玮	昆明医科大学	张民伟	厦门大学
张西京	空军军医大学	张利鹏	内蒙古医科大学
陈　颖	吉林大学	陈德昌	上海交通大学
尚　游	华中科技大学	夏　婧	昆明医科大学
黄　亮	南昌大学	隆　云	北京协和医学院
霍霏霏	吉林大学		

为适应我国普通高校医学五年制本科教学改革的需要,2004年秋经高等教育出版社遴选,确定了《急救医学》为急诊医学与重症医学专业的"高等学校医学规划教材"。2006年6月《急救医学》第1版正式问世,并受到教材使用高校师生的赞誉,除了作为本科生教材外,部分高校还将其指定为当时硕士研究生的参考教材。2015年7月经修订《急救医学》第2版正式出版发行,同时增加了数字课程,引领、适应了教材改革的新潮。本版(第3版)教材是在第1版、第2版基础上的再次修订,仍分为纸质版和数字课程两个版本。纸质版做了部分内容更新,力求文字精练、概念清楚、层次分明、结构严谨、重点突出;数字课程力求在纸质版基础上增强整体内容的完整性,重点强化基础知识的重要性,充实教材可读内容的丰富性,同时,依篇章编写者对自己编写内容的理解和教学经验增加了"编者说课",进以强调教学重点内容与参考价值;另外,还增加了问答题、多选题、相关名词解释、补充小讲座与短篇英语等栏目,以适应教师备课、本科生自学需要。通过本课程学习适当引导学生对急救医学的定位认识,进以加强本科生对急诊、重症医学等适应社会发展与需求科目的兴趣培养。

急救医学作为一门新兴的边缘独立学科和课程,其所传授的现代急救知识与被培养的未来临床医生素质密切相关,与临床各学科知识具有一定的交叉性、渗透性及明显的边缘性,但是又具有其独特规律特点。其所传授的某些相关知识并不隶属某一专科所独有,而是各科医师均可能遇到的临床共性问题。将代表着当今医学发展方向和趋势的现代医学理论与操作技能,系统地介绍给在校医学本科生,培养学生对常见急危症的救治意识、处置能力,对生命器官的综合救治能力、对突发事件的应对能力,树立现代急救思维模式,养成现代急救临床素质,是急救医学要解决的问题,并应成为高校医学教育需要探讨的问题。

进入21世纪,为适应社会高度发展对临床急救的实际需求、对医生素质的祈盼与要求,医学也在适应性地快速发展,院前急救(120)、院内急诊、重症医学(ICU)迅速崛起与普及。近十几年来国内高校不断地、探索性地开设了"急救医学""急诊医学""重症医学"甚至是"灾难医学"课程,由此,也将高校医学教育改革推向了一个新高潮。但是,我们认为高校不能无休止地开设重复课,也不可能无限扩展社会进步所需的全部医学理论与技术,而急救医学涵盖了急诊医学、重症医学、灾难医学、交通医学、创伤学等与急救相关知识的核心内容,并顺应了社会与医学教育的整体需求。

在高等教育出版社再次精心组织与支持下,国内十几所教育部直属和省属重点大学从事急诊和危重病的同行们再一次齐心协作,以独特视角对本教材的核心内容进行了修编,进一步突出了适应本科教学的基本知识、基本理论、基本技能,并坚持了教材内容的思想性、科学性、先进性、启发性与适用性。

虽然我们力求第3版教材较前两版能有所改进,但由于水平和能力所限,仍难免存在不尽如人意之处,诚请广大师生在使用过程中提出宝贵意见。同时,对于在本教材编写过程中各编委单位同道给予的大力支持,在此一并表示谢意。

王育珊　张东

2022 年于教师节

目录 CONTENTS

第一篇　急救医学总论

第一章 绪 论

目的要求

掌握:急救医学的基本概念与临床特征。

熟悉:急救医学的研究内容与发展方向。

了解:急救医学形成的基础、开设急救医学课程的必要性与现实意义。

"急救医学"至目前尚无统一的定义。传统的临床观点认为,"急救"是在对患者应急处理时的一种手段或方法,通常是指包扎、固定、缝合、转运或吸氧、洗胃、静脉注射、心腔内注射等简单的救治操作,从临床科目设置或教学课程设置,其并不是一门独立的科学。然而,随着时代的进步、高新科学技术的进步,医学科学技术及临床医疗仪器设备日新月异的进步,抢救治疗新技术、新方法不断涌现,并不断提升临床急危重症患者的救治能力和水平,同时,由此产生的新知识、新理论也在临床实践中发挥了重要的指导与引领作用,正是这种进步推进了医学理论的发展,从而也为急救医学的基本理论与技术规范形成奠定了坚实基础。一门独立的临床课程不仅要有独特的临床特征和可操作的治疗技术,而且要有与之相适应的基础理论和技能操作规范,这些临床实际需求是开展临床全新教学的必备条件,也是时代进步、科学进步、理论进步的具体体现。由此可以说,急救医学是现代医学发展进步的标志,是高新科学技术在临床医学领域中的具体表现形式,也是整体医学不断自我丰富的必然过程和结果。

对"急救"一词临床不同专业会有着不同的理解和解释,但"急救医学"与"急救措施"在概念上并不等同。"急救医学"是在"急救措施"上的理论升华,"急救措施"仅是"急救医学"中的一种方法。那么,如何认定急救医学这门新的科学知识范畴,如何在高校医学教学中界定急救医学这门新的课程,这不仅是临床实践的需求,也是对医学教育改革的挑战。从开设本门课程之初我们就将其界定为,"急救医学是一门专门研究突发急危重症或慢性疾病急性发作过程中的相关临床变化规律,探讨如何使用可行的手段、仪器设备,实施紧急综合评估、救治与预防病情进展,并对患者生命给予有效延续支持、为后续治疗和患者康复提供可能的新兴科学。"

医学高校就是要通过急救医学课程的基本理论和技能操作讲授,进一步培养医学本科生对常见急危症的认识能力、识别能力、处置能力,对突发事件的应对能力,从临床理论与实践需要的高度建立符合现代医学发展的思维模式,同时养成现代临床医学所必需的基本素质。

一、急救医学形成的基础

从 20 世纪 50 年代开始,随着电子科学技术进步对医学科学发展的推动,临床抢救技术和仪器设备发生了有史以来的根本性变革,前所未有的、有利于临床救治需求的除颤器、起搏器、监护仪、麻醉机等新的医疗救治产品不断问世。特别是在新世纪之交的 20 年间,世界范围内的高新科学技术的迅猛进步与发展,更进一步促进了微电子革命与临床医学的密切结合,使得用于急救的各种有创或无创床边监护仪、血流动力学监护仪、智能化人工呼吸机、人工肾、人工肝,以及不断小型化、微型化的人工除颤、起搏仪,床旁快速生化检测仪和各种注射泵、输液泵、营养泵等先进的抢救仪器、设备,不断翻新、不断贴近人体生理功能需求,并在当今临床上初具规模;救护车、直升机、快艇或舰艇也已从急救运输工具发展为技术装备齐全的现代化"流动诊室"或"流动医院"。因此,现代医疗手段的快速发展与进步,极大地冲击了临床固有的、传统的急救领域和模式的认知,促使过去临床各科提及的"急救",由一些简单的技术方法演进成为一门高度先进的、代表现代医学进展的临床科学。

进入 21 世纪以来,我国社会的发展与进步令世人瞩目,尤其是随着工农业生产机械化程度的提高,建筑业向高空与地下的发展,航空、高速铁路、高速公路等交通运输业迅速崛起,危及人类生命安全的重大生产事故、交通肇事接连不断;重大矿难、大型火灾、恐怖事件等所致群死群伤事件明显增多;冻雨、暴风雨、地震、泥石流及 SARS(严重急性呼吸综合征)、禽流感、手足口病、新型冠状病毒感染等引发的自然灾害和公共卫生事件频繁发生;同时,由于人民生活水平的提高,心脑血管急症、呼吸系统急症、糖尿病急症及某些严重危害机体健康的其他急症也呈现上升趋势。如何开展院外医疗救援,如何做好院内急诊医疗,如何提高二级、三级医院 ICU 的普及,进以提高急危重症伤病员的救治成功率,降低致残率、死亡率已经成为医院、社会、各级政府关注的焦点问题。同时,社会的进步和人类对生命质量的保健需求,致使临床各学科分工越来越精细,过度的专业化、专病化造成临床某些具有共性的医学知识被分解、被忽视,由此,也在某种程度上影响了对医学生的基本素质培养,形成医学教育的缺陷;特别是近年来随着我国急诊医学、重症医学、院前急救学、灾难医学、交通医学等与急救相关临床专业迅速崛起,医学教育甚至出现了前沿知识的盲区。这些特殊变化奠定了新学科形成的条件,促进了高校医学教育的分化并加速了急救医学课程的形成。因此,普及急救医学知识已成为临床医学整体构建与医学教育不可缺少的重要组成部分,成为推动现代医学发展的重要标志。

如何培养适应社会进步和生产力发展水平的高素质医生,高等学校医学教育面临着新的挑战。特别是随着人民生活水平、文化程度的提高,社会对医生的责任和医疗技术要求也越来越高,临床医生的业务能力也日益受到人们的高度审视和关注。然而有限时间内的高校教育并不可能无限扩展适应社会进步所需的全部医学知识和课程,一门整合了多学科(急诊医学、重症医学、灾难医学、交通医学、创伤学)共性知识的急救医学课程便应运而生,同时也受到了高校师生的高度关注和热爱。

世界上许多经济发达国家都非常重视发展医疗紧急救援,除了在民众中广泛的急救知识普及和在大型、重要的公共场所设立急救医疗设施外,还先后建立了"急救医疗服务体系"(emergency medical service system,EMSS)。这种随着高新科技发展起来的急救医学模式一问世就显出了勃勃生机,它将院前急救 – 医院急诊 –ICU(intensive care unit,ICU)三位一体有机结合,为急危重症伤病员铺设了一条生命救治的绿色通道。而我国从 20 世纪 80 年代中期才逐渐开始重视急诊急救工作,直到目前仍未得到规范,国内中型以下医院基本无独立的急诊科和重症医学科(或综合 ICU 病房),甚至有些大型医院也未能完善急诊与ICU 的独立建制,分析原因最重要的就是国内急诊急救专业人员严重不足,而高等医学院校急救医学教育滞后也是不可忽视的因素。

卫生部在 20 世纪 80 年代初期曾下发了"加强城市急救工作"的文件,颁布了"城市医院急诊室(科)建立方案",1986 年中华医学会成立了急诊医学专业委员会,从而促使我国医院内急诊模式逐步转变并不断向规范化发展;20 世纪 90 年代初在卫生部推动下,ICU 在全国重点教学医院及少部分大型医院得到一定推广,1997 年国内成立了第一个 ICU 学术团体——中国病理生理学会危重病医学专业委员会,为 ICU 进一步普及做了大量宣传、推动与技术培训工作。进入 21 世纪以来,SARS 的国内流行、传播,汶川、云南大型地震形成的巨大危害,部分地区突发性恐怖事件造成的人员伤害等公共突发事件,将重症医学专业医护人员推向群死群伤救治的第一线,这也为新世纪中华医学会重症医学分会、中国医师协会重症医师分会,以及相继成立的中国医师协会急救复苏医学专业委员会、中国医师协会急诊医师分会和中国医学救援学会等国家级学术组织奠定了基础。同时，这些相关的急救学术团体也为急救医学水平的提高创建了良好的交流平台，并使我国的急救医学事业进入了一个快速发展的新阶段。特别是近 2～3 年来"新型冠状病毒感染"在世界范围内的广泛传播，更是将急救与重症医学专业推向了医学救援的前沿，时代的前进为急救医学的进步奠定了牢固的社会基础。

二、急救医学的临床特征与课程开设的必要性

急救医学虽为临床医学的重要组成部分，但与其他学科比较又有其临床的特殊性，详见要点框 1-1-1。一般来说，急救能力与水平的高低不仅关系到伤病员的生命安危，同时，也反映着一个国家、一个地区、一座城市卫生机构的组织管理水平，更显示着一所医院及其医护人员的基本素质和能力。转变目前从事急诊急救医师的临床思维模式、服务意识，加强继续医学教育力度、提高从业人员的基本素质与业务水平，进以适应现阶段与未来临床急救医学发展特点需求，是高校医学专业或医学高校亟待重视和需要解决的问题。

一个学科、一门课程是否有存在的必要性，从广义来讲决定于社会、医学发展和临床有无实际需求；从狭义来讲决定于高校有无适应社会发展、人才培养的总体战略目标，以及为适应临床实践需求进行教改的规划。自进入 21 世纪以来，我国急诊医学、重症医学、院前急救学，以及复苏学、创伤学、灾害医学、交通医学等边缘性学科不断加快了成熟的步伐，这些学科虽都具有独自的体系与规律，但核心部分都离不开现代急救仪器、设备与

要点框 1-1-1　急救医学的基本原则与特征

1. 无论何时、何地、何种情况都应坚持"以病人为中心"的原则。

2. 保证急救医疗服务的连续性，做到 24 h 不间断。

3. 具备现代化监测条件，能及时发现危及生命的潜在危险因素。

4. 能根据病情变化做出快速的评估或诊断，保证急救的即时性。

5. 具备进行基本生命支持或高级生命支持的技术、设备或转运条件。

6. 具有解决危及生命相关问题的能力，善于处理救治中棘手的问题。

7. 具备处理突发事件或接待大量非预期伤病员的预案与组织协调能力。

8. 对危及生命需紧急处理的患者，不依身份、经济状况作为救治限制条件，首先确保生命安全。

技术，离不开围绕这些创新科学形成的新理论、新规范、新知识。因此，现代急救理论知识与操作技术成为多学科通用的共性知识。然而，在对不同学科知识认识高度分化的今天，高校不可能将每个新分化出来的学科知识都作为本科生授课的基本内容，但是，开设一门新的、适应社会发展需要、知识更新和学科分化需要，而又不与高校医学专业传统课程相重叠的、涉及多学科共同需求的急救新知识课程却势在必行，并被时代赋予了强劲的生命力。

急救医学作为一门新兴的独立科学，其所传授的现代急救知识与临床医生未来素质密切相关，与临床各学科知识既相互交叉、相互渗透，又具有明显的边缘性，特别是某些相关知识并不隶属某一专科所独有，而是各科医师均可能遇到的临床共性问题。因此，临床的现代救治理论、手段和设备应用，不能不说是对高校医学教育提出了新的挑战。然而，截至目前尚没有一个学科能完整地将这些先进的仪器使用知识和系统救治理论介绍给当今的医学生。如果这些未来的临床医生，面对急需救治的伤病员而不能实施有效处理或无能力去处理，那失去的就不仅仅是作为医生的基本资格。

在高校如何开展相关教学，并通过急救医学课程学习与实践来培养学生对常见急危症的处置能力、对突发事件的应对能力，树立现代医学思维模式、养成现代医学素质，培养大量能够熟练掌握生命器官综合救治知识和技能的新型临床医生或急救医生，已成为急救医学教育发展的方向，更成为高等院校医学专业

责无旁贷的义务,而高校的急救医学(急诊医学与重症医学)专业则承担着义不容辞的责任。

三、急救医学的研究内容与方向

任何一门学科的发展都离不开科学研究的支撑,从医教研的层面如何界定急救医学研究的内容和方向,现发展阶段主要的历史使命应如何进行实践,总体来说,应集中在以下 6 个方面,详见要点框 1-1-2。

四、急救医学的未来与展望

一个国家的发展,民族的兴旺,社会的稳定与文明进步建立在国富民康的基础上。临床医疗保健是提高人民生活水平和健康质量的重要保障,提高急诊、救援、危重病的整体急救水平和能力,应对突发事件能做出快速反应,应对日常急危重症的救治作出及时处置,就必须加强急救知识的传播与培训。急救设施社会化、救治技能普及化、

> **要点框 1-1-2　急救医学的研究内容**
>
> 1. 探讨对急危重症病人应如何采用更迅速、更有效、更有组织的抢救措施和救治手段。
>
> 2. 探讨减少急危重症并发症、伤残率和死亡率的新方法。
>
> 3. 探讨与急救密切相关的基础理论、基础实验性研究和管理学方面的问题。
>
> 4. 探讨以现代高新科学技术为依托的急救器材、设施与运输工具、药物及辅助诊断检查方法等发展与改良的相关问题。
>
> 5. 探讨如何处理重症医学、院前急救医学、灾难医学、交通医学等新发展学科与临床其他学科所遇到的共性及规律性急救问题。
>
> 6. 探讨急救医学建设、改革发展中存在的相关问题。

现场急救全民化已成为急救医学未来发展的主导方向。社会急需大量急救人才,同时也需要临床医生急救素质与水平的提高,加强在校生的基础教育、加强医务人员的再教育,发展与健全我国的急救医学体系还是一项相当艰巨的任务,我国高校应将急救医学教育作为一项长期发展的战略目标。

21 世纪将是信息化和网络化的时代,临床医学面临着极大的挑战,相信未来的急救技术和水平将更加现代化与人性化,急救仪器设备的发展与进步将更加适应人体生理功能的需要、更加适于协助人类战胜疾病的需要。因此,运用高新科学技术开拓、发展急救技术与装备将是时代发展的必然。

急救行业尽快建立、完善准入制度与急救立法是目前临床与教学改革的当务之急,是稳定急诊急救队伍、解除急救从业人员后顾之忧、发展急救医学事业的根本保证。要保证现有急救资源的合理配置,保证政府的有效投入,发展慈善事业对急救领域的善举与关爱,保证弱势群体的基本救治和生命安全,与国际急救系统接轨等发展中的问题都有待不断得以解决,发展我国的急救医学事业任重道远。

课后练习题

1. 何为急救医学?
2. 简述急救医学的基本原则与临床特征。
3. 简述急救医学相关研究内容。

（王育珊　张　东）

数字课程学习

📥 教学 PPT　　📝 自测题

第二章　急救医疗服务体系

目的要求

掌握：何为急救医疗服务体系。

熟悉：急救医疗服务体系的基本结构特征。

了解：急救医疗服务体系发展概况。

急救医疗服务体系（emergency medical service system，EMSS）是由院前急救–医院急诊–ICU 三位一体、有机结合组建起来的一种急诊急救医学模式。由于三者医疗分工明确、相互关系密切，故而形成了有效的急救网络，为急危重症患者生命救治铺设了一条绿色通道。EMSS 基本任务就是使院前医护人员及时到达急危重伤患者的身边，并进行现场评估、给予初步处理或紧急抢救，然后安全地将患者护送到就近医院的急诊室或 ICU 做进一步救治，为抢救伤病员生命、改善预后争取时间。EMSS 的建立使传统的医疗就诊模式发生了根本性转变，同时也为危重患者能得到争分夺秒的救治提供了可行的安全体系，特别是近年来这种体系得到了进一步的完善。

一、EMSS 发展概况

随着社会发展、人民生活水平提高和人口年龄老化的趋势，目前心脑血管急症发病率明显增加，由意外事故及其他灾难引发的严重创伤频繁发生，过去依靠家属陪患者到医院就诊的传统方式，已经远远不能适应现代社会进步的需要。特别是自然或人为性灾难事件常造成大量的急危重症伤病员，由于在院前得不到有效处置而发生伤残或死亡，给社会和人的生命带来极大威胁，因此，建立一个结构严密、行动迅速、并能实施有效救治的医疗组织，以提供快速、有效的急救医疗服务，成为急救医疗服务体系的主要目标。

世界上许多经济发达国家都十分重视 EMSS 的发展与完善，法国在 20 世纪 50 年代最早建立了现代 EMSS，随之推广到交通事故的急救。

20 世纪 70 年代，EMSS 在美国得到了进一步的发展，它不仅受到政府的高度重视，而且各种私人机构和社团也积极参与建设和发展。1973 年美国国会通过了加强急诊医疗法案，采用"911"作为全国通用急救电话号码，救护车的应答时间逐年缩短，并有急救医生助理随车出诊，同时应用无线通讯系统与急救中心保持联系。1976 年又对急诊医疗法案进行了修订，完成了立法程序，建立了全国规模的 EMSS 综合网络系统。

德国总结了因交通堵塞致使急救车从医院不能迅速奔赴现场，到现场又不能及时返回的教训，开始运用直升机运送伤病员，到 1980 年底发展到 30 个直升机救护站，覆盖范围达全国的 95%，实现了空中救护半径 50 km，10 min 到达现场的快速反应要求，成为世界上空中急救最发达的国家。

日本、韩国、新加坡等许多国家都先后完善了 EMSS 体系。这种形式既适合平时急诊急救的需要，也适合战争或突发事件的处理，它可以用最短的时间把最有效的医疗服务提供给伤病员。

我国急诊急救工作始于 20 世纪 50 年代中期,参照苏联的急救模式在一些城市建立了急救站,工作的重点是以救护车为轴心对患者进行转送。由于对急诊急救认识水平的限制和受到当时国家财力所限等诸多因素影响,这些组织结构简单、缺乏抢救设备和技术、亦缺乏足够组织能力的院前急救模式未能得到有效发展。20 世纪 80 年代初,随着社会发展与进步,人民健康水平得到政府的高度关注,急诊急救工作被推上时代的潮头,在 90 年代中期有了较快发展。目前全国大中城市相继建立了不同规模的院前急救中心,120 急救电话网络得到了快速普及,应急半径不断缩短,救护车逐步达到"流动急诊室"的水平,部分急救中心配备了直升机,当前很多大城市的急救中心已实现了电子化管理,人工智能在管理体系中的应用也越来越普遍。仅经过十余年的努力,我国的院前急救模式已经与国际接轨。特别是近十年来,国内大中型医院独立建制的急诊科得到一定普及,急诊专业化发展速度不断加快;另外,大中型医院 ICU 得到普及,国家已经在 2009 年正式将重症医学科定为独立的二级临床学科和一级临床诊疗科目。至此,我国急诊急救事业的发展进入一个崭新的阶段。

二、EMSS 的基本结构

(一)院前急救系统

院前急救系统是 EMSS 最前沿的部分,其组织结构是一个独立的医疗单位。主要工作任务是对需急救的伤病员实施现场紧急处理与抢救,最大可能地保证患者转送途中的生命安全和协调急救医疗网络。

1. 院前急救模式　　国际上院前急救模式大致可以分为英美模式和德法模式两种类型,前者是以院前处理为辅、转运为主,将患者带到医院内处理;后者是以院前处理为主、转运为辅,提倡将医院带到患者家中。我国院前急救模式基本效仿前者。虽然我国地域辽阔、各地经济发展状况并不平衡,医疗服务条件亦存在较大地域性差异,但院前急救模式基本是统一的,特别是在大中城市已得到很好的覆盖。

2. 基本人员组成

(1)专业技术人员　　院前急救人员应由素质优秀的医护人员组成,应具有良好的职业道德与业务能力,能熟练掌握急救知识与操作,掌握相关医学知识,具有一定的独立分析问题、解决问题的能力,需经过一定的专业知识培训考核后方可上岗。部分国家的院前急救人员实行"急救医士制"。另外,消防人员、警务人员、相关志愿人员经过专门培训也可协助参与院前急救。

(2)专业管理人员　　所有从事院前的急救非专业技术工作人员,即使是通讯人员也须接受短期基本生命救护、创伤初期急救训练(basic trauma life support, BTLS),掌握基本的急救技术。

(3)社会人员　　广泛利用网络媒体、智能手机、刊物、电视、电台等宣传手段,积极普及急救知识,使社会人员掌握最基本的急救技术理念与操作,一旦发生意外灾害事故,在专业人员尚未到达现场之前能正确、及时地进行自救或互救。

3. 基本装备要求

(1)通讯设备　　通讯网络是院前急救三大设施要素之一,建立健全灵敏的通讯网络是提高急救应急能力的基础。中心调度室应设置全国统一急救电话、配备专用的无线电 – 电话联络系统(radio-telephone switch system, RTSS)和卫星定位系统(GPS),救护车上要配备与调度中心保持联系的无线通讯设备。高配置救护车上还应配有急救监测系统,数据可经通讯网络传回到指挥中心的电子计算机上,有利于专科医生对途中存在特殊需求的病员给予抢救指导。此外,通过在现场使用智能手机应用程序实现在救护车和医院之间共享信息,可以降低获得医院接收的难度。

(2)交通工具　　是执行紧急救护任务必不可少的运输设备,目前国内外均主要以不同规格的救护车为主,车内大多配有保持恒温的装置和无线电通讯设备;急救直升机与急救快艇在部分国家与地区也得到了较快发展;在特殊危灾害情况下,各级政府有权调用本地区各部门和个体运输工具,执行临时性急救运送任务。

（3）器械装备　救护车的装备目前尚无统一的规定，普通救护车一般应配备担架、固定受伤部位的夹板、小缝合包、手动呼吸气囊和气管导管、输液装置和必要的抢救药品及液体（包括冻干血浆）等；高配置救护车还须配备便携式监护仪、除颤器、临时起搏器、心电图机、便携式呼吸机、氧源，以及抗休克设备（如抗休克裤）等。

4. 组织管理或指挥中心　每次出车救护患者的资料都应按相关要求详细记录，特别是对高危患者的原始资料要存入资料库，以便查询及分析总结。另外，对初始呼救通话录音资料要保留一定的时间，无录音电话设备的则应保留通话手写原始记录，以备法律性咨询。

指挥中心的主要任务是起到管理者的作用，协调救护人员、调配车辆运行，以及协助与各医疗单位间的有效联系，为伤病员的院前急救提供有效的组织保证。一般指挥中心应依附于当地卫生行政管理部门的直接领导，或依附于当地政府统筹安排的协调机构。目前国内很多大中城市均建立了医疗救援、消防、公安三位一体的救援指挥中心，实现了日常救援、公共卫生及突发灾难事件的统一协调、指挥与调度，并形成了与跨国救援组织的合作，为国际间的危重患者转运、救援提供了更加方便的平台。

（二）医院急诊科

医院急诊科是 EMSS 体系中最重要的中间环节，又是医院内急救的第一线组织结构。急诊科的应急能力是考核一所医院管理水平、医护人员基本素质和救治水平的重要综合指标。20 世纪 90 年代我国开始注重急诊科的建设，要求三级医院急诊科必须独立建制。随着急诊医学的专科化与崛起，各级医院急诊科的组织管理、医疗任务也被赋予了新的含义和形式。

1. 急诊工作的特点　急诊与普通门诊相比，其特点突出表现为：①就诊伤病员均为急性发病，病变的发生具有一定的突发性。②患者对医疗需求急，表现为就医时间的紧迫性。③医护人员须对患者进行紧急评估、处置，表现为救治过程的应急性。

2. 急诊设置与模式　急诊科是医院自身的缩影，目前规范的急诊科应在医院的某一独立单元内设置分诊室、诊察室、抢救室、危重患者监测室、治疗室、手术室（或缝合室）、观察室和（或）急诊病房，同时要设置诸如检验、影像学、药房、挂号及收费等必要的辅助科室窗口。

（1）专业化模式：是指由专门从事急诊专业的医师在医院特定的区域对紧急就医者进行诊治、处理及分流的管理模式。一般常围绕着急诊中心诊察室将与其相关的各种抢救功能室和辅助检查室统筹布局，大型医院还可以设立急诊输液区、急诊观察区、急诊病房及急诊 ICU 等区域，这种专业化模式是目前国际与国内急诊医学发展的模式与方向。

（2）专科性模式：急诊区（室、科）的医生由各专科医生组成，分别承担不同专科急诊医疗（内、外、妇、儿科）任务和收容，我国二级以下大多数医院目前仍在延续着这种模式，但这种模式越来越不适应临床急诊工作的需要，亟待迭代更新。

3. 急诊培训与医师培养　一名临床医师如缺乏急诊工作的训练，就不可能是一个完善的临床医师。因此，规范化的急诊轮转培训制度目前已在很多住院医师规范化培训中得以落实。另一方面，急诊专业的医师也需要轮流到其他科室培训，特别是内科的心血管、呼吸专业，外科的普外专业及麻醉科等。目前很多大型综合医院已有分工明确的急诊 ICU，因此急诊医生还需要加强 ICU 内容的培训。

（三）重症医学科

目前我国将综合 ICU 统称为重症医学科，属于二级临床学科。ICU 的宗旨是为危及生命的急危重症患者提供高技术、高质量的医疗服务；其手段是运用各种先进的现代技术对患者病情进行连续的监测或进行有效的生命、脏器支持，以提高危重患者抢救成功率、降低死亡率。

1. ICU 的基本特征

（1）训练有素的医师和护士：是 ICU 的重要组成要素之一，在许多国外 ICU 的医护人员必须经过专门的特殊培训，并通过国家 ICU 考试中心严格考核才能从事 ICU 专职工作，工作以后还需接受定期培训、进修及续聘考核。当前我国的重症医学科专科医师规范化培训亦在快速全面推进中,为重症医学科的迅猛发展提供高素质的人员保障。

（2）先进的仪器设备和良好的治疗环境:ICU 床位的设置应以至少占医院总床位数的 3% 为基准,保障重症患者应治尽治的目标。标准病房一般需有独立的通风或空气净化装置、中心供氧、中心负压吸引装置等辅助设施,每张病床占地面积应达 15～20 m²。床旁应配备多功能监测仪,可对患者的心率、心律、无创血压、血氧饱和度、呼吸频率、体温、呼气末二氧化碳分压等常规指标进行床边监测。有条件的 ICU 应根据临床需要配置有创动脉血压、中心静脉压、肺动脉压、心房压、肺毛细血管楔压、心排血量、心指数等项目的监测。

（3）高科技医疗手段:ICU 应能对各种生命器官功能进行紧急或延续性支持治疗,要根据医院规模与ICU 设置的档次,合理配置人工智能呼吸机、便携式呼吸机、血气分析仪、心脏除颤仪、临时心脏起搏器、床旁血液净化装置、主动脉内球囊反搏泵、体外膜氧合装置（ECMO）、快速床旁血液生化检测仪（POCT）、静脉输液泵、推注泵等贵重或常规设备。

2. ICU 的基本模式　大致分为专科性 ICU 和综合性 ICU 两大类,目前欧美国家的模式也并不完全相同。从 ICU 的发展史来看,欧美国家的早期 ICU 模式多是由专科性 ICU 逐步向综合性 ICU 发展,但目前也出现了专科化发展的倾向。20 世纪 90 年代初,在当时我国发展国情下,ICU 尚处于发展的初级阶段,提倡建立综合性 ICU。而进入 21 世纪后,随着国内经济的快速发展,大型医院专科性 ICU 也得到迅速发展。

（1）专科性 ICU:包括系统的专科模式（二级学科的模式）,如内科 ICU 或外科 ICU;也有三级学科模式,如脑外科 ICU、胸外科 ICU、普外科 ICU 等。

（2）综合性 ICU:所谓综合性 ICU 是指有综合救治能力、手段、设备及对临床各种危重患者实施救治的全院性的加强治疗服务中心,科室有独立建制、有全权对 ICU 病患进行管理的专职医师。2009 年我国卫生行业管理部门专门下发文件,将综合性 ICU 建制为重症医学科。

3. ICU 的管理方式　封闭式管理是 ICU 所采用的最常见、最基本的管理方式,目的是减少交叉感染。此类病房医疗活动完全由 ICU 的专职医师与专业护理人员负责,包括整体治疗方案的制订、临时情况的处理、危重状态的抢救与日常护理管理。医疗工作重点是对危重患者的全身脏器给予合理的支持性治疗,治疗护理、生活护理、精神护理均由 ICU 专职护士完成。同时在病房管理上限制不相干人员出入,进入 ICU病房须更衣换鞋,一般不允许患者有家属陪护,但不同单位可根据实际情况,安排适当短时的探访时间。

4. ICU 主要收治对象　为有生命危险或随时需要抢救并有希望通过治疗存活的危重患者,包括由疾病或创伤引起的危及生命的患者、单个或多个器官急性功能障碍的患者,外科各种大型术后或全麻未醒患者,以及有救治希望并需给予延续支持治疗的高危患者。

课后练习题

1. 什么是急救医疗服务体系?
2. 我国的院前急救采用的是哪类国际模式?
3. 院前急救的主要工作任务是什么?
4. 医院急诊科的工作特点是什么?
5. ICU 的基本特征是什么? 主要收治对象有哪些?

（陈德昌）

数字课程学习

📥 教学 PPT　　　📝 自测题

危重病的临床常用评分系统

掌握：APACHE 系统、Glasgow 评分系统、Killip 分级、Forrester 分级、急性肺损伤的定量评分方法、Ranson 评分标准、CRAMS 评分法。

熟悉：Marshall 的 MODS 评分标准、肺部感染评分标准、创伤评分、PHI 评分标准。

了解：创伤的院内 AIS-ISS 评分系统、镇静镇痛评分、急性胰腺炎的 BISAP 评分。

危重病评分是根据疾病的某些重要症状、体征和人体生理学参数等进行加权或赋值,从而量化评价病情严重程度的方法。通过所得评分可以客观评价疾病严重程度,比较不同治疗方法的优劣,预测评估预后,以及为临床医护人员在 ICU 质量控制、资源利用、学术交流等多方面提供统一的衡量或参考标准。

目前各种危重病评分有百余种,大致可分为疾病非特异性评分和疾病特异性评分两大类。疾病非特异性评分系统可广泛用于多种不同疾病的评估,适宜在原发疾病不同的患者之间进行比较,如急性生理与慢性健康评分(acute physiology and chronic health evaluation,APACHE)、多器官功能障碍评分(multiple organ dysfunction score,MODScore)。疾病特异性评分是指针对单一特定疾病进行评分的方法,不具有通用性,不能应用于其他疾病的评价,如创伤患者相关的创伤评分、急性胰腺炎 Ranson 评分、Murray 肺损伤评分及危重症患者的镇静评分等。

第一节 疾病非特异性评分系统

疾病非特异性评分在临床应用较广,特别是 APACHE Ⅱ 评分系统在危重症救治中普遍被临床采用,还有多器官功能障碍评分、治疗干预评分系统(therapeutic intervention scoring system,TISS)等也得到了较广泛的应用。不同评分方法所用变量不同,基本原则是所选变量应能够充分反映疾病严重程度的特征,越是能够反映这种特征的变量,在评分系统中的权重比例越大。这些评分方法都经过了大量临床验证和实践反复修正和改进,能够比较敏感地反映疾病的严重程度和预后。

一、急性生理与慢性健康评分

为在 ICU 便于评价不同急性疾病严重程度,比较治疗效果,以及在对 ICU 资源合理利用判定时能有一个客观的尺度,Knaus 于 1981 年提出 APACHE 原型,即 APACHE Ⅰ,由急性生理评分(acute physiology score,APS)和慢性健康评分(chronic health score,CHS)两部分组成。APS 以能代表全身主要器官系统功能最常用的生理指标即"生命体征"和血液生化指标为基础构成,CHS 由患者的年龄和既往健康状况组成。自 1985 年提出 APACHE Ⅱ 评分,直至 2005 年推出 APACHE Ⅳ 评分。其中 APACHE Ⅱ 评分具有简便可靠、设计合理、预测准确的特点,是目前使用最普遍的一种危重症评分系统,可以预测预后,其分值越高代表病情越严重,病死率也越高。

(一) APACHE Ⅱ 系统的组成

APACHE Ⅱ系统是由急性生理评分(A)、年龄评分(B)、慢性健康评分(C)三项评分之和进行的综合评定。

1. A项　共计12项参数指标(表1-3-1),其中前11项为临床最常用的观察指标,依据其偏离正常值程度分别计为1~4分,正常0分。评价氧合功能时,如$FiO_2 < 0.5$,用PaO_2作为评分指标;如$FiO_2 \geq 0.5$,则用肺泡-动脉氧分压差〔$(A-a)DO_2$〕表示。一般以动脉血pH表示酸碱平衡,如无血气分析,则以静脉血碳酸氢根代替。若为急性肾衰竭,将血肌酐项的记分加倍。第12项为Glasgow昏迷评分(GCS),主要反映中枢神经系统功能,其评分越高,表示病情越轻,正常为15分(表1-3-2)。为符合APACHE Ⅱ评分越高病情越重的原则,以15减去GCS实际得分后再计入A项中计算。选取各参数入ICU后24 h内的最差值,且12项必须全部获得,以减少误差。

表1-3-1　APACHE Ⅱ急性生理评分标准

参　数	分　值				
	0	1	2	3	4
1. 直肠温度(℃)	36.0~38.4	34.0~35.9 38.5~38.9	32.0~33.9	30.0~31.9 39.0~40.9	≤29.9 ≥41.0
2. 平均动脉压(kPa)	9.33~14.53		6.67~9.2 14.67~17.2	17.33~21.2	≤6.53 ≥21.33
3. 心率(次/min)	70~109		55~69 110~139	40~54 140~179	≤39 ≥180
4. 呼吸频率(次/min)	12~24	10~11 25~34	6~9	35~49	≤5 ≥50
5. 氧合作用 PaO_2(kPa) $(A-a)DO_2$(kPa)	>9.33 <26.67	8.13~9.33	26.67~46.53	7.33~8.0 46.67~66.53	<7.33 ≥66.67
6. 动脉血pH或 HCO_3^-(mmol/L)	7.33~7.49 22.0~31.9	7.50~7.59 32.0~40.9	7.25~7.32 18.0~21.9	7.15~7.24 7.60~7.69 15.0~17.9 41.0~51.9	<7.15 ≥7.70 <15.0 ≥52.0
7. 血清钠(mmol/L)	130~149	150~154	120~129 155~159	111~119 160~179	≤110 ≥180
8. 血清钾(mmol/L)	3.5~5.4	3.0~3.4 5.5~5.9	2.5~2.9	6.0~6.9	<2.5 ≥7.0
9. 血清肌酐(μmol/L)	53.04~123.76		<53.04 132.6~167.96	176.8~300.56	≥309.40
10. 血细胞比容	0.30~0.45	0.46~0.49	0.20~0.29 0.50~0.59		<0.20 ≥0.60
11. 白细胞计数(×10^9/L)	3.0~14.9	15.0~19.9	1.0~2.9 20.0~39.9		<1.0 ≥40.0
12. Glasgow昏迷评分	等于15减去实际GCS分值(评分法见表1-3-2)				

表 1-3-2　Glasgow 昏迷评分（GCS）

检查项目	临床表现	评分
睁眼反应（eye opening，E）	自主睁眼	4
	呼之睁眼	3
	刺痛睁眼	2
	刺痛不睁眼	1
语言反应（verbal response，V）	回答正确	5
	可应答，但答非所问	4
	可说出单字	3
	只能发出声音	2
	无任何反应	1
肢体运动（motor response，M）	能按指令运动	6
	对刺痛能定位	5
	对刺痛能躲避	4
	对刺痛有屈曲反应	3
	对刺痛有过伸反应	2
	对刺痛无反应	1

2. B 项　即年龄评分。共分为 5 个阶段，分别评为 0～6 分（表 1-3-3）。

3. C 项　即慢性健康评分。凡有下列器官或系统功能严重障碍或衰竭的慢性疾病（要点框 1-3-1），行急诊手术或未手术治疗者加 5 分，择期手术治疗者加 2 分。

表 1-3-3　APACHE Ⅱ年龄及慢性健康评分标准

年龄（岁）	分　值	慢性健康评分*	分值
≤44	0		
45～54	2	择期手术	2
55～64	3		
65～74	5	未手术或急诊手术	5
≥75	6		

*指有严重器官功能不全或免疫抑制者，既往健康者除外。慢性病和器官功能障碍时，不仅急诊手术较择期手术死亡率高，且未手术者死亡率也较后者高，这与未手术者因病情重而不能承受或不适宜手术有关，因此给未手术者以急诊手术同样的计分

要点框 1-3-1　器官功能衰竭的慢性疾病

1. 心血管系统　休息或轻微活动时出现心绞痛或心功能不全的表现，如心悸、气短、水肿、肝大、肺部啰音等或符合美国纽约心脏病协会制定的心功能Ⅳ级标准。

2. 呼吸系统　慢性限制性、阻塞性或血管性肺部疾病所致患者活动严重受限，不能上楼或做家务，或有慢性缺氧，高碳酸血症，继发性红细胞增多症，严重肺动脉高压（>5.33 kPa），或需机械通气支持治疗。

3. 肝　活检证实肝硬化，伴有门静脉高压，以往有门静脉高压所致上消化道出血、肝衰竭、肝性脑病史。

4. 肾　接受长期透析治疗。

5. 免疫功能障碍　接受免疫抑制剂、化学治疗、放射治疗、长期类固醇激素治疗或近期使用大剂量类固醇激素，或患有白血病、淋巴瘤或艾滋病等免疫功能低下者。

（二）APACHE Ⅱ评分的临床应用

1. 评估病情和指导治疗　危重患者实际所需监测治疗水平与 APACHE Ⅱ评分呈正相关，评分越高所

需的监护治疗密度就越大。因此可指导 ICU 资源的合理利用,把监测治疗重点放在真正需要的患者身上。

2. 预测个体和群体死亡风险(R)　Ln(R/1−R)=−3.517+(APACHE Ⅱ 总分 × 0.146)+病种风险系数 + 0.603(仅用于急诊手术者)。其中 Ln 表示自然对数,公式中"R"代表患者死亡风险,入住 ICU 主要病种风险系数见表 1–3–4。如将个体死亡风险率相加(∑R),再除以患者数(N),即可获得群体死亡风险率。

表 1–3–4　ICU 内主要病种及风险系数

病　种	风险系数	病　种	风险系数
(一) 非手术类		(二) 手术类	
1. 下列原因所致呼吸功能不全或呼吸衰竭		1. 循环、呼吸系统	
哮喘或过敏	−2.108	心脏瓣膜手术	−1.261
慢性阻塞性肺疾病(COPD)	−0.367	外周血管手术	−1.315
非心源性肺水肿	−0.251	胸腔肿瘤手术	−0.802
呼吸骤停以后	−0.168	术后呼吸功能不全	−0.140
误吸或中毒	−0.142	2. 创伤	
肺栓塞	−0.128	多发伤	−1.684
感染	0	头部损伤	−0.955
肿瘤	0.891	失血性休克	−0.682
2. 下列原因所致心血管功能不全或衰竭		3. 神经、骨骼系统	
高血压	−1.798	颅内肿瘤开颅术	−1.245
心律失常	−1.368	颅内出血手术	−0.788
充血性心力衰竭	−0.424	椎板切除及其他脊髓手术	−0.699
失血性低血容量休克	0.493	4. 胃肠道手术	
冠状动脉疾病	−0.191	消化道出血	−0.617
败血症	0.113	消化道肿瘤	−0.248
心搏骤停以后	0.393	胃肠道穿孔或梗阻	0.060
心源性休克	−0.259	5. 肾	
胸动脉瘤或腹动脉瘤	0.731	肾移植手术	−1.042
3. 创伤		肾肿瘤手术	−1.204
多发伤	−1.228	6. 术后患者如发生败血症或心搏骤停复苏后,使用相应的非手术类系数	
头部创伤	−0.517	7. 未包括在上述范围的病种,按照入院(或 ICU)的主要原因所涉及的器官系统评分	
4. 神经系统		心血管系统	−0.797
癫痫发作	−0.584	呼吸系统	−0.610
颅内出血	0.723	神经系统	−1.150
5. 其他		消化系统	−0.613
药物过量	−3.353	内分泌代谢或肾	−0.196
糖尿病酮症酸中毒	−1.507		
胃肠道出血	0.334		
6. 未包括在上述范围的病种,按照入院或入 ICU 的主要原因所涉及的器官系统评分			

续表

病　种	风险系数	病　种	风险系数
心血管系统	0.470		
呼吸系统	−0.890		
神经系统	−0.759		
消化系统	0.501		
内分泌代谢系统或肾	−0.885		

判断一个评分系统是否有效,主要是考察其能否准确地预计患者个体或群体的死亡风险率。APACHE Ⅱ 系统是一种较好的疾病严重程度评分系统,分值与病死率之间存在明显的正相关,预测准确率可达 86%。

3. 比较不同治疗方法的效果　要比较某一治疗方法对特定疾病的有效性,前提条件就是病情严重程度必须具有可比性。APACHE Ⅱ 系统能比较客观地反映某一具体患者和群体病情的轻重程度,可比性强,为临床研究提供了可信的依据。

4. 评比和考核 ICU 的医疗质量　APACHEⅡ 评分≥15 分的患者收治率是重症医学专业医疗质量控制指标之一,用于反映和对比不同医院 ICU 收治患者的严重程度。

二、器官功能衰竭评分

多器官功能障碍综合征(multiple organ dysfunction syndrome,MODS)目前大多采用 Marshall 评分(表 1-3-5)。本评分中包含的呼吸系统的指标用氧合指数(PaO_2/FiO_2)表示,同时不考虑机械通气的影响;肾功能用血肌酐值($\mu mol/L$)表示,不考虑透析治疗因素;血胆红素浓度($\mu mol/L$)表示肝功能情况;用压力调整后心率(PAR)表示心血管系统功能,即心率乘以右心房压与平均动脉压的比值;用血小板计数($\times 10^9/L$)表示血液系统功能;用 Glasgow 昏迷评分表示神经系统功能。每项根据器官损伤程度分别记为 0~4 分,患者的得分越高,代表其受累脏器数目越多或损害程度越重,总分 0~24 分,分值越高,预后就越差。

序贯器官衰竭估计评分(sequential organ failure assessment,SOFA)也是临床常用的器官功能衰竭评分系统。

🄴 拓展知识

表 1-3-5　Marshall 的 MODS 评分

器官系统	评分项目	单位	评分标准				
			0	1	2	3	4
呼吸系统	氧合指数(PaO_2/FiO_2)	mmHg	>300	226~300	151~255	76~150	≤75
肾	血肌酐(Cr)	$\mu mol/L$	≤100	101~200	201~350	351~500	>500
肝	血胆红素(BIL)	$\mu mol/L$	≤20	21~60	61~120	121~240	>240
心血管	压力调整后心率(PAR)	次/min	≤10.0	10.1~15.0	15.1~20.0	20.1~30.0	>30
血液	血小板(PLT)	$\times 10^9/L$	>120	81~120	51~80	21~50	≤20
神经系统	Glasgow 昏迷评分(GCS)	分值	15	13~14	10~12	7~9	≤6

注:① PAR:为压力调整后心率(pressure-adjusted heart rate),PAR= 心率 × 右心房压 / 平均动脉压;② 血肌酐是指无血液透析状态的检测值

第二节 疾病特异性评分系统

疾病特异性评分是指针对单一特定疾病或病理生理状态的评分系统,各种不同疾病的评分系统之间无法做相互比较,但与疾病非特异性评分系统相比,能够更好地反映患者的病情和预后。

一、急性心肌梗死的 Killip 分级和心功能 Forrester 分级

急性心力衰竭采用了与慢性心力衰竭不同的分级方法,其中最常用的一种是 Killip 分级(表 1-3-6),依据患者临床体征和胸部 X 线片进行分类,主要用于急性心肌梗死患者,对于判断受累心肌面积及预后有指导价值。另外,Forrester 分级(表 1-3-7)也可用于急性心肌梗死或其他原因所致的急性心力衰竭,其分级的依据为临床体征(外周组织低灌注状态)和血流动力学指标[肺毛细血管楔压(PCWP)和心指数(CI)],故适用于有血流动力监测的重症患者救治。该分级法需有创监测,不利于基层推广,但对于精准指导治疗和判断预后有重要的临床价值。

表 1-3-6 急性心肌梗死的 Killip 分级

分级	症状与体征
Ⅰ级	无心力衰竭
Ⅱ级	有心力衰竭,两肺中下部有湿啰音,占肺野下 1/2,可闻及奔马律,X 线胸片有肺淤血
Ⅲ级	严重心力衰竭,有肺水肿,细湿啰音遍布两肺(超过肺野下 1/2)
Ⅳ级	心源性休克、低血压(收缩压 < 90 mmHg)、发绀、出汗、少尿

表 1-3-7 急性心力衰竭的 Forrester 分级

分级	临床表现	CI(L/min)	PCWP(mmHg)
Ⅰ级	无周围组织灌注不足及肺淤血	> 2.2	≤18
Ⅱ级	无周围组织灌注不足,有肺淤血	> 2.2	> 18
Ⅲ级	有周围组织灌注不足,无肺淤血	≤2.2	≤18
Ⅳ级	有周围组织灌注不足及肺淤血	≤2.2	> 18

二、Murray 肺损伤评分和临床肺部感染评分

肺损伤评分(lung injury score,LIS)是 1988 年 Murray 等提出的评价肺损伤严重程度的计分标准,也是临床最早广泛用于急性肺损伤/急性呼吸窘迫综合征(ALI/ARDS)的诊断标准,包括 4 个部分:胸部 X 线片、低氧血症(氧合指数 PaO_2/FiO_2)、PEEP(使用呼吸机时)和呼吸系统顺应性(mL/cmH_2O)(表 1-3-8)。该评分主要优点是考虑到 PEEP 和肺顺应性的因素,能半定量比较肺损伤的严重程度,强调从 ALI 到 ARDS 是一个连续的病理生理过程。缺点是不能排除心源性肺水肿、未涉及发病危险因素及计算呼吸系统顺应性相对复杂。

临床肺部感染评分(clinical pulmonary infection score,CPIS)是 1991 年 Pugin 等将呼吸机相关肺炎(VAP)的临床诊断标准中各个项目加以标准化和定量分析后制订而成的,内容包括体温、外周血白细胞计数、气道分泌物情况、氧合指数(PaO_2/FiO_2)、胸部 X 线片显示肺部浸润进展,以及气道分泌物微生物培养 6 项,来综合诊断 VAP,每项计 0 ~ 2 分,总计 12 分,一般以 CPIS > 6 分提示存在 VAP(表 1-3-9)。主要用于 VAP

表 1-3-8 Murray 肺损伤评分标准

项　目	评分	项　目	评分
1. 胸部 X 线片评分		3. PEEP 评分（使用呼吸机时）	
无肺泡浸润	0	PEEP≤5 cmH₂O	0
肺泡浸润局限于 1 个象限	1	6～8 cmH₂O	1
肺泡浸润局限于 2 个象限	2	9～11 cmH₂O	2
肺泡浸润局限于 3 个象限	3	12～14 cmH₂O	3
肺泡浸润局限于 4 个象限	4	≥15 cmH₂O	4
2. 低氧血症评分		4. 呼吸系统顺应性评分	
PaO_2/FiO_2≥300 mmHg	0	≥80 mL/cmH₂O	0
225～299 mmHg	1	60～79 mL/cmH₂O	1
175～224 mmHg	2	40～59 mL/cmH₂O	2
100～174 mmHg	3	20～39 mL/cmH₂O	3
<100 mmHg	4	19≤mL/cmH₂O	4

最终评分结果为上述评分总和除以参与评分项目数

病情严重程度分级	评分值
无肺损伤	0
轻度至中度肺损伤	0.1～2.5
重度肺损伤（ARDS）	>2.5

的诊断、评估肺部感染的严重程度、评价抗生素疗效和减少不必要的抗生素暴露及判断患者预后。2003 年 Luna 对 CPIS 进行了修订，减掉气道分泌物微生物培养 1 项，称为简化的 CPIS 评分，有利于更早评价患者肺部感染的严重程度。

表 1-3-9 CPIS 评分标准

项目	标准	评分
体温	≥36.5℃且≤38.4℃	0
	≥38.5℃且≤38.9℃	1
	≥39.0℃或≤36.0℃	2
白细胞计数（×10⁹/L）	≥4 且≤11	0
	<4 或>11	1
	<4 或>11 加上杆状核≥0.5	2
气道分泌物	无气道分泌物	0
	存在非脓性气道分泌物	1
	存在脓性气道分泌物	2
氧合指数 PaO_2/FiO_2（mmHg）	>240 或 ARDS	0
	≤240 且无 ARDS	2
胸部 X 线片	无浸润影	0
	弥漫性（或片状）渗出	1

续表

项目	标准	评分
气道分泌物微生物培养	局部融合浸润	2
	培养致病菌偶见或少量	0
	培养致病菌中到大量	1
	在 1 分基础上若革兰染色发现相同致病菌	2

三、急性胰腺炎临床评分系统

急性胰腺炎的第一个评分系统是 Ranson 评分标准,目前仍被临床用于急性胰腺炎严重程度的评估,始用于 1974 年,基于 11 个客观指标(5 项为入院前指标,6 项为发病第 48 h 指标)。入院前指标包括年龄、血白细胞、血糖、乳酸脱氢酶(LDH)、谷草转氨酶(AST),发病第 48 h 指标包括血细胞比容(HCT)、血尿素氮(BUN)、血钙浓度(Ca)、动脉血氧分压(PaO_2)、碱缺失、液体潴留(表 1-3-10)。其中每一项指标记 1 分,然后合计总分,所得分值越高,代表患者预后越差,当 >6 分时病死率可达 50%,且多伴有坏死性胰腺炎。缺点是指标过多,操作相对复杂,缺乏评估的动态性。

表 1-3-10　急性胰腺炎 Ranson 评分标准

项　目	非胆源性胰腺炎	胆源性胰腺炎	得分
入院时检查			
年龄	>55	>70	1
白细胞	>16 000	>18 000	1
血糖(mg/dL)	>200	>200	1
LDH(IU/L)	>350	>400	1
AST(IU/L)	>250	>250	1
入院 48 h 内			
HCT 下降(%)	≥10	≥10	1
BUN 升高(mg/dL)	≥5	≥2	1
Ca(mg/dL)	<8	<8	1
PaO_2(mmHg)	<60		1
碱缺失(mmol/L)	>4	>5	1
液体潴留(L)	>6	>4	1

2008 年推出的急性胰腺炎严重程度床旁指数(bedside index for severity in acute pancreatitis,BISAP)是新的简单便捷、准确度较高的急性胰腺炎评分系统,内容主要包括 5 个与病死率相关的变量:血尿素氮(BUN)、精神神经状态异常(impaired mental status)、全身炎症反应综合征(SIRS)、年龄(age)、胸腔积液(pleural effusion),这 5 个变量英文首字母可以缩写命名即为 BISAP,以 24 h 内出现 1 项记 1 分,BISAP 总分为 5 项之和(表 1-3-11)。

表 1-3-11　急性胰腺炎严重程度床旁指数

参　数	结　果	评分
BUN	≤25 mg/dL	0
	>25 mg/dL	1
精神神经状态异常 （Glasgow 昏迷评分）	15 分	0
	<15 分	1
SIRS	无	0
	有	1
年龄	≤60	0
	>60	1
胸腔积液	无	0
	有	1

注：BUN 1 mmol/L = 0.356 mg/dL。

四、创伤评分系统

创伤评分是将伤员的生理指标、解剖指标及诊断名称等指标量化，可以综合判断损伤的严重程度，在评估病情和预测创伤预后，指导及时分类救治，以及评定救治质量等方面具有重要意义。目前已经有超过50 个创伤评分系统用于急诊室、ICU 中患者的分类，共同原则是"多参数量化"综合评价，但尚无一种评分系统可以做到普遍适用，每种评分都有其优点和不足。创伤评分系统一般按照数据来源不同而分为生理学评分、解剖学评分和综合评分，其中解剖学评分主要有简明创伤评分（abbreviated injury scale，AIS）、损伤严重评分（injury severity score，ISS），生理学评分有修正的创伤评分（revised trauma score，RTS）、格拉斯哥昏迷评分（Glasgow coma score，GCS）和急性生理与慢性健康评分（APACHE），综合评分主要有创伤与损伤严重度评分（trauma injury severity score，TRISS）。创伤评分系统按照使用场合不同而分为院前评分、院内评分和 ICU 评分。其中院前评分有 RTS、创伤患者 CRAMS 评分及院前指数；院内评分有 AIS-ISS 评分系统，其中 AIS 是单发伤编码定级的方法，而 ISS 是多部位、多发伤和复合伤的编码定级方法；ICU 评分有 APACHE系统。

（一）修正的创伤评分

创伤评分（trauma score，TS）是根据患者对创伤产生的一系列病理生理改变以量化形式表示构成，由于早期创伤死亡多数因中枢神经系统、心血管系统和呼吸系统的继发性损伤所致，故原 TS 系统包括呼吸频率、呼吸幅度、收缩期血压、毛细血管充盈和 GCS 5 个变量，而后为了增加临床实用性做了修正，仅保留3 个变量，组成修正的创伤评分（RTS），总评分为 0~12 分，RTS 分值越低代表创伤越重，相对病死率越高（表 1-3-12）。

表 1-3-12　修正的创伤评分（RTS）

GCS	收缩压（mmHg）	呼吸频率（次 /min）	评分
13~15	>89	10~29	4
9~12	76~89	>29	3
6~8	50~75	6~9	2
4~5	1~49	1~5	1
3	0	0	0

(二)创伤患者 CRAMS 评分

1982 年 Gormican 用循环(circulation)、呼吸(respiration)、胸腹部(thorax and abdomen)、运动(movement)和语言(speech)5 个参数的英文首字母命名建立了创伤患者 CRAMS 评分(表 1-3-13),主要以生理指标和外伤部位相结合,以后经过修正得出分值≥9 分的伤员属轻伤,病死率极低;若≤8 分为重伤,病死率明显升高,其灵敏度高于 TS。

表 1-3-13　创伤患者 CRAMS 评分

分数	项　目
	循环(circulation)
2	毛细血管充盈良好或血压 > 13.6 kPa(100 mmHg)
1	毛细血管充盈迟缓或血压 11.05 ~ 12.0 kPa(85 ~ 100 mmHg)
0	无毛细血管充盈或血压 < 11.05 kPa(85 mmHg)
	呼吸(respiration)
2	正常
1	不正常(费力,浅快)
0	无
	胸腹部(thorax and abdomen)
2	腹、胸无压痛
1	腹、胸有压痛
0	腹肌紧张、连枷胸或胸腹部穿透伤
	运动(movement)
2	正常
1	有疼痛反应
0	无反应(或去大脑强直)
	语言(speech)
2	正常
1	答非所问
0	不可理解的语言

GRAMS 总分为以上 5 部分评分的和(表中血压均为收缩压)

(三)院前指数

院前指数(prehospital index,PHI)是用收缩压、脉搏、呼吸状态、神志状态 4 项生理指标作为评分参数,每项又分为 3 或 4 个级别,所有 4 个参数之和即为 PHI(表 1-3-14)。对有胸或腹部穿透伤者在其总 PHI 分值上加上 4 分为其最后 PHI 分值。0 ~ 3 分为轻伤,没有死亡危险;4 ~ 20 分为重伤,病死率和手术率明显升高。PHI 对重伤判断具有较高的灵敏度和特异性。

表 1-3-14　PHI 评分标准

参数	级别	分值	参数	级别	分值
收缩压(kPa)	> 13.6	0	呼吸	正常	0
	11.2 ~ 13.6	1		费力或浅呼吸	3
	10.0 ~ 11.05	2		< 10 次/min	5
	0 ~ 9.6	5		或需气管插管	

续表

参数	级别	分值	参数	级别	分值
脉搏（次/min）	≥120	3	神志	正常	0
	51~119	0		混乱或好斗	3
	<50	5		不可理解的语言	5

五、镇静镇痛评分

镇静镇痛评分参见第九篇第五章危重患者的镇静与镇痛。

临床上危重病评分系统是以最能准确反映特定疾病的严重程度的生理参数和生化指标作为变量制定而成的，因此能够准确评估疾病的严重程度，预测疾病的转归，对于合理使用 ICU 医疗资源、评价不同医院之间 ICU 医疗质量和救治能力，以及选用合适的评分为进行临床科研提供可比标准具有重要的意义，未来需要进一步提高评分的准确性、临床使用的可获得性和便捷性。

课后练习题

1. APACHE Ⅱ 评分的临床应用包括哪些？
2. Glasgow 评分系统包括哪些项目？
3. 简述 Murray 肺损伤评分包括哪些指标及优缺点。
4. 如何进行急性胰腺炎的 Ranson 评分？
5. 如何对创伤患者进行 CRAMS 评分？

（张　东）

数字课程学习

📥 教学 PPT　　　📝 自测题

医疗安全与医患沟通

目的要求 ....

掌握：影响医疗安全的主要因素，医患沟通需遵循的伦理原则及基本原则。

熟悉：客观因素对医疗安全的影响，对需急救患者进行医患沟通的注意要点。

了解：医患沟通的技巧。

第一节 医 疗 安 全

医疗安全是指医院在实施医疗保健过程中,患者不发生法律和法规允许范围以外的心理和机体结构或功能损害、障碍、缺陷或死亡。其核心是医疗质量。医疗安全与医疗效果是因果关系,医疗安全直接影响社会与经济效益。不安全医疗会导致患者病程延长和治疗方法复杂化等后果,不仅增加医疗成本和经济负担,有时还导致医疗事故引发纠纷,影响医院的社会信誉和形象。医疗安全是个世界性问题。通过仔细分析和计算,在美国因医疗差错而引起的死亡在住院患者死因中高达第3位,研究显示,医疗差错平均致死率为251 454例/年,每年相关的费用高达几百亿美元。

医疗安全中的问题主要由医疗差错及医疗事故引起。医疗差错(malpraxis)是指在诊疗、护理过程中医务人员确有过失,但经及时纠正未给患者造成严重后果或未造成任何后果的医疗纠纷。医疗事故(medical negligence)则是指在医疗活动中医生或护士由于存在过错直接造成患者死亡、残疾、组织器官损伤导致的功能障碍。2002年9月我国国务院颁布了《医疗事故处理条例》,对医疗差错和医疗事故做了明确的界定,特别强调了医疗事故必须后果达到一定的严重程度,如残疾、伤残、组织器官损伤导致功能障碍;对于没有达到事故程度的医疗过失,则应认定为医疗差错。因此,一般来说医疗差错与医疗事故的特征基本是相同的,两者之间唯一区别是损害后果程度上的差异。

影响医疗安全的主要因素包括医源性人为因素(主要指医务人员言行不当给患者造成不安全感和不安全结果)、医疗技术、药源性因素、院内因素、设备器材及组织管理因素等。

一、人为主观因素对医疗安全的影响

1. 院前与院内急救衔接不完善 ①社会对院前急救重要性仍缺乏足够的认识,导致对院前急救建设投入的人力和物力严重不足。②院前急救人员业务能力较院内急诊及ICU医生仍显不足,造成在院前急救成功率受限。③对院前工作认识不足或对出诊要求重视不够。④急诊呼救电话转接不及时,问不清地点、人数、病情,造成救护车去错地方或派车不够。⑤院前与院内急救通讯联系不足,导致急救车因医院无床位而再次转运。

2. 医患沟通不到位 ①急诊患者由于发病突然,常常希望到达急诊科后能立即得到处置,有些患

者稍有等候就会满腹怨言或出言不逊。②由于医护人员有限,有时接诊不及时或未问清/未检查时就分诊。③对患者询问解释不详细,被认为医护人员缺乏同情心、不为患者着想。④对危重患者采取必要的急救措施略有延迟,可能被认为医护人员的责任心不强。诸如此类的问题都是引起不必要争端的隐患。

3. 操作规程执行存在漏洞　急诊工作的特点是随机性强,患者来就医无时间固定性。当在某些来诊集中时间段,或由于医院声誉较好就诊患者多时,或可能遇到抢救工作而突显人手不足矛盾。因此,在操作规程执行流程上就可能会出现操作前解释不到位,操作后注意事项交代不足,甚至没有严格执行"查对"等标准操作流程,导致医疗工作出现漏洞或隐患。

4. 业务技术不娴熟或救治配合不当　急诊、院前急救及ICU对危重患者能否给予及时的诊治、为抢救赢得时机是对急救医护人员的观察、判断能力和熟练急救技能的综合检验。但由于急诊急救常易受多种因素影响,加上参与抢救医护人员的技术水平参差不齐,对患者病情变化判断能力不足,对有疑问的医嘱未及时核实就去处理,尤其是在某些特殊抢救过程中人为机械性执行口头医嘱,缺乏思考、复述与相关记录等都为急救质量带来技术性隐患。

5. 急救医护人员负荷过重　国内外均存在这方面的问题,由于工作场合、性质、强度等因素,致使急诊、院前急救、ICU专职从事抢救的医护人员长期处于繁忙和紧张状态之中,特别是值班时间长、夜班数量多、没有正常节假日、长期的体力负荷与精神负荷严重地影响着他们的身心健康与工作效率,为诱发差错、事故埋下隐患。

二、客观因素对医疗安全的影响

1. 规章制度不健全或执行不力对医疗安全的影响　医疗规章制度包括查房制度、会诊制度、差错事故控制制度、交接班制度等常规制度,也包括急诊质量控制评审及医院评审考核中的各项规章制度。医疗安全需要健全的规章制度来做保障,规章制度是医护人员行为的指南,是医疗法定文件的补充与细化,是规范医疗行为的戒尺。规章制度不健全就会减轻对医护人员的约束力,因此,加强规章制度建设是医疗安全的基本保证。

良好的医疗规章制度能否得以贯彻执行,既能体现一所医院的管理水平,又能显示医护人员的基本素质。对医疗规章制度执行不力是医疗安全的严重隐患,是管理者对责任监管的放弃,同时对于医护人员也是注入了无形的麻醉剂。

不管在什么场合、什么情况下都应教育、号召医护人员自觉遵守医疗规章制度和技术操作规程,只有将其变成医护人员的自觉行动,才能有效地防范差错事故的发生,才能保证急诊患者的医疗安全和急诊医疗质量。

2. 职责不清对医疗安全的影响　无论是院前、急诊还是ICU,医护职责必须有明确的分工,不同级别医生的职责必须有明确的制度说明。职责不清不仅可以引起抢救的忙乱,也影响抢救效果,还会给当事人带来不必要的麻烦。职责应是责任的基础,责任应是职责的具体体现。否则,在发生医疗安全事故后既无法落实责任人,也不利于医疗差错和事故的防范。

3. 抢救设备不齐全或对新设备掌握不足对医疗安全的影响　无论院前急救、院内急诊还是ICU,在任何时候各种抢救药品、物品、器材都应处于应急备用状态,这是危重患者的生命所托。特别是在医疗高新科技日新月异的今天,抢救设备、新理念、新技术层出不穷,如若对这些应用于临床的新型抢救设备、抢救药物使用不熟悉,可能会给需要紧急救治的人带来危害,直接影响抢救的效率和质量。因此,加强组织业务学习和技能培训也是适应医学潮流发展与保证医疗安全的重要措施之一。

第二节　医患沟通

在临床医疗实践活动中,医务人员与患者及其家属产生的人际关系被称为医患关系。医患关系有狭义和广义之分。狭义的医患关系指患者和医生之间的关系,而广义的医患关系则指以医生为中心的群体和以患者为中心的群体之间的关系,这里的医生群体不仅包括医生,还有护士、医疗技师及医疗相关的人员,而患者方还包括亲属、朋友,甚至患者的心理活动。和谐的医患关系是医患之间理解、信任的基础,是医疗安全的基本保证。医患之间沟通的方法、能力及沟通效果对医患关系会产生重要影响,甚至会直接决定医患关系的好坏。

医患沟通不仅是医务人员与患者或家属间医疗活动的简单补充,也是人与人之间关系的相互交流,同时也是对自身思维方式和行为准则的认知和觉醒过程。因此,医患沟通是一门多学科的综合学问和医疗过程的重要环节。

医患沟通的必要性基于人们需要健康,医学需要发展,社会需要进步。医患沟通的任务就是加深医患之间相互了解,确立相互信任、增加感情沟通,促进相互理解,保证医疗过程的顺利执行和完成。医患关系如“人”字形结构,两者互相支撑,形成一体。医者维护着人的生命和健康,患者是医学和医者实践的对象,同时,患者也是医者生存和发展的物质基础。因而,医患沟通是医学发展的基本动因,是对医疗过程的完善,是医患双赢的必经途径。

医患关系是社会关系的一部分,也具有伦理性的特点。伦理道德在沟通中奠定了医患双方的思想基础,是医患沟通顺利开展的道德规范和保证,为防范和界定医患矛盾和纠纷提供了基本行为准则。以人为本,发扬人道;平等公正,诚信友爱;举止端庄,语言文明;知情同意,保守医密;医术精湛,优质服务,应是医患沟通中医生需要遵循的基本伦理原则。

在处理医患关系时首先要清楚医患双方的需求,就医者及家属求医的目的就是要保证生命的安全和生理上的需要,之所以与医生交流就是要了解伤病相关信息,以及治疗过程中所会得到的关爱、尊重,病情归属与合理支出等。同时医者也需要得到医疗过程的安全与顺利实施,得到患者和家属应有的尊重与配合,得到社会各界的认可与支持。只有平衡好医患双方需求才能不致医患矛盾发生及扩大。

在遵守基本原则的基础上,医患沟通需要一定的技巧,其中主要是言语沟通。言语需要称呼得体、表达简洁明了、注重提问技巧、采用保护性语言、不评价他人的诊断与治疗。此外,肢体语言也要注意举止端庄、目光和蔼、表情适度、姿势稳重、保持一定距离,以求双方均能获得良好的第一印象。要让患方主动表达、启发患方主动谈话、要认真倾听患方的想法和他们对医疗的期望,采用开放式的交流,要把握好语言环境、重视反馈信息,并善于利用反馈的信息加强对沟通对象的了解,其中最重要的是要信任和尊重患者。要学会善于与不同文化程度的患者或患者家属沟通,同时还需掌握一定的心理学技巧,注意因人而异、循序渐进、避重就轻、鼓励信心。特别是存在医患矛盾需要沟通时,更应沉着冷静、耐心倾听、取得信任、避免躲避,要谨慎解释、科学引导,尽量做到合理维权、依法处理。

由于急诊患者具有病情的突发性、程度的危重性、求医的紧迫性和后果的严重性等特点,急救时的医患沟通就显得尤为关键,在与患者接触过程中更应该注意以下问题的处理:①增强责任意识,主动提供医疗服务,落实知情同意原则。②迅速果断准确,积极有效实施急救。③各科协作配合,救治疑难危重患者。④讲究沟通艺术,注重人性化关怀。⑤认真交代病情,如实记录急救经过。

急诊的应急能力、ICU的综合救治能力是一所现代化医院的重要水平标志,但这些区域也是医患矛盾和纠纷最容易发生的地方。医患沟通不到位、不及时、不认真是医患纠纷最大的隐患。加强职业道德教育和培训,坚持以人为本、坚持以患者为中心,充分尊重、理解、关爱、方便患者,满足患者的基本需求和基本愿望,提供全方位的人文关怀和服务,使患者在接受服务过程中感受到对他们的尊重和人性的温暖。只有这样才能从人性化服务的过程中保证医疗安全、防范医疗事故。

随着技术的全面革新及我国各方面综合实力的提升,目前我们的社会已处于信息革命的新时代,医患双方获取资讯和知识的渠道及手段均已今时不同往日,移动通讯的普遍化和信息更新的速度使得人们能够更快捷地得到第一手资料。此外,全民健康意识的提高、文化素质的提升及健康科普工作的全面推进使人们对医疗信息的需求度大大提高,医疗专业知识的高门槛已逐渐降低。在这些背景下,如何真诚有效地进行医患沟通及沟通采取的方式、技巧也应该顺应时代的更新而大步飞跃,充分利用先进的沟通技术和平台,形成新的沟通理念,步入新的医患沟通模式。

课后练习题

1. 医患沟通需遵循的伦理原则及基本原则是什么?
2. 在急诊进行医患沟通的注意要点是什么?

（陈德昌）

数字课程学习

⬇️ 教学 PPT　　📝 自测题

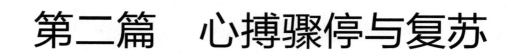

第二篇　心搏骤停与复苏

第一章　心搏骤停与心脏性猝死

目的要求

掌握:心搏骤停与心脏性猝死的基本概念、临床诊断方法。

熟悉:心搏骤停的临床表现、常用复苏药物的应用。

了解:心搏骤停的病因、诱因与发病机制。

心搏骤停(cardiac arrest,CA)是指心脏泵血功能突然停止,全身血液循环即刻中断,进而导致呼吸停止、脑功能丧失的一种濒临死亡状态。心搏骤停多发生在已知心脏病的基础上,但也可以发生在未被确定的心脏病或原无心脏病的情况下,即刻给予有效的干预性复苏措施,可能会使病情发生逆转;否则,将会在短时间内引起死亡。一般情况下心搏骤停很少能自发性逆转,近年临床实践证实,早期实施心脏按压术或及时电除颤能明显改善预后。

心脏性猝死(sudden cardiac death,SCD)是指由于各种心脏原因引起的无法预测的自然死亡,是心搏骤停的直接后果。对于猝死的定义目前临床认识尚不一致,WHO 限定为"症状发作 6 h 以内的突发性死亡";但最为临床广泛接受的是由 Myerburg 提出的"由于心脏原因所致瞬间发生或在症状发作 1 h 内发生的自然死亡"。此概念突出了心脏性猝死的突发性、不可预测性与自然性,无论是否已经明确患有心脏病,死亡发生时间及其发生形式是不可预料的。

【病因与诱因】

(一)原发于心脏因素的心搏骤停

1. 冠状动脉疾病　绝大多数(占 75% ~ 80%)心搏骤停是由冠状动脉粥样硬化性心脏病(冠心病)所致,尤其以急性冠脉综合征及急性心肌梗死为最常见原因。此类原因所致心搏骤停可以发生在任何时间段,部分在发生之前有诱发因素,但也可能发生在睡眠过程中;少部分也可由先天性冠状动脉畸形、冠状动脉栓塞、冠状动脉炎、妊娠期冠状动脉夹层、主动脉窦瘤破裂等其他冠脉疾病引发。

2. 心肌炎和心肌病　各种原因所致的心肌炎和心肌病均可导致心脏性猝死,临床主要见于病毒性心肌炎、结缔组织病性心肌炎、心肌炎后心肌病、缺血性心肌病、特发性心肌病、产后心肌病、地方性心肌病等。

3. 心室肥厚　由其引发的原发性电生理异常或血流动力学严重异常多可致突发性心脏性猝死,特别见于肥厚型梗阻性心肌病、高血压性心脏病、肺动脉高压等。

4. 电生理异常　根据复苏过程中心电图检查显示,80% 以上的心搏骤停表现为心室颤动或为室性心动过速,其他则见于严重的缓慢性心律失常或心室停搏。极少数情况还可见于 QT 间期延长综合征、儿茶酚胺依赖性心律失常等因素。

5. 手术或诊疗操作意外　多由于心脏介入性治疗或心血管大手术过程中对心室壁的机械性刺激与牵

拉引发的严重的室性心律失常所致;也可以因心包穿刺、心导管检查、心血管造影,以及气管插管、眼球压迫、眼科手术、胸腹部手术牵拉等因素造成迷走神经反射兴奋异常所致。

6. 其他　主要见于各种类型的先天性心脏病、慢性充血性心力衰竭、心腔内肿瘤、心脏瓣膜病(主动脉瓣狭窄或关闭不全,二尖瓣脱垂等)、心脏压塞、主动脉夹层等。

(二)继发于心脏以外因素的心搏骤停

1. 严重的呼吸功能受抑制

(1)窒息及严重的低氧血症　最常见于误吸、气管异物、痰液阻塞、严重气管痉挛,也可见于重症肺炎、ARDS、肺梗死,以及溺水、自缢、急性 CO 中毒等情况。

(2)胸部损害　①胸廓外伤:多见于开放性气胸、张力性气胸、多发性肋骨骨折(连枷胸)、严重的创伤性膈疝等。②气管、支气管损伤:多由严重创伤、坠击伤、吸入性化学性刺激等因素引起。③肺损伤:可见于各种原因引起的肺挫伤、肺裂伤、肺爆震伤等。

2. 中枢神经系统受抑制

(1)严重的脑干损伤　常见于创伤或其他因素所致的脑干损伤、脑干出血或炎症等。

(2)颅内高压　多由于大面积脑出血、脑梗死、脑水肿等因素引起。

3. 大失血和严重休克　严重创伤、感染或各种原因所引起的大失血及重症休克。

4. 严重的电解质紊乱　严重的高钾血症、低钾血症、低钙血症、低镁血症等电解质紊乱常可以引起致命性心律失常。

5. 药物中毒或过敏　常见于抗心律失常类药物、洋地黄、氨茶碱及酒石酸锑钾、氯化钾、氯化钙等药物注射浓度过高、过快或毒性反应,偶可见于对心肌代谢、心血管系统具有明显影响的药物所致的急性药物中毒。

6. 电击、雷击　多由于较强的电流通过心脏所致。

7. 麻醉和手术意外　除手术操作损伤心脏、大血管或严重大失血外,此种情况多与麻醉过程中呼吸道管理不善、麻醉药物过量、药物注射速度过快、肌松药物使用不当,以及麻醉平面控制失误等情况密切相关。

8. 其他　胆绞痛、肾绞痛、重症胰腺炎、各类大手术等因素导致的神经反射。

(三)常见的诱发因素

诱发因素在心搏骤停发生中具有不可忽视的作用,心脏性猝死发生的危险性随这些高危因素的增加而增高,因此,在预防中应特别注意去除诱因。临床常见的诱因主要有过度精神紧张、情绪激动,过度劳累、严重的睡眠不足,酗酒、过度吸烟、过度饱食,以及环境温度剧烈变化等。

【临床表现】

(一)终末事件开始的表现

"终末事件"是指心搏骤停引起的心脏性猝死的最终结果。所谓"终末事件开始"则是指心搏骤停前1 h 之内心血管系统出现的急性或突发性临床变化或表现。大多数患者一般没有明显的前驱症状,常常起病突然;部分患者(40% ~ 50%)在心搏骤停前可出现疲乏无力、心悸、气短、心前区不适、疼痛,以及精神改变等非特异性症状。

动态或床旁心电监测显示,在心搏骤停发生前数分或数十分钟内,曾出现过严重的心律失常或明显的心肌缺血等心电图改变。

(二)心脏停搏时的临床表现

1. 神经系统　首发症状多表现为心源性晕厥,临床出现突发性(心搏停止 10 ~ 15 s 内发生)意识丧失,同时伴牙关紧闭、四肢强直性癫痫大发作样抽搐,又称为阿 – 斯综合征(Adams-Stokes syndrome);继之出现瞳孔散大(30 ~ 45 s)、瞳孔固定(1 ~ 2 min),对光反射及角膜反射消失;随之膝腱反射等各种生理反射消失,大脑皮质发生不可逆性损害(5 min)。

2. 循环系统 大动脉搏动消失,尤以颈动脉和股动脉搏动消失最有诊断意义;临床表现面色苍白或口唇、颜面、指甲(趾甲)床明显发绀,心前区听不到心音,同时测不到血压。

3. 呼吸系统 多在抽搐发生后出现点头样或叹息样呼吸,甚或呼吸停止,查体可见胸廓的呼吸起伏动作消失,听诊肺部呼吸音消失。

【辅助检查】

心电图是判定、诊断心脏性猝死最主要、最可靠的辅助检查形式,也是判定心搏骤停类型、提供复苏及临床抢救的指导性依据。

1. 心室颤动或扑动 心电图上表现为 P 波及 QRS 波消失,代之以波幅不等、节律不规则的心室颤动波,或波幅匀齐、节律规则的扑动波(详见第五篇第二章第二节急诊心律失常的处理),这是心搏骤停的最常见心电图改变。

2. 心室停搏 心电图呈现为直线(无波形出现),可伴有或不伴有心房波,也可与心室颤动波间断、交替出现;心搏骤停早期此种心电图表现并不多见,大多发生在停搏时间偏长者。

3. 无脉性电活动 心电图呈现为缓慢、宽大、畸形的 QRS 波,并形成室性自搏节律,但无心脏机械性收缩所产生的临床表现。此类心电图改变在心搏骤停初始阶段较少见,大多出现在复苏过程的晚期。

【诊断与鉴别诊断】

(一)诊断

确立心搏骤停诊断的最重要依据为心搏骤停"三联征",详见要点框 2-1-1。由于诊断性触摸大动脉搏动可能会延误抢救最有效的时间(心搏骤停最初的 1~2 min),目前临床不再过于强调触摸大动脉搏动的诊断意义。同时也不要等待血压测量、心音听诊,乃至心电图检查完成后再确立诊断。一般情况下只要患者突然晕厥、呼之不应,呼吸停止或发生异常呼吸,即可疑为或确认为心搏骤停。判定心搏骤停与抢救应同时进行,不能因苛求诊断绝对正确而延误抢救时机。

要点框 2-1-1 心搏骤停判定指标

1. 意识突然丧失,瞳孔散大,对光反射消失。

2. 呼吸停止,或呈叹息样。

3. 大动脉搏动消失。

(二)鉴别诊断

1. 心血管虚脱(cardiovascular collapse) 通常指心脏和(或)外周血管功能发生急性异常,致使脑组织有效血流灌注不足而引起的一组临床综合征,又称为血管抑制性晕厥或单纯性晕厥。本综合征临床最主要的特点表现为短暂性意识丧失并可自然恢复,根据伴发心血管系统改变特征不同可以分为三种临床类型:①血管抑制型:仅有一过性或短暂性血压下降,无心率减慢;②心脏抑制型:以心率减慢为主,不伴有血压下降;③混合型:血压下降同时伴有心率减慢。对持续时间略长者须与心搏骤停相鉴别:①快速、准确判定患者有无呼吸运动;②查看皮肤色泽及黏膜有无发绀;③必要时检查颈动脉或股动脉是否搏动消失。对疑为心搏骤停者应立即组织抢救,即使判断有误而实施了胸外心脏按压术,一般也不会对患者产生明显危害。

2. 惊厥或癫痫样抽搐 此类症状大发作时临床表现与阿-斯综合征相似,引起的原发性因素较多,但鉴别诊断一般并不困难。

3. 卒中 部分急性发生者可能会影响到呼吸节律或状态,但鉴别诊断并不困难,多数卒中患者伴发失语或偏瘫体征。

4. 急性呼吸衰竭 虽可表现为不同的呼吸状态或节律变化,但多有相关原因或诱因,从而致病发展到死亡,除窒息以外大多需要一定的时间和临床过程。

5. 气道梗阻　临床发生过程突然,多由痰液、异物阻塞气道,食物误咽或食管反流误入气道为最常见原因;还可以见于老年人、术后体弱者、人工气道管理不当及溺水等多种情况。临床表现为即刻不能讲话、不能呼吸、不能咳嗽,双眼上窜、颜面发绀,救治不及时或判断失误可能会发生呼吸停止而引发猝死。与心搏骤停的鉴别要点:①短时间内大多数患者神志清晰;②当被询问是否被异物哽咽时,可以点头示意但不能讲话者,常提示存在气道完全性梗阻;如果呼吸过程中带有明显哮鸣音,则提示发生不完全性气道梗阻。

【抢救与治疗措施】

(一)心肺复苏术操作

具体操作步骤详见第二篇第二章心肺复苏术。

(二)心肺复苏的药物选择

心脏复苏救治处理的关键除快速建立有效的血液循环和气道通气外,恰当、合理、及时地选择相关药物辅助治疗也是复苏成败的重要环节。常用的抢救药物主要包括:

1. 肾上腺素　到目前为止仍是心脏复苏抢救的首选药物。该药对心血管 α 受体及 β 受体均有明显的激动作用,既可以收缩外周血管进以提高血压,又可以提高主动脉舒张压增加冠状动脉的血流灌注。同时,还对静脉具有收缩作用,进以增加回心血量及脑组织等重要器官的血流量;并可以使细的心室颤动波变得粗大,有利于电复律的成功。因此,临床将其主要用于心室颤动、无脉性室性心动过速、心脏停搏及无脉性电活动所致的心搏骤停。

给药方法:①首次剂量:1 mg,静脉推注;②重复推注:未复苏者可以 1 mg 多次给药,间隔时间为 3~5 min;③复律后维持用药:连续静脉滴注,速度从 1 μg/min 开始逐渐加至 3~4 μg/min;④用药总量:一般不宜超过 0.2 mg/kg。

2. 胺碘酮　作用机制较复杂,可对 Na^+、K^+ 和 Ca^{2+} 多种离子通道发挥功效,并且对 α 受体和 β 受体有阻滞作用。多作为血流动力学稳定的心室颤动和不明起源的多种复杂性心动过速的首选药物,也可供持续性心室颤动或心室扑动在电除颤(>3 次以上)或使用其他一线药物无效时选用。

给药方法:①初始剂量:300 mg 直接或溶于 20 mL 液体内静脉推注;②追加剂量:对反复性或顽固性心室扑动、心室颤动者可以酌情追加剂量,150 mg/次;③复律后维持给药:剂量为 1 mg/min,静脉滴注,如心律恢复稳定可在 6 h 后减量至 0.5 mg/min;④每日(24 h)最大剂量:不超过 2 g。

胺碘酮主要不良反应是低血压和心动过缓,如果推注过快或药物浓度过高更易发生,甚至直接导致心脏停搏;甲状腺功能亢进所致的心律失常不适宜使用。

3. 利多卡因　为 IB 类抗心律失常药物,主要通过缩短动作电位时间和有效不应期来降低浦肯野纤维及心室起搏点的自律性,一般对心脏的负性肌力作用不强;对消除各种类型室性期前收缩、室性心动过速及心室颤动的效果确实;临床使用不需要试敏,是心脏化学除颤常用药物之一,尤其对急性心肌梗死(AMI)患者可能更为安全。

给药方法:①初始剂量:1.0~1.5 mg/kg 或以 50~100 mg/次静脉推注;②冲击量:对顽固性心室颤动(VT)或心室扑动(VF)在初始剂量无效时,可酌情以 0.50~0.75 mg/kg 作为冲击量,3~5 min 内推注;③大剂量:对电除颤或肾上腺素无效的 VF 或无脉性 VT 可采用偏大剂量,即 1.5 mg/kg 或 100 mg/次快速推注,并依病情需要重复使用;④维持剂量:一般为 1~4 mg/min;⑤总剂量:一般不宜超过 3 mg/kg 或 200~300 mg/h。⑥疗效不佳处理:对复律后重新出现的室性心律失常,可再次以 0.5 mg/kg 小剂量冲击性给药,同时加快静脉维持用药速度,但不宜超过 4 mg/min;也可以改用其他药物。

4. 血管升压素　是一种抗利尿激素,大剂量给药时具有非肾上腺素能样的周围血管收缩作用。心肺复苏术操作时使用血管升压素可引起周围皮肤、骨骼肌、小肠和脂肪的血管强烈收缩,而对冠脉血管和肾血管床的收缩作用相对较轻,对脑血管有扩张作用,不增加心肌耗氧量。复苏成功患者静脉滴注小剂量多巴胺,可在较短时间内恢复由于应用血管升压素导致的内脏血流减少,对心脏停搏时间较长的患者使用血管升压素治疗的效果优于肾上腺素。因此,血管升压素被用于心搏骤停的复苏抢救。给药方法:40 U/次,静脉推注。

5. **碱性药物**　碳酸氢钠可改善心搏骤停患者的血液 pH,从而提高肾上腺素的疗效,多年来一直作为继儿茶酚胺类、抗心律失常药物之后的第三位复苏药物。近年来的相关研究认为,复苏早期大量输入碳酸氢钠可使血红蛋白解离曲线左移,加重组织缺氧,并可形成高钠血症导致高渗状态、加重脑水肿。因此,目前不建议将碳酸氢钠常规应用于心肺复苏抢救中。但是,在抢救时间超过 10 min 以上,或通气不充分、高钾血症,以及钠通道阻滞剂(可卡因、三环抗抑郁药等)引起的心搏骤停情况下仍可以使用。

给药方法:首次剂量可为 1 mmol/kg,重复使用时剂量应小于首剂的 1/2;有条件应依血气分析结果决定具体用量。

【预后评估】

心搏骤停的类型、临床状态及初始的救治时间与预后密切相关,而准确的判断与评估,以及合理、果断地处置对临床救治具有积极的指导意义。

1. **心室颤动**　是心搏骤停的最常见原因与类型,若能即刻予以除颤,存活希望较大;但部分患者可能会出现顽固性心室颤动,或在除颤后也无法稳定有效心脏节律及血流动力学,最终导致死亡。

2. **室性心动过速**　此种状态可以为维持生存提供一定时间的基本血供,也就为成功复苏创造了短暂时机;但是,对于不能被有效纠正或自发性逆转的持续性室性心动过速,大多随后会发生心室颤动或心室停搏。

3. **缓慢性心律失常**　无论是在医院内或医院外以严重缓慢性心律失常或心室停搏作为心脏事件起始者,如果短时间不能实施有效心脏起搏治疗,预后均较差。

4. **心脏压塞**　由急性心脏压塞、心脏破裂、严重栓塞等因素造成的心搏骤停,若不能针对原因尽快干预处理,很难挽救患者生命。

5. **复苏救治时间**　临床上将心搏、呼吸停止后 5~8 min 的时间段称为临床死亡期。在此时间段内机体组织代谢还没有完全停止,脑功能也尚未进入不可逆转状态,若能及时实施正确、有效的抢救措施,部分患者尚有存活的可能性。因此,心搏骤停救治的效果与预后决定于初始阶段心律失常的类型、即刻评估判断能力,以及复苏开始时间,特别是初始的 4 min 被称为是抢救黄金时间。若在 8 min 内未曾给予任何生命支持措施,随后无论再实施何种抢救措施也难以复苏成功(此时已进入脑损伤不可逆阶段),详见第二篇第四章死亡相关概念。

课后练习题

1. 何为心搏骤停? 与心脏性猝死有何区别?
2. 心搏骤停的常见诱因主要有哪些?
3. 心搏骤停的判定指标是什么?
4. 心搏骤停发生时的临床表现有哪些?
5. 试述心搏骤停复苏时肾上腺素的给药方法与剂量。
6. 试述心室颤动时胺碘酮的给药方法、剂量与主要的不良反应。

(李洪祥　王育珊)

数字课程学习

📥 教学 PPT　　　📝 自测题

<table>
<tr><td>第二章</td><td># 心肺复苏术</td></tr>
</table>

目的要求 ....●

掌握:徒手气道开放术、徒手胸外心脏按压术的操作方法;徒手胸外心脏按压有效指标、终止操作指标。

熟悉:心脏按压术操作注意事项及胸外心脏按压并发症、禁忌证;心脏按压效果判定的注意事项;终止心肺复苏判定及注意事项。

了解:常用的除颤药物与使用方法;气道开放后的通气方式。

心肺复苏术(cardiopulmonary resuscitation,CPR)是指心搏骤停抢救过程中实施的一系列程序性操作方法或措施。自20世纪50年代末现代心肺复苏术问世以来,已为大量心脏停搏患者救治做出了不可磨灭的贡献。近些年来随着社会进步、文化与生活水平提高,更加关注健康、生命与生活质量成为人们新的追求目标。同时,由于寿命平均年龄延长,猝死发生率也随之增加,为了适应社会进步的需求,大量高科技复苏设备也不断问世,为心肺复苏术操作开辟了新天地。正是随着现代科学技术的进步,临床救治手段与措施等快速变化,心肺复苏基础实验与心肺复苏基本理论也得到快速发展,自主循环恢复后的脑复苏更是被推到了复苏学前沿,形成了现代的心肺脑复苏(cardiopulmonary cerebral resuscitation,CPCR)理念。尽早、尽快、最大限度地保护脑功能,尽量避免脑及其他重要组织、器官遭受不可逆性损害成为当前复苏学的共识。

CPR首要任务就是尽快建立有效循环与通气,进以保证机体重要器官及早恢复血供与氧供。为了促进人们对心肺复苏基本救治知识与技术的了解与掌握,美国心脏病协会(AHA)首先提出了复苏"生命链(life chain)"概念,受到临床广泛认可与推广,经过多年实践得到了不断发展和完善(图2-2-1、图2-2-2)。目前心肺复苏生存链已由过去的5个关键环节发展到6个关键环节:①立即识别心搏骤停并启动急救医疗服务系统(EMSS);②尽早实施徒手心肺复苏术;③早期电除颤;④有效的高级生命支持(advanced cardiac life support,ACLS);⑤心搏骤停后综合治疗或延续生命支持(prolonged life support,PLS);⑥康复。虽然仅是

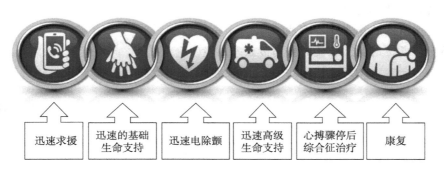

| 迅速求援 | 迅速的基础生命支持 | 迅速电除颤 | 迅速高级生命支持 | 心搏骤停后综合征治疗 | 康复 |

图 2-2-1 院外心搏骤停复苏生存链示意图

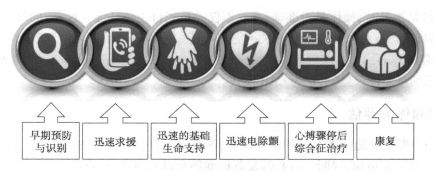

图 2-2-2　院内心搏骤停复苏生存链示意图

一个环节之差,却促进了复苏链进一步的完善,进而对复苏的目标提出了更高要求,强调心搏骤停幸存者回归家庭及社会之前(或之后),仍然需要得到系统的康复训练或治疗,对预后抱有了更大期望值。

　　一个完整的心肺复苏过程包括基础生命支持(basic life support,BLS)、高级生命支持(ACLS)、延续生命支持(PLS)和康复四个重要救治阶段,而 BLS 涵盖了生存链的前三个环节,是决定心肺复苏成败的关键步骤。在此阶段医院内、外的复苏生存链存在细微差异,院外强调了及时呼救、不间断按压术和除颤(有条件)的重要性;院内则更明确强调了对高危患者的早期预防及监测的重要性,同时对发生心搏骤停者应该具备更迅速的反应性,抢救团队应该能提供高质量 CPR、早期电除颤,并及早开始高级生命支持和延续生命支持。

　　复苏不同阶段的救治实施措施,应该依据引发心搏骤停的病因不同、地点不同和抢救设备不同等具体情况,在实际抢救过程中灵活掌握,特别是在条件允许的情况下可以交叉进行,一定要以尽快恢复患者的自主循环为初期抢救主要目的。

第一节　基础生命支持

　　基础生命支持(BLS)又称初级心肺复苏,是心搏骤停现场采取的最初抢救形式和最基本的常规操作技术,包括判断技能、支持干预技术等(图 2-2-3)。

　　BLS 的目的就是要尽快对被抢救者形成暂时的人工循环与人工呼吸,维持重要器官的血供、氧供,延长机体耐受死亡的时间,以求达到心脏自主循环恢复(ROSC),为进一步生命支持(ACLS、PLS)创造机会。基

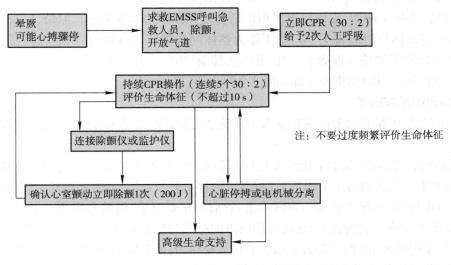

图 2-2-3　心肺复苏生命支持流程

础生命支持进行得是否及时,操作是否准确、有效不仅关系到自主循环能否恢复,同时也关系到整体复苏的成败。因此,基础生命支持操作技能与相关问题是心搏骤停抢救的重要关键环节之一。过去 BLS 国际通用的开放呼吸道(airway,A)、人工呼吸(breathing,B)、建立人工循环(circulation,C)的 ABC 模式,近年来由于强调心脏按压的重要性,已经更正为 CAB 模式。

一、对心搏骤停的评估

BLS 操作前的判断是实施初始复苏的重要环节,这既显示着急救人员的观察反应能力,又要求判断过程及相继采取的急救措施迅速、果断。自心肺复苏标准颁布以来,脉搏检查曾一直是判定心脏是否跳动的金标准,但由于目前提倡不间断心外按压的重要性和早期盲目电除颤的可行性,因此,对于非专业人员已经不再强调对脉搏和其他生命体征的检查与评估。特别是检查、判断脉搏是否存在需要一定的时间,而对心室颤动(VF)患者每延迟电除颤 1 min,病死率将会增加 7% ~ 10%,最终可能因失去复律与复苏机会而导致死亡。故而对非专业人员心肺复苏前进行脉搏检查受到了质疑,但作为专业医护人员复苏前评估仍是不可忽视的。若专业人员在短时间内(10 s 内)也无法确定脉搏是否存在,即应假定患者发生了心搏骤停。临床实践证实,对意识丧失而无心搏骤停者即使误实施胸外心脏按压术也不会造成严重伤害。

(一)根据临床表现评估

只要被发现者或患者突然发生晕厥、强直性抽搐,呼之不应、呼吸停止或出现异常呼吸表现,即可确认或疑似为心搏骤停,并应立即实施胸外心脏按压术。

(二)根据心电图评估

如果心电监测或心电图出现心室颤动或扑动、心室停搏、缓慢的室性自搏心律波形中的任何一项,即可确认心搏骤停。

二、基础生命支持操作方法

(一)呼救

无论在医院内或医院外,当被发现者无明显原因、诱因突然发生意识丧失伴抽搐,或经目击者判定为心脏停止跳动时就应立即呼救,以取得他人或同事的帮助。特别是在医院外及无抢救条件的基层诊所,应该首先求助急救医疗服务系统(EMSS),尽快呼叫专业急救医护人员到场协助救治(国内统一电话:120)。

(二)复苏体位的摆放

对于医院外心搏骤停者无论当时处于何种姿态或体位,都应迅速摆放为头、颈与躯干在同一个轴面的仰卧位,双臂自然置于躯干两侧,地面要求平坦以适合复苏操作的基本要求。但是,对头颈部创伤或怀疑有损伤的患者,在摆放体位时应将头、肩、躯干作为整体同步翻转,并且只有在绝对必要时才进行现场移动。对医院内的卧床患者则应立即撤去头枕、并将头部偏置向一侧,对位于软床垫上的患者应在背部衬垫以硬木平板,如病床为充气床垫,则应立即关闭充气泵电源、迅速放气。

(三)徒手胸外心脏按压术

徒手胸外心脏按压术是心搏骤停后建立人工血流动力循环的最基本方法,既适合医院内、又适合医院外的救治需求。

1. 基本操作方法 急救者双手手指交叉(或伸直)重叠(图 2-2-4),以一只手掌根(多用左手)置于被抢救者胸部两侧乳头连线之间的正中胸骨上(相当于胸骨中下 1/3 段),同时要确保手掌根部长轴与胸骨长轴一致;两肘关节保持伸直,使上肢呈一直线状态;双肩要正对双手,借助肩部及上半身力量向下按压,保证手掌根部的全部力量施压到胸骨上,每次按压的方向必须与胸骨垂直(图 2-2-5);为达到有效的按压效果,按压幅度至少要达到 5 cm(但不超过 6 cm),然后放松压力,使下陷的胸壁依靠自然弹性恢复至原位;在突然释放压力后,贴近胸骨的手掌根部不要离开胸壁,双手位置仍保持在原来的固定状态并反复重复以上

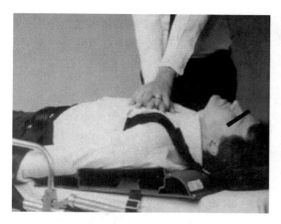

图 2-2-4　心脏按压标准手势示意图

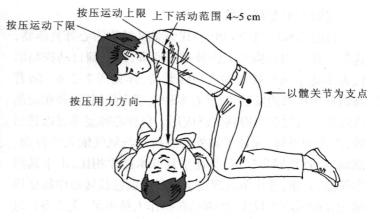

图 2-2-5　心肺复苏基本操作姿势示意图

操作。按压频率应保持在 100～120 次 /min,按压与放松间隔时间各占 50%。在医护人员充足且训练有素的情况下,可同时应用腹部 CPR(实施双人 CPR),即在胸部按压放松间隔期,另一操作者按压剑突与脐之间的腹部,此种联合操作可能会提高复苏效果。

2. 操作注意事项　①按压手法要准确,双手交叉重叠的掌根部应紧贴患者胸骨随按压操作上下起伏,既不能离开胸壁,也不要移动错位,否则会发生骨折或造成内脏器官损伤。②按压姿势需要准确,操作者肘部关节不能弯曲,否则用力达不到按压深度要求。③按压力的方向需要保持垂直,但不可以呈冲击式或摇摆式用力,否则会引发并发症。④保证按压的足够强度和速率,提倡"用力按压、快速按压"。⑤按压后松弛应适度,保证每次按压后胸廓回弹到位。⑥保持按压与胸廓弹回 / 放松的操作时间接近相等。⑦按压操作尽量减少中断,若有多人参与复苏操作应每 2 min 或实施 5 个按压/通气周期(30∶2)再进行人员轮换。⑧每次更换复苏操作者的间断时间应该最短化,尽量控制在 5 s 内完成,最长也不应超过 10 s。

3. 效果判定的注意事项　①不要急于进行复苏效果判定,无特殊情况不得随意中断 CPR 操作。②至少在连续进行 5 个按压 / 通气周期(30∶2)后,再进行初步效果评估。③若判定无循环体征出现,应继续以 30∶2 按压 / 通气周期反复进行复苏操作。④如自主循环已经恢复但仍无自主呼吸,则应以 10～12 次 /min 频率行人工呼吸(含机械辅助通气)。⑤无脉性心搏骤停抢救期间应限制对脉搏的检查,保证有充分的时间进行按压操作。⑥要保证按压分数(即实施胸外按压时间在复苏总时间中所占的比例)达到 60% 以上。

4. 体外按压术禁忌证　①胸部严重挤压伤或多发性肋骨骨折。②大面积肺栓塞。③张力性或双侧气胸。

5. 心脏按压有效指标　①能触及大动脉搏动或收缩压 > 60 mmHg。②被抢救者面色、口唇、指甲床及皮肤颜色由发绀转为红润。③扩大的瞳孔逐渐回缩或出现睫毛反射。④呼吸状态改善或出现自主呼吸。⑤昏迷逐渐变浅或出现挣扎。

6. 终止心肺复苏的判定

(1)常用临床指标　①被抢救者自主呼吸及心搏已经恢复。②复苏操作已达 30 min 以上而被抢救者仍呈深度昏迷,且自主呼吸、心搏一直未能恢复。③心电图示波呈现直线。

(2)判定及注意事项　①目前对于复苏抢救应何时终止尚无统一的绝对标准,经 30 min 抢救并证实心血管系统对充分治疗没有反应,一般即可以终止进一步抢救。②操作是否终止应由现场抢救的责任医生参考相关评估指标决定。③抢救终止前可以适当与患者家属进行交流沟通使其知情。④抢救结束后病历应详细记录复苏经过、治疗效果及终止复苏的原因。⑤被抢救者死亡诊断最后需要参加复苏的所有医师共同讨论认定。

（四）CPR 替代设备

目前临床使用的 CPR 替代设备又被称为心肺复苏器，这是一种采用模拟人工胸外按压原理，以电脑自动控制取代人工徒手胸外按压的机械性装置，详见图 2-2-6。随着高新科学技术的发展，现已有多种类型产品问世，并在院前或院内急救复苏中得到广泛应用。自动心肺复苏器以其巧妙、严谨的设计，保证了胸外心脏按压与氧气输入能自动、准确、有效地同步进行；与徒手复苏术操作相比，由于其操作简捷、方便，也使单人现场急救和院前急救转运中保证持续胸外按压成为现实，特别是在操作人员不足、或需要长时间操作，以及保证复苏操作标准化等方面具有较强的优势，主要问题是初始操作需要一定时间，需要与徒手复苏有效配合。

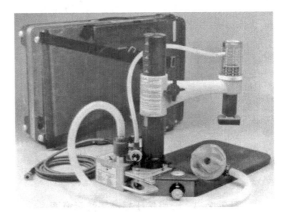

图 2-2-6　心肺复苏器

（五）电除颤

如能确认心搏骤停是由心室颤动所致，且现场有自动体外除颤器（AED）或人工除颤器，就应尽快给予除颤。见本章第二节成人高级生命支持。

（六）开放气道

开放气道是心肺复苏成功的重要条件之一，最便捷的为徒手气道开放术。如在急诊室或 ICU 病房可随后采用口咽通气道、气管插管、环甲膜穿刺术、经皮气管插管或气管切开术（见本章第二节高级生命支持）。

1. 徒手气道开放术的操作

（1）仰头－抬颏法　是适合多种场合的最常用方法。①术者右手置于被抢救者前额，并向后加压，使头部呈后仰状；②左手的中指、示指置于被抢救者的颏部并托其上抬，程度以唇齿尚未完全闭合为限（图 2-2-7）。

（2）托颌法　对疑有颈部外伤不能配合仰头或颈部转动的需复苏者，只可采用托颌法。①术者位于被抢救者头的上方，双手置于与被抢救者躯体同一水平处；②将双手的第 2、3、4 指放在被抢救者下颌缘处，向前上方抬起下颌；③用双拇指推开被抢救者口唇；④用掌根部及腕部力量向上提拉，促使被抢救者头部后仰（图 2-2-8）。

2. 注意事项　①单人抢救操作时可在被抢救者姿势摆放成仰卧位的同时垫高肩部或撤除枕头，使头部尽量后仰过伸，有利于气道自行保持在直而通畅的状态。②对有气道梗阻或异物者应及时进行清除。

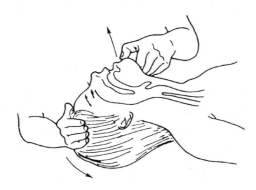

图 2-2-7　仰头－抬颏法

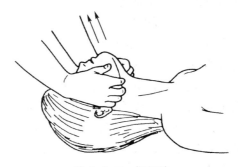

图 2-2-8　托颌法

（七）人工通气的实施

可依抢救地点、场所、抢救设施、条件不同对人工通气采用不同方式，急诊室、ICU 病房内首选气管插管，并给予机械通气；如病情危急又不具备插管条件时，也可采用口咽通气道、喉罩加面罩 – 球囊通气法（见本章第二节成人高级生命支持）；医院外徒手心肺复苏时则可采用口对口或口对鼻等简易通气方式，但是，目前对于此类人工通气方式已不过于强求，如果救助者不会或不愿意进行口对口人工通气操作，可以立即实施胸外心脏按压术。

1. 口对口人工通气操作要点　①首先确认被抢救者呼吸道通畅；②术者用一手托起被抢救者下颌，另一只手的拇、食指捏住抢救者鼻孔；③术者先吸气，然后用口唇严密包盖被抢救者口部，用适当的力量向被抢救者口腔内吹气；④每次吹气持续时间应为 1～1.5 s，气体量为 500～600 mL，以可见到被抢救者胸廓出现抬举性动作为准；⑤吹气结束后，术者迅速将自己口唇移开，同时放松被抢救者被捏紧的鼻孔，以利被动呼气（图 2-2-9）。

2. 口对鼻人工通气操作要点　①术者吸气后，以口唇盖住被抢救者鼻孔；②向鼻孔内吹气，同时用手将被抢救者颏部上推，使上、下唇闭拢；③吹气结束后，移开自己口唇，并放开被抢救者上推的颏部（图 2-2-10）。本法适用于口周外伤或张口困难等情况。

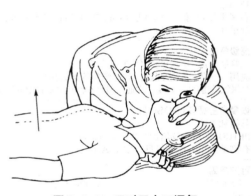

图 2-2-9　口对口人工通气

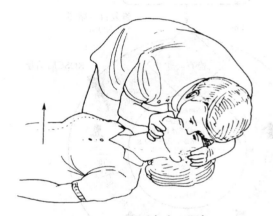

图 2-2-10　口对鼻人工通气

3. 人工通气有效标志的判定　①随被动人工呼吸操作，可见被抢救者胸廓规律有效起伏；②能听到或感知被抢救者有气流呼出；③人为吹入气体时可感到被抢救者气道阻力规律性升高；④被抢救者发绀状态逐渐缓解。

4. 人工通气的注意事项　①心肺复苏操作前初级救助者不需确定心搏骤停者是否存在呼吸，医务人员需在 10 s 内确认呼吸是否正常；②若在 10 s 内不能确认呼吸是否存在，应立即进行 2 次人工呼吸；③如果救助者不会或不愿意进行口对口或口对鼻人工通气操作，可以立即实施胸外心脏按压术，不必过于强调此操作程序；④无论口对口或口对鼻人工通气操作，每次吹气时间应该超过 1 s，并能见到被抢救者的胸廓起伏；⑤救助者不必采用频率过快、潮气量过大的过度吹气方式；⑥单人进行心肺复苏时，按压/通气比应保持为 30：2。

第二节　成人高级生命支持

成人高级生命支持（advanced cardiac life support, ACLS）是指在初步 CPR 生命支持基础上，迅速采用必要的辅助设备及特殊技术来巩固、维持有效通气和血液循环的救治过程。主要是有针对性使用各种抢救手段、措施、药物，将初级 CPR 恢复的自主循环改善、推进到有效循环状态。此过程在医院内实施时与基础生命支持并无明显界限限定,只要医护人员、技术能力、仪器设备等抢救条件允许,ACLS可与BLS同步进行(图2-2-11)。

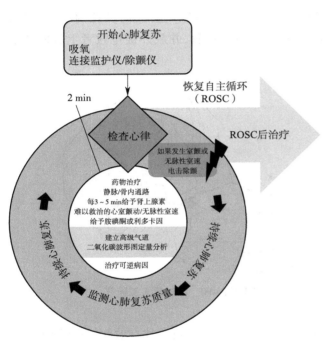

心肺复苏质量
用力(≥5 cm)快速(100～120次/min)按压并等待胸壁回弹
尽可能减少按压的中断
避免过度通气
每2 min或无力按压时交换一次按压职责
如果没有高级气道,应采用30∶2的按压/通气周期
二氧化碳波形图定量分析
　　－ 如果呼末二氧化碳分压(PETCO₂)较低或较前降低,应该
　　尝试提高心肺复苏的质量(心肺复苏时PETCO₂目标值至少
　　≥10 mmHg,理想数值≥20 mmHg)

除颤电击能量
双相波:建议值120～200 J;如果该值不易确定,使用可选的最大
值。第2次及后续的能量应与初始相当,可考虑使用更高能量
单相波:360 J

药物治疗
肾上腺素静脉/骨内注射剂量:每3～5 min 1 mg
胺碘酮静脉/骨内注射剂量:首剂量:300 mg。第2次剂量:
150 mg
利多卡因静脉/骨内注射剂量:首剂量:1～1.5 mg/kg。第2次
剂量:0.5～0.75 mg/kg

高级气道
气管插管或声门上高级气道(喉罩等)
应用二氧化碳波形图确认和监测气管插管位置
高级气道建立后每6 s一次通气(每分钟10次),伴以持续胸外按压

恢复自主循环(ROSC)
脉搏和血压
PETCO₂突然持续增加(通常≥40 mmHg)
有创动脉压力监测可见自主动脉压波形

可逆病因
－ 低血容量　　　　　　　　－ 张力性气胸
－ 缺氧　　　　　　　　　　－ 心脏压塞
－ 酸中毒　　　　　　　　　－ 毒素
－ 低钾血症/高钾血症　　　　－ 肺栓塞
－ 低温　　　　　　　　　　－ 冠状动脉血栓形成

图2-2-11　AHA高级心肺复苏流程

一、心室颤动或室性心动过速的处理

对心室颤动(VF,简称室颤)或无脉性室性心动过速(VT,简称室速)患者要采取紧急措施:①尽早识别紧急状况并启动急救医疗服务系统(EMSS)。②尽早实施CPR。③尽早采用除颤器除颤。④尽早实施高级生命支持。

心电图研究结果显示,60%～80%的心搏骤停由室颤引起,因此,现代复苏学认为,及早实施除颤是决定患者能否存活的关键。

(一)除颤的基本程序

见图2-2-12。

(二)电除颤

1. 操作步骤　①应将除颤器自带电极板涂好导电膏或采用盐水纱布包裹好,一端放在被抢救者胸右侧的锁骨下方,另一端放在胸左侧的乳头内缘(图2-2-13);也可以采用胶贴式电极板,视被抢救者具体

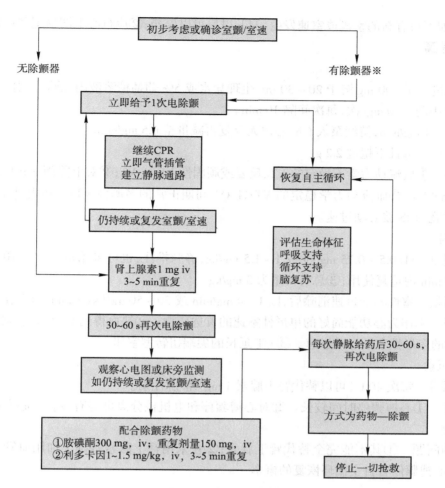

图 2-2-12 室颤或室速的处理基本程序

※ 注:当有除颤设备时,可以在胸部按压前采用单向波或双向波除颤器迅速进行一次电击除颤,随后再行 CPR 操作,这主要是因为除颤是 VF 或无脉性室性心动过速救治存活的最重要手段,同时也是为了使胸部按压至电击除颤及电击除颤完成到重新按压间隔的时间达到最短化。iv:静脉推注

情况放置于胸部的前 – 后、前 – 左侧肩胛下、前 – 右侧肩胛下等位置。②电极板与胸壁必须紧密接触。③放电时术者及辅助人员应将自己的身体离开病床。④双向波除颤器(目前提倡为首选)首次能量为150 J(也可根据患者情况采用 120～200 J),若未成功第 2 次除颤能量至少采用相同或其以上能量,进行再次除颤。⑤单相波除颤器(没有双相波除颤器可以采用)首次和以后电击能量均为 360 J。⑥开胸电除颤能量应从 5 J 开始,最大不得超过 50 J(见第九篇第二章第一节急诊心脏电复律)。⑦采用自动体外除颤器(AED)时,应按语音提示进行操作。

2. 注意事项 ①平时应该注意检查除颤器电池是否处于带电状态,保证随时能够使用;②操作前如需要安装电源线,应在准备期间持续 CPR 操作或可直接给予药物除颤;③电除颤应严格执行操作常规,放电时注意操作安全;④除颤未成功再次除颤(充电)准备期间,应持续给予 CPR 操作。

3. 除颤成功后的处理 ①采用能有效维持心脏电稳定性的药物,

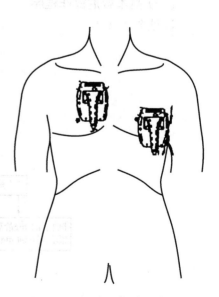

图 2-2-13 电极板放置的部位

持续静脉滴注;如不再有新的室颤或室速发生,24 h 以后可以停药;②应行心电图描记并进行评估。

(三)药物除颤

1. 胺碘酮

(1)初始剂量 ① 300 mg 溶于 20 ~ 30 mL 生理盐水或 5% 葡萄糖溶液内,静脉注射;②对室颤复发或耐药患者可重复用药,150 mg/ 次,每次间隔 10 min。

(2)维持量 1 mg/min,持续泵入 6 h,心律无反复再减量至 0.5 mg/min。

(3)最大剂量 每日不超过 2.2 g。

(4)适应证 ①血流动力学不稳定的 VT、反复或顽固性 VF 或 VT;②对电除颤、CPR、血管升压素无反应的 VF 和无脉性 VT;③血流动力学稳定的 VT;④ QT 间期正常的多源性 VT;⑤折返性室上性心动过速;⑥起源不确定的宽 QRS 波心动过速。

2. 利多卡因

(1)初始剂量 ① 0.5 ~ 0.75 mg/kg 或 1 ~ 1.5 mg/kg,静脉推注,也可采用每次 50 ~ 100 mg,静脉推注;②必要时 5 ~ 10 min 内重复使用;③总负荷量为 3 mg/kg。

(2)维持用量 室性心动过速消除后,以 1 ~ 4 mg/min 或 30 ~ 50 μg/(kg·min)静脉滴注。

(3)适应证 ①作为心功能尚好的单形性室速的首选药物。②缺血得到治疗、电解质失衡已经被纠正的 QT 间期正常的多形性室性心动过速。③ QT 延长的尖端扭转型室速。

3. 血管升压素

(1)推荐剂量 每次 40 U(可以替代肾上腺素 1 mg),静脉注射。

(2)适应证 ①心搏骤停时间较长。②对心搏骤停和电机械分离可能有效。③心室颤动伴有顽固性休克的备选药物。

(3)注意的问题 ①其不能完全替代肾上腺素;②在采用肾上腺素基础上加用血管升压素和甲泼尼龙,可能会提高心搏骤停者自主循环恢复的概率。

二、缓慢性心律失常、心室停顿及无脉性电活动的处理

对缓慢性心律失常所致的心搏骤停抢救复苏的目标仍是尽快恢复心肺功能,对心室停顿、无脉性电活动者原则上不再使用阿托品及进行心脏起搏治疗。

(一)基本救治操作程序

详见图 2-2-14。

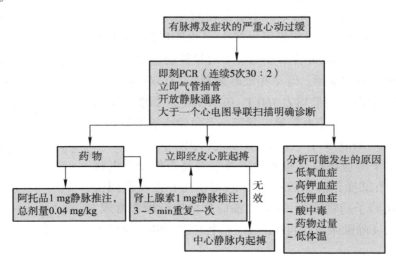

图 2-2-14 缓慢性心律失常救治基本程序

（二）心脏起搏术操作方法

经皮心脏起搏术操作方法,见第九篇第二章第二节紧急人工心脏起搏。

（三）常用抢救药物

1. 肾上腺素　使用方法同心室颤动的药物治疗。

2. 阿托品

（1）推荐剂量　每次 1 mg,静脉推注,每 3 ~ 5 min 重复一次。

（2）总剂量　一般不超过 0.04 mg/kg。

（3）适应证　主要用于有脉搏及症状的严重心动过缓。

3. 异丙肾上腺素

（1）推荐剂量　0.5 ~ 1.0 mg 加入生理盐水液体中,2 ~ 10 μg/min,静脉滴注或泵推注,依心率改善的具体情况调整剂量。

（2）适应证　主要用于原发性心动过缓或除颤后心动过缓的治疗。

（四）救治过程需注意的问题

1. 起搏器应用　①有体外心脏起搏器时,对有症状的严重心动过缓可立即行体外经皮起搏或中心静脉内起搏;②无体外心脏起搏器时,可越过此程序而直接采用药物治疗。

2. 放弃救治的基本原则　对明确的心室停顿、无脉性电活动者,原则上可以不再使用阿托品或起搏治疗。

三、器械辅助气道开放

心搏骤停或 CPR 操作时,由于心排血量降低、动脉与静脉间血氧浓度差下降、外周血氧释放障碍等因素均可导致组织与重要器官处于严重缺氧状态。因此,及时纠正缺氧是复苏过程中最重要的环节之一。特别是气道开放后,只要抢救现场有供氧设备就应尽快给予人工供氧,无论鼻导管,还是面罩通过氧气瓶、氧气袋或墙壁中心供氧均应该采用最高氧浓度,若通过呼吸机给予人工呼吸支持可给予 100% 氧浓度。

（一）气道不同开放方式的氧疗程序

见图 2-2-15。

（二）气道开放简单辅助器械操作

1. S 形口咽导气管　由口咽导气管、口盖及口外通气管三部分组成（图 2-2-16）。

操作方法:①首先将口咽导气管的弯臂凹面向上（即反向）,从口唇间插入;②当术者感觉导气管顶端抵达软腭后方时,将口咽导气管翻转 180°（即将反向转为正向）;③封闭住被抢救者口、鼻腔,通过 S 形导气

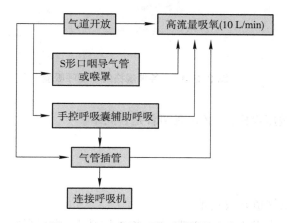

图 2-2-15　气道开放后的通气方式

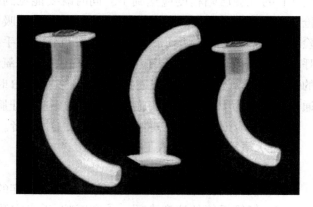

图 2-2-16　各种规格的口咽导气管

管行人工通气。

2. 喉罩(图 2-2-17) 原理、操作方法与 S 形口咽导气管很相似,可用于各种紧急需要通气支持的患者,特别适用于颈部损伤及气管内插管困难者。

操作方法:①将患者头颈部后仰,左手固定头部;②右手拇指、示指以执笔样握住通气管根部,中指向下推患者下颌以使口张开,通气罩的开口面向上切齿的内面,将喉罩置入口腔;③右手示指放置于通气导管和通气罩结合部(图 2-2-18),沿上腭向下推进喉罩至一定深度,直至有明显的阻力感,将右手示指推出口腔;④用左手握住通气管尾端,轻柔地继续向下推送喉罩至满意深度。

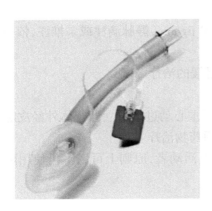

图 2-2-17 喉罩

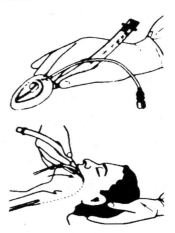

图 2-2-18 操作示意图

3. 手控呼吸球囊 是一种球囊-瓣式人工压力通气装置,由球囊与阀瓣组成(图 2-2-19);可与面罩、气管导管及气道的其他通气装置连接,最常使用的方法是与面罩组合。在急救中使用球囊面罩组合方式可提供正压通气,一般球囊充气容量为 1 000~1 600 mL,足以使肺充分膨胀;并且通过球囊后部导管可与供氧装置连接。

(1)操作方法与注意事项 ①操作人员须位于被抢救者头侧,将头部适当抬高,面罩应与被抢救者面部严密接合;②适当用力缓慢、均匀挤压球囊以供气,每次挤压时间一般应超过 1 s;③成人手控呼吸球囊面罩的通气潮气量应达到 500~600 mL(6~7 mL/kg),如若采用 1 L 的球囊时其体积被压陷应达到 1/2~2/3,而采用 2 L 的气囊压陷程度应达到 1/3,同时既要能见到被抢救者胸廓起伏,也要防止过度通气,以免增加误吸风险;④抢救现场具有供氧条件时,通过吸氧管路与手控呼吸球囊连接(理想的球囊应带有可以提供 100% 氧气的储氧袋);⑤已建立人工气道且双人以上实施 CPR 时,

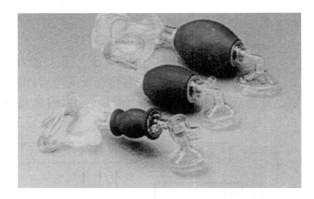

图 2-2-19 各种规格的手控呼吸囊

通气频率应为 10 次/min,实施人工呼吸时不应停止胸外按压操作,不必在意两者是否同步。

(2)适应证 无气道梗阻或已建立人工气道者。

(三)气管插管术与人工机械通气

1. 气管插管术

(1)气管插管的方法 见第九篇第三章危重症的紧急气道开放技术。

(2)气管插管的注意事项 ①在医院、手术室及 ICU 内发生心搏、呼吸停止的被抢救者,应尽早行经

口气管插管。②插管时间应保证胸外按压间隔最短化,30 s 内未能完成气管插管需暂停操作。③插管成功后要及时给插管套囊充气。④注意听诊两肺呼吸音,或观察胸廓有无随通气规律性起伏,以确定插管前端位置是否在气管内,避免插入过深造成单肺通气。⑤经鼻气管插管及气管切开术一般不适于在紧急心肺复苏时进行。

（3）气管导管内径（ID）的选择 ①依据年龄、体型、性别不同而异（表2-2-1）,最常用的型号为 7.0～8.0 mm;②一般成年男子较同龄女子的气管导管相差大约 0.5 mm。

表 2-2-1 不同年龄导管的选择

年龄	导管内径（mm）
新生儿	3.0
6 个月	3.5
18 个月	4.0
3 岁	4.5
5 岁	5.0
6 岁	5.5
8 岁	6.0
12 岁	6.5
16 岁	7.0
成年女性	7.0～9.5
成年男性	7.5～10.0

2. 人工机械通气 机械辅助通气是一种辅助支持肺通气的治疗方法,在心肺复苏救治中能迅速改善机体氧供状态,提高复苏成功率。以往复苏抢救由于机械通气普及率低,使其应用受到限制,近年来随着国民经济的发展及人们对急诊急救要求日趋增高,呼吸机等辅助抢救设备在临床基本得到普及,从而使心肺复苏通气操作,从原始的人工实施技术实现了向现代复苏技术的转变。

（1）通气方式的选择 ①自主呼吸停止者应采用控制通气（CV）模式;②自主呼吸微弱者应采用辅助－控制通气（A-CV）模式;③自主呼吸恢复后可调整为部分通气支持模式,如给予同步间歇指令通气（SIMV）、压力支持通气（PSV）、持续气道正压通气（CPAP）等模式,也可以将单一通气模式组合后应用,如 PSV+SIMV 等。

（2）参数的设置与调节 ①潮气量（V_T）:在心肺复苏期间,V_T 设定为 6～8 mL/kg,或直接设定为 500～600 mL。自主循环恢复后,根据患者实际情况或血气分析结果重新调整。②呼吸频率:CRP 期间可将 f 调至 10 次/min,自主循环恢复后,通常设置为 10～20 次/min,特别注意不同通气方式应给予不同呼吸频率设置。当采用控制通气模式时可以人为直接设置呼吸频率,而采用某些辅助通气模式（如 SIMV）时,呼吸频率则由患者与预设的机械通气模式共同决定,或完全根据患者自主呼吸频率决定（如 PSV）。③吸/呼比例的调节:当肺本身无明显病变时,吸/呼时间比（I：E）可调整在 1：（1.5～2）;阻塞性通气障碍者,I：E 可在 1：2 以上;而限制性通气障碍者,则可调节在 1：1.5 左右。④吸氧浓度:机械通气的最初阶段,可短时间内应用 90% 以上,甚至 100% 浓度的氧。自主循环恢复后应根据监测的动脉血氧分压和血氧饱和度逐渐降低吸氧浓度。⑤吸气压力:吸气压力过高可产生气压伤,并对循环功能有一定的影响。在确保通气量的同时,应尽可能使吸气压力保持在低水平状态,一般以 30 cmH_2O 以下为宜。⑥触发灵敏度:是指呼吸机回路压力下降到一定程度后被压力传感器感知,再次启动呼吸机送气过程的压力下降幅度。一般在心搏骤停抢救情况下可将其调至 -0.2 kPa（-2 cmH_2O）左右。⑦呼气末正压（PEEP）的调节:短期内不需加用 PEEP,必须加用时一般以 3～5 cmH_2O 为宜,原则上不超过 15 cmH_2O。⑧吸入气体湿化的问题:气体湿化温度应调节在 32～34℃,成年人湿化量一般为 10～20 mL/h。⑨报警界线的设置:每分通气量报警上下限应分别设置在被抢救者预置每分通气量的上下 20%～30%,气道压力报警上限为实际气道压力加上 1 kPa 为宜,吸氧浓度上下界线为预置浓度上下 10%～20%。

（3）机械通气过程中需要注意的问题 ①应加强对心、肺功能及血气分析的监测,根据检查结果调整机械通气设置。②应密切观察被抢救者的意识状态、呼吸、皮肤、体温、尿量、痰液等一般状态。③有条件时应行血流动力学监测。④加强呼吸道护理管理,保持按需吸痰,同时注意观察气道内是否有痰栓及血块、食物堵塞并及时予以清理。⑤严格遵守呼吸机的脱机原则。

（四）气道通气与复苏效果的检测与评估

1. 二氧化碳波形图 是通过连续测量呼出气二氧化碳分压或浓度的实时变化,并予以定量分析所描绘出的曲线图形。在心肺复苏中采用此指标,主要是可以实时反映机体循环与氧代谢状态,也是近年来倡导不间断徒手心脏按压高品质复苏现场监测指标上的一大进展。通过二氧化碳波形图定量分析可以协助确认:①气管插管位置是否正确。②胸外按压是否有效。③自主循环是否已经恢复。

2. 血气分析 可以实际反映血氧与二氧化碳分压水平,同时还可以显示血 pH、酸碱代谢及离子变化状态,虽然在复苏实际操作过程提取动脉血标本有一定困难,但对某些已经具有动脉血压监测或深动脉置管的患者仍具有可行性。

3. 血乳酸检测 可以通过血乳酸水平的动态变化了解复苏操作的准确性、供氧与微循环状态,对临床救治具有较好的提示。

课后练习题

1. 简述徒手胸外心脏按压术的操作方法。
2. 简述徒手胸外心脏按压的有效指标与终止操作指标。
3. 简述徒手气道开放术。
4. 简述心脏按压术操作注意事项。
5. 简述胸外心脏按压并发症与禁忌证。
6. 简述心脏按压效果判定的注意事项。
7. 简述终止心肺复苏的判定及注意事项。

(李洪祥 王育珊)

数字课程学习

⬇ 教学 PPT   ✍ 自测题

第三章　脑复苏

目的要求

掌握:脑水肿的常用处理方法。

熟悉:降低脑组织代谢的常用方法、应用注意事项与禁忌证。

了解:脑复苏成功与失败的相关临床表现,保证脑组织有效灌注的方法和控制颅内压的常用措施。

脑复苏(cerebral resuscitation)是指心搏骤停心肺复苏过程中或自主循环恢复后对脑功能的保护与恢复性治疗。近些年来随着对于心肺复苏认识的不断提高,同时也对心搏骤停的救治提出了更高的要求,脑复苏理念的提出可以说是现代心肺复苏史上一个新的里程碑。心搏骤停导致的低氧、无氧状态,以及自主循环恢复后缺血 – 再灌注损伤常常引起脑组织发生不可逆性损害。心肺复苏过程中能否对脑组织给予及时、合理的保护,不仅关系到复苏后能否恢复意识与智能、健康回归社会,也关系到整体复苏的成败。因此,脑保护与脑复苏成为现代心肺复苏过程中最重要的关键环节,过去心肺复苏的基本概念已经提升、修正为心肺脑复苏。

一、脑组织生理与病理生理特点

(一)脑组织的代谢特点

脑组织是一个氧与能量供需"高耗低储"器官,虽然其质量仅占体重的 2%,但耗氧量却相当于全身总量的 20% ~ 30%,能量消耗相当于全身总量的 20%。正常情况下,脑组织糖原的储存量不足自身重量的 1%,其能源供给主要来自循环血流中的葡萄糖。当机体循环突然终止时,脑组织贮存的氧量仅可供 8 ~ 12 s 所需,而能源储备也只是可供 5 min 所需,因此,即使发生短时间缺血或缺氧都可能会对脑组织造成严重的功能性损伤。

(二)脑血流灌注的特点

正是由于脑组织"高耗低储"的代谢特点,致使脑血流量占据了大约 15% 的全身血流量。一般情况下脑血流量的多少取决于脑灌注压(脑灌注压等于平均动脉压与颅内压之差),而任何导致颅内压升高或体循环平均动脉压降低的因素均可以影响到脑灌注压,进而影响到脑血流量。

在氧分压(PaO_2)及二氧化碳分压($PaCO_2$)正常的情况下,脑血管阻力一般不会发生明显变化,脑灌注压维持在一定范围(6.67 ~ 23.2 kPa,50 ~ 170 mmHg)内波动,并与脑血流量相互自动调节。当脑动脉灌注压增高时脑血流量也随之增大,灌注压下降时脑血流亦随之降低。但是,当脑灌注压逐渐接近维持脑血流量恒定的最高阈值时,血管阻力也随之逐渐增大,进以维持、调整脑血流量的相对恒定,此阈值被称为脑血流自动调节上限;而当脑灌注压降低到仍能维持脑血流量相对恒定的最低值时称为脑血流自动调节下限,此时脑血管阻力也最低。在某些病理状态下,如果脑血流量已经超过自动调节的上限并引起脑灌注压持续升高,此时脑血管阻力不仅不会增大反而常常下降,脑组织由于受到过度灌注影响则可能发生水肿及颅内高压。

(三) 心搏骤停与脑组织代谢紊乱

心肺复苏过程中脑组织若要达到有效血流灌注,一般就应将血压维持在被复苏者平时的血压水平或偏高水平,但由于此时脑血流自动调节上限并不能随血压调整而上移,加之血脑屏障的破坏和脑血流量增多常常引发脑水肿;反之,如果灌注压低于脑血流自动调节的下限,那么,脑血流量也随之持续下降,进而导致脑功能丧失。

心搏骤停后由于循环血流中断致使脑组织失去能量供应,继而引起细胞膜离子泵功能丧失,此时细胞内 Na^+ 不能被转移到细胞外并在脑细胞内堆积,由此引起脑细胞内渗透压升高而发生脑细胞水肿。另外,随着低氧血症或高碳酸血症的发展,脑血流自动调节功能丧失,脑细胞、细胞间质水肿会逐渐加重,并导致颅内压不断升高。

二、脑再灌注损伤发生机制

脑再灌注损伤发生的机制主要有以下几种学说:①钙超载学说:当心搏骤停后血供、氧供中断致使细胞代谢障碍,由此 ATP 生成减少,细胞膜钙泵因能量不足不能将细胞内钙离子转运出去;同时,由于 Na^+-Ca^{2+} 系统被激活致使钙离子由慢通道离子变成快通道离子,并顺浓度梯度流向细胞内;加之肌质网摄取钙离子能力也下降,从而造成大量的钙离子储积在细胞的线粒体内形成"钙超载"。其后果为磷脂酶 A_2(PLA_2) 和蛋白分解酶被激活,造成细胞膜和线粒体膜受损,尤以富含脂肪较多的脑细胞损害最为严重。同时在细胞膜水解过程中释放大量自由脂肪酸,引起花生四烯酸(AA)、血栓素(TXA_2)和白三烯(LT)含量增加,进而使细胞损害更趋严重。②自由基学说:正常机体内多种物质可以产生活性氧自由基,但同时也存在着过氧化物歧化酶等组成的天然抗氧化系统,因此,氧自由基的生成与灭活处于动态平衡状态。缺氧发生时黄嘌呤氧化过程中会形成大量超氧自由基,加之抗氧化酶生成障碍,最终导致许多蛋白质类生物大分子及酶类变性、核酸断裂,细胞结构和功能遭受破坏。同时氧自由基还能裂解和激活补体和吞噬细胞,促进炎性介质释放进而加剧细胞的损害。③细胞内酸中毒学说:心搏骤停期间由于缺血缺氧造成无氧代谢增加,ATP 生成减少,乳酸堆积;当复苏再灌注时由于为组织细胞提供的更多底物不能被有效代谢,进而引起细胞内发生严重乳酸性酸中毒。④化学介质释放增加学说:缺血–再灌注后组织内将释放组胺、5–羟色胺、前列腺素、血小板激活因子、激肽类、补体、纤维蛋白降解产物等一系列化学介质,进而造成血管壁通透性升高、血管内皮细胞损伤、激活并趋化中性粒细胞、血管收缩和舒张调节障碍等。

三、临床表现

1. 脑功能完全恢复　一般临床上患者在昏迷数分钟或数小时后逐渐清醒,并不发生神经系统后遗症。

2. 颅内压增高的表现　临床上多表现为心肺复苏成功后仍长时间、持续性昏迷不醒,球结膜水肿、瞳孔扩大、对光反应差,以及受到刺激后容易出现阵发性癫痫样抽搐。

3. 局限性脑坏死的表现　昏迷清醒后出现言语障碍、偏瘫、记忆或情感缺陷等症状。

4. 植物状态　临床上患者貌似清醒,但无意识活动;对外界刺激无反应,时有吸吮、咀嚼等无意识动作;如经数月治疗仍不恢复则为植物状态。

5. 脑死亡　详见第二篇第四章死亡相关概念。

四、救治措施

(一) 降低脑组织代谢

降低体温可以降低脑组织代谢,有利于脑保护及复苏后脑功能恢复,改善患者预后。近年多将体温降低至 32 ~ 36℃ 之间的恒定温度作为体温管理目标,一般降温要持续维持至少 24 h。

1. 药物降温疗法 主要药物包括:乙酰氨基酚、阿司匹林、氯丙嗪(冬眠灵)等,目前此种方法临床采用明显减少。

(1)冬眠一号 氯丙嗪 50 mg、异丙嗪 50 mg、哌替啶 100 mg 加入 500 mL 液体中缓慢静脉滴注,速度依患者状态调整。

(2)亚冬眠合剂 冬眠一号中去掉哌替啶为亚冬眠合剂,用法同上。

2. 血管内降温疗法 可采用冷液体静脉输液、血管内热交换(体外循环机或血液滤过)等方法。

3. 体表降温疗法 临床多采用冰水浸浴、冰袋冷敷,或电子冰帽、降温毯等方式。

4. 降温注意事项 ①一般多宜采用先冬眠后降温的方法,先给予镇静剂或冬眠药物 30 min 后再开始降温,要注意保持降温后的体温稳定,持续 3 ~ 5 天;复温时应先停止物理降温后再停用镇静剂或冬眠药物。②保持呼吸道通畅,轻翻身,防止冻伤和压疮,防止体位性低血压。

5. 禁忌证或相对禁忌证 ①休克或全身衰竭及有房室传导阻滞的患者忌用低温疗法;②老年人尤其是患有高血压动脉硬化的患者及小儿慎用;③冬眠药物具有奎尼丁样作用易引起室颤,应用时需严密观察。

(二)保证脑组织有效灌注

复苏过程中任何导致颅内压升高,或体循环平均动脉压降低的因素均能降低脑灌注压、减少脑血流量进而影响脑功能的恢复。因此,在心肺复苏之初就应注意提高脑组织的保护意识,维持脑组织的有效灌注。

目前一般提倡将收缩压维持在不低于 90 mmHg,平均动脉压不低于 65 mmHg 的水平。

(三)控制颅内压

颅内压(ICP)正常值为 1.3 kPa(10 mmHg),当 ICP 与 MBP 相等时脑灌注即停止,因此,降低 ICP 有利于保证脑血流灌注。

1. 适当抬高头部 在血压平稳的情况下,适当抬高患者头部(10° ~ 30°)有利于颅内外静脉回流,进而使 ICP 降低。

2. 控制脑血管过度充血 可采用人工呼吸机通过适度机械过度换气(可以给患者吸入氧或氧与二氧化碳的混合气体),使 $PaCO_2$ 稳定在 3.3 ~ 4.0 kPa(25 ~ 30 mmHg)范围内,保持脑血管略呈收缩状态以降低 ICP。临床上须注意的是若 $PaCO_2$ 控制达到 2.7 kPa(20 mmHg)时,可能会产生脑血管过度收缩而出现脑灌注不良。但是,目前临床尚没有证据显示过低的 $PaCO_2$ 可以改善预后。

3. 控制癫痫发作 能减轻脑水肿、降低 ICP 及降低脑代谢,对既往有癫痫发作史者主张预防性用药。常用药物:①苯巴比妥钠,0.1 g/ 次,肌注,6 ~ 8 h 一次;但本药物不适合血流动力学不稳定者或常规应用。②地西泮,5 ~ 10 mg/ 次,静注,6 ~ 8 h 一次;③ 10% 水合氯醛 10 ~ 20 mL/ 次,保留灌肠,6 ~ 8 h 一次,心、肝、肾功能障碍者慎用;④左乙拉西坦,起始治疗剂量为每次 500 mg,每日 2 次;根据临床效果及耐受性,每日剂量可增加至每次 1 500 mg,每日 2 次。⑤丙戊酸钠,初始量 5 ~ 10 mg/kg,递增给药,直至达到控制发作为止;或 15 mg/(kg·d),分次 2 ~ 3 次口服,每日最大剂量不超过 30 mg/kg。⑥对于不易控制的严重癫痫发作患者,在已经建立呼吸支持前提下可采用肌松剂,详见第九篇第五章。

4. 脑水肿的处理

(1)渗透性脱水 ① 20% 甘露醇 125 ~ 250 mL,30 min 内静脉滴注,4 ~ 8 h 重复使用;②复方甘油 500 mL,每日 1 ~ 2 次,静脉滴注。③ 25% ~ 50% 的高张葡萄糖溶液 100 mL 静脉注射,4 ~ 8 h 可重复使用。

(2)利尿性脱水 ①呋塞米 20 ~ 40 mg/ 次,静脉注射,6 ~ 8 h 可重复使用。②托拉塞米初始剂量为 10 ~ 20 mg,缓慢静脉注射。③布美他尼起始剂量 0.5 ~ 1 mg,必要时每隔 2 ~ 3 h 重复,最大剂量为每日 10 mg。④依他尼酸起始剂量为 50 mg 或 0.5 ~ 1 mg/kg,缓慢滴注,病情危重可以重复使用,一般每日剂量不超过 100 mg。

（3）脱水治疗注意事项 详见要点框 2-3-1。

> **要点框 2-3-1 脑水肿脱水治疗注意事项**
>
> 1. 根据具体情况选择脱水药,甘露醇脱水快,复方甘油则缓慢,高血糖患者慎用高张葡萄糖。
> 2. 渗透性脱水剂宜快速应用,否则起不到脱水作用反而会加重心脏负担。
> 3. 长期脱水需警惕发生水和电解质紊乱。
> 4. 严重心、肾功能不全者或颅内有活动性出血且不能立即手术的患者禁用脱水剂。

（4）激素 肾上腺皮质激素能改善毛细血管的通透性,防止脑水肿、降低颅内压,必要时可根据具体情况酌情应用。常用药物:①地塞米松,0～30 mg/d,静脉或肌内注射;②氢化可的松,200～400 mg/d,静脉滴注;③甲泼尼龙 1 g/d,静脉注射或滴注,连用 3 天。

（四）脑再灌注损伤的防治

1. 巴比妥类 有降低脑耗氧量,改善脑缺血区血流,阻滞钙内流,抑制自由基形成起到预防和控制抽搐的作用,从而保护脑细胞。常用药物:硫喷妥钠,5～10 mg/kg 静脉滴注或 0.25～0.5 g 肌内注射。

2. 钙通道阻滞剂 可阻滞脑缺血后的钙离子内流,解除血管痉挛,改善脑微循环。常用药物:尼莫地平,10 μg/(min·kg)静脉滴注,维持剂量 1 μg/(min·kg)。

3. 自由基清除剂 甘露醇、辅酶 Q10、维生素 C,维生素 E 等。近年发现一些中草药具有清除、抑制氧自由基生成的作用,如丹参酮、灯盏花、五味子等。

（五）改善脑细胞代谢

常用药物有三磷酸腺苷、辅酶 A、细胞色素 C、B 族维生素等。

课后练习题

1. 简述脑水肿的常用处理方法与常用药物。
2. 简述脑水肿脱水治疗的注意事项。
3. 简述脑复苏采用降温疗法的注意事项、禁忌证及相对禁忌证。

（李洪祥 王育珊）

数字课程学习

📥 教学 PPT   📝 自测题

第四章

死亡相关概念

掌握:死亡的判定与辅助检查方法

熟悉:死亡鉴别诊断的方法。

了解:死亡的分类与表现、死亡分期。

　　死亡(death)是指生命的终结,即心跳、呼吸、大脑功能永久性停止,而且这是一种绝对不可逆的结果。一般死亡可以分为"生理性死亡"和"病理性死亡"两大类型。客观地讲,作为一种生物体的生命从诞生那一刻起,就已经开始逐渐走向死亡,医学上认为这是一个渐进的生理过程。现代生物学认为,机体在非疾病情况下的衰老与死亡是一个由遗传基因决定的程序化过程,也就是所说的凋亡。另外,这个过程也可能是意外的、突发的,在疾病状态下由于某个器官功能发生障碍或衰竭,并且累及其他或多个组织器官功能时,就可因机体整个内环境紊乱而不能维持生命,最终引发死亡。以上两种死亡过程虽然在器官功能障碍发生的顺序、时间上可能有所不同,但组织器官的病理改变形式与结果却是一样的,即细胞发生变性、坏死、溶解、消失。

　　自古以来人们就将呼吸、心跳有无作为是否死亡的标志,临床也一直沿用呼吸、心跳停止是死亡的基本判定标准。但进入20世纪以来,随着科学技术快速发展与进步,高端的器官替代性治疗仪器设备被不断推向临床。因此,目前完全可以采用现代医学救治手段,在一定时间内维持机体的血液循环,以保证除脑(主要指意识、思维)之外其他器官的基本功能,这样临床上也就出现了一种特殊的病人存活状态。然而,人类与动物生命的最大区别就在于人类具有生物学和社会学双重属性,只有在两者兼备时才能算得上是具有完整意义上的生命。虽然目前可以采用现代仪器设备维持生命"存活",但是,此时"病人"已失去了作为社会人存在的基本属性与价值。从传统的习俗和理念来看,这些"病人"的呼吸或心跳还没停止,因此,生命也就没有停止,无论是否具有社会学属性都不能算为死亡。由此,在现今的临床上也就出现了所谓"活着的躯体与死亡脑"这种非正常认知现象。但是,随着心肺复苏的理念向"心肺脑复苏"理念的转变,"脑死亡"的概念也就逐渐被临床和社会所认识与接受。所谓脑死亡目前是指不可逆转的包括脑干在内的全脑功能完全丧失。而现代医学认为,"对循环、呼吸和全脑(包括脑干)功能出现不可逆性终结的个体即可认定为死亡"。因此,如何从生物学、法律学、社会学角度去科学、正确认知死亡、认知生命、挽救生命,进以减少不必要的人力资源、经济资源、社会资源浪费,已经成为探索生命存在价值的一个重要伦理问题。

　　随着"脑死亡""安乐死""器官移植""器官捐献"等新理念、新思维的不断推广、完善,如何看待人的"生命与死亡",也将会随着现代科学进步、社会文明进步逐渐形成一种全新的社会风气与习俗。

一、死亡的分类、表现与预后

(一) 临床死亡

临床死亡是指机体处于死亡的早期阶段。其特征表现为自主呼吸和心跳停止,自主意识完全丧失。

1. 濒死期　从死亡过程开始至临床死亡确认之前的阶段称为濒死期。此期患者的主要脏器功能和生命体征均处于极其微弱或即将停止状态,经积极、有效的干预性救治,生命体征尚有逆转可能。每个个体由于原发疾病不同,濒死期的时限也不尽相同。一般情况下,慢性消耗性疾病终末阶段的濒死期相对较长,而急性或突发性疾病濒死期则相对较短。

2. 临床死亡期　其主要特征是呼吸、心跳停止,以及脑组织功能受到不可逆的抑制。从呼吸心跳停止、意识丧失到脑、心、肺等组织细胞死亡,常需要经过一定的时间段,而在此时间段内给予有效合理的处置往往可使某些突发性疾病发生逆转;反之,当机体组织细胞超过对缺血缺氧的耐受极限时,必将进入生物学死亡期。而对于长期、慢性、消耗性疾病或自然过程引起的死亡者,临床死亡即表示已进入真正意义的死亡过程。

(二) 大脑死亡

大脑死亡指大脑半球新皮质发生不可逆性的神经损害,也称为大脑皮质死亡。临床特征表现为患者可有自主呼吸、心跳,但无脑电图活动;患者貌似清醒,但呼之不应,无随意运动,呈现为"睁眼昏迷"状态;若大脑皮质功能损害严重、范围广泛,在相当长时间又不能恢复正常者往往发展为植物状态。

(三) 脑死亡

脑死亡指大脑、小脑、脑干和颈髓 $1\sim2$ 节段神经功能发生不可逆性丧失,又称为全脑死亡。脑死亡是中枢神经系统功能衰竭的最严重后果,现代医学认为,一旦发生脑死亡即意味着生命的终结。

世界上已有部分国家以法律的形式规定脑死亡即为真正意义上的死亡,确诊为脑死亡后即可以不再进行任何形式的抢救。若脑死亡的个体在生前设立了脏器捐献遗嘱,则可在其心脏停止搏动之前作为脏器移植的供给者。

1. 脑死亡评估的先决条件

(1) 昏迷原因明确　①原发性脑损伤引起的昏迷,包括颅脑外伤、脑血管疾病等;②继发性脑损伤引起的昏迷,主要为心搏骤停、麻醉意外、溺水、窒息等所致的缺氧性脑病;③对昏迷原因不能明确者不能实施脑死亡的判定。

(2) 排除各种原因引起的可逆性昏迷　①急性中毒:包括一氧化碳中毒、酒精中毒、镇静催眠药中毒、麻醉药中毒、抗精神病药中毒、肌肉松弛剂中毒等;②低温状态(肛温≤32℃);③严重电解质及酸碱平衡紊乱;④严重代谢及内分泌障碍,如肝性脑病、尿毒症性脑病等;⑤低血糖或高血糖性脑病等。

2. 脑死亡的临床特征表现

(1) 深昏迷　对外界给予的任何刺激均无反应,包括对伤害性面肌刺激无反应。

1) 检查与评估　①以拇指分别强力压迫被检查者两侧眶上切迹或针刺面部,无任何面部肌肉活动;②格拉斯哥昏迷量表(Glasgow coma scale,GCS)评分为 3 分。

2) 注意事项　①检查时所给予的任何刺激必须局限在头面部;②对存在三叉神经或面神经病变者不应轻易判定为深昏迷;③脑死亡后枕大孔以下的脊髓仍可能存活一定时间,刺激颈部以下部位仍可能引出脊髓反射和(或)脊髓自动反射,检查时应该鉴别;④脊髓自动反射必须与肢体自发运动区别,自发运动一般发生在无刺激时,多数为单侧,而脑死亡时不会有肢体自发运动存在;⑤脑死亡时不会存在去大脑强直、去皮质强直或痉挛现象;⑥进行自主呼吸激发试验时偶可能导致肢体不自主运动。

(2) 脑干反射全部消失

1) 检查与评估　①双侧瞳孔对光反射消失,瞳孔固定或散大(4~9 mm);②头眼反射(眼球运动)消失;③角膜反射消失;④前庭眼反射消失;⑤咽反射及气管反射(咳嗽反射)消失。上述5项检查全部消失,即可判定为脑干反射消失,但需反复检查确认。

2)注意事项 ①脑死亡者多数伴有双侧瞳孔散大(>5 mm),但少数瞳孔可缩小或双侧不等大。因此,不应将瞳孔大小作为脑死亡判定的必需条件。②眼外肌瘫痪者可影响对头眼反射检查结果的判定,此时应采取慎重态度。③眼部疾患或外伤、三叉神经或面神经病变均可能会影响角膜反射判定,检查如果发现上下眼睑或眼周肌肉存在微弱收缩,就不能判定为角膜反射消失。

(3)无自主呼吸 临床上脑死亡者无自主呼吸存在。

检查与评估 ①根据肉眼判定患者胸、腹部有无呼吸运动;②采用机械通气辅助呼吸者应采用自主呼吸模式观察患者能否触发呼吸机工作,必须经自主呼吸激发试验证实。

二、辅助检查与死亡的判定

(一)辅助检查

目前已有多种对于死亡辅助检查的方法,但真正适宜临床且具有实用价值的相对较少。

1. 脑电图(electroencephalogram,EEG) 显示为平坦直线型(脑电波幅<2 μV/mm 或消失)频谱,又称为电静息,这是脑死亡的特征性表现之一,也是确诊脑死亡的可靠依据。

2. 经颅多普勒超声(TCD) 是目前对脑死亡判定具有较高敏感性和特异性的检查方法,特别是由于无创、迅速、可重复、不受药物影响、可在床旁开展等优点,被世界各国广泛用于脑死亡判定的确认检测。脑循环停止(cerebral circulatory arrest,CCA)时 TCD 主要表现为振荡波、钉子波、无血流信号3种频谱,是判定不可逆性 CCA 的重要指标。

3. 诱发电位 通过刺激特定的神经传导通路,可直接反应脑干功能,目前常用的脑死亡诱发电位检测主要有短潜伏体感诱发电位(short lantencysomatosensory evoked potential,SLSEP)和脑干听觉诱发电位(brainstem auditory evoked potential,BAEP),特别是采用两者联合诊断的方法对脑死亡诊断具有较高的灵敏度和特异性。

4. 数字减影血管造影术(digital Subtraction angiography,DSA) 是目前脑死亡诊断辅助检查中的"金标准",缺点为不便于临床检测。

(二)死亡的判定

1. 临床死亡 临床表现为自主呼吸、心跳停止,自主意识完全丧失,经复苏救治无效。

2. 脑死亡 ①昏迷原因明确,能排除各种原因的可逆性昏迷,临床监测显示深昏迷、脑干反射消失、无自主呼吸或依赖呼吸机维持呼吸,自主呼吸激发试验证实呼吸停止;②辅助检测 SLSEP[显示 N9 和(或)N13 存在,P14、N18 和 N20 消失]、EEG(显示电静息)和 TCD(显示颅内前循环和后循环呈振荡波、尖小收缩波或血流信号消失),以上三项辅助检测中至少两项阳性即支持脑死亡诊断,如果在12 h 后复查结果相同,即符合脑死亡诊断标准。

三、死亡的鉴别诊断与假死

假死是指人体生命活动处于极度微弱,外表观察类似于死亡的状态。在濒死期由于部分患者心跳、呼吸十分微弱和不规则,用一般方法检查常常不易察觉;另外,血液因重力作用下垂至机体的背侧部位出现坠积性淤血时,外观可能会类似"尸斑",不注意鉴别易被误认为死亡。因此,临床应对临终患者进行仔细辨别与确认,以免发生误诊,详见要点框2-4-1。

要点框 2-4-1　假死的鉴别诊断方法

1. 微弱呼吸检查法　将听诊器置于患者喉结处仔细听诊,即使呼吸微弱一般也能听到呼吸音。

2. 眼底检查　眼底镜检查若发现眼底有血液流动,则提示生命尚存在。

3. 束指试验　用线绳绕扎手指数分钟,若出现手指肿胀、青紫,则说明静脉血流受阻、动脉血流存在。

4. 胸部 X 线透视　可以直接观察到患者有无心脏搏动。

5. 心电图检查　假死者常有心电活动,真正死亡者心电图呈现为直线。

6. 荧光色素钠试验　采用 5% 荧光色素钠 5～10 mL 静脉注射,30 min 后观察结膜、巩膜是否黄染,若有黄染说明血液循环存在。

7. 脑电图或经颅多普勒超声检测　假死者存在大致正常脑电活动,TCD 检测无特异性死亡血流信号频谱。

课后练习题

1. 简述临床死亡、分期的基本概念与特征表现。

2. 简述假死的鉴别诊断方法。

（李洪祥　王育珊）

数字课程学习

📥教学 PPT　　　✍自测题

第三篇 休克

第一章 休克总论

目的要求

掌握:休克的基本概念、临床表现、判定方法。

熟悉:休克的病因与分类,休克过程中危重情况的识别,血管活性药物的应用。

了解:了解休克的发病机制、血流动力学监测及变化的意义,实验室及相关辅助检查的意义。

休克(shock)是指各种致病因素导致急性循环功能障碍并危及生命的一种临床综合征。其实质是某些危重病在发生发展过程中形成的一个危及生命的病理生理过程,而此过程在临床上以综合征的形式表现出来。其主要特征性表现为心率增快、脉搏细弱,血压下降、脉压减小,面色苍白或发绀、皮肤湿冷或出现花纹,尿量减少或无尿,弥散性血管内凝血(DIC)、乳酸增高,神志模糊或昏迷,甚至死亡。

近些年来有关休克的相关研究历经了从微循环学说不断向细胞、亚细胞及分子、介质水平深入的过程,特别是进入 21 世纪以来,由于床旁监测技术与血流动力学监测技术广泛普及,以及细胞生物学和相关技术的快速进步,临床对休克本质的认识也进一步发生了明显变化,并从 20 世纪初的休克即为"低血压"状态,向目前的"急性循环障碍"引发的"组织细胞氧及能量缺乏或利用障碍"转变。目前对休克认识中提到的循环系统功能障碍,主要是指机体不能将足够氧气与营养底物运输到器官、组织,继而引起细胞氧及能量缺乏或代谢障碍,并伴血乳酸水平升高。因此,改善细胞水平的血流动力学障碍与控制并恢复氧及能量缺乏与利用障碍才是休克治疗应该达到的根本目标。而休克临床救治失败或最终致死的原因,主要是由于治疗不当或病情进展引发的多器官功能障碍(MODS)或多器官功能衰竭(MOF)。

【病因与分类】

临床上由于引发休克的病因、监测能力与手段、处理方式不同,目前对休克的认识和分类方法仍未能完全统一,临床常见的分类方法主要有以下两大类型。

(一)传统性分类

所谓传统性分类即是指根据临床引发休克的病因和病理生理特点不同进行分类的方法。此种分类方法是临床延续多年直到目前仍在采用的方法,特点是简便明了,有利于临床诊断和指导治疗,特别是对血流动力学监测尚未普及的基层医院,或起病即到医院紧急就医的危重患者,传统性休克分类方法仍有较好的临床实用价值。

1. 感染性休克　是临床上最常见的休克类型,多由严重的全身性或局限性感染引起。病原体以细菌最为常见,尤其是以革兰氏阴性杆菌更多,其次也可见于病毒、真菌、立克次体、衣原体、原虫等致病因素引起的感染性疾病。对于此类休克近年认识发展较快,临床上也常将其称为"脓毒性休克",详见本篇第二章。

2. 低血容量性休克　随着社会发展与进步,意外伤害事件发生概率明显增加,此类休克发生率有增高趋向,病因可分为以下几种情况。

(1) 大失血 是低血容量性休克最常见的临床病因,多由创伤、意外、手术或某些疾病所致内出血或外出血,进而引起机体大量血液成分丢失所致,也称为失血性休克。

(2) 大量血浆丢失 多由软组织、浆膜腔或实质脏器严重创伤、大面积烧伤、广泛炎症渗出等因素引起血浆大量外渗,致使血管内容量严重不足所致,按病因又可狭义地分为"创伤性休克""烧伤性休克"等。

(3) 大量液体丢失 多由各种原因所致的严重腹泻、呕吐、肠梗阻、糖尿病酮症酸中毒、非酮症高渗性昏迷,以及手术后引流、胃肠道瘘管或医源性利尿、脱水等因素引起机体大量水分丢失,也可狭义地称为失液性休克。

3. 心源性休克 是由心脏泵功能急剧下降所致,也是心脏泵功能衰竭的极期表现。近年来随着冠心病发病率增高,由此造成的相关并发症及心脏介入治疗与手术明显增多,此型休克也有明显增高趋势,急性心肌梗死是最常见的病因,其次也可见于急性或暴发性心肌炎、原发性或继发性心肌病、严重心律失常、心脏乳头肌或腱索断裂及瓣膜穿孔、心脏直视手术后等。近年来已将急性心脏压塞、心房黏液瘤嵌顿等血流受阻所致的休克统称为血流梗阻性休克,不再归类为心源性休克的范畴。

4. 过敏性休克 是由于机体对某些药物、生物制品或动植物致敏原发生的超敏反应所引起,是休克中的少见类型。由于发生急、进展快,若发生误诊或处理不当常致使患者在短时间内死亡;若诊断准确、处理稳妥,此种休克又是所有休克类型中最易恢复、并发症最少的一种。

5. 神经源性休克 是指由于某些因素所致剧烈疼痛或神经血管功能严重障碍,进而导致外周血管调节功能失调所引发的休克,麻醉意外、神经节阻滞剂、中枢神经抑制剂或镇痛、镇静药物过量,以及各种严重创伤为常见病因。

另外,严重创伤引起的组织剧烈疼痛或脑脊髓神经损伤常多与大失血、液体渗出等因素同时存在、相互重叠,故而临床常将这一类既有神经源因素又有低容量因素的休克统称为"创伤性休克"或"创伤失血性休克"。

(二)血流动力学性分类

近年来血流动力学监测设备床旁化、无创化及广泛性临床普及,使人们从新的视角对休克发生、发展过程产生了新的认识,为休克救治提供了更加科学的依据和理论指导。特别在重症监护病房(ICU)和急诊病房,此种分类方法得到了不同程度的推广与应用。按血流动力学变化特点不同可将休克分为4种类型。

1. 低血容量性休克 其血流动力学基本特点主要表现为心率(HR)增快,血压(BP)及平均动脉压(MBP)下降,每搏输出量(SV)与每分输出量(CO)降低,中心静脉压(CVP)、肺动脉楔压(PAWP)降低,体循环阻力(SVR)增加、氧输送(DO_2)减少。

引起低血容量性休克的机制是有效循环血容量的严重不足或大量丢失导致的容量绝对不足。临床上常见于各种原因所致的大失血、严重创伤或烧伤,严重呕吐、腹泻或利尿、脱水治疗等。

2. 心源性休克 其血流动力学基本特点主要表现为HR增快,但极少数也可能为减慢;BP及MBP下降,SV与CO明显降低,CVP、PAWP增高,SVR增加、DO_2减少。

引起心源性休克的基本机制为心脏泵功能急性衰竭,临床主要病因为急性心肌梗死,其次也可见于急性心力衰竭或严重心律失常。

3. 梗阻性休克 其血流动力学基本特点主要表现为HR增快,BP及MBP下降,SV与CO不变或减少,CVP、PAWP不变、下降或增高,SVR增加、DO_2减少。

其发生机制为血流通道受阻,依发生血流梗阻部位不同又分为两种类型:①心内梗阻型:常见于心脏瓣膜狭窄、心房黏液瘤嵌顿、肥厚型心肌病。②心外梗阻型:常见于心脏压塞或狭窄、急性主动脉夹层、肺动脉栓塞、腔静脉梗阻等。

4. 分布性休克 其血流动力学基本特点主要表现为HR增快,BP及MBP下降,SV与CO不变或增加,

CVP、PAWP偏低,SVR减低、DO_2不变或减少。

发生基本机制为血管收缩和舒张调节功能异常,且不能由改变每分输出量进行充分代偿。其主要见于严重感染,典型代表为严重脓毒症所致的脓毒性休克;还可见于各种原因导致的严重过敏,内分泌功能严重失衡,以及蛇虫咬伤、蜇伤等各种神经源性毒物中毒或麻醉药物过量,以及外伤性神经源性损伤。此种类型休克涵盖了传统分类中的感染性休克、过敏性休克、神经源性休克的绝大部分致病因素,其病理生理变化的关键环节是血管舒缩功能异常致使阻力血管、容量血管乃至微循环血管过度扩张,或液体血管外转移、外渗,回流受阻、组织内滞留等因素造成的容量相对不足。

在临床上无论对休克如何进行分类,若患者同时具有多种病因存在,尤其在休克发展过程中各种致病因素交织在一起并相互影响,临床常常很难确切鉴别休克的具体类型,近年来将这种同时存在不同休克表现的休克称为混合性休克(mixed shock)。

【临床表现】

由于引起休克的病因不同,不同类型休克的临床表现也有着各自特殊性;但除去原发病的临床表现外,休克又具有相似的共同临床特征,按其发生发展过程可分为三期。

1. 休克早期 又称为休克代偿期。一般血压变化不明显,常以交感神经兴奋所产生的症状或体征为主要表现。患者大多神志清醒,可有轻度烦躁不安、焦虑或激动,头晕、恶心、呕吐,部分患者可有尿量减少。由于过度换气可呈现呼吸频数;心率加快,但脉搏有力;收缩压多接近正常或略偏低,舒张压可相对略偏高,脉压减小。由于此期患者的临床症状和体征缺乏特征性改变,与原发病某些临床表现相重叠或受其掩盖,极易导致漏诊或误诊。

2. 休克中期 又称为休克失代偿期,一般伴有组织灌注不足的临床体征。大多数患者神志尚清楚,多伴有表情淡漠,反应迟钝;重症者可发生意识模糊或昏迷。血压常明显降低,收缩压 < 90 mmHg,平均动脉压 < 65 mmHg,脉压减小(< 20 mmHg)。脉快而弱,触诊时稍重压即消失,浅表静脉萎陷。此外,患者有明显口渴、末梢发绀、皮肤苍白、呼吸急促,尿量明显减少(常低于 20 mL/h),甚至无尿,同时可能伴有多脏器功能障碍的相关表现。

3. 休克晚期 又称为休克不可逆期。患者多呈昏迷状态,血压极低或测不清,对升压药物反应极差,伴有皮肤、黏膜及内脏出血表现。同时常伴有急性呼吸衰竭、急性心力衰竭、急性肾衰竭、急性肝衰竭、应激性溃疡出血等多脏器功能衰竭的改变。休克进入此期很难逆转,死亡率极高。

【实验室及其他辅助检查】

实验室检查对休克诊断缺乏特异性,但对休克的病因诊断、病情观察、进展分期,以及指导救治药物的调整却有着重要意义,相关检查项目应根据具体情况确定。

(一)三大常规及相关指标的检测

1. 红细胞计数及血红蛋白测定 有助于对失血性休克的判定及对休克过程中血液浓缩和治疗效果的判断。

2. 白细胞计数 是感染性休克诊断的重要依据,尤其分类中粒细胞计数更具辅助诊断价值。

3. 出凝血时间与功能测定 血小板计数、出凝血时间测定、血浆鱼精蛋白副凝试验、血浆纤维蛋白原、凝血酶原时间测定有助于了解休克的进展,对是否发生DIC及查找失血性休克原因有一定的辅助意义。

4. 尿常规 有助于了解休克对肾功能的影响、病因或转归的判定。

5. 便常规、隐血试验 对感染性休克或失血性休克的鉴别有一定指导价值。

(二)血液生化指标的检测

1. 乳酸及乳酸清除率 是组织氧供和氧需求失衡的间接反映,大致能反映低灌注和休克的严重程度,休克状态下乳酸水平通常 > 2 mmol/L。对于所有疑诊休克的患者均应检测血乳酸,或连续监测血乳酸清除率,以指导临床评估和治疗。

2. 心肌酶谱测定　有助于判定心源性休克或了解重症休克对心肌代谢的影响。

3. 肝功能测定　有助于了解休克对肝功能的影响，或鉴别是否由胆囊胆道感染性疾患所致的休克。

4. 尿素氮及血肌酐测定　可了解休克对肾功能的影响与病情进展，同时可协助判定是否存在上消化道出血。

5. 电解质与 pH 测定　有助于了解电解质有否异常、有否酸碱平衡失调及是否会对血管活性药物、心肌收缩力和节律产生影响。

6. $ScvO_2$ 与 PCO_2 差值测定　测定中心静脉血氧饱和度（$ScvO_2$）和静脉动脉 PCO_2 差值［$P(v-a)CO_2$］，有利于帮助评估休克类型和心输出量是否足够，并可以指导临床治疗。

（三）影像学检查

根据需要对相关部位进行放射线、CT 或超声心动图等检查，有利于对病因、病情程度的了解与评估，对临床诊断、救治具有较大的指导价值。特别是超声心动检查在床边即可实施，因此可以作为初始评估休克类型的优先选择。

（四）心电图检查

心电图对心率、节律、ST-T 变化有重要提示，有利于寻找病因及了解对心肌血供影响。

【血流动力学监测】

血流动力学监测可以通过有创 Swan-Ganz 漂浮导管热稀释法、无创数字化阻抗信号定量技术（DISQ 技术）、经食管无创多普勒探测技术、心脏超声检查等方法实施，为临床提供可靠的有价值的分析数据。应把握的原则：①心脏超声应作为初始评估的优先选择，也可作为心功能连续评估的手段；②肺动脉导管监测不作为血流动力学监测常规使用；③对初始治疗有反应的休克不推荐常规测定心输出量；④有创血流动力学监测仅适宜对不能明确诊断的复杂休克类型进行评估。

1. 平均动脉压（MAP）　MAP= 舒张压 +1/3 脉压，目前多由床旁监护仪直接测得。休克时 MAP ＜ 65 mmHg。

2. 中心静脉压（CVP）　是反映右心室舒张末压的一项压力指标，临床也借以鉴别休克时血容量不足或补液过量所致心功能不全，以压力指标间接反映容量变化是不准确的，具体应用时应结合其他指标综合分析。正常值为 0.49 ~ 1.18 kPa（5 ~ 12 cmH_2O），＜ 0.49 kPa（5 cmH_2O）时，提示容量不足；＞ 1.47 kPa（15 cmH_2O）时，则提示心功能不全或肺静脉血管床过度收缩；＞ 1.96 kPa（20 cmH_2O）时，则提示充血性心力衰竭。

3. 肺毛细血管楔压（PCWP）　是反映左心室舒张末压的一项压力指标，借以间接反映左心室功能状态，较 CVP 更敏感。但值得强调的是，CVP 和 PCWP 与心室的充盈程度并没有必然的关联。休克时常用此指标评估血容量、指导调节输液速度，进以防止发生肺水肿。正常值为 1.07 ~ 1.60 kPa（8 ~ 12 cmH_2O）。

4. 肺动脉楔压（PAWP）　临床意义基本同 PCWP。在休克同时实施机械通气治疗情况下，正压通气或 PEEP ＜ 10 mmHg 时，一般情况下不会对 PAWP 监测产生影响；但 PEEP ＞ 10 mmHg 时则会使 PAWP 明显升高，因此，应注意分析临床监测结果。

5. 心输出量（CO）与心脏指数（CI）　反映心脏泵功能状态，CO 可通过肺动脉导管或心脏超声测得，以 CO 测得数值除以体表面积即可转换成 CI。CO 正常值为 4 ~ 8 L/min，CI 正常值为 2.5 ~ 4.1 L/(min·m^2)；CI ＜ 2.5 L/(min·m^2)提示心功能不全；CI ＜ 2.2 L/(min·m^2)同时伴有周围循环障碍提示心源性休克。

6. 体循环血管阻力（SVR）　SVR=（MAP−CVP）×80/CO，正常值：600 ~ 2 000 dyn·s/cm^5（达因·秒/cm^5）。

7. 肺血管阻力（PVR）　可通过 PAP、PAWP 和 CO 进行计算，PVP=（PAP−PCWP）×80/CO，正常值：（6 dsc^{-5} ± 29）dyn·s/cm^5。

8. 血管外肺水（EVLW）　是反映肺血管外液体情况、监测肺水肿的量化指标。正常值：3 ~ 7 mL/kg，＞ 10 mL/kg 可诊断肺水肿。

9. 氧供指数（oxygen delivery index） 是指心脏指数（CI）与动脉血氧浓度（CaO₂）之积（DO₂ = CI × CaO₂），CI 由每分钟心脏泵出的血容量除以体表面积来表示；CaO₂ 表示每百毫升动脉血中含氧总量，主要反映的是与血红蛋白结合的氧量。此指标反映心泵功能和肺呼吸功能状况。

10. 氧耗指数（oxygen consumption index） 是指心脏指数（CI）与动静脉血氧含量差（arterio-venous oxygen content difference）的乘积，代表组织氧合作用的总和。如果动静脉血液中的血氧含量差别增大，说明患者有缺氧的存在。

【临床常规监测】

在不具备现代化监测条件的情况下，临床常规监测仍是重要的手段和方法，对病情演变、治疗效果判断具有重要的临床参考价值。

1. 血压 对休克程度判断有重要提示作用，通过有创、无创等多种方法均可测得。一般情况下血压逐渐下降、脉压减小常常提示休克程度加重，而血压回升、脉压增大则预示休克逆转。在抢救过程中给予合理的补液及血管活性药物，血压仍持续偏低或无反应要注意是否存在酸碱平衡失调，或原发病未能得到有效控制，或休克进入不可逆阶段。需要强调的是：①休克早期血压变化可能不明显，休克相关的症状和体征也容易被原发病的临床表现所掩盖，此时对怀疑休克者应该加强临床观察，防止发生漏诊或误诊；②尽管休克时常常合并低血压（收缩压 < 90 mmHg，或 MAP < 65 mmHg，或较基础值下降≥40 mmHg），但不要将低血压作为诊断休克的单一标准。

2. 脉搏 虽然目前并不强调脉搏在休克评估中的重要性，但脉搏细速却常出现在血压下降之前，是机体进行代偿的突出表现之一；治疗过程中即使血压仍偏低，但脉搏速率逐渐下降、且搏动变得有力则常预示休克趋向好转。

3. 意识 意识状态间接地反映了脑组织的灌流情况，休克患者如若无脑实质或脑血管病变，一旦出现神志淡漠、嗜睡、反应迟钝或烦躁不安、甚或昏迷时，常提示脑血流灌注不足；当患者神志逐渐转为清楚、反应良好时，则预示休克在缓解。

4. 尿量 间接反映肾灌流情况，是判断休克程度最简便、可靠的指标之一。在心功能与肾功能正常的情况下，尿量 < 25 mL/h，多提示处于休克早期阶段；< 20 mL/h，多预示休克程度较重；如救治过程中尿量逐渐稳定在 30 mL/h 以上时，说明休克缓解或被纠正。

5. 肢体温度及色泽 反映着体表组织灌流情况。休克时常常出现四肢湿冷、皮肤苍白，黏膜、甲床发绀，胸骨部位皮肤指压痕阳性（压后再充盈时间 > 2 s），上述情况缓解提示休克好转。

【诊断】

休克是危重症发生发展过程中的一种可危及生命的、动态的全身性病理生理变化过程，若没有致病因素存在休克并不能独立发生。因此，详细的问诊、细致的查体、必要的辅助检测、客观的分析是休克诊断与识别过程中应牢牢把握的前提，也是休克分类、诊断的重要依据。对于病史及临床表现提示存在休克可能的患者，应该加强对心率、血压、体温和体格检查等常规临床指标与检测结果的分析与评估。

目前认为，脑、肾及外周组织（皮肤、黏膜）是反映休克的最重要的三个窗口，在休克的诊断及监测中具有重要价值。但是，临床尚无统一的休克诊断标准，常规诊断主要参照：①存在休克的病因或诱因；②出现意识异常；③黏膜、甲床苍白或发绀，皮肤湿冷、花纹，胸骨部位皮肤指压痕阳性（压后再充盈时间 > 2 s）；④尿量 < 30 mL/h 或尿闭；⑤收缩压 < 90 mmHg，或 MAP < 65 mmHg，或血压较基础值下降≥40 mmHg；⑥伴有血乳酸升高；具备上述主要改变即可确定为休克。对原因不明并以休克为首发临床表现者，应该积极寻找引发休克的病因，有利于临床救治。

诊断中需要注意的问题：①临床上不要根据单一的指标诊断休克，特别是不能仅以血压作为诊断的标准；②对存在高危因素的患者要注意进行常规筛查，以便早期发现休克；③对所有疑诊休克的患者应该常规测定血乳酸；④如果临床检查不能明确诊断或确定休克类型时，应对血流动力学进行评估，心脏超声应该作为初始评估的优先选择;⑤对于病情复杂的病例有条件可采用肺动脉导管、经肺热稀释法或脉搏指数连续心输出量(PiCCO)确定休克类型。

【病情危重的识别】

单个或多个器官功能障碍是休克发展的必然结果,常提示病情危重与预后不良。积极查找引发的相关原因,并给予积极、合理、妥善处理是控制、逆转休克的重要环节。

1. 弥散性血管内凝血(DIC) 多易发生在脓毒性休克或其他类型休克的晚期,表现为全身皮肤、黏膜瘀斑或消化道出血。化验检查结果显示,血小板计数 $< 80 \times 10^9/L$、纤维蛋白原 $< 1.5\ g/L$、凝血酶原时间较正常延长 3 s 以上、副凝试验阳性,即可确诊为 DIC。

2. 急性肾损伤(AKI) 当血容量已补足而尿量仍 $< 0.5\ mL/(kg \cdot h)$,且尿常规比重低,血清肌酐 $> 176.8\ \mu mol/L$,即可诊断为急性肾损伤。

3. 急性心功能障碍 液体复苏过程中输液速度过快、总液体量过多、原发性或继发性心肌损害,或既往心脏病变等因素均可诱发急性心功能障碍。如若经补液后动脉压仍偏低,且 CVP 或 PCWP 超过 1.47 kPa (15 cmH$_2$O),患者出现明显气促,脉率不降反而增快就应考虑并发急性心功能障碍。如同时出现咳粉红色泡沫样痰、两肺干湿啰音,或显示 SV、CO 明显下降即可确定诊断。

4. 急性呼吸窘迫综合征(ARDS) 是急性呼吸衰竭的一种特殊类型,休克及其治疗不当是引起 ARDS 的常见原因之一,尤以感染性休克、创伤失血性休克更易发生。临床上多见于原无心肺疾患的青壮年,以急性呼吸窘迫和一般氧疗不能缓解的低氧血症为特征性表现。当休克伴发 ARDS 时多预示病情凶险,血气分析及影像学检查有助于确立诊断。

5. 昏迷 在休克过程中出现意识障碍,常提示脑组织血供不足、乏氧及伴有代谢障碍,是病情危重的重要表现之一;但伴有创伤或高血压病史者应注意除外脑血管意外。

6. 多器官功能障碍(MODS) 是疾病发生发展过程中短时间内序贯性地发生两个或两个以上器官功能的急性障碍,病死率极高。休克进展及抢救不当是 MODS 重要的诱发因素,因此,在休克抢救过程中应积极关注重要生命器官功能变化,注意抢救药物、介入性治疗方法或整体治疗方案对各器官功能的影响,并应及早预防。

【抢救与治疗措施】

(一)基本处理原则

总体原则为:及时全面评估、分阶段液体复苏、目标血压个体化管理、合理采用血流动力学指标、有效维护重要脏器功能、有效去除与治疗病因。

1. 及时全面评估 要频繁对治疗反应进行全面评估,包括容量状态和容量反应性。

2. 分阶段液体复苏 目前临床根据原发病与休克进程及相应阶段治疗目标不同,按框架式方法将液体复苏分为 4 个不同的阶段(ROSD):①抢救阶段(rescue),是指最初数分钟内采用快速液体复苏来抢救生命;②优化阶段(optimization),为随后数小时,通过优化血流动力学指标来改善器官灌注,防止液体超负荷;③稳定阶段(stabilization),以器官支持为主,维持液体平衡或负平衡;④撤离阶段(de-escalation),由于器官功能逐渐恢复,器官支持逐渐撤离,并移除体内积聚的液体,采取液体负平衡策略。

需要注意各个阶段不是截然分开的,也没有明确的分界点,临床上还应根据实际情况具体把握治疗原则。

3. 目标血压个体化管理 休克复苏时对目标血压采取个体化管理措施。推荐:①初始血压目标为 MAP $\geqslant 65$ mmHg;②未能控制的创伤性出血,若没有重度颅脑损伤,可以采用较低的目标血压;③有高血压病史的感染性休克或升高血压后病情改善的患者,可以采用较高的 MAP。

4. 合理采用血流动力学指标 ①推荐依据超过一种以上的血流动力学指标指导液体复苏;②有条件时应采用动态指标预测输液反应性;③确认前负荷指标处于非常低的状态时应立即进行液体复苏;④不要

单纯根据常用的压力负荷或心室容积指标（如 CVP 或 PAWP，或舒张末面积、全心舒张末容积）指导液体复苏治疗；⑤目前认为，纠正氧债是休克复苏的终点目标之一，即心脏指数 > 4.5 L/(min·m²)，氧供指数 > 600 mL/(min·m²)，氧消耗指数 > 170 mL/(min·m²)。

5. 有效维护重要脏器功能 尽力维持机体的正常代谢，保护重要脏器功能。

6. 有效去除与治疗病因 尽早去除、治疗引起休克的病因，控制休克进展。

（二）具体处理措施

1. 一般性处理

（1）患者宜取平卧位或将下肢抬高 15°~20° 的体位，以增加回心血量，同时保证脑组织血供；应尽量使患者保持安静，避免过于搬动，对伴有心力衰竭不能平卧者可酌情采取半卧体位。

（2）保持呼吸道通畅，给予合理氧疗，但不宜将氧输送的绝对数值作为治疗目标。

（3）注意保暖，但切勿体表加温，以免血管扩张而影响重要器官的血流量和增加氧消耗；高热者应酌情予以物理降温。

2. 液体复苏 无论何种类型休克都可能存在着相对或绝对的血容量不足，因此，积极进行液体复苏、合理补充血容量是抗休克的根本措施之一。

（1）建立通畅的输液通路 宜选择深静脉穿刺置管术或 PICC（经外周静脉置入中心静脉导管）的方式建立静脉通路，此类方式有利于调控液体输注速度；采用常规外周浅静脉时则应同时建立 2~3 条输液通路。

（2）复苏液体的选择 如何选择补充液体的种类一直是休克救治关注的焦点问题，由于临床休克类型、休克发生时间、引发休克原发病的不同，液体选择也有一定差异性，目前尚无固定模式。临床较常用的液体有：生理盐水或复方氯化钠、葡萄糖注射液、低分子右旋糖酐、羟乙基淀粉、明胶类、成分输血或血浆。

（3）输液量的掌握 一般休克程度愈重、持续时间愈长，所需扩容液体量就可能愈多。仅根据临床表现估算补充液体需要量常常是困难的，评估时需要根据休克的类型、发生的时间、严重程度及原发病因具体分析，特别要注意到休克中晚期毛细血管通透性改变与毛细血管渗漏所丢失的血容量与成分变化。大量补液最好能依据血流动力学监测指标评估，评估有困难时可参考临床相关指标予以调整，详见要点框 3-1-1。

> **要点框 3-1-1 临床常规判定液体量基本补足的指标**
>
> 1. 患者意识由淡漠、迟钝或烦躁转为清醒安静。
> 2. 指甲、口唇由苍白转为红润，肢端由湿冷转为温暖。
> 3. 血压回升（SBP > 90 mmHg 或平均动脉压 ≥ 65 mmHg）。
> 4. 脉压加大（> 30 mmHg）。
> 5. 脉搏变慢、有力（< 100 次/min）。
> 6. 尿量 ≥ 30 mL/h。

3. 积极处理原发病 病因治疗是各种类型休克治疗的关键措施，是抗休克的先决条件，因此，应根据不同病因给予合理的处理。对需经外科手术方能除去原发病的休克，则应在积极抗休克同时捕捉手术时机。

4. 纠正酸碱平衡紊乱 休克早期受各种原因影响部分患者会发生呼吸频率过快，继而引起通气过度，由此可能会导致短暂的呼吸性碱中毒。但是随着休克程度的逐渐加重、无氧代谢增强，大多数患者则更易发生代谢性酸中毒，一般情况下，当机体容量补足或循环得到有效改善后酸中毒多可得到相应缓解。所以，在休克早期即得到合理治疗者一般可以不必急于补给碱性药物；只有休克程度较重、时间持续较长且 pH ≤ 7.25 时，才会考虑给予补充碱性药物。

补充碱性药物可根据血气分析的实际血浆 HCO_3^- 浓度、碳酸氢盐，或实际测得的二氧化碳结合力估算碱性药物用量，常用的公式主要包括：①补充碳酸氢钠量（mmol/L）= [正常 CO_2CP（mL/dL）- 检验 O_2CP

(mL/dL)] × 体重(kg) × 0.6；② HCO_3^- 缺失量(mmol) =（24- 实际血浆 HCO_3^- 浓度）× 0.6 × 体重(kg)；③ $NaHCO_3$ 的需要量(mmol) =0.3 × 体重(kg) × [12- 血清碳酸氢盐(mmol/L)]；④ 5% 碳酸氢钠(mL) = [正常 BE(mmol/L) – 测定 BE(mmol/L)] × 体重(kg) × 0.4；⑤ $NaHCO_3$(mmol) = 体重(kg) × 剩余碱(mmol) × 0.2。对一时无法进行生化检查又急需补充碱性药物者，可依临床经验首次补给 5% 碳酸氢钠 60 ~ 150 mL，必要时可以重复使用。

5. 血管活性药物的应用　目的在于纠正休克导致的血流分布异常及改善组织循环障碍。需要指出的是血管活性药物对多数类型休克的治疗并不是首选。一般使用原则：①血压过低，一时又难以通过迅速补液使血压提升；②估计血容量已经补足，但血压回升仍未达标；③ MAP≥65 mmHg 可作为初始治疗目标；④最好通过血流动力学监测指标调整药物剂量；⑤宜采用微量注射泵定量静脉给药。

（1）α 受体激动剂　此类药物主要是通过激动肾上腺素能 α 受体引起血管收缩而暂时性提高血压，但血管过度收缩可以造成重要器官血供进一步减少、组织缺氧加重等不良后果。因此，要权衡利弊把握适应证和药物选择。

1）使用原则　①先扩容，后使用；②保持最低有效剂量；③短时间内尽快撤药。

2）注意事项　详见要点框 3-1-2。

3）临床常用药物

（a）去甲肾上腺素　具有强大的 α 受体激动作用，非选择性地使动、静脉血管收缩，以提高外周血管阻力，升高血压同时也可激动心脏 β_1 受体，增加心肌收缩力，因此，临床常将其用于感染性或顽固性休克的抢救。常用方法：①微量泵直接泵入，或以 5% 葡萄糖、生理盐水稀释后使用；②起始剂量一般为 0.5 ~ 1.0 μg/min，并据需要情况逐渐调整剂量；③成人平均使用剂量为 2 ~ 12 μg/min，依病情需要部分患者可增加到 30 μg/min。

（b）间羟胺（阿拉明）　主要激动 α 受体，对 β 受体作用较弱。作用特点同去甲肾上腺素，但相对较弱。该药对心率影响不明显，并可以增加休克患者心输出量、升压作用维持时间长，很少引起心律失常。但目前临床用药有下降的趋势。常用方法：10 ~ 100 mg 加入 250 ~ 500 mL 常规液体中静脉滴注，给药浓度依病情需要进行调节。

（c）苯肾上腺素（新福林）　是人工合成的拟肾上腺素类药物，以 α_1 受体兴奋为主，通过收缩外周血管使血压回升，对心脏基本无作用。药物作用维持时间介于去甲肾上腺素与间羟胺之间，但由于该药与去甲肾上腺素相比并无突出的优点，除非正性肌力药或升压药联合小剂量血管升压素仍不能达到目标 MAP 值时，目前在抗休克的治疗中已较少使用。常用方法：紧急使用时可以 3 ~ 10 mg 肌内注射，一般以 10 ~ 20 mg 加入常规液体中静脉滴注。

（2）α、β 受体激动剂

1）肾上腺素　具有 α 受体和 β 受体的双重激动作用，在抗休克治疗中应用范围较窄，一般主要用于过敏性休克和心搏骤停所致的心源性休克（详见第二篇第一章）。常用方法：1 mg 深部肌内注射或皮下注射，危急时也可在稀释后缓慢静脉注射，缺点是可引起血压急剧升高，因此，需严格把握使用剂量与方法。

2）多巴胺　是去甲肾上腺素生物合成的前体，对多巴胺受体及血管 α 受体和 β 受体均有兴奋作用，故也称为变性血管活性药物。多巴胺剂量 < 2 μg/(kg·min)时主要是兴奋多巴胺受体，目前证实小剂量并

要点框 3-1-2　α 受体激动剂使用注意事项

1. 应根据患者全身状况或血压适当调整用药剂量或静脉滴注速度。

2. 若一种药物效果不佳，可采用联合用药，或注意是否有酸碱平衡紊乱。

3. 有条件时最好根据血流动力学变化选用适宜药物。

4. 治疗过程中注意维持有效治疗浓度，避免血压波动。

5. 病情好转后应逐渐减少药物剂量，但不可断然停药。

6. 长时间应用 α 受体激动剂，停药后少数患者可能发生低血压或戒断现象，应用少量肾上腺皮质激素可以改善机体反应状态。

无肾功能保护作用,临床已经很少采用小剂量用药;当剂量在 2 ~ 10 μg/(kg·min)时,主要是兴奋心脏 β_1 受体,发挥正性肌力作用;剂量 > 10 μg/(kg·min)时,表现为 α 受体兴奋作用,引起外周小血管收缩。本药适用于各种类型休克抢救,但一般不作为首选药物。在心源性休克救治中常与多巴酚丁胺合用,高浓度给药可引起心率加快或诱发心律失常,另外也不宜与碳酸氢钠等碱性药物混用。

（3）β 受体兴奋剂

1）异丙肾上腺素　是典型的 β 受体激动剂,对 β_1 和 β_2 受体的选择性不强,对 α 受体无作用。抗休克时本药使用范围较局限,一般用于血容量已补足但心输出量仍低且外周阻力较高时,或用于严重心动过缓所致休克的辅助治疗。在使用过程中由于本药可加快心率而增加心肌耗氧量,有引起或加重心律失常的危险,故不宜用于急性心肌梗死合并心源性休克。常用方法:1 ~ 2 mg 加入 5% 葡萄糖或生理盐水 250 mL 中静脉滴注,具体用量依病情需要调节。

2）多巴酚丁胺　为选择性 β 受体激动剂,主要作用于心脏 β_1 受体,对 β_2 受体和 α 受体作用微弱。由于本药可激活腺苷酸环化酶选择性增加心肌收缩力、增加心输出量改善心功能状态,同时对心率影响不大,因此,临床上常与多巴胺合用救治心肌梗死伴有泵衰竭的心源性休克。但由于本药能增加房室传导速度,因此,房颤患者使用时应加以注意。常用方法:5 ~ 20 μg/(kg·min)持续静脉推注,最大剂量不宜超过 40 μg/(kg·min)。

6. 强心剂　在休克治疗中使用范围较窄,当患者心功能发生改变,导致心输出量降低或不足,且在优化前负荷后仍有组织低灌注表现时可以加用强心药物;对于单纯的心功能不全患者尽量不使用强心药物。主要用于某些心脏病伴发快速性心房颤动所致的心源性休克,或用于扩容液体已经足够,但中心静脉压偏高(> 1.47 kPa)而动脉压偏低时。由于休克可导致冠状血管供血不足使心肌处于相对缺氧状态,进而易发生洋地黄中毒,使用时应采取少量多次给药的方式。常用方法:毛花苷 C(西地兰)0.2 mg 加入 5% 葡萄糖溶液或生理盐水 20 ~ 40 mL 中缓慢静脉注射。

7. 糖皮质激素　此类药物在休克治疗应用中虽有争议,但临床上仍较广泛地用于各种严重休克的抢救,特别是在过敏性、感染性、中毒性休克救治中具有一定疗效。抗休克作用的主要机制为:①可稳定溶酶体膜,减少细胞破坏及心肌抑制因子形成;②降低休克时产生的某些血管活性物质引起的血管痉挛,改善微循环;③促进抗炎多肽(介质蛋白)生成,控制休克过程中的炎性介质反应,从而减轻炎性"瀑布效应"对机体的损伤和休克进展。用药原则:大剂量、短疗程、突击性使用。

（1）临床常用药物　①氢化可的松:如充分的液体复苏和血管升压药未达复苏目标,可以 200 mg/d,静脉应用。②地塞米松:1 ~ 3 mg/kg,稀释后静脉推注或滴注。③甲泼尼龙:40 ~ 80 mg,稀释后静脉推注或滴注。

（2）注意事项　详见要点框 3-1-3。

8. β- 内啡肽阻滞剂　纳洛酮为阿片受体拮抗剂,用于休克时主要是拮抗内啡肽释放,逆转其对心脏的抑制和增加心肌收缩力,提高血压和休克患者的成活率。主要用于感染性休克,但对其他休克也有较好疗效。

常用方法:成人常用量为 0.4 ~ 1.2 mg 静脉注射,或以 10 μg/kg 为首次量,然后以 4 mg 加入 5% 葡萄糖 500 mL 中持续滴注。此药毒性低、副作用小、安全性较高。

9. 机械辅助循环　由于高科技的发展,机械辅助循环的方法在休克的抢救上得到较快发展,并且

要点框 3-1-3　糖皮质激素应用注意事项

1. 对感染性休克必须在有效的抗生素保证前提下使用。

2. 不可长时间应用,一般不宜超过 5 ~ 7 天。

3. 过敏性休克救治中应列为次选药物,但可与首选药物肾上腺素合用,或与抗组胺类药物合用。

4. 对在心源性及创伤性休克抢救中是否使用存在争议,需结合病因及具体情况选用。

5. 大剂量应用时须注意血糖及电解质监测。

成为某些特殊类型休克抢救的重要措施和手段,目前应用于临床的主要方法包括:主动脉内球囊反搏术、左心室辅助泵、双心室辅助泵,体外膜氧合(ECMO)等。

10. 预防并发症及多器官功能衰竭 是休克救治过程中不可忽视的重要内容,尤其在药物使用中要合理搭配,避免医源性因素所致的不良影响,特别要注意休克对多脏器功能的危害,详见第四篇第八章多器官功能障碍综合征。

课后练习题

1. 简述休克的基本概念与主要特征。
2. 休克的分期与临床表现是什么?
3. 简述休克的判定方法。
4. 休克过程中,如何对危重情况进行识别?
5. 传统性休克如何分类? 常见的病因有哪些?
6. 从临床角度,如何判定液体量基本补足?
7. 休克救治过程中,使用糖皮质激素应注意哪些问题?
8. 休克救治过程中,使用 α 受体激动剂应注意的问题有哪些?

(王 颂 王育珊)

数字课程学习

⬇ 教学 PPT   ✎ 自测题

感染性休克

掌握:感染性休克的临床表现、早期液体复苏的目标,血管活性药物的应用、抗生素使用应注意的问题。

熟悉:感染性休克的常见病因、实验室及辅助检查方法。

了解:感染性休克的基本概念、发病机制、临床常用监测项目与意义。

感染性休克(infectious shock)是指各种病原微生物和(或)其毒素侵入机体导致全身炎症反应(SIRS),由此引起急性循环功能衰竭并危及生命的一种临床综合征。近年来国际上大多采用"脓毒性休克(septic shock)"替代"感染性休克"一词,但这两个诊断名词在国内尚未统一,仍然被临床混用。其实质是机体受到各种病原微生物侵袭,宿主对感染反应失调而导致器官功能障碍,并危及生命安危的一个病理生理变化过程。

感染性休克是临床上最常见的休克类型之一,多发生在严重的局部或全身感染基础上,特别是以肺部、腹部、泌尿系统感染最为常见,而老年人、免疫功能低下者发生率更高。近年来由于床旁有创监测、介入性治疗、广谱抗生素的普遍应用、器官移植术后免疫治疗、抗癌细胞毒性药物不断升级、糖尿病发生率升高等因素影响,重症感染、医院内感染的发生率与细菌的耐药性不断攀升,感染性休克发生率也在不断增高,并已成为急诊和 ICU 病房患者的常见死亡原因。

【病因】

一般情况下细菌、真菌、某些病毒及立克次体等致病微生物感染均可导致感染性休克的发生,其中革兰氏阴性杆菌(如大肠杆菌、铜绿假单胞菌、痢疾杆菌、变形杆菌、假单胞菌、不动杆菌及类杆菌)所致的感染性疾病引发休克的概率最高,其次是革兰氏阳性菌(如肺炎球菌、金黄色葡萄球菌)所致的感染性疾病。革兰氏阴性菌释放的内毒素、肠毒素及革兰氏阳性菌释放的外毒素则是引发休克的重要毒性物质。

【临床表现】

感染性休克可见于临床各科的感染性疾病,由于致病源、感染部位不同,其临床表现及转归亦不相同,但临床共同特点主要表现为:

1. 原发病的表现　多数患者在近期发生了重症肺炎、急性弥漫性或局限性腹膜炎、急性化脓性阑尾炎、急性胆囊炎或毛细胆管炎、急性尿路感染、急性中毒性痢疾等感染性疾病,或可能存在严重创伤、手术治疗、分娩或流产等相关病史,同时伴有不同原发病或局部感染的症状与体征。

2. 感染的共同征象　常有发热、呼吸频率增快(> 20 次 /min)、心率增快(频率 > 90 次 /min)、末梢血象白细胞升高($> 12 \times 10^9/L$)或降低($< 4 \times 10^9/L$)或出现未成熟粒细胞(> 10%)等全身炎症反应综合征(SIRS)的改变,同时还可伴有寒战、周身不适、关节酸痛等其他症状;值得强调的是部分革兰氏阴性杆菌感染所致的休克,可在感染与原发病的临床症状尚不典型时即首先发生休克。

3. 组织低灌注或休克的表现　多易发生在严重感染过程中,临床出现血压下降,收缩压(SBP) < 90 mmHg;或平均动脉压(MAP) < 70 mmHg,或 SBP 下降 > 40 mmHg;或在充分液体复苏情况下仍然持续存在组织低灌注的表现(详见本篇第一章休克总论),以及意识障碍、少尿、乳酸增高等。

4. MODS 和 MOF 的表现　严重感染本身就易出现多器官功能障碍(MODS)的表现,休克过程中可致使 MODS 改变进一步加重,特别是在休克控制不理想,或进展到晚期时可发生多器官功能衰竭(MOF),详见第四篇第八章。

5. 血流动力学改变　感染性休克早期是因血流分布异常导致相对血容量不足,并随病情进展而出现血容量绝对不足,在此过程中血流动力学常有明显变化,并较其他类型休克发生得早、变化得快。临床可根据血容量与心脏前负荷变化不同,分为低前负荷与正常前负荷两种类型;或依据外周血管阻力、心输出量及微循环改变不同,将其分为高阻低排、低阻高排、低阻低排三种类型。

(1)高阻低排型　此型的特点为外周血管阻力增高,心输出量下降。临床主要表现为皮肤、颜面苍白、眼底小动脉痉挛、脉搏细数、四肢厥冷、无尿或少尿,Swan-Ganz 导管监测显示心输出量降低。此型休克主要见于感染性休克的早期,或由革兰氏阴性杆菌感染释放的内毒素引起,临床又常称为冷休克。

(2)低阻高排型　血流动力学特点表现为外周血管阻力低,心输出量正常或增加。临床上除具备休克时的血压、心率、脉搏改变外,与其他休克不同之处表现为患者四肢末梢皮肤温暖干燥,一般无冷汗,尿量仅略有减少,此种类型休克多由革兰氏阳性球菌感染释放的外毒素所致。

(3)低阻低排型　是休克晚期的表现,多由高阻低排型休克治疗不及时或治疗不当演变而来。此时由于血管麻痹性扩张、血液淤滞于组织中,导致全身有效循环血量明显不足;同时加上重要器官严重代谢障碍,因此,血流动力学不但表现为外周血管阻力降低,心输出量也明显下降。此型休克常常病情危重,治疗困难。

【实验室及辅助检查】

对处于休克状态的患者进行相关辅助检查常有一定困难和风险,但必要检查对原发病诊断和进一步救治有重要提示,因此,应在抗休克同时或病情相对稳定情况下,不失时机地进行相关检查。

1. 三大常规检查　血、尿、便三大常规检查在感染性休克的诊断中具有重要的临床意义,可依检查结果具体分析。特别是末梢血检测除白细胞计数变化外(白细胞增多 > 12×10^9/L,或白细胞减少 < 4×10^9/L),分类中常有中性粒细胞增多,伴有核左移现象;血细胞比容和血红蛋白增高常提示血液存在浓缩的可能,血小板计数呈进行性下降要注意 DIC。详见本篇第一章休克总论。

2. 乳酸测定　乳酸在感染性休克诊断与治疗中占有重要地位,目前常将乳酸水平升高(> 2 mmol/L)作为组织低灌注的指标之一,同时对病情判定、指导治疗、预后评估均具有重要的提示价值,尤其是血乳酸清除率能更好地反映复苏效果和患者预后。

3. 炎症指标

(1)降钙素原(PCT)　是临床评估感染的重要依据之一,正常血清浓度 < 0.05 μg/L,当 PCT > 0.5 μg/L 提示存在急性感染的可能, > 1 μg/L 则提示多有严重的细菌性感染。目前认为,PCT 并不能作为是否应用抗生素的指标,但其可以指导减量或停用抗生素。

(2)C 反应蛋白(CRP)　对感染有重要提示意义,一般正常范围为 0 ~ 3 mg/L,在炎症后 6 ~ 8 h 血清 CRP 即开始迅速升高,48 h 内达到峰值。

4. 病原学检查　在抗菌药物治疗前常规细菌培养,对重症感染和不明原因发热引起的休克有重要的诊断与鉴别诊断价值,特别是药物敏感试验能更及时、准确、有效地为抗生素选择提供有价值的信息。临床较常用的培养主要包括血培养、尿培养、痰培养、便培养、各种分泌物及引流物培养、骨髓及脑脊液培养、相关介入性管路培养等。

另外,鲎溶解物试验(LLT)有助于内毒素的检测;而近年来微生物基因测序更为病原学诊断提供了分子水平的诊断依据,尤其是对常规培养不能明确的病原体感染具有一定的评估参考价值。

5. 血液生化检查　根据患者具体情况检测相关项目,结果将有利于对休克的进展、治疗转归的监测及对各重要脏器功能状态的了解,详见要点框 3-2-1。

6. 血气分析　有助于对低氧血症及酸碱平衡情况的了解及病情估价,对调整治疗有一定的帮助。

7. 胸腔穿刺、腹腔穿刺或骨髓穿刺　有助于原发病的诊断和鉴别,能为临床诊断提供可靠依据。

8. 影像学检查　尽早对相关部位实施摄片、CT或超声波等影像学检查,进以确定感染源或潜在的感染源。

9. 其他检查　包括心电图等其他检查可依病情需要选择,参见本篇第一章休克总论。

【临床常用监测项目】

1. 血流动力学监测　血流动力学指标可受多种因素影响,某单一指标或瞬间数据并不能正确反映真实结果,因此必须注意参数的连续性变化。在进行整体分析时特别要注意结合患者的临床症状、体征等对多项检测指标给予综合性评估,常用的检测指标详见本篇第一章休克总论。

2. 氧供（DO_2）、氧耗（VO_2）相关监测　感染性休克多以血流分布异常和组织摄取、利用氧能力降低为特点,监测 DO_2、VO_2、混合静脉血氧饱和度（SvO_2）或中心静脉血氧饱和度（$ScvO_2$）及乳酸等有利于评估患者的氧利用状态、病情变化及预后,对指导临床治疗有重要的参考价值。

3. 呼吸功能监测　感染性休克对肺功能有较大的影响,尤其引发的急性肺损伤常致肺内血液分流及通气/血流比例失调,加强呼吸功能的监测有利于对急性呼吸功能不全的诊断和防治。

4. 肾功能监测　急性肾损伤是感染性休克常见的并发症,极易诱发多器官功能障碍综合征。肾功能状态监测可以早期发现、早期诊断急性肾损伤,为对其预防和及时治疗提供可靠的依据。

5. 胃黏膜内 pH（pHi）监测　感染性休克血流动力学变化发生较早,胃肠道血流受影响可引起 pHi 较早发生变化,监测 pHi 对感染性休克的诊断、治疗、预后观察均有重要意义。

【诊断与鉴别诊断】

一般情况下感染性休克的诊断并不困难。对近期有感染症状或证据,或创伤、手术后发生局部感染,同时出现休克的相关临床表现(详见本篇第一章休克总论),就基本可以确立诊断;尤其是当临床存在持续性低血压,或在充分液体复苏后仍需要以升压药物维持 $MAP \geq 65$ mmHg,或 SOFA 评分≥2分,乳酸水平 >2 mmol/L 时,则更支持感染性休克的判定。

【抢救与治疗措施】

(一)救治原则及处理程序

尽快液体复苏,改善循环状态;合理使用血管活性药物;有效控制感染;及时纠正代谢紊乱与低氧血症。尤其对重症感染者要注意休克早期识别和处理,相关处理程序要点详见要点框 3-2-2。

要点框 3-2-1　器官功能障碍指标

1. 动脉低氧血症:氧合指数（PaO_2/FiO_2）< 300 mmHg。

2. 急性少尿:尿量 < 0.5 mL /（kg·h）,> 2 h 肌酐增加 > 44.2 μmol/L（0.5 mg/dL）。

3. 凝血功能异常:国际标准化比值（INR）> 1.5 或活化部分凝血活酶时间（APTT）> 60 s。

4. 肠梗阻(肠鸣音消失)。

5. 血小板减少 < 100×10^9/L。

6. 高胆红素血症:血浆胆红素 > 70 μmol/L（> 4 mg/dL）。

要点框 3-2-2　感染性休克处理程序要点

1. 检测乳酸水平,当初始乳酸 > 2 mmol/L 时应注意复查。

2. 使用抗菌药物之前获取血培养标本。

3. 合理使用广谱抗菌药物。

4. 液体复苏:当低血压或乳酸水平 > 4 mmol/L 时,应在 3 h 内完成 30 mL/kg 晶体液输注。

5. 合理使用血管升压药物,维持平均动脉压（MAP）≥ 65 mmHg。

6. 液体复苏后仍持续存在低血压或初始乳酸 ≥ 4 mmol/L 时:①测量中心静脉压（CVP）。②测量中心静脉血氧饱和度（$ScvO_2$）。

（二）早期液体复苏

1. 应达到的目标　①中心静脉压（CVP）8~12 mmHg（1 mmHg = 0.133 kPa）；②平均动脉压（MAP）≥65 mmHg；③尿量≥0.5 mL/（kg·h）；④中心静脉血氧饱和度（ScvO₂）或混合静脉血氧饱和度（SvO₂）应分别≥0.70 或≥0.65；⑤对于乳酸水平升高患者，应将乳酸或乳酸清除率降至正常水平。

2. 复苏液体选择　应以生理盐水溶液、平衡盐溶液等晶体液为主，对需要大量晶体液复苏者可适当给予白蛋白，但不推荐使用羟乙基淀粉，慎用明胶类人工胶体。在进行液体冲击治疗时，可在 3 h 内静脉输注晶体溶液 30 mL/kg，并判断患者对液体的反应性［如血压回升、尿量增加，有条件时可监测毛细血管充盈时间变化、每搏量变化（SVV）、脉压变化（PPV）、超声心动图及血乳酸变化等］及耐受性（有无血管内容量超负荷的证据）。

（三）合理使用血管活性药物

在病理生理改变上，感染性休克与其他类型休克的不同之处在于毛细血管床容积的变化发生较早，因此，对于存在血流分布紊乱的患者早期使用血管活性药物是救治的重要环节。目前临床上多在补液及酸中毒纠正后，血压仍不回升或回升不理想时使用此类药物。具体用药可以根据血流动力学参数选择，或采取小剂量、早期联合给药、稳定后尽快撤药的方式。

1. 去甲肾上腺素　是目前被推荐的首选升压药物，初始治疗目标为 MAP≥65 mmHg。

2. 肾上腺素　一般不作为感染性休克初始治疗的血管活性药物，但需要额外增加药物以维持足够血压时，可与去甲肾上腺素合用；或用于伴有心肌功能障碍的难治性休克。

3. 血管升压素　不宜单独应用低剂量血管升压素治疗感染性休克，但在抢救治疗时为将 MAP 提升至目标值，或为了减少去甲肾上腺素的使用剂量，可在去甲肾上腺素治疗基础上加用血管升压素，最大剂量为 0.03 U/min。

4. 多巴胺　在没有去甲肾上腺素的情况下可以作为替代品使用，但应特别注意有发生心律失常的风险。

5. 去氧肾上腺素　目前基本不采用去氧肾上腺素治疗感染性休克，相对适应证为：①采用去甲肾上腺素引起严重心律失常者；②监测显示心排血量较高，而血压持续较低者；③当联合应用强心药/升压药和低剂量血管升压素无法达到目标 MAP 者，仅作为抢救治疗应用。

6. 多巴酚丁胺　主要适用于：①心脏充盈压增高和低心排血量并提示为心功能不全者；②尽管循环容量已经补足或 MAP 已经达标，但仍然表现为持续性低灌注者。在采用多巴酚丁胺试验性治疗时，最大剂量以不超过 20 μg/（kg·min）为宜。使用过程中要特别注意多巴酚丁胺可产生严重的血管舒张，有导致 MAP 降低或发生心动过速的风险。

（四）有效控制感染

1. 抗生素的使用　合理、有效的抗生素应用是感染性休克救治的重要手段之一，临床多采用"降阶梯"抗生素选用原则，并在确诊 1 h 内将静脉给予有效抗生素作为治疗的目标。待病情稳定或病原学检测结果被确定后，即采用合理的针对性治疗方案或降低抗生素药物档次。具体实施时应注意以下几个方面的问题：

（1）对于危及生命的重症感染与感染性休克早期应采用广谱、强效抗菌药物，抗菌谱要尽量覆盖到革兰氏阴性菌、阳性菌，而且要保证足够的组织浓度，在无确切细菌培养结果及药敏试验结果之前，不要轻易换用窄谱抗生素。

（2）抗感染的早期经验疗法包括使用一种或多种能覆盖到潜在病原微生物，并具有良好组织穿透力的广谱抗生素。①对社区性感染伴休克者，一般可首选 β 内酰胺类加大环内酯类，也可以单独采用莫西沙星、环丙沙星、氧氟沙星等喹诺酮类抗生素。②对院内获得性严重感染者，尽量选用碳青霉烯或加酶抑制剂等对耐药菌有效的药物；③对疑似假单胞菌、耐甲氧西林（MASA）及其他耐药菌或多重耐药菌感染者，应采用碳青霉烯、加酶抑制剂抗生素、万古霉素、利奈唑胺、米诺环素、替加环素等有效抗生素进行治疗;④应用β内酰胺类或碳青霉烯类时间依赖类型抗生素时,首剂后延长输注时间(如给药间隔时间的一半以上)有利于改善抗菌效果。⑤采用联合用药的原则,具体选择方法详见第七篇第三章、第四章。

(3)对怀疑或确定为厌氧菌感染者,除可以选用广谱并兼对厌氧菌有效的抗生素药物外,还应适当加用对厌氧菌有确切疗效的药物。

(4)采用经验性抗生素联合用药,时间一般不应超过5天,并且每天都要重新评估抗生素的疗效。一旦获得药敏检测结果,应该立即改用最合适的抗生素。

(5)如疑为支原体、军团菌等非典型病原体感染,可首选大环内酯类或喹诺酮类抗生素,同时,给药疗程要足够。

(6)感染性休克易伴发MODS,抗生素选择上应特别注意避免对肝、肾功能具有损害的药物。

2. 需手术处理的原发感染灶 基本原则:①需尽早寻找、诊断或排除可能的感染源,一旦确诊就应在12 h内采取创伤最小的有效干预措施;②临床可以根据原发病灶不同,采用经皮穿刺引流术、局部切开引流术及病灶切除术;③应及时拔出可能存在感染的各种人体置管,尤其是血管内导管;④特别值得强调的是,对于有手术指征的外科感染性休克应采取灵活积极的态度,在休克有所改善或好转后即应予以手术治疗,切莫由于等待观察而丧失手术时机。

3. 抗病毒治疗 对病毒源性的严重脓毒症或感染性休克应该尽早开始抗病毒治疗。

(五)纠正酸中毒

感染性休克与其他类型休克不同之处是代谢紊乱发生较快,临床上酸中毒常较严重,对血容量的恢复及血管活性药物的疗效有重要影响,因此,及时补充碱性药物纠正酸中毒是重要的治疗环节。但对于低灌注导致的乳酸性酸中毒,若pH≥7.20则不推荐采用碳酸氢钠。

(六)肾上腺皮质激素

在液体复苏和血管升压药对感染性休克低血压改善效果不明显时,可酌情采用大剂量、短疗程的肾上腺皮质激素冲击治疗;对经充分液体复苏或使用血管活性药物血流动力学已经恢复稳定者,可不使用此类药物。目前临床多以氢化可的松作为首选,剂量为200 mg/d,24 h持续静脉滴注或泵注;或50 mg/6 h,静脉注射,应用时间不宜超过7天。当达到初始复苏目标,在停用血管升压药物的同时即可停用激素治疗。

(七)对症治疗

1. 氧疗 对低氧血症或发绀者应及时采用鼻导管、面罩等方式进行氧疗,对严重低氧血症或出现呼吸衰竭者应适时采用人工呼吸机辅助通气。

2. 营养支持 重症感染及感染性休克应如何进行营养支持治疗,不仅取决于休克的不同时期和严重程度,还与患者的原发病密切相关。由于此类患者消耗较大,免疫功能下降,因此,营养支持较其他类型的休克显得更为重要。然而鉴于大多数患者处于应激反应的高代谢状态,故不适宜给予全热量营养支持,一般达到热量的70%左右即可,特别是在休克不稳定时应尽量减少肠内营养支持。详见第八篇危重症营养支持与代谢调节。

(八)防治各种并发症

感染性休克引起各种并发症的概率较其他类型休克更多见,发生的速度也更快,故应积极采取各种有效的预防措施进以减少病死率。

课后练习题

1. 根据外周血管阻力、心输出量及微循环改变不同,感染性休克可以分为几种类型? 各自临床特点有哪些?

2. 感染性休克早期液体复苏应达到的目标是什么?

3. 感染性休克复苏液体应如何选择?

4. 简述感染性休克合理使用血管活性药物的基本原则。

5. 简述感染性休克时抗生素使用的基本原则。

6. 简述感染性休克时原发感染灶处理的基本原则。

（王 颂 王育珊）

数字课程学习

📥 教学PPT　　　✏️ 自测题

第三章　心源性休克

目的要求 ....

掌握：心源性休克的基本概念、诊断与鉴别诊断。

熟悉：心源性休克的常见病因、临床表现，强心药物应用注意的问题。

了解：心源性休克血流动力学特点，血管活性药物与强心药物的应用。

心源性休克（cardiogenic shock）是指心脏泵功能严重障碍致使心输出量不能满足重要脏器和组织代谢需求所引发的临床综合征，是休克中的危重类型。血流动力学特征表现为显著的、持续（> 30 min）的收缩压降低（< 90 mmHg 或 MAP < 60 mmHg），心脏指数明显降低[< 2.2 L/(min·m²)]，而左心室充盈压升高（PCWP > 15 mmHg）。临床表现为左心室充盈压增高和心输出量减少引发的症状与体征；急性心肌梗死（AMI）是心源性休克最常见的原因，死亡率较高。

【病因】

1. **严重心肌病变**　心肌病变是引发心源性休克最常见的病因，主要是由于功能性心肌数量减少，致使心肌收缩力极度低下，由此心脏指数明显降低、左心室充盈压升高。临床主要见于冠心病（缺血性心肌病）、原发性心肌病（扩张性心肌病等）或继发性心肌病（应激性心肌病、围产期心肌病等）、急性爆发性心肌炎、严重心力衰竭等；特别是急性心肌梗死（AMI）为临床上最常见的病因之一，发生率占心源性休克的 7%~8%（近年来由于 AMI 治疗手段的显著提高，此类心源性休克发生率有下降趋势），AMI 伴心源性休克时多提示梗死心肌面积超过左心室面积的 40%，尤以老年人多见，且易发生在 AMI 早期。

2. **心室射血功能严重障碍**　严重主动脉瓣狭窄、梗阻型心肌病等引起心室射血功能障碍突然加重，也可见于 AMI 引起的急性乳头肌断裂或功能不全、室间隔穿孔、心室室壁瘤及破裂、隔膜或游离壁破裂等并发症，以及大面积肺栓塞（由于栓子直接的机械性作用和栓塞后化学性与反射性机制的作用，可引起血流动力学发生严重异常）。这些因素所致休克目前被称为血流梗阻性休克，不再隶属于心源性休克。

3. **心室充盈严重受限或不足**　最常见于各种原因引起的急性心脏压塞，其次气胸、血胸及持续性快速型心律失常（快速心室颤动或扑动、阵发性室性及室上性心动过速等）也是较常见因素；另外，也可见于慢性心包缩窄，严重二尖瓣、三尖瓣狭窄，心房黏液瘤、严重的梗阻型心肌病及伴有左心室肥厚等病变。

4. **低心输出量综合征**　可见于经皮冠脉成形术（PTCA）、冠脉旁路移植术（CABG）术后和心脏手术后低心输出量综合征等，由于缺血后再灌注损伤、手术心肌损害创伤、原有心脏病变及围手术过程血容量变化等综合因素，可导致心输出量明显减少引发休克。

5. **心外因素**　急性坏死性胰腺炎、某些药物或毒物中毒、静脉补液过量、吸入刺激性气体、心脏挫伤等因素，也可引起心肌受损、心脏收缩力或顺应性障碍导致心源性休克。

【临床表现】

1. 原发性心脏病变的症状与体征　由于引起心源性休克的病因不同,其临床表现也有各自特征。然而 AMI 是心源性休克最常见的病因,患者常有冠心病史、心肌梗死史或其他心脏病变与心力衰竭史。因此,对突发性的心前区或胸骨后疼痛,无其他原因可解释的胸闷、气短或呼吸困难,咳粉红色泡沫样痰、咯血等临床表现,特别是老年患者发生突然休克时要高度警惕 AMI 的可能。查体多可发现心界扩大、心律失常、心音减弱或出现第三心音、第四心音及病理性杂音。

2. 严重心律失常的表现　特别是以多发性或多源性室性早搏、持续性室性心动过速或室颤、快速性房颤、快速性室上性心动过速为多见,也可以见于高度或Ⅲ度房室传导阻滞等严重的缓慢型心律失常。

3. 休克的临床表现　详见本篇第一章休克总论。

4. 心力衰竭的表现　心源性休克是左心衰竭的最严重临床表现,因此,在休克发生之前部分患者常存在急性或慢性心力衰竭的表现。

5. 血流动力学改变　中心静脉压(CVP)、肺毛细血管楔压(PCWP)、心输出量(CO)、心脏指数(CI)、平均动脉压(MAP)、左心室充盈压(LVFP)、每搏变异度(SVV)等血流动力学指标对诊断、临床观察、药物疗效判定均有重要的临床指导意义,详见本篇第一章休克总论。特别是临床出现肺充血和肢端湿冷等低灌注表现时,常称为"湿冷",提示心脏指数降低、全身血管阻力增加和 PCWP 增加;如只有低灌注表现而无肺充血表现则称为"干冷",提示心脏指数降低,全身血管阻力增加,而 PCWP 可能正常。

【辅助检查】

(一)心肌酶学与生化检测

1. 心肌酶学　血清中心肌酶学升高是心肌损伤的重要指标,也是心源性休克诊断与鉴别诊断的重要依据。当血清磷酸肌酸激酶(CK)及其同工酶(CK-MB)、谷草转氨酶(GOT)及其同工酶、乳酸脱氢酶(LDH)及其同工酶等特异性酶的水平间断性或持续升高时,多提示心肌受到缺血性损害。

2. 血清肌钙蛋白　血清肌钙蛋白 I(cTnI)或肌钙蛋白 T(cTnT)、肌红蛋白(Mb)等水平升高更提示心肌发生坏死,有利于对急性心肌梗死早期诊断。

3. BNP 与 NT-pro BNP　B 型利钠肽(B type natriuretic peptide,BNP)和 N 末端 B 型利钠肽原(NT-pro BNP)是由心肌细胞合成的具有生物学活性的天然激素,可以作为心力衰竭诊断的重要辅助指标,同时还可以作为心力衰竭危险分层的指标。

(二)心电图

心电图对心源性休克诊断缺乏特异性,但其具有一定的鉴别诊断意义,特别是对急性心肌梗死、心肌炎及严重心律失常的诊断具有较好的提示性。

(三)影像学检查

1. 超声心动图　为最常用的方法,有利于查找病因、评定心功能、评估瓣膜状态,并可确定或排除可疑的心脏压塞。

2. 胸部 CT　有助于了解心影形态与肺内情况,对原发病、发病诱因及病变严重程度的了解和诊断有一定的帮助。

3. 冠脉造影　是了解冠脉状态、决定是否行介入治疗的先决条件,适用于急性心肌梗死的早期检查。

【血流动力学监测】

中心静脉压(CVP)、肺毛细血管楔压(PCWP)、心输出量(CO)、心脏指数(CI)、平均动脉压(MAP)、左心室充盈压(LVFP)、每搏变异度(SVV)等血流动力学指标对诊断、临床观察、药物疗效判定均有重要的临床指导意义。详见本篇第一章休克总论。

【诊断与鉴别诊断】

新发生的急性心肌梗死、急性心衰或原有心脏病变突然症状加重是心源性休克的重要原因或诱因,对诊断确立具有重要的参考价值;特别是同时伴发血流动力学不稳定,出现显著的、持续性（> 30 min）血压下降（收缩压降低 < 90 mmHg,或 MAP < 60 mmHg,或血压较基础值下降 30% 以上）,心脏指数明显降低（< 2.2 L/min·m²）,左心室充盈压升高（PCWP > 15 mmHg）;以及脉搏细速、节律不规整,低心排出量综合征（皮肤湿冷、黏膜苍白或发绀、烦躁不安或神志不清、尿量减少、乳酸增高等组织灌流不良的表现）即可诊断为心源性休克。

诊断过程中要特别注意对既往心脏病病史的询问,无心脏病既往史者应注意查找有无诱发因素;同时注意排除其他原因（二尖瓣反流、室间隔穿孔、室壁瘤等）所致休克,血流动力学测定、超声心动图、冠脉造影在除外梗阻性休克的诊断中具有重要意义。

【抢救与治疗措施】

（一）病因治疗

针对心源性休克的不同病因给予相应的及时治疗是抢救的根本措施,目的是使心输出量尽快达到保证周围组织与重要器官有效灌注的水平。

1. 急性心肌梗死　对急性心肌梗死给予积极的处理,可根据患者的具体情况采用扩冠药物、冠状动脉支架置放术、溶栓术、经皮冠状动脉成形术（PTCA）或冠状动脉旁路移植术（GABG）。对疼痛者可临时使用吗啡、哌替啶（度冷丁）等止痛剂,必要时可重复使用,相关用药可参考第五篇第二章第一节急性冠脉综合征。

2. 严重心律失常　应及时有效控制严重心律失常,尽快使用有效的抗心律失常药物,药物治疗无效时可采取紧急直流电复律或人工心脏临时起搏术,并尽快查找病因采取针对性治疗。①如对致命性室性早搏、室性心动过速或室颤者可采用胺碘酮 300 mg（或 5 mg/kg）稀释后静脉注射;必要时可追加 150 mg,维持用药多以 1 mg/min 速度持续滴注 6 h,待病情平稳后再减至 0.5 mg/min 维持 18 h。②也可酌情采用利多卡因,首次剂量可以 1 ~ 2 mg/kg 静脉注射,无效时可于 5 ~ 10 min 后重复使用。③对于无脉性室性心动过速者首先给予 1 次电除颤后立即开始 CPR,或立即给予高质量的持续 CPR 治疗。电复律的电能采用 100 ~ 200 J（双向波除颤器）或 360 J（单向波除颤器）,病情得以控制后改用胺碘酮或利多卡因 1 ~ 4 mg/min 静脉滴注维持 24 ~ 72 h。对伴发严重心力衰竭或肝功能障碍的老年人应注意该药的不良反应,如病情已稳定可停药或改用口服抗心律失常制剂。④对快速房扑、房颤或房速者可采用维拉帕米 5 ~ 10 mg 静脉注射或普罗帕酮 2 mg/kg 静脉注射,病情稳定后可改用口服制剂。

（二）一般性治疗

详见第本篇第一章休克总论。

（三）纠正低氧血症

及时供氧提高动脉血氧含量非常重要。神志清醒者可采用鼻导管或面罩以 5 ~ 6 L/min 高流量方式吸入;神志不清或伴有上述方法不能纠正的低氧血症者应采用机械辅助通气,但由于 PEEP 对心室前负荷和心输出量有不利影响,使用应谨慎。

（四）改善低血容量

心源性休克多由于心肌收缩力减弱或心肌舒缩功能失调所致,一般血容量不足不占主要位置,因此补液量不宜过多,速度不宜过快,补液应视血容量不足的程度和输液后的反应决定。有条件时应根据血流动力学监测指标进行调整。

（五）血管活性药物的应用

血管活性药物在心源性休克治疗中占有一定的位置,对血压较低或一般状态较差者应及时给予血管活性药物。

1. 多巴胺　药效呈剂量依赖性,小剂量可舒张外周血管,中等剂量可改善心功能,大剂量可增加全身血管阻力、增加心率。目前研究表明,大剂量多巴胺可导致心动过速,易诱发心律失常,并增加心肌氧需求,故用于心源性休克治疗时应慎重。

2. 多巴酚丁胺　比多巴胺有更强的受体选择性、作用更突出,对心率和外周血管阻力影响小,治疗剂量通常为 5 ~ 10 μg/(kg·min)。虽然多巴胺、多巴酚丁胺通常能够改善血流动力学,但并不能显著提高住院期间的存活率。

3. 去甲肾上腺素　兼有 α 和 β 肾上腺素受体激动作用,可以增加动脉舒张压,增加冠脉灌注,进以增加心肌收缩力。治疗剂量从 1 ~ 2 μg/(kg·min)开始,或 2 ~ 10 μg/min。依血压逐渐调整剂量。

(六)强心药物的应用

心源性休克特别是由 AMI 所致者常常同时伴发急性心力衰竭,强心治疗常是不可缺少的治疗措施,相关用药详见第四篇第四章急性心力衰竭的治疗。

强心药物的应用应注意的问题:①在急性心肌梗死发生的 24 h 之内应尽量避免使用洋地黄类强心剂;②非心肌梗死所致的休克同时伴有心力衰竭又无洋地黄禁忌时,可酌情选用毛花苷 C;③选用非洋地黄类强心苷是目前临床上的重要方法,常用药物主要有左西孟旦、氨力农、米力农,以及多巴胺、多巴酚丁胺等;④某些中药制剂有较好的升压、强心效果,特别是生脉注射液、参附注射液在急性心梗所致泵衰竭的治疗中受到了临床的关注。

(七)机械辅助循环

近年来介入性治疗及机械辅助循环在心源性休克的抢救治疗中得到较快发展,多用于经上述治疗后休克无法纠正者,目前用于临床的主要技术包括:主动脉内囊反搏术(IABP)、左心室辅助泵、双心室辅助泵、VA-ECMO 等。

(八)并发症的治疗

加强呼吸功能支持、保护肾功能、防治凝血功能异常等措施是心源性休克治疗的重要组成部分,对临床预后有重要意义。

课后练习题

1. 何为心源性休克? 血流动力学有何特点?
2. 如何诊断心源性休克?
3. 简述心源性休克的常见病因。
4. 简述心源性休克的临床表现。
5. 简述心源性休克常用血管活性药物的特点。
6. 简述心源性休克强心药物应用注意的问题。

(李洪祥　王育珊)

数字课程学习

⤓ 教学 PPT　　　✎ 自测题

第四章　失血性休克

目的要求

掌握:失血性休克的基本概念、临床表现,失血量与休克程度的简单评估。

熟悉:失血性休克的常见病因,抢救与治疗措施的特殊性。

了解:失血性休克的发病机制、临床常用监测项目与意义、实验室及相关辅助检查的意义。

失血性休克(hemorrhagic shock)是指各种原因引起较大血管破裂出血或局部严重渗血致使机体有效血容量急剧下降,进而发生以急性贫血和循环衰竭为特征的临床综合征。一般当急性失血量超过机体总血容量的20%(800～1 000 mL)即可发生休克。此类休克的预后与失血量、发生速度、组织低灌注对细胞造成损伤的程度、治疗开始的时间、液体复苏的方法和效果等密切相关。失血性休克一直归类为低血容量性休克,而创伤性失血是低血容量性休克最常见的原因。

【病因】

1. 消化道大出血　胃十二指肠溃疡、急性胃黏膜病变、肝硬化等引起的上消化道大出血,是除外伤所致大出血外最为常见的休克原因,亦可见于肠道炎性病变、直结肠及肛管等疾病所致的下消化道大出血。

2. 严重创伤及脏器损伤　肝破裂、脾破裂、骨盆骨折、多发伤、复合伤等严重创伤所致的大血管断裂、大出血或大面积组织擦伤所致的严重渗血等。

3. 妇产科疾病　宫外孕破裂、胎盘早期剥离、产后大出血、子宫破裂等引起的大出血。

4. 手术损伤　手术过程中损伤大血管、血管结扎及局部处理不当所致的大出血,组织创伤造成的局部严重渗血。

5. 血液系统疾病　血友病、原发性血小板减少性紫癜等血液系统疾病所致大出血,以及某些严重疾病导致的继发性血小板减少、凝血因子生成障碍或过度消耗。

6. 肺部疾病　肺结核、支气管扩张症、肺脓肿、肺及支气管癌肿等引起的大咯血。

【临床表现】

1. 急性出血征象　根据引起出血原因的不同,临床可表现为大呕血、血便或柏油样便,严重的鼻出血、伤口出血、术后引流管内出血,或缝合口出血及大面积渗血、阴道流血等。

2. 急性贫血征象　其表现与失血量成正比,临床上常表现为颜面、睑结膜、甲床苍白,口渴、大汗、四肢湿冷及神志改变;对突发的急性进行性贫血伴休克,应该高度警惕内失血的可能。

3. 休克的征象　表现为血压低、脉细速或不能触及、皮肤湿冷、意识改变、心率快、尿量少等(详见本篇第一章休克总论)。

4. 原发病的表现　失血性休克由于原发病不同,临床表现也具有较大差异性,应注意病史及既往史的询问。

【辅助检查】

急性失血性休克大多发生急、进展快、病情凶险,一般根据临床表现、病史、既往史即可做出诊断。但是,实验室及相关辅助检查对诊断及抢救均有重要的临床指导价值,一般除诊断必需外,对休克急性大出血者要尽量减少做需要移动的辅助性检查。

1. 血型 是抢救准备输血的前提,但是,在紧急情况下亦可请求血库配血时协助先检测血型。

2. 血常规 是评估输血量及决定输血成分的最重要依据,对病情危重程度及转归的判定有重要意义。但值得强调的是,临床并不推荐以单次的血细胞比容指标来评估出血程度。

3. 血小板计数及凝血检测 包括国际标准化比值(INR)、活化部分凝血活酶时间(APTT)、纤维蛋白原和血小板计数等项检测,对病因推断及病情进展具有参考性指导意义,但是,不应单独以 INR 和 APTT 来指导临床止血治疗。

4. 血栓弹力图(thromboela-stogram,TEG) 是反映血液凝固动态变化(包括纤维蛋白的形成速度、溶解状态和凝状的坚固性、弹力度)的指标,可用于评估创伤后凝血改变的特征和指导输血治疗。

5. 血尿素氮(BUN)、血肌酐测定 有助于了解肾功能状态、估计循环血液浓缩及上消化道出血时肠道内血红蛋白分解代谢情况。

6. 其他化验检查 在大量输血及补液过程中尚应注意监测血糖、电解质、尿糖、尿常规等。

7. 穿刺术 对无外在出血表现又怀疑为失血性休克者,必要时应行胸腔、腹腔或后穹窿试穿术。

8. 影像学评估 对造成出血的原发病或损伤部位判定有参考意义,特别是对于可疑躯干损伤者早期进行影像学评估(超声或 CT)可以及时发现胸腹腔的游离液体,对不宜移动者也可以采用扩展创伤超声评估方案(eFAST)进行床旁超声评估。

【监测】

有效的临床与血流动力学监测可以对失血性休克诊断、病情进展、治疗反应做出正确的评估,有利于指导和调整临床治疗计划、改善患者预后。

1. 一般性临床监测 包括皮温与色泽、尿量和意识状态等常规临床监测指标,详见第三篇第一章休克总论。

2. 血流动力学监测

(1)BP 与 MAP 监测 通过监测有创动脉血压(IBP)可以连续显示血压的即时变化,而当患者持续处于低血压状态时,无创动脉血压(NIBP)常常难以准确反映大动脉实际压力,因此,对于此类休克宜采用 IBP 测压,一般情况下 IBP 较 NIBP 高 5~20 mmHg。

(2)CVP 和 PAWP 监测 仍为目前临床最常用的和易于获得的压力监测指标,CVP 和 PAWP 可以间接反映前负荷容量状态。虽然采用压力监测指标指导补液和反映容量变化具有一定局限性,但是,有助于了解机体对液体复苏的反应性与及时调整液体复苏治疗方案。

(3)CO(心输出量)和 SV(每搏输出量)监测 由于失血性休克 CO 与 SV 均有不同程度降低,连续监测有助于动态判断容量复苏的临床效果与心功能状态。

(4)每搏量变化率(SVV)与脉压变化率(PPV) SVV 是指一段时间内心脏每搏输出量的改变,等于 SV 最大与最小差值比上平均 SV,PPV 同理。常通过无创监测方法测得,对容量状态具有较好的评估价值。

3. 氧代谢监测 改变了目前对休克的评估方式,并使休克救治由血流动力学指标调整转向氧代谢状态的调控。

(1)脉搏血氧饱和度(SpO₂) 是反映机体氧合状态的一项常用指标,在一定程度上提示组织灌注的状态。但休克时存在的低血压、四肢远端灌注不足、血管活性药物应用均可能会影响 SpO₂ 的精确性,分析时应加以注意。

(2)动脉血气分析 是临床监测血氧、二氧化碳压力水平,鉴别机体酸碱平衡紊乱性质的一种检测方法。特别是通过碱缺失与血乳酸检测结果综合分析,有利于对休克组织灌注状态的判定。

（3）动脉血乳酸监测　动脉血乳酸水平是反映组织缺氧的高度敏感的指标之一,其水平增高要较休克其他临床表现出现得早。因此,持续、动态的动脉血乳酸及乳酸清除率监测,对休克早期诊断、指导液体复苏及预后评估具有重要意义。

（4）胃黏膜内 pH（pHi）测定　pHi 监测结果在一定程度上反映着肠道组织的血流灌注和病理损害程度,同时也能间接反映出全身组织的氧合状态,对评估复苏效果和评价胃肠道黏膜内氧代谢有一定的临床参考价值。

4. 床头超声　近年来重症超声技术已成为危重病患者诊治的重要床旁辅助检查工具和手段,通过超声检测下腔静脉直径及变异率、超声心动图等,可以对患者的容量状态、心脏功能状态等情况进行综合评估。

【诊断及鉴别诊断】

1. 诊断　具有内源性或外源性出血的临床表现,同时伴有口渴、脉细速、血压低、脉压小、少尿或尿闭、皮肤湿冷等改变时,诊断失血性休克多不困难。值得特殊强调的是某些创伤或手术后造成的内脏缓慢性出血,临床过程常常隐蔽,若不警惕极易发生漏诊或误诊。因此,对存在引起或诱发出血高危因素的休克患者,当临床出现急性或不可解释的进行性贫血,首先就应注意到失血性休克的可能。

2. 失血量与休克程度的评估　一般成人平均血容量约占体重的 7%（或 70 mL/kg）,也就是说体重 70 kg 的人血液容量大约为 5 L。临床上大量失血一般是指:① 24 h 内失血超过估计的自身血容量;② 3 h 内失血量超过估计自身血容量的一半;③进行性失血速度达到 150 mL/min;④失血达 1.5 mL/（kg·min）超过 20 min。以上任一项均可定义为大失血。

对失血量与休克程度的评估尚缺乏可靠的方法,原则上对失血程度评估一般以失血量占有效血容量百分比的方法较为客观、准确,但是,临床具体操作难度较大。目前适宜临床紧急评估的方法常用的有两种。

（1）休克指数对失血量的评估　采用休克指数对失血量与休克程度进行评估是临床较为简便的方法,计算公式:休克指数 = 脉率 / 收缩压。判断方法:①休克指数正常值为 0.5,表示血容量正常;②休克指数 = 1,为轻度休克,失血量为 800 ~ 1 200 mL（占总血量 20% ~ 30%）;③休克指数 1 ~ 1.5,为中度休克,失血量为 1 200 ~ 2 000 mL（占总血量 30% ~ 50%）;④休克指数 > 2,提示存在重度休克,失血量为 2 500 ~ 3 500 mL（占总血量 50% ~ 70%）。

（2）失血程度分级与临床评估　此种方法是将血压、脉搏等临床相关指标与估计失血量整合在一起进行综合评估,并将失血程度分为 4 个等级,详见表 3-4-1。但需注意的是,在达到Ⅲ级失血程度之前,通常血压下降并不明显,但是机体失血量最高可以达到总血容量的 30%。

表 3-4-1　失血程度分级与临床评估（以 70 kg 体重为例）

参数	Ⅰ级	Ⅱ级	Ⅲ级	Ⅳ级
大致失血量（mL）	< 750	750 ~ 1 500	1 500 ~ 2 000	> 2000
失血所占百分比（%）	< 15%	15% ~ 30%	30% ~ 40%	> 40%
心率（次 /min）	< 100	> 100	≥ 120	> 120
收缩压（mmHg）	正常	轻微下降	下降	< 90
脉压（mmHg）	正常	略有减小	减小	≤ 25
呼吸频率（次 /min）	14 ~ 20	20 ~ 24	24 ~ 30	> 30
神经系统	轻度焦虑	中度焦虑	萎靡	昏睡
尿量（mL/h）	> 30	20 ~ 30	5 ~ 15	无尿
皮温及色泽改变	基本正常	湿冷	湿冷、苍白	冰冷、苍白
毛细血管再充盈	基本正常	可有延迟	延迟	明显延迟

【抢救与治疗措施】

总体抢救原则同休克总论,值得特殊强调的是,有效止血和液体复苏是失血性休克的根本措施。对于轻、中度失血性休克救治重点应为控制出血的同时,给予积极抗休克措施;对于大出血伴休克的危重患者,则是要在抗休克同时兼顾控制出血;对于大出血部位明确且休克早期复苏处理无效者,应立即采取更积极甚至有创性的止血措施;对于出血部位尚不明确者,应在严密观察、救治同时给予必要的全面排查。

(一) 控制出血

失血性休克初始 2 h 是死亡高峰期,因此,在补充血容量的同时应尽快予以有效止血,并要根据不同的病因采用合适的止血方式。对于四肢开放性创伤失血者应在手术止血之前,首先采用止血带或局部压迫的方法来控制致命性的大出血;对于消化道大出血者,应该在出血后 24 h 内行消化道内镜检查,或内镜下给予有效治疗;对于需要紧急介入或手术止血者,应尽可能缩短发病至处置的间隔时间。

1. 药物止血 适用于没有手术指征的咯血、呕血、便血、鼻出血、阴道出血等情况的救治,亦可作为有手术指征者的辅助治疗。常用药物与使用方法详见附录止血药物。

2. 手术止血 适用于各种创伤所致的出血部位明确、存在活动性失血者,可依病情选择压迫、填塞、包扎等措施暂时控制出血,待血压平稳后再行手术彻底止血。对难以用一般止血措施控制的上消化道大出血,外伤性肝、脾破裂或宫外孕破裂等危重出血,应在积极补充血容量的同时做好术前准备,抓住时机尽早实施手术或介入治疗,切忌因血压低而错过抢救最佳时机。

(二) 液体复苏

液体复苏是失血性休克早期救治的关键和首要措施,多年来以尽快建立静脉通道,通过大量补液尽快恢复有效血容量,尽快提升血压和平均动脉压来保证组织的血液灌注和氧供,一直是指导临床救治的基本原则,并为此而提出了"充分液体复苏或积极液体复苏"的策略。但是,近年来随着对某些病因所致失血性休克的发病机制、病理生理和防治措施研究不断进步,国外学者对创伤性失血提出了允许性低血压、限制性液体复苏、小剂量液体复苏或延迟性液体复苏等一些新观点、新理念,目的是减少由于大量液体复苏带来的凝血障碍和低体温的发生。在创伤性失血性休克液体复苏中提倡尽快输注血液制品,在等待输血期间应尽量采用最低限度的静脉补液。因此,目前液体复苏应该根据不同病因所致失血性休克予以适当区分处理,借以保证机体代偿机制和液体复苏作用均能得到充分发挥。

1. 输入全血或成分输血 对血液资源必须加以保护、合理应用,避免浪费,杜绝不必要的输血。临床医师应严格掌握输血适应证,正确应用成熟的临床输血技术和血液保护技术,包括成分输血和自体输血等。是否输血取决于患者的血容量和血液中的有形成分丢失的多少,常用输血指标为:① Hb > 100 g/L 不必输血;② Hb < 70 g/L 应考虑输入浓缩红细胞;③急性大出血的出血量 > 30% 血容量,可输入全血。输血时应注意的事项:①在无新鲜全血情况下,以成分血液资源配置全血的比例应为:血浆、血小板和红细胞的比率接近 1∶1∶1,即红细胞 8 单位、血浆 8 单位、机采血小板 1 单位(相当于 8 单位浓缩血小板)。②在大量输血时要注意血液制品中枸橼酸盐会降低患者血钙水平,因此要及时静脉补充钙剂,防止低血钙加重凝血障碍。

2. 晶体溶液

(1) 生理盐水溶液 是液体复苏最常使用、最方便的初始补充液体,其优点是等渗,但由于其氯离子较血浆中含量高出 50%,因此,大量输注生理盐水可能会引起高氯血症,并加重酸中毒。另外,等渗晶体输入后除仅有 25% ~ 30% 会存留在血管内,其余部分均会自由通过血管壁而外渗,由此大量输入生理盐水可能会引起明显的组织水肿或肺水肿,并造成血管内皮细胞损伤、凝血功能障碍等,临床紧急救治时应注意输注剂量及与胶体液的比例。

(2) 平衡盐溶液 临床又称乳酸林格液,电解质含量与血浆相似,为轻度低渗溶液,曾在失血性休克中被广泛采用。与生理盐水相比,应用平衡盐溶液进行液体复苏可减少高氯性酸中毒、减轻肾损伤的作用。

但近年研究发现,其具有激活免疫反应及诱导细胞损伤的作用,进而可能会增加休克晚期并发症;另外,由于相对低渗可能会加重脑水肿,故也不适合应用于同时伴颅脑损伤的患者。因此,在急性失血性休克时应与其他晶体液一样适当限制其应用。

(3)高渗盐水溶液 是小剂量液体复苏常用液体,多采用 4.5% ~ 7.5% 盐水,按 2 ~ 4 mL/kg 的总量,在 15 min 左右输入。实践表明,高渗盐水具有快速补充血容量、有效地改善微循环和恢复氧输送的能力;同时能减轻缺血/再灌注引起的组织器官损伤、调理机体免疫功能,具有良好的胃肠道保护作用,特别适用于不宜大量补液或低钠血症的患者。但是,过量使用有发生高氯血症危险,不适用于高渗状态患者采用。

(4)葡萄糖溶液 除了配合能量补充或稀释药物所需外,无论是等渗溶液还是高渗溶液都不适于作为液体复苏的扩容剂。

3. 胶体溶液 包括血浆及其代用品,是临床休克抢救的重要常用液体,其能提高血浆胶体渗透压,进而达到扩充血容量的作用。在血压较低又不能及时给予输血的情况下,常可首先使用血浆代用品。临床上常用的制剂有:冻干或新鲜健康人血浆、人血白蛋白、右旋糖酐、羟乙基淀粉、代血浆等,用法详见表 3-4-2。采用胶体液进行复苏时,应注意不同胶体液的安全性问题,特别是部分制剂在使用中存在过敏反应,大剂量应用时有出血倾向,存在肾功能或心功能障碍时应慎用。

4. 补液量及补液速度 通常对于失血性休克给予液体复苏的要求是以最快的速度补充血容量,在短时间内恢复有效循环血容量,尽量维持重要脏器血液灌注,防止休克的进一步发展。但对于未能得到有效

表 3-4-2 血浆及其代用品

临床常用胶体	制剂与规格	用法及用量	主要成分
血浆与蛋白			
冻干健康人血浆	每瓶相当于 400 mL 全血	用 5% 葡萄糖溶液 200 mL 稀释后静脉滴注	血浆
新鲜血浆	每单位相当于 200 mL 全血	直接静脉输注	血浆
人血白蛋白	25% 20 mL/ 瓶,含白蛋白 5 g	直接静脉输注	白蛋白
右旋糖酐类			
右旋糖酐 70 (中分子右旋糖酐)	500 mL/ 瓶	每日用量 < 1 000 mL 直接静脉输注	多聚葡萄糖
右旋糖酐 40 (低分子右旋糖酐)	250 mL/ 瓶或 500 mL/ 瓶(6%,10%)	每日用量 < 1 000 mL 直接静脉输注	多聚葡萄糖
右旋糖酐 10 (小分子右旋糖酐)	500 mL/ 瓶	每日用量 < 1 000 mL 直接静脉输注	多聚葡萄糖
羟乙基淀粉类			
706 代血浆	500 mL/ 瓶(6%)	每日最大剂量 < 1 000 mL	低分子羟乙基淀粉
羟乙基淀粉 200/0.5 氯化钠 (贺斯)	500 mL/ 袋(3%,6%,10%)	500 ~ 1 500 mL/24 h 直接静脉输注	中分子羟乙基淀粉 200/0.5
羟乙基淀粉 130/0.4 氯化钠 (万汶)	500 mL/ 袋(6%)	500 ~ 4 500 mL/24 h 直接静脉输注	中分子羟乙基淀粉 130/0.4
明胶类			
707 代血浆(血代)	500 mL/ 瓶(20 g)	每日最大剂量 < 2 000 mL	多肽明胶
琥珀酰明胶(血定安)	500 mL/ 瓶(4%)	500 ~ 1 500 mL/3 h 直接静脉输注	改良液体明胶

控制出血的失血性休克则多不主张快速、大量液体复苏，而是应该在维持重要脏器氧供及灌注条件下，适当允许低血压存在的可能，即在活动性出血尚未得到控制前予以限制性液体复苏，以减少早期积极液体复苏带来的副作用，初始 6 h 内一般晶体液总量应 < 3 L。

临床上无论何种原因所致的出血都很难准确地估计失血量，一般来说，休克的时间愈长，症状愈严重，所需补充的液体量就愈多。液体复苏是否有效主要依据输液后的反应性，提示输液反应性良好的可靠指标是：①当给予一定液体后能见到心率下降、血压回升、尿量增加、末梢循环改善；②心输出量（CO）或每搏输出量（SV）较前增加 12% ~ 15%。有条件尽可能根据血流动力学或超声心动图监测指标进行综合性评估。

补液速度应把握先快后慢的总体原则，当休克症状缓解或血流动力学指标得到改善后即可适当减慢输液速度。在决定输液速度时除要注意患者的临床表现外，也应注意年龄，既往是否合并心、肺、肾等疾病及其功能状态。

（三）抢救过程中应注意的其他问题

1. 缩血管类药物的应用　失血性休克原则上慎用或禁用缩血管类的血管活性药物，因其有进一步加重器官灌注不足和缺氧的风险，仅当血压极低时或在充足的液体复苏后仍存在持续性低血压时，才可考虑短时间内采用；当血压回升平稳后应尽快减量、撤除，以免加重重要器官缺血，甚至引起急性器官功能衰竭。

2. 强心药物的应用　心脏泵功能状态对大量液体复苏过程有至关重要的影响，因此，在补液过程中应注意输液速度，特别对于可能存在潜在心脏病变的中老年患者更应高度重视。对出血得到控制、补液量基本补足而血压仍偏低者，应注意分析是否存在心肌收缩功能障碍，必要时可给予正性肌力药物。

3. 利尿剂的应用　对于休克尚未纠正，同时由于输液速度过快或液体量过多而造成的心功能不全，尽量避免使用快速利尿剂，必须使用时要严密监测血流动力学指标变化。

4. 预防肝昏迷　对肝硬化大失血引起的失血性休克，抢救时应注意发生肝昏迷的可能及抢救药物的选择，必要时可同时采用预防性药物或措施。

5. 预防应激性溃疡出血　休克时由于消化道黏膜急性缺血易并发急性应激性黏膜病变而引起或加重上消化道出血，可酌情给予质子泵抑制剂或 H_2 受体阻滞剂进行预防及治疗。

6. 对症治疗。

课后练习题

1. 简述失血性休克的基本概念与特点。
2. 简述失血性休克的临床表现。
3. 如何采用休克指数对失血量与休克程度进行评估？
4. 如何根据临床表现对失血程度进行分级？
5. 简述失血性休克的常见病因。
6. 简述失血性休克总体救治原则。
7. 简述失血性休克液体复苏提示输液反应性良好、可靠的指标。
8. 简述失血性休克抢救过程中应用血管活性药物的基本原则。

（王　颂　王育珊）

数字课程学习

📥 教学 PPT　　　📝 自测题

第五章 过敏性休克

过敏性休克(anaphylactic shock)是指由于某些抗原物质进入特异性机体后(与相应的抗体结合)激发 I 型超敏反应,使大量血管活性物质释放导致(全身毛细血管扩张和通透性增加引起)循环血量急剧下降所致的临床综合征。大多发病突然,在出现休克表现的同时,常伴有喉头水肿、支气管痉挛、急性肺水肿样改变;部分患者可呈闪电样发作,无明显症状而猝然晕倒,救治不及时可在短时间内死亡。

【病因】

引起 I 型超敏反应的变应原多种多样,但临床上易发生过敏性休克的抗原物质主要有:

1. 化学药物 能引起 I 型超敏反应的药物又称为药物性变应原,由于此类药物的分子量较小,当其进入人体与组织蛋白结合后才能具有免疫原性,故又称为半抗原。临床引起过敏性休克最常见、最典型的药物是青霉素,其次还可见于链霉素、头孢菌素、两性霉素 B、解热镇痛药(氨基比林)、磺胺类药物、普鲁卡因、含碘造影剂,以及胰岛素、加压素、糜蛋白酶、磺溴汰、乙酰氧化物等药物。

2. 异种血清或血制品 个别患者在输入全血、成分输血或输入血浆及注射免疫球蛋白或注射破伤风毒素、白喉抗毒素血清和各种疫苗时可发生速发型过敏性休克。

3. 某些动植物 部分人可能会对鱼、蟹、虾、蛋类、植物花粉,以及蜂类毒素等产生过敏反应,严重者可发生过敏性休克。

【临床表现】

1. 易发因素 过敏性休克易发生在 20~40 岁的青壮年,小儿与老年人偶有发生。绝大部分患者由药物引起,特别是以青霉素类药物和各种疫苗过敏在临床最为常见。

2. 发病急骤 本型休克与其他类型休克相比,最为突出的特点是发病急、来势迅猛,大多数患者在接触致敏物质后的数分钟内发病,仅有少数患者的发病时间可以推迟至 30 min 以上。

3. 危重程度与过敏原剂量关系 临床表现的危重程度与过敏原剂量无关,特别是当机体处于高敏状态时,即使微小剂量的致敏物质也可引起休克,应该引起临床高度重视。

4. 早期临床症状

(1)一般症状 表现为口唇、手足麻木,喉部发痒、流涕不止、频繁打喷嚏,皮肤潮红、红斑,双手、足部或腹股沟部皮肤瘙痒或伴有荨麻疹样皮疹。

(2)喉头、支气管痉挛或水肿 表现为突发性声音嘶哑、失语、胸闷、气短、刺激性咳嗽、呼吸困难伴有喘鸣,甚至发绀、窒息感及呼吸停止引起猝死。

（3）神志改变　头晕眼花、烦躁不安或表情淡漠、晕厥、抽搐、意识丧失等。

（4）心血管系统症状　主要是由于血压低引起的心悸、脉弱、皮肤苍白、大汗伴四肢厥冷,乃至尿、便失禁等症状;严重时可对升压药物反应不敏感。

（5）其他症状　部分患者可发生恶心、呕吐、腹痛、腹泻等消化系统症状。

5. 常见体征

（1）皮肤改变　全身皮肤可见红斑或荨麻疹样斑丘疹,部分患者也可伴有血管神经性水肿,一般不超过 24 h。

（2）心血管体征变化　详见本篇第一章休克总论。体征可单独存在,也可与上述症状同时发生。严重者大多数以呼吸和心血管系统反应为主,以意识丧失发病者可在几分钟内迅速死亡,部分患者猝死也可发生在几天或几周后。一般过敏反应的症状开始越晚,反应的程度就会越轻;在早期过敏反应消散后的 6 ~ 24 h 内,个别患者可能会反复性发作。

【实验室检查】

过敏性休克多发病突然,无需做特殊辅助检查就能确诊,切忌为做某项检查而贻误抢救时机。

【诊断与鉴别诊断】

临床诊断一般并不困难,绝大部分具有明确的药物应用、接触史,或某些动植物接触或叮咬史,发病突然,临床症状发生迅速且严重,即可考虑诊断成立。特别是在药物注射过程中即刻发生的全身性反应,同时又难以用该药的药理作用或副作用进行解释时,就应高度怀疑为过敏性休克。

对转送来诊的此类患者,经过积极治疗效果不佳或经较长时间抢救无效者,应再评估诊断的正确性及是否存在其他类型休克的可能。同时应注意与以下情况相鉴别:

1. 迷走血管性昏厥　亦称为迷走血管性虚脱。患者常呈面色苍白、恶心、出冷汗,继而可昏厥,很易被误诊为过敏性休克。但是,由于本症主要是因迷走神经张力增高所致,故无瘙痒或皮疹表现,昏厥经短时间平卧后即可好转,血压虽低但脉搏缓慢,这些特征与过敏性休克存在明显不同。

2. 遗传性血管性水肿　这是一种由常染色体遗传缺乏补体 C1 酯酶抑制物的疾病。患者可在一些非特异性因素（例如感染、创伤等）刺激下突然发病,表现为皮肤和呼吸道黏膜的血管性水肿。由于气道的阻塞,患者也常有喘鸣、气急和极度呼吸困难等,与过敏性休克颇为相似。但本症起病较慢,不少患者有家族史或自幼发作史,发病时通常无血压下降、也无荨麻疹等,据此可与过敏性休克相鉴别。

3. 反应性血管性水肿　又称血管神经性水肿。临床上多以急性局限性水肿为主要表现,眼睑、口唇、包皮和肢端、头皮、耳郭等组织疏松处为好发部位,水肿处皮肤紧张发亮、多呈不可凹性,瘙痒不明显或较轻;当喉头黏膜也同时发生血管性水肿时,可伴有喉部不适、声音嘶哑、憋闷、呼吸困难,甚至窒息,一般无明显其他全身症状。

【抢救与治疗措施】

过敏性休克的抢救不同于其他类型休克,由于发病来势迅猛,而且在与抗原物质接触后休克发生的时间越早,说明病情越严重、进展也就越快。因此,抢救要求做到争分夺秒,发现患者即应就地抢救,转运或搬动患者容易延误抢救时机;若救治处理得当,病情常在短时间内可以得到缓解或改善。

1. 脱离过敏原　即刻停用或清除怀疑引起过敏反应的物质或脱离疑为过敏的环境。

2. 首选抢救药物　肾上腺素是抢救的首选药物,应立即以 1 : 1 000（1 mg/mL）肾上腺素 0.2 ~ 0.5 mg 肌内注射,必要时可根据病情需要每 5 ~ 15 min 重复一次,多数患者可在用药后短时间内恢复;如果对起始的肾上腺素剂量无反应,可将肾上腺素配置为 1 : 10 000 浓度（即将 1 mg/mL 加生理盐水稀 10 倍）,以每次 0.05 ~ 0.1 mg（即 50 ~ 100 μg）,静脉注射。

3. 改善氧供　立即给予中、高流量吸氧,并维持呼吸道通畅。

4. 建立抢救通道　迅速建立有效的静脉通路,保证抢救药物及时输入;必要时还可以低分子右旋糖酐、林格液等扩充容量,但输液量不宜过多、输液速度不宜过快,以免引起或加重肺水肿。

5. 肾上腺皮质激素　可用地塞米松 10~20 mg 或氢化可的松 100~200 mg,或甲泼尼龙 1~2 mg/kg 静脉注射,最大量 125 mg,每 4~6 h 一次。由于糖皮质激素在过敏反应的急性期发挥作用相对较慢,因此一般不作为抢救首选药物。

6. 血管活性药物　血压回升不理想时也可根据情况采用其他血管活性药物(详见本篇第一章休克总论)。

7. 抗组胺药物　可视病情肌内注射异丙嗪(非那根)25~50 mg 或氯苯那敏(扑尔敏)10 mg,或苯海拉明 25~50 mg。病情缓解后可改用口服氯苯那敏、布克利嗪(安其敏)、多西拉敏(抗敏安)、美克洛嗪(敏可静)或赛庚定等药物。

8. 钙剂　可选用葡萄糖酸钙或氯化钙 1~2 g 稀释后缓慢静脉注射或静脉滴注。

9. 对症治疗　针对不同病情给予相应处理,特别是对过敏性休克同时引发猝死者,应立即给予心肺复苏,详见第二篇第一章。

课后练习题

1. 简述过敏性休克的基本概念与临床特点。
2. 简述过敏性休克的常见病因。
3. 简述过敏性休克的临床表现。
4. 过敏性休克首选抢救药物是什么? 如何给药?

（李洪祥　王育珊）

数字课程学习

📥 教学 PPT　　　📝 自测题

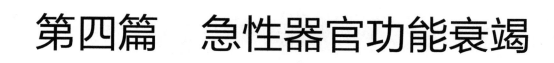

第四篇　急性器官功能衰竭

第一章　急性脑功能衰竭

目的要求

掌握:急性脑功能衰竭的定义、临床表现及抢救和治疗原则。

熟悉:意识觉醒障碍的类型。

了解:急性脑功能衰竭的监测方法。

急性脑功能衰竭(acute brain function failure)即急性脑衰竭,是由多种病因引起的以意识障碍和颅内压增高为主要表现的一组临床综合征。为许多全身疾病或颅内疾患的严重后果,也是临床各科常见的、病死率和致残率最高的器官功能衰竭。

【病因和发病机制】

🖲 拓展知识

【临床表现】

急性脑功能衰竭时不论病因如何,临床主要表现为意识障碍、颅内压增高、脑疝。

(一)意识障碍

意识障碍是急性脑功能衰竭最主要的临床表现之一,在临床上常分为以下类型:

1. 觉醒障碍　依据检查时刺激的强度和患者的反应,可将觉醒障碍分型,见要点框4-1-1。

2. 意识内容障碍　表现在以下两个方面:

> **要点框4-1-1　觉醒障碍类型**
>
> 1. 嗜睡:是一种病理性思睡。检查者用声音呼唤或推动患者肢体,患者可醒来,并能进行正确的交谈或执行命令,停止刺激后患者继续入睡。
>
> 2. 昏睡:检查者需给予患者较强的刺激,如疼痛刺激等,患者可有短时的意识清醒,醒后可简短回答问题,刺激减弱后患者又很快进入睡眠。
>
> 3. 昏迷:是指患者无任何意识活动,无自发睁眼动作,缺乏觉醒-睡眠周期。昏迷按其程度可分为:
>
> (1)浅昏迷:患者无自发睁眼动作及自发言语,无有目的的活动,对压眶等疼痛刺激可有回避动作和痛苦表情,生理反射存在,脑干反射基本保留(瞳孔对光反射、角膜反射和吞咽反射)。
>
> (2)中度昏迷:昏迷程度介于浅昏迷与深昏迷之间。对外界一般刺激无反应,强烈疼痛刺激时可见防御反射活动,角膜反射减弱或消失,呼吸节律紊乱,可见到周期性呼吸或中枢神经性过度换气。
>
> (3)深昏迷:对任何强度的刺激均无反应,各种生理反射及病理反射消失。全身肌肉松弛,眼球固定,瞳孔散大,脑干反射消失,生命体征发生明显变化,呼吸不规则。

89

（1）意识模糊　患者对周围环境接触不佳,对自己认识能力减退,注意、定向、思维、记忆、理解等能力均下降。随着活动减少,对时间、空间及人物的定向存在障碍。

（2）谵妄状态　患者除上述意识模糊表现外,还有丰富的幻觉或错觉、表情恐怖、行为兴奋、躁动。注意力涣散,定向力障碍更为突出,常伴有错觉和幻觉是突出的特点。

3. 特殊类型的意识障碍　如去大脑皮质状态、无动性缄默及持续性植物状态。

（二）颅内压增高

头痛、喷射性呕吐、视盘水肿是颅内压增高的"三主征"。常伴有血压增高、脉搏缓慢、呼吸慢而深,急性颅内压增高可出现意识障碍等。

（三）脑疝

小脑幕切迹疝和枕骨大孔疝是临床上最常见、危害最大的脑疝,可单独存在或合并发生。

1. 小脑幕切迹疝　系一侧颞叶沟回向下方移位,嵌顿于小脑幕切迹压迫脑干所致。此时,患者头痛加剧,烦躁,进行性意识障碍加深,病变侧瞳孔开始缩小,随后散大,血压升高,呼吸及脉搏变慢;如未及时处理,病情进一步恶化,可见双侧瞳孔散大,去大脑强直,最终呼吸、心搏停止。

2. 枕骨大孔疝　系小脑扁桃体及延髓向下移位嵌入枕骨大孔压迫延髓所致,临床常表现为突然昏迷、呼吸停止、双侧瞳孔散大,随后心搏停止、死亡。

【脑功能监测】

急性脑功能衰竭是急危重患者的常见临床表现。监测脑功能变化有助于早期诊断、及时掌握病情变化,了解中枢神经功能损害的程度及抢救治疗的效果。

（一）监测意识障碍程度

目前,国际上通用格拉斯哥昏迷评定量表（Glasgow coma scale,GCS）对意识状况进行评估。该计分法是以睁眼（觉醒水平）、语言（意识内容）和运动反应（病损平面）三项指标 15 项检查结果来判断患者意识障碍的程度。三项检查共计15分,对患者逐项评分,累积达15分为意识状态正常;低于8分,预后不良;5~7分,预后恶劣;低于4分,罕有存活。GCS 的分值愈低预后愈差。

（二）监测神经系统重要体征的变化

1. 角膜反射　对于昏迷患者,角膜反射的检查对于判断意识障碍程度有重要作用。深昏迷患者包括角膜反射在内的脑干反射消失。

2. 脑干功能　瞳孔对光反射、咳嗽反射及吞咽反射、脊髓反射等存在或消失,提示脑干功能恢复或消失。

3. 瞳孔大小　脑水肿或脑疝形成时可引起瞳孔的变化,脑疝早期瞳孔可缩小,或忽大忽小,小脑天幕疝形成早期,此改变尤为明显;以后患侧瞳孔扩大,对光反射消失,枕骨大孔疝形成时,双侧瞳孔同时扩大。

（三）电生理监测

1. 脑电图　连续监测脑电图可及时了解脑功能状态并可判断预后。脑功能衰竭时表现中度异常,以弥漫性 δ 波为主,间或有电静息。

2. 脑干诱发电位　常用的脑干听觉诱发电位,是测定脑干功能状态的客观方法。在分析 N20-P25 时,一侧消失者多预后不良,双侧消失者难以存活。

（四）颅内压监测

应用颅内压计埋藏在颅内,连续记录颅内压,可随时了解脑脊液压力动态变化、颅内压增高趋势和对脑功能的影响,以便及时诊断和指导治疗。在监测过程中,一旦发现颅内压增高,应迅速采取必要的检查和治疗措施。颅内压水平的判定见要点框 4-1-2。

要点框 4-1-2　颅内压水平的判定

1. 正常颅内压 80~180 mmH$_2$O。

2. 轻度颅内压增高 200~260 mmH$_2$O。

3. 中度颅内压增高 260~520 mmH$_2$O。

4. 重度颅内压增高超过 520 mmH$_2$O。

【诊断和鉴别诊断】

急性脑功能衰竭的诊断,应包括临床诊断,脑损害部位和病因诊断,以及脑死亡的确立。

（一）临床诊断

1. 诊断依据

（1）出现意识障碍。

（2）颅内压增高的症状及颅内压检测结果。

（3）脑疝的临床表现。

2. 鉴别诊断　在诊断过程中应注意与某些神经精神疾病进行鉴别,其在临床上貌似意识丧失,但并非真正的昏迷,如精神抑制状态、精神性木僵和闭锁综合征。

（二）定位诊断

不同水平脑组织受损时意识状况及临床表现不同。根据神经系统重要的定位体征（瞳孔改变、眼球运动、呼吸形式、运动功能、反射活动）及患者有无颅内压增高等其他临床资料,从定位的角度将脑功能衰竭的病变部位和病因、发病机制归纳如表4-1-1。

表4-1-1　脑功能衰竭时病变部位及常见原因

病变部位		发病机制	常见原因
局限性病变	颅内幕上病变	半球病变:颅内压增高→脑疝（继发性上脑干损害） 中线部病变:累及第三脑室后部、底丘脑、丘脑内侧核群	颅内血肿（硬膜外、硬膜内、脑内血肿）,脑梗死,脑肿瘤,脑脓肿,脑寄生虫病
	颅内幕下病变	脑干局限性病变:累及上升性网状激活系统 后颅窝占位病变→颅内压增高→脑疝（继发性脑干损害）	脑干梗死,脑干出血,脑干肿瘤,小脑出血、脓肿、肿瘤
弥漫性病变	颅内弥漫性病变	广泛性脑水肿导致颅内压增高,细菌、病毒感染侵犯脑膜和脑实质,引起神经元广泛弥漫性变性、缺失	颅内感染（脑膜炎、脑炎）,脑震荡,广泛性脑损伤,蛛网膜下腔出血,癫痫发作后昏迷,脑变性疾病
	代谢性脑病	脑部以外器官和整体性疾病影响脑的代谢	缺氧缺血,低血糖,辅酶缺乏,水、电解质代谢障碍,内源性中毒,内分泌疾病,体温调节障碍,癌性脑病

（三）病因诊断

1. 偏瘫、单侧病理征阳性等脑局灶体征应考虑为脑局部病变,如急性脑血管意外（脑出血、脑梗死）、脑肿瘤、颅内血肿、脑脓肿等。

2. 无脑局灶体征,而脑膜刺激征阳性,应考虑为蛛网膜下腔出血或脑膜炎。

3. 既无脑局灶体征,又无脑膜刺激征,则多为全身性疾病所致。患者除意识障碍外,多伴有相应疾病的症状和体征及异常辅助检查结果。临床上常见的意识障碍患者辅助检查结果与可能病因见表4-1-2。

（四）脑死亡的确立

脑死亡是中枢神经系统衰竭的最严重后果,脑死亡的判断标准见要点框4-1-3。

表 4-1-2　意识障碍患者辅助检查结果与可能病因

检查项目	异常发现	可能病因
血常规	RBC、Hb ↓	贫血、出血性疾病
	WBC ↑	感染
血糖	增高	糖尿病
	降低	低血糖
尿常规	蛋白、管型	肾疾病
	尿糖阳性、酮体阳性	糖尿病
尿素氮、肌酐	增高	尿毒症脑病
肝功能	血胆红素、转氨酶、氨 ↑	肝性脑病
心肌酶	增高	心肌梗死、心肌炎
血气分析	pH ↑ 或 ↓	碱中毒或酸中毒
	PO_2 ↓、PCO_2 ↑	呼吸衰竭、缺氧性脑病
电解质	↑ 或 ↓	电解质紊乱
T_3、T_4	↑ 或 ↓	甲状腺功能亢进或减退
血、尿淀粉酶	↑	胰性脑病
心电图	异常	心肌梗死、心律失常
CT 扫描	低密度影	脑梗死、脑肿瘤、脑脓肿
	高密度影	脑出血、脑肿瘤、蛛网膜下腔出血
脑脊液	压力 ↑	脑出血、脑肿瘤、蛛网膜下腔出血
	血性	脑出血、蛛网膜下腔出血
	混浊、WBC ↑	脑炎、脑膜炎、脑脓肿
	蛋白 ↑	脑肿瘤、脑出血、脑炎、脑膜炎
	葡萄糖 ↑	糖尿病性昏迷
	葡萄糖 ↓	脑膜炎：化脓性、癌性

要点框 4-1-3　脑死亡的判断标准

1. 判定先决条件：①昏迷原因明确；②排除了各种原因的可逆性昏迷。

2. 临床判定标准：①深昏迷；②脑干反射消失；③无自主呼吸，依赖呼吸机维持通气，自主呼吸激发试验证实无自主呼吸。以上三项临床判定标准必须全部符合。

3. 确认试验标准：①脑电图显示电静息；②正中神经短潜伏期体感诱发电位显示双侧 N9 和（或）N13 存在，P14、N18 和 N20 消失；③经颅多普勒超声显示颅内前循环和后循环血流呈振荡波、尖小收缩波或血流信号消失。以上三项确认试验至少两项符合。

【抢救及治疗措施】

（一）病因治疗

对已查明病因的患者及时迅速地进行针对性治疗是十分重要的措施和挽救患者生命的重要手段，在抢救过程中要给予高度、足够的重视。

（二）对症治疗

应与病因治疗同时进行，对一时难以查明病因者尤为重要，可采取相应抢救措施，挽救患者生命，以争取时间作进一步检查和处理。对症治疗主要措施见要点框 4-1-4。

（三）控制脑水肿、降低颅内压

治疗颅内压增高的基本原则在于减少脑容积、颅内血容量和脑脊液,尽快恢复正常的生理调节,预防和控制脑疝出现。

1. 高渗脱水药

（1）20% 甘露醇　为急性颅内压增高最常用的渗透性脱水药,其药理作用:①增加血－脑和血－脑脊液渗透压梯度;②使脑的血管收缩、血容量减少;③清除自由基,减少其对细胞膜的破坏作用;④利尿、脱水作用。

要点框 4-1-4　对症治疗主要措施

1. 清理呼吸道,保持呼吸道通畅,必要时气管切开,给予机械通气。
2. 预防或控制继发感染。
3. 纠正水、电解质、酸碱平衡失调。
4. 抗休克。
5. 纠正重要器官功能不全或衰竭,如心力衰竭、呼吸衰竭、急性肾衰竭、肝衰竭等。
6. 昏迷时间较长者,应给予营养支持。
7. 对于抽搐患者可给予安定类药物。

用法:20% 甘露醇,每次 125 ~ 250 mL 于 20 ~ 30 min 内静脉滴注完毕。根据病情每 4 ~ 12 h 一次。一般在静滴开始后 10 ~ 20 min 颅内压开始下降,2 ~ 3 h 达高峰,作用持续 6 ~ 8 h。注意事项:①注意监测肾功能,防止甘露醇所致的急性肾功能损害;②注意监测水、电解质平衡,特别是 K^+ 丢失;③休克患者应用甘露醇时,可引起循环血量的进一步减少,加重脑缺氧,进而加重脑水肿,应避免盲目用药。

（2）甘油果糖注射液　药理作用:①高渗透性组织脱水作用,可提高血浆渗透压,在血浆和脑之间形成渗透压梯度,能有效清除脑水肿,降低颅内压;②参与脑代谢并提供热量,甘油果糖在体内代谢成水和二氧化碳,产生热量,每 500 mL 能提供 320 kcal 的热量,从而使脑细胞活力增强,脑代谢改善;③可清除自由基。

用法:甘油果糖注射液每次 250 ~ 500 mL,每日 1 ~ 2 次,每 500 mL 静脉滴注 2 ~ 3 h。注意事项:①有遗传性果糖不耐受症患者禁用;②循环功能障碍、严重肾衰竭应慎用;③急性颅内血肿患者应先处理血肿,确认无再出血时方可使用;④本药含氯化钠,用药时应注意患者钠盐摄入量。

由于甘油果糖用药后起作用的时间较长,与甘露醇联合用药效果更好,急性脑水肿时可用 20% 甘露醇 125 ~ 250 mL 静脉滴注,每日 2 ~ 4 次,加用甘油果糖注射液 500 mL 静脉滴注,每日 1 ~ 2 次,其脱水作用明显增强。

2. 胶体脱水药　静脉滴入人血白蛋白或浓缩血浆,可直接使血液胶体渗透压升高而引起脱水,达到降低颅内压的目的,适用于脑水肿伴低蛋白血症或休克的患者。一般使用 10% 白蛋白 100 mL 或 20% 白蛋白 50 mL 每日 1 次静脉滴注,浓缩血浆 100 ~ 200 mL 静脉滴注。

3. 利尿药　本类药物通过增加尿量,使整个机体脱水,间接使脑组织脱水,降低颅内压。尤为适用于脑水肿伴心力衰竭患者,与渗透性利尿药或地塞米松合用减轻脑水肿的效果更为显著。常用剂量为呋塞米 20 ~ 40 mg 加入 5% ~ 25% 葡萄糖溶液 20 mL 静脉滴注,每日 2 ~ 3 次;依他尼酸钠 25 ~ 50 mg 加入 5% ~ 25% 葡萄糖溶液 20 mL 静脉滴注,每日 1 ~ 2 次。用药过程中应注意预防和纠正电解质紊乱,尤其是 K^+ 的丢失。

4. 肾上腺皮质激素　抗脑水肿的作用机制:①稳定细胞膜及溶酶体膜,改善血脑屏障功能,减少毛细血管通透性;②非特异性抗炎、抗过敏、抗渗出、抗毒作用,减少组织水肿;③减少脑脊液生成,防止脑水肿;④抗氧化,清除自由基;⑤抑制醛固酮和抗利尿激素的分泌,增加肾小球滤过率,减少肾小管的重吸收而利尿脱水。常用肾上腺皮质激素有:

（1）地塞米松　20 ~ 30 mg/d,分 3 ~ 4 次静脉滴注或静脉注射,也有报道每次 0.5 ~ 1 mg/kg,每日 1 ~ 3 次给药。

（2）氢化可的松　常用量为 200 ~ 400 mg,每日 1 次,加入 5% 葡萄糖溶液中静脉滴注。应用大剂量激素时,应常规与抗酸药合用,以预防消化道溃疡。

(四)低温疗法

低温可降低脑细胞代谢,减少其耗氧量,增强脑细胞对缺氧的耐受性,减轻脑水肿,有助于大脑皮质功能的恢复。常用降温方法:①头部降温:采用冰帽、冰袋。②体表降温:将冰袋置于体表大血管处,或用酒精擦洗。③体内降温:冷水洗胃或灌肠。④冬眠合剂:氯丙嗪 50 mg,异丙嗪 50 mg,派替啶 50 mg 加入 5% 葡萄糖溶液 250 mL 缓慢静脉滴注。

(五)高压氧疗法

高压氧疗法具有以下作用:①增加血氧含量、血氧弥散率,从而提高脑组织与脑脊液的氧分压,纠正脑缺氧,减轻脑水肿,降低颅内压,促进意识恢复。②改善脑血流,在高压氧下,椎动脉血流增加,网状激活系统和脑干处氧分压相对增高,有利于改善觉醒状态和生命功能活动,有条件者应选用。

课后练习题

1. 急性脑功能衰竭的主要临床表现是什么?
2. 脑死亡的判断标准是什么?
3. 降低颅内压的方法有哪些?

（杨艺敏 冯加纯）

数字课程学习

📥 教学 PPT   ✍ 自测题

第二章　急性呼吸衰竭

目的要求

掌握:急性呼吸衰竭的定义和分型、诊断和治疗原则。

熟悉:急性呼吸衰竭的病因和临床表现。

了解:急性呼吸衰竭的发病机制及病理生理变化。

急性呼吸衰竭(acute respiratory failure,ARF)是由肺通气和(或)换气功能障碍所引起的以急性低氧血症和(或)高碳酸血症,伴机体代谢、器官功能紊乱为特征的临床综合征。ARF 是临床最常见的急危重症之一,多在某些急性病因或诱因作用下短时间(数分钟至数天)内发生,如机体来不及或失代偿,临床表现为明显发绀、严重呼吸困难、大汗淋漓,心动过速或心律失常,血氧饱和度或血氧分压下降,并可伴多器官功能障碍,严重者可迅速危及生命。

【病因】

完整的呼吸过程由外呼吸、气体运输和内呼吸三个环节组成。参与外呼吸(即肺通气和肺换气)任何一个环节的严重病变都可导致呼吸衰竭,根据引起气体交换障碍和(或)通气减少不同,一般分为两大类。

(一)急性低氧性呼吸衰竭

此类病因引起的 ARF 临床特征为低氧血症,无明显二氧化碳潴留,多由于肺换气功能障碍所致。

1. 弥漫性肺部疾病　多见于急性心源性肺水肿、急性肺纤维化、急性感染所致的弥漫性肺组织浸润性病变。

2. 肺血管疾病　常见急性肺动脉栓塞、闭塞性血管炎、肺泡出血及严重肺动脉高压等。

3. 渗透性肺水肿　常见于急性呼吸窘迫综合征、脓毒症及各类型休克,也可见于溺水、重症急性胰腺炎、刺激性气体吸入等。

(二)急性通气障碍或慢性通气障碍急性加重

此类病因所致 ARF 临床特征为低氧血症,同时伴高碳酸血症。

1. 气道阻塞性疾患　喉头水肿、喉痉挛,咽喉、会厌和主支气管的炎症、肿瘤、异物,窒息,支气管哮喘急性发作、慢性阻塞性肺疾病、严重细支气管炎、支气管扩张症等。

2. 呼吸中枢疾患　见于颅脑外伤、脑血管意外、脑部肿瘤、中枢感染、颅脑术后、睡眠呼吸暂停综合征以及药物中毒(如阿片类、苯二氮䓬类、巴比妥类及酒精等)等。

3. 神经-肌肉疾患　主要见于脊髓损伤致高位截瘫、脊髓肿瘤、脊髓灰质炎、多发性神经根炎、重症肌无力、破伤风、周期性瘫痪、某些中毒(如有机磷等)、药物阻滞作用(如肌松剂、黏菌素、氨基糖苷类抗生素、激素等)、营养不良及持续低氧低灌注态等。

4. 胸廓与胸膜疾患　见于胸部创伤或术后胸廓运动严重受限、连枷胸,创伤、炎症及肿瘤所致严重气胸、肺不张、大量胸腔积液,脊柱畸形、严重肥胖和腹腔间隔室综合征等。

【临床表现】

1. 呼吸系统表现

（1）急性呼吸困难　是 ARF 最常见、最典型的临床表现,依病（诱）因和原发病、病情程度、病程进展不同可有不同的表现形式。①呼吸急促:表现为呼吸频率较正常偏快,呼吸运动增强,肺通气量代偿性增加;②呼吸窘迫:表现为呼吸浅快,频率 > 25 次 /min,可伴鼻翼扇动及"三凹征";③库斯莫尔呼吸（Kussmaul respiration）又称深快呼吸或酸中毒深大呼吸,多见于糖尿病酮症酸中毒患者;④陈 – 施呼吸（Cheyne-stokes respiration）:又称潮式呼吸,多见于中枢神经疾病和中毒等患者;⑤比奥呼吸（Biot respiration）:又称间停呼吸,多发生于中枢神经系统疾病;⑥临终呼吸:又称点颌式呼吸,同时伴呼吸暂停。

（2）发绀　为缺氧的典型表现,多分布于口唇、耳垂、甲床及四肢末梢;随着动脉血氧饱和度（SaO_2）及氧分压进行性下降,发绀可扩展至周身其他部位。

2. 循环系统表现　一定程度的 PaO_2 降低和 $PaCO_2$ 升高可引起心率增快、血压升高和心肌收缩力增强、心输出量增加;CO_2 潴留时常出现脉搏洪大,周围血管扩张致皮肤潮红。随着缺氧和 CO_2 潴留的进一步加重,可有心肌损害表现、心脏传导功能障碍、心律失常、肺动脉高压;如出现心力衰竭时可闻及第三心音,可见到颈静脉怒张,甚至发生血压降低、休克。

3. 神经系统表现　精神神经症状是 ARF 最常见的临床表现之一,轻重程度取决于缺氧和 CO_2 潴留发生的快慢,以及个体耐受性的差异。可见程度不同的烦躁不安、焦虑、精神障碍和意识障碍,老年患者 ARF 早期发生意识障碍常见,这种由于缺氧和 CO_2 潴留所致的神经精神障碍综合征称为肺性脑病（pulmonary encephalopathy）。

4. 消化系统表现　应激性溃疡甚至伴消化道出血,可伴急性肝功能损伤。

5. 泌尿系统表现　可出现少尿、尿素氮及肌酐升高,严重者伴急性肾功能损伤。

6. 酸碱平衡失调及水、电解质紊乱表现　紊乱类型依病程不同可有不同。早期多为失代偿性呼吸性酸中毒或代谢性酸中毒合并呼吸性碱中毒,晚期常为呼吸性酸中毒合并代谢性酸中毒,严重者也可出现多重酸碱平衡失调。电解质紊乱常表现为血钾升高,偶可见低钠血症。

7. 原发病的表现。

【辅助检查】

1. 动脉血气分析　是 ARF 诊断、临床分型的重要依据,并可作为反映病情严重程度及判断预后、评估疗效的可靠指标。

2. 血氧饱和度监测　与动脉血氧分压（$PaCO_2$）有良好的相关性,并具有快速、无创、可床旁实时动态监测等特点,是 ARF 患者救治的常用临床观测指标。

3. 生化检测　有助于了解心、肝、肾功能和电解质的变化,利于早期发现异常进行干预,防止多器官功能衰竭的发生。

4. 心电图及心功能监测　动态监测心电图及心功能,有助于及时发现和治疗各种心律失常、心功能不全。

5. 中心静脉压（central venous pressure,CVP）测定　是临床血流动力学监测的常用指标之一,可用于参考指导补液量及利用中心静脉采集血液标本。

6. 尿液检测与监测　留置导尿管准确记录尿量,动态进行尿常规与生化检验,以判断血容量和评估肾功能状况,有助于早期发现急性肾功能损伤和休克。

7. 胸部影像学检查　胸部 X 线、胸部 CT、肺动脉 CTA、肺血管造影及肺超声检查等有助于分析 ARF 的病（诱）因,了解肺部病变情况和评估疗效、判断预后等。

8. 纤维支气管镜检查　对明确气道疾病和获取病理学证据具有重要意义。

【诊断与评估】

（一）ARF 的临床诊断程序

ARF 起病急、病情进展快、临床表现复杂,急诊抢救室做此诊断较困难,尤其对老年突发意识障碍者。因此,对突发呼吸困难、明显发绀或伴意识障碍者,特别对于存在诱因、病因者,需迅速了解血气分析结果,必要时行胸部 X 线检查,及时评估病情,积极救治。

（二）ARF 的血气分析诊断标准

在海平面、静息状态、呼吸室内空气($FiO_2 = 0.21$)条件下,除外心内解剖分流及原发于心排血量降低等原因,测得 $PaO_2 < 8.0$ kPa(60 mmHg),伴或不伴 $PaCO_2 > 6.7$ kPa(50 mmHg)即可诊断 ARF。当吸入氧浓度不是 21% 时,可用氧合指数(PaO_2/FiO_2)作为诊断呼吸功能不全的指标,$PaO_2/FiO_2 \leqslant 300$ mmHg 时可诊断为呼吸功能不全。

1. Ⅰ型 ARF　$PaO_2 < 8.0$ kPa(60 mmHg)和 $PaCO_2 < 6.7$ kPa(50 mmHg),早期可见呼吸性碱中毒,重症者可有呼吸性酸中毒或代谢性酸中毒。

2. Ⅱ型 ARF　$PaCO_2 > 6.7$ kPa(50 mmHg)和 $PaO_2 < 8.0$ kPa(60 mmHg),常有呼吸性酸中毒,呼吸性酸中毒合并代谢性酸中毒,或于治疗中出现呼吸性酸中毒合并代谢性碱中毒。

3. 血气分析结果判读注意事项　①原无呼吸系统疾患者,PaO_2 在短时间 < 8.0 kPa(60 mmHg)和(或)$PaCO_2 > 6.7$ kPa(50 mmHg),可诊断为 ARF。②原有慢性阻塞性肺疾病患者,即使 $PaO_2 \geqslant 8.0$ kPa(60 mmHg),$PaCO_2 > 6.7$ kPa(50 mmHg),同时合并失代偿性呼吸性酸中毒,也应考虑 ARF 可能。③病程中Ⅰ型、Ⅱ型 ARF 可随病情进展及治疗发生转变。

（三）ARF 的分度

参照临床表现和血气分析结果将 ARF 分为轻、中、重三度,见表 4-2-1。

表 4-2-1　ARF 的临床分度

程度	临床表现	动脉血气分析		
		SaO_2	PaO_2	伴或不伴
轻度	神志尚清醒,有时可有注意力不集中、烦躁不安;发绀不明显	$< 90\%$	< 8.0 kPa(60 mmHg)	$PaCO_2 > 6.7$ kPa(50 mmHg)
中度	多处于嗜睡状态,常伴有谵妄、躁动;发绀明显	$< 85\%$	< 6.7 kPa(50 mmHg)	$PaCO_2 > 9.3$ kPa(70 mmHg)
重度	昏迷状态;严重发绀,多个脏器功能受损,甚至发展为多器官功能衰竭(MOF)	$< 75\%$	< 5.3 kPa(40 mmHg)	$PaCO_2 > 12$ kPa(90 mmHg)

【抢救与治疗措施】

ARF 治疗目的在于迅速改善呼吸功能,维持内环境稳定,保护脏器功能,为原发病治疗赢得时机。

（一）一般治疗

1. 保持呼吸道通畅　应视作改善通气、维持器官功能的最基本救治措施之一。①由痰液阻塞引起的呼吸道梗阻可通过人工吸引的方式排除,必要时可采用纤维支气管镜吸引;②部分患者需配合湿化吸入、翻身拍背等方法;③无意识障碍者,鼓励多变动体位、多做活动,对昏迷或呕吐患者应给予侧卧体位,以免发生误吸和窒息;④若以上方法不能奏效,必要时应建立人工气道,包括简便人工气道、气管插管及气管切开;⑤若患者有支气管痉挛,需积极使用支气管扩张药物。

2. 氧疗　主要针对低氧血症。①常规氧疗:轻症者可采用鼻导管给氧,氧流量 0.5~1 L/min,吸入氧浓度约 30%;重度缺氧者可采用面罩给氧,流量增至 3~5 L/min,吸入氧浓度可达 60% 左右。②机械通气辅助呼吸:经常规氧疗不能纠正的低氧血症,严重呼吸困难者可考虑机械通气治疗。

3. 呼吸兴奋剂　主要是通过兴奋呼吸中枢增加通气量,对中枢性呼吸衰竭有一定作用,但对其他原因引起的呼吸衰竭效果较差。常用的药物有尼可刹米、山梗菜碱、纳洛酮等。

4. 纠正酸碱平衡失调及电解质紊乱　纠正呼吸性酸中毒须首先改善通气;当合并代谢性酸中毒,并且血液 pH < 7.20 时,可考虑给予碱性药物,常用药物为 4% ~ 5% 碳酸氢钠溶液,用量为每次 2 ~ 5 mL/kg,必要时可重复应用,注意碱性药物的输入速度及剂量,根据 pH 动态调整。当出现电解质紊乱时,在治疗原发病的基础上,可根据具体情况予以调整。

5. 营养支持　对呼吸衰竭患者的预后起重要作用。合理的营养支持有利于肺组织的修复,并可增强机体免疫力,减少呼吸肌疲劳的发生,合理的营养支持可降低呼吸机依赖发生率。

6. 其他重要脏器功能的监测与支持　呼吸衰竭往往会累及其他重要脏器,因此需要加强对重要脏器功能的监测与支持,预防和治疗肺动脉高压、肺源性心脏病、肾功能不全、消化道功能障碍和弥散性血管内凝血(DIC)等。特别要注意防治多脏器功能障碍综合征。

(二)呼吸支持治疗

1. 建立人工气道改善通气　建立人工气道指征:①难于解除的上呼吸道梗阻(如急性喉炎)。②下呼吸道大量分泌物需要清除。③防止吞咽麻痹或深昏迷误吸。④需要有效的机械通气治疗。

(1)气管插管　与气管切开比较,气管插管操作较简单,适于急性呼吸衰竭病情危急时的救治,一般以不超过一周为宜。缺点是导管管腔易被气道分泌物堵塞,须注意气道护理。

(2)气管切开　对于不适宜插管或插管时间过长者可行气管切开术。与气管插管相比,气管切开可减少呼吸道解剖无效腔,便于气道护理,适合需长时间应用呼吸机支持者,但会增加继发感染等并发症。

(3)机械通气的应用　呼吸机的治疗作用在于改善通气和换气功能,减少呼吸肌做功。应用机械通气过程中应注意各种并发症发生可能,适应证与禁忌证见点框 4-2-1 和要点框 4-2-2。

2. 体外膜肺氧合(extracorporeal membrane oxygenation,ECMO)　是近年来发展迅速的危重症救治新技术。对于病情极重的呼吸衰竭患者,如重症 ARDS、重症肺炎、大面积肺栓塞、重症支气管哮喘等,常规辅助通气难以维持满意的通气和氧合状态;或已合并严重机械通气并发症(如气压伤和呼吸机相关肺部感染)和其他并发症(如心功能不全、休克等)者,有条件的医院可考虑选择 ECMO,以部分替代肺功能,最大限度地降低呼吸机支持水平,预防和减少呼吸机相关肺损伤的发生,为原发病的治疗争取时间。

要点框 4-2-1　ARF 应用呼吸机辅助通气的适应证

1. 明显呼吸困难,保守治疗效果不佳。
2. 呼吸次数较正常明显减少。
3. 呼吸极微弱,听诊全肺呼吸音减弱。
4. 严重的中枢性呼吸衰竭,频繁或长达 20 s 以上的呼吸暂停。
5. 虽经充分氧疗亦难于缓解的发绀。
6. 呼吸衰竭急速恶化,如对外界反应差,或发生严重意识障碍。
7. 严重抽搐影响呼吸。
8. 虽非呼吸系统疾病,但需要维持良好的呼吸功能以保证氧供应和通气者,如心源性肺水肿、极危重的代谢性酸中毒。

要点框 4-2-2　ARF 应用呼吸机辅助通气的相对禁忌证

1. 未经减压及引流的张力性气胸,纵隔气肿。
2. 中等量以上的咯血。
3. 重度肺囊肿或肺大疱。
4. 低血容量性休克未补充血容量之前。
5. 急性心肌梗死伴有心功能不全者。

课后练习题

1. 简述 ARF 的血气分析诊断标准与分型。

2. 根据临床表现和血气分析结果如何对 ARF 进行分度？

3. 简述急性呼吸衰竭的常见病因。

4. 简述 ARF 应用呼吸机辅助通气的适应证。

（杨　毅）

数字课程学习

↓ 教学 PPT　　　✎ 自测题

第三章

急性呼吸窘迫综合征

目的要求

掌握:急性呼吸窘迫综合征的概念与诊断标准。

熟悉:急性呼吸窘迫综合征的常见病因与临床表现。

了解:急性呼吸窘迫综合征的治疗原则与处理方法。

急性呼吸窘迫综合征(acute respiratory distress syndrome, ARDS)是发生于严重感染、休克、创伤及烧伤等疾病过程中,由于肺毛细血管内皮细胞和肺泡上皮细胞损伤引起弥漫性肺间质及肺泡水肿,并导致以进行性低氧血症、呼吸窘迫为特征的临床综合征。X 线胸片呈现斑片状阴影为其影像学特征,肺容积减少、肺顺应性降低和严重的通气/血流比例失调为其病理生理特征。目前临床尚缺乏十分有效的救治手段。

【病因】

多种病因可导致急性呼吸窘迫综合征(ARDS)。根据肺损伤的机制,可将 ARDS 的病因分为直接肺损伤因素和间接肺损伤因素。

1. 直接肺损伤因素 ①严重肺部感染,包括细菌、真菌、病毒感染等;②误吸,包括胃内容物、烟雾及毒气等误吸;③肺挫伤;④淹溺;⑤肺栓塞,包括脂肪、羊水、血栓栓塞等;⑥放射性肺损伤;⑦氧中毒等。

2. 间接肺损伤因素 ①严重感染及感染性休克;②严重非肺部创伤;③急性重症胰腺炎;④体外循环;⑤大量输血;⑥大面积烧伤;⑦弥散性血管内凝血;⑧神经源性(见于脑干或下丘脑)损伤等。

【临床表现】

(一)起病

ARDS 的临床表现多在各种原发病过程中逐渐出现、发生隐匿;严重创伤、手术、休克等并发 ARDS 时多呈急性起病,症状大多在原发病后 24 ~ 48 h 出现,但也有在数小时内或较长潜伏期(5 ~ 7 天)后起病者。部分患者可伴有发热、咳嗽、咳痰等肺部感染的表现。

(二)症状与体征

1. 急性呼吸困难和窘迫 是 ARDS 最主要和最具有特征性的临床表现之一,呼吸频率为 25 ~ 30 次/min,甚至可达 30 次/min 以上;呼吸困难逐渐加重,临床表现为呼吸窘迫。

2. 缺氧和发绀 为 ARDS 的又一特征性表现,出现口唇、甲床乃至全身性发绀,大汗。即使不断提高常规吸入氧浓度也难以纠正缺氧状态,又称顽固性低氧血症。

3. 神志变化 随着 ARDS 病情发展,患者可有烦躁、焦虑不安、谵妄甚至昏迷。

4. 肺部体征 早期除呼吸频率增快外无其他明显呼吸系统体征。随着病情恶化出现明显的呼吸窘迫,听诊呼吸音减弱或粗糙,可闻及不同程度的干、湿啰音或哮鸣音,部分患者可伴有肺实变或胸腔积液的体征。

【辅助检查】

（一）动脉血气分析

动脉血气分析是 ARDS 诊断和监测的常用指标，PaO_2 降低是常见改变，可伴有 $PaCO_2$ 降低或升高。当有发病原因存在，且 $PaO_2 < 8.0\ kPa(60\ mmHg)$ 或有进行性下降趋势时，即应警惕发生早期 ARDS 的可能。

另外，根据动脉血气分析可以计算出呼吸指数（respiratory index，RI）、氧合指数（PaO_2/FiO_2）等指标，对 ARDS 临床诊断和病情评估具有重要意义。

（二）影像学检查

1. X 线胸片　早期缺乏特异性改变，常显示肺野清晰或仅有肺纹理增多、模糊，提示血管周围液体聚集。进展期表现为两肺间质广泛浸润影，呈毛玻璃样改变，可伴胸膜反应、积液及肺不张。持续加重期则表现为大片融合的浸润性阴影，呈现为"白肺"样改变。

2. 肺部 CT　尤其是高分辨 CT 检查有助于早期发现 ARDS，并明确其病变范围，对评估病变进展情况有重要作用，有助于对疗效的判断，同时对行机械通气治疗者可及早发现气压伤。

（三）肺毛细血管楔压

PCWP 是 ARDS 与心源性肺水肿鉴别诊断较为重要的监测指标，若 $PCWP \leqslant 1.6\ kPa(12\ mmHg)$ 同时伴有肺水肿的改变，一般多提示为 ARDS；若 $PCWP > 2.4\ kPa(18\ mmHg)$ 则见于心源性肺水肿，并可排除 ARDS。

【诊断与鉴别诊断】

（一）诊断

临床诊断需要依据病史与起病的原因或诱因、危险因素、临床表现、血气分析、影像学变化等相关指标进行综合判断。目前 ARDS 的诊断主要参照柏林诊断标准（表 4-3-1），主要诊断依据为：①具有引发 ARDS 的原发病，急性起病；②病程中出现呼吸窘迫、频速与发绀，以及常规吸氧方法难以纠正的缺氧；③ X 线或 CT 扫描显示双肺边缘模糊的斑片状或片状阴影；④氧合指数：$100\ mmHg \leqslant PaO_2/FiO_2 \leqslant 300\ mmHg$；⑤ $PCWP < 2.4\ kPa(18\ mmHg)$ 或临床能除外心源性肺水肿。

表 4-3-1　ARDS 柏林诊断标准

指标	内容
起病时间	一周内新出现的气促或呼吸窘迫或上述症状明显加重
胸部影像	双肺出现斑片状模糊影，且不能用胸腔积液、肺部结节或肺不张完全解释
肺水肿	不能完全用容量超负荷或心力衰竭解释的肺水肿
氧合指数（OI）	
轻度	$200\ mmHg < OI \leqslant 300\ mmHg$，且呼气末正压（PEEP）或持续气道正压（CPAP）$\geqslant 5\ cmH_2O$
中度	$100\ mmHg < OI \leqslant 200\ mmHg$，且 $PEEP \geqslant 5\ cmH_2O$
重度	$OI \leqslant 100\ mmHg$，且 $PEEP \geqslant 5\ cmH_2O$

（二）鉴别诊断

1. 心源性肺水肿　与 ARDS 临床表现极其相似，但心源性肺水肿一般多合并基础心脏病，或存在短期内明显增加心脏前后负荷的病（诱）因。心源性肺水肿早期呼吸困难与体位密切相关，典型者常咳粉红色泡沫样痰，经过强心、利尿、吸氧、扩血管等措施治疗，症状可以缓解。必要时也可以采用床旁心脏超声、血流动力学等检测手段加以鉴别。

2. 急性间质性肺炎　大多数患者发病突然，起病初期常有发热、干咳等呼吸道感染表现，随病情进展出现胸闷、乏力、进行性加重性呼吸困难,伴有发绀、喘鸣、双肺底可闻及散在的爆裂音。由于起病急骤、呼吸窘迫、发绀等临床表现需与 ARDS 相鉴别,影像学上牵拉性支气管扩张征象对急性间质性肺炎诊断具有较强的提示意义。

【抢救与治疗措施】

ARDS 目前尚无特效的治疗方法,努力改善氧合状态,积极纠正低氧血症,防止病情向多器官功能障碍进展,为后续原发病治疗赢得宝贵时间是救治的主要目标。

(一)控制、治疗原发病

及时、有效控制原发病是预防和治疗 ARDS 的重要措施之一,包括抗感染治疗、积极处理创伤、合理输液及输血、积极抗休克、改善微循环等治疗。

调控机体的炎症反应是 ARDS 病因治疗的关键。机体过度的炎症反应是导致 ARDS 的根本原因,调控机体的炎症反应不但是 ARDS 病因治疗的重要手段,也可能是控制 ARDS、降低病死率的关键。虽然在动物实验中,应用单克隆抗体或拮抗剂中和肿瘤坏死因子(TNF)、白细胞介素(IL)-1 和 IL-8 等细胞因子可明显减轻肺损伤,但多数临床试验获得阴性结果。虽然在调控机体炎症反应方面尚未取得突破性进展,但调控炎症反应仍然是控制 ARDS 发展的必经之路,对调控机体炎症反应进行更深入研究显得非常必要。

(二)呼吸支持治疗

氧疗是纠正 ARDS 患者低氧血症的基本手段,但 ARDS 患者的低氧血症严重,大多数患者一旦明确诊断,常规的氧疗常难以奏效,机械通气仍是最主要的呼吸支持的手段。

高流量氧疗和无创机械通气可以避免气管插管和气管切开引起的并发症,近年来得到广泛应用。对于轻中度 ARDS 患者,当患者神志清楚、血流动力学基本稳定,在严密监测下可以尝试高流量氧疗或无创机械通气治疗。预计病情能够短期缓解的早期 ARDS 的患者,或合并有免疫功能低下的 ARDS 患者,早期可首先试用高流量氧疗或无创机械通气治疗。需要注意的是,当 ARDS 患者存在休克、严重低氧血症和代谢性酸中毒时,常预示高流量氧疗或无创机械通气治疗失败。因此,高流量氧疗或无创机械通气治疗期间需要严密监测,观察 1~2 h 后病情不能缓解,迅速转为有创通气,并给予保护性肺通气策略。

(三)药物治疗

1. 糖皮质激素 在治疗 ARDS 中应用糖皮质激素,临床一直存在着分歧性意见。但鉴于早期或小剂量激素治疗能够降低 ARDS 病死率和改善患者氧合状态,故目前仍被临床广泛使用。目前常用药物有:①氢化可的松,200~300 mg/d;②甲泼尼龙,1 mg/(kg·d)。

2. 肺泡表面活性物质 ARDS 时肺顺应性下降,肺泡表面活性物质(pulmonary surfactant,PS)功能减弱,补充 PS 理论上应有效。但 ARDS 患者呼吸衰竭并不单纯是因为缺乏 PS,且 PS 异常仅是诸多因素导致进行性肺泡损伤的原因之一。因此 PS 替代治疗并不能改变 ARDS 患者的病程,但通过改变 PS 的性质(如应用天然提取物、从支气管肺泡灌洗液或羊水中提取)和给药途径(如经支气管灌洗给药)、增大给药剂量等方法亦可改善患者的氧合。

3. 一氧化氮 吸入一氧化氮(nitric oxide,NO)可选择性地扩张通气区域的肺血管,使肺血流重新分布,可增大通气区域的血流量,改善通气/血流比值,进而提高动脉氧分压。但研究表明吸入 NO 虽能改善通气/血流比值,但不能降低重症 ARDS 患者的病死率,仅在经一般治疗无效的严重低氧血症时考虑应用。

(四)液体管理

肺水肿程度与 ARDS 预后密切相关,控制液体入量,迅速解除肺水肿是 ARDS 治疗的重要措施之一。在维持循环稳定、保证器官灌注的前提下,可采用限制性液体管理策略,应适当限制输液量和严格控制输液速度。对于液体管理时晶体、胶体的选择目前尚无定论。一般早期以输入晶体液为主,当肺内水肿阴影开始消退时,对存在低蛋白血症的患者,可以适当补充胶体液,用来提高血浆胶体渗透压,促进肺间质的液体加速回收。在补充白蛋白的基础上联合应用利尿剂,有助于实现液体负平衡,改善氧合状态。

（五）营养支持

ARDS 时由于机体处于反应性应激和高代谢状态，能量与蛋白质消耗明显增加，加上原发病修复的需求和救治过程中不断消耗，以及自我补充来源不足，因此，合理地给予营养支持是必要的治疗手段之一。

（六）加强监护与防治并发症

ARDS 的抢救过程中常需大量的监测或辅助治疗仪器、设施，需要有专人护理、观察，良好的医护配合是防止并发症、降低 ARDS 病死率不容忽视的环节。

课后练习题

1. 简述 ARDS 的常见病因。
2. 简述 ARDS 的主要诊断标准。
3. 简述 ARDS 抢救与治疗措施的主要原则。

（杨　毅）

数字课程学习

📥教学 PPT　　　📝自测题

第四章 急性心力衰竭

急性心力衰竭(简称急性心衰,acute heart failure,AHF)是指突发因素导致心脏泵功能严重超负荷或代偿失调,致使心排血量急剧下降,组织器官发生以急性淤血或(和)灌注不足为主要特征的临床综合征。急性心衰可以是突然起病,以心腔内充盈压急剧增加或(和)心肌功能急性紊乱为主;也可以是在原有慢性心衰基础上的急性加重,以充血和液体负荷过重为主,常在器质性心脏病基础上发生发展。根据心脏受累部位不同可分为急性左心衰竭和急性右心衰竭,临床上以急性左心衰竭最为常见,典型患者以急性肺水肿为主要表现。

急性右心衰竭在临床上较少见,一般临床提及的"急性心衰"常特指"急性左心衰竭"。急性左心衰竭又涵盖了急性左心房功能衰竭和急性左心室功能衰竭两个不同的概念,如无特殊强调,一般就是特指急性左心室功能衰竭。

【病因与诱因】

(一)病因

1. 慢性器质性心脏病　急性心衰多数与器质性心脏病密切相关,无论先天性还是后天性器质性心脏病都可以是急性心衰的基本原因。

2. 急性心肌坏死与损伤　临床上主要以急性心肌梗死、多种原因所致的急性重症心肌炎或心肌病最常见,另外也可见于药物、毒物、理化因素,或休克、急性呼吸衰竭、某些非心脏疾病等所致的急性心肌损伤。

3. 急性血流动力学障碍　任何引起心脏负荷突发加重,或在某些诱因下使原有心脏病异常血流加重的因素都可能引发急性心衰。常见因素见表4-4-1。

表 4-4-1　不同心脏病与血流动力学障碍类型

血流动力学障碍类型	临床常见的心脏病
心脏阻力负荷过度	急进型高血压、高血压危象、子痫等
心脏容量负荷过度	甲状腺功能亢进症、心脏急性乳头肌功能不全或腱索断裂、急性瓣膜穿孔或室间隔穿孔、主动脉窦瘤破裂
心室舒张受限	急性大量心包积液或积血、急性心脏压塞及快速的异位心律等

（二）诱发因素

急性心衰大多是由一个或多个诱因所致,如感染,尤其是肺部感染,是急性心衰最常见的诱因,其他有严重心律失常、未控制的高血压、心衰患者不恰当地调整或停用药物及静脉输入液体过多过快等。急性心衰常见诱因见要点框 4-4-1,而控制诱因常是治疗的首要措施之一。

【临床表现】

急性心力衰竭临床表现以肺淤血 / 肺水肿、体循环淤血及低心排血量和组织器官低灌注为特征,严重者并发急性呼吸衰竭、心源性休克。

（一）症状

1. 早期征兆　心功能正常或处于代偿状态者出现原因不明的疲乏感或运动耐力明显降低。

2. 呼吸困难　非肺源性急性呼吸困难发作是急性左心衰竭的常见症状之一,也是判定病情严重程度的重要依据。依表现形式和程度不同可分为劳力性呼吸困难、阵发性夜间呼吸困难和端坐呼吸。

3. 咳嗽与咯血　突然出现的无其他原因可解释的剧烈频繁的咳嗽,尤其在活动或平卧时明显,而稍作休息或坐起后症状可有所缓解;早期多为干咳,或伴有不同程度喘息,后期伴有白色泡沫样痰。

4. 急性肺水肿　是急性左心衰竭最典型的临床表现。主要表现为突发性气急或窒息感、烦躁不安、面色苍白、口唇发绀、大汗淋漓,呈端坐呼吸姿态;频繁阵咳,常常咳出或自发性从鼻腔、口腔涌出大量白色或粉红色泡沫样痰,严重者发生咯血。

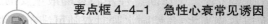

要点框 4-4-1　急性心衰常见诱因

1. 慢性心衰药物治疗缺乏依从性。
2. 心脏容量超负荷。
3. 严重感染,尤其肺炎和菌血症。
4. 严重颅脑损害或剧烈的精神心理紧张与波动。
5. 大手术。
6. 肾功能减退。
7. 急性心律失常,尤其为突发性的快速型心律失常。
8. 支气管哮喘发作。
9. 肺栓塞。
10. 甲状腺功能亢进危象、严重贫血等所致高心排血量综合征。
11. 应用负性肌力药物。
12. 应用非甾体抗炎药。
13. 急性心肌缺血。
14. 老年性急性心脏舒张功能减退。
15. 吸毒。
16. 酗酒。
17. 嗜铬细胞瘤危象。
18. 剧烈体力活动或分娩。

5. 心源性晕厥　又称为阿 – 斯综合征（Adams-Stokes syndrome）,主要表现为类似癫痫大发作样抽搐、呼吸暂停,甚至意识丧失,颜面、口唇、四肢末端明显发绀。发作一般持续数秒钟,经积极处理意识常能即刻恢复。

6. 心源性休克　是急性左心衰竭的极期表现（临床表现见第三篇第三章心源性休克）,急性心肌梗死为最常见病因,但其他各种器质性心脏损害也可诱发。

7. 心搏骤停　是急性左心衰竭的最严重表现,并可因心搏骤停导致心脏性猝死。

（二）体征

除原有心脏病体征外,典型者多具有以下临床表现。

1. 心率　大多增快,达 100 次 /min 以上。

2. 心律　大多节律规整,也可表现为心律不齐;床旁监测或心电显示,多为窦性心动过速,但也可为各种快速性心律失常,尤其以多发性房性期前收缩、快速型心房颤动、室上性心动过速伴差异性传导最为多见。

3. 舒张期奔马律　心尖部常可闻及舒张期奔马律,这是诊断左心衰竭的重要体征之一。

4. 肺动脉瓣区第二心音亢进　在胸骨左缘第二肋间肺动脉瓣听诊区可闻及第二心音亢进,部分患者可以同时伴有第二心音分裂。

5. 交替脉 脉搏呈现强弱交替性变化,但节律规整,是左心衰竭的重要体征之一。

6. 肺部啰音 是诊断急性左心衰竭最重要的肺部体征。早期以哮鸣音为主,随之肺底可出现细小水泡音,尤以右侧为主;急性肺水肿时双肺可满布湿啰音及哮鸣音,常常掩盖心音。

【实验室及辅助检查】

(一)影像学检查

1. X 线检查与 CT

(1)心脏及大血管影像变化 有助于原发性心血管疾病的诊断。系统性追踪观察心胸比例及心影形态、大小变化,有助于推断治疗效果与病情转归。

(2)肺野的影像学变化

1)急性肺淤血的改变 表现为肺门影增大,肺野模糊、纹理增粗;直立正位片可见到肺上叶静脉扩张,下叶变细,与正常人肺静脉上细下粗的影像学呈相反的表现(图 4-4-1a)。

2)间质性肺水肿 ①肺野透明度减低,肺纹理模糊,呈现云雾状阴影(图 4-4-1b);②肺门模糊增大;③肋膈角区常见 Kerley 线(图 4-4-1c);④上肺野或肺野中央区可出现直而无分支的斜向肺门的细线,即 Kerley A 线,但较为少见。

3)肺泡性肺水肿 可见自肺门向肺野呈放射状分布的大片云雾样阴影,典型者多呈蝶翼状(图 4-4-1d);也可为小片状及(或)大小不一、结节状的边缘模糊阴影,常广泛分布于两肺野,尤以内、中带为多见;或双肺野同时呈现均匀一致的模糊状阴影。

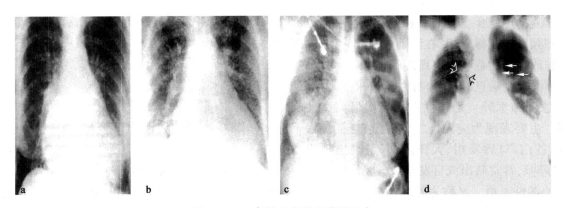

图 4-4-1 急性心衰的影像学改变

2. 超声心动图及肺部超声

(1)左心室射血分数(LVEF) 正常状态下 LVEF > 50%,左心室收缩功能不全时 LVEF 下降,< 50%;左心室舒张功能不全时,E 峰下降,A 峰升高,E/A 比值下降,< 1.2。

(2)彗尾征 肺水增多时超声心动图检测可见到 B 线增多,彗尾征是由增多的 B 线组成。彗尾征出现和彗尾的数量与肺间质水肿有明显的相关性,而且超声心动图检测到的彗尾的数量与由脉搏指示持续心排血量监测(PICCO)测得的肺动脉楔压呈正相关。一般情况下单独检测到的 B 线(图 4-4-2a)可见于正常人,也无病理意义;B 线越稀少(图 4-4-2b),表示肺水越少,B 线越密集(图 4-4-2c),表示肺水越多。

(二)心电图检查

心电图不能直接作为判定急性心衰的依据,但对鉴别各种心律失常,提示心肌缺血、损伤,或判断电解质紊乱等有重要意义。

(三)动脉血气分析

连续监测动脉血气有利于判断病情变化、观察治疗效果。

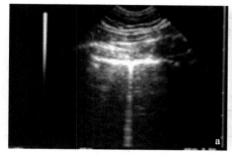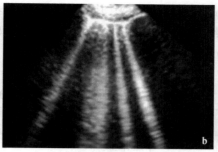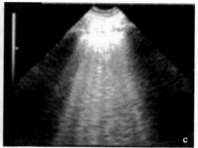

图 4-4-2　急性心衰肺水肿时的彗尾征

（四）心衰标志物测定

血浆 B 型钠尿肽（B-type natriuretic peptides，BNP）或 N 末端 B 型钠尿肽前体（NT-proBNP）有助于鉴别心源性和非心源性呼吸困难，是临床诊断急性心衰的良好生物学标志物。① BNP < 100 ng/L 或 NT-proBNP < 300 ng/L，提示心衰可能性很小；② BNP > 400 ng/L 或 NT-proBNP > 1500 ng/L，则提示心衰的可能性较大；③如果在给予合理的治疗后 BNP/NT-proBNP 水平下降幅度 > 30%，提示治疗有效；④如治疗后水平下降未达标，甚至继续明显增高则提示治疗效果不佳。但须注意的是临床诊断不应单纯依赖 BNP/NT-proBNP 的检测结果，而是应结合临床所有资料进行综合评估。

（五）血流动力学监测

血流动力学监测有助于急性左心衰竭的早期发现和治疗指导，常用的指标：①心排血量（CO）或心脏指数（CI），是反映心功能的主要指标。②射血分数（EF），是反映心功能的常用指标。③肺动脉楔压（PAWP），可以间接反映左心室舒张末压（LVEDP），是间接反映左心功能的一项重要指标，正常值为 0.8～1.6 kPa（6～12 mmHg），高于 2.4 kPa（18 mmHg）多提示肺充血，高于 4.0 kPa（30 mmHg）则提示肺水肿。④中心静脉压（CVP），是间接反映右心房压和右心室舒张末压（RVEDP）的重要指标。相关内容见第九篇第一章第二节血流动力学监测。

（六）左心室功能检查

目前临床可应用手段较多，包括左心导管、漂浮导管等有创性检查方法，以及放射性核素扫描、超声心动图和收缩时间间期测定等无创性检查。

【诊断与鉴别诊断】

（一）诊断

依据典型临床表现一般诊断多不困难，应根据基础心血管疾病、诱因、临床表现（病史、症状和体征）及各种检查（心电图、胸片、超声心动图、钠尿肽）作出急性心衰的诊断，并评估严重程度、分型和预后。

（二）严重程度分级

心衰严重程度分级方法主要有 Forrester 法和临床程度分级两种。

1. Forrester 法　适用于急性心肌梗死或其他原因所致的急性心衰。由于此种分级方法需要依据血流动力学指标，故应用受到一定限制，仅适用于 ICU、CCU 病房，或有血流动力学监测条件的特殊病房和手术室（表 4-4-2）。

表 4-4-2　急性左心衰竭的 Forrester 法分级

分级	PCWP（mmHg）	CI[mL/(s·m²)]	组织灌注状态
Ⅰ级	≤18	> 36.7	无肺淤血，无组织灌注不良
Ⅱ级	> 18	> 36.7	有肺淤血
Ⅲ级	< 18	≤36.7	无肺淤血，有组织灌注不良
Ⅳ级	> 18	≤36.7	有肺淤血，有组织灌注不良

2. 临床程度分级 根据 Forrester 法修改而来,其各个级别可以与 Forrester 法一一对应,由此可以推测患者的血流动力学状态;由于分级的标准主要根据末梢循环的望诊观察和肺部听诊,故适合用于急、门诊或无监测条件的病房(表 4-4-3)。

表 4-4-3 急性左心衰竭的临床程度分级

分级	皮肤状态	肺部啰音
Ⅰ级	干燥、温暖	无
Ⅱ级	潮湿、温暖	有
Ⅲ级	干燥、凉冷	无/有
Ⅳ级	潮湿、凉冷	有

3. 临床分型 Stevenson 等提出了对急性心衰患者进行分型的方法,以淤血症状/体征和外周灌注进行初步临床评估。根据患者的液体负荷描述为"湿"或"干",根据对灌注状态的评估描述为"冷"或"暖",确定了暖湿、暖干、冷干、冷湿四种类型。详见图 4-4-3。

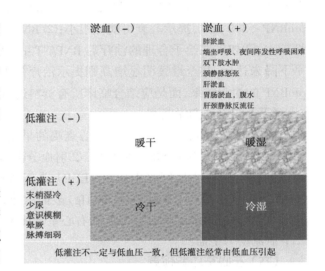

图 4-4-3 急性心力衰竭分型

（三）鉴别诊断

急性肺水肿导致的心源性哮喘常需要与支气管哮喘、喘息性支气管炎急性发作(表 4-4-4)、急性呼吸窘迫综合征(ARDS)(表 4-4-5)、自发性气胸、急性心包积液、急性大量胸腔积液、肺羊水栓塞、急性肺栓塞等引发呼吸困难的疾病相鉴别。

表 4-4-4 常见哮喘的鉴别

鉴别点	心源性哮喘	支气管哮喘	喘息性支气管炎急性发作
病史	多有高血压或心脏病病史	多有家族史或个人过敏史	多有慢性支气管炎病史
发病季节	无明显影响	春夏之交或秋季	冬春季节
发病年龄	中老年多见	年轻人多见	老年多见,发病年龄轻者幼年有患病史
症状特点			
诱因	多于活动、激动或平卧时发生	多与接触过敏物质相关	多与感染有关
痰的性状	白色泡沫痰或粉红色泡沫痰	可有白色泡沫痰或白色黏痰	黄色黏痰为主
喘息	多为阵发性	可为阵发性或持续性	多为咳嗽伴喘息
肺内啰音	两肺布满哮鸣音或水泡音	以高调的哮鸣音为主	散在性分布的干、湿啰音
治疗效果	强心、利尿、扩血管治疗有效	抗过敏、解痉治疗有效	抗感染、解痉治疗有效

表 4-4-5 急性左心衰竭与 ARDS 的鉴别

鉴别点	急性左心衰竭	ARDS
原发病	心血管疾病	无
诱因	以感染或容量负荷过重多见	外伤、手术,大量输血、输液
呼吸困难	突然发生或加重	逐渐加重
氧疗	酒精滤过吸氧,症状可有缓解	除机械通气外的一般氧疗无效
血氧分析	早期变化不大	明显低氧血症
肺水肿液测定	蛋白 / 血浆蛋白 < 0.5	蛋白 / 血浆蛋白 > 0.7
放射线特征	两肺内阴影广泛分布,以内带多见,可见 Kerley 线	两肺内阴影呈区域性、重力性分布,以中下肺野、肺外带居多
治疗方式	强心、利尿、扩血管治疗	大量糖皮质激素或人工呼吸机正压通气治疗

【抢救与治疗措施】

(一)治疗目标

①及时控制基础病因、迅速纠正诱因,预防血栓栓塞;②缓解各种严重症状,积极纠正低氧血症和呼吸困难,控制肺水肿、改善呼吸道痉挛;③积极处理各种影响血流动力学的因素,稳定及改善血流动力学状态,维持收缩压≥90 mmHg,确保 MAP≥65 mmHg;④纠正水、电解质紊乱和维持酸碱平衡;⑤维护重要脏器灌注和功能;⑥降低死亡风险,改善近期和远期预后。

(二)常规性紧急处理措施

1. 一般性紧急处理

(1)体位 立即采取坐位或半卧位,双腿下垂体位,以减少回心血量。若患者出现组织器官低灌注表现,应取平卧位或休克卧位,并注意保暖。

(2)吸氧及呼吸机使用 ①鼻导管吸氧:一般常用流量为 4~6 L/min,必要时可达 6 L/min 以上。②面罩吸氧:吸氧流量同鼻导管吸氧法,适用于伴呼吸性碱中毒的患者。③常规氧疗效果不满意或呼吸频率 > 25 次 /min、SpO_2 < 90% 的患者除外禁忌证应尽早使用无创正压通气(non-invasive positive pressure ventilation,NIPPV)。④经积极治疗后病情仍继续恶化(意识障碍、呼吸节律异常、呼吸频率 > 35 次 /min 或 < 8 次 /min、自主呼吸微弱或消失、$PaCO_2$ 进行性升高或 pH 动态性下降),不能耐受 NIPPV 或是存在 NIPPV 治疗禁忌证者,应气管插管,行有创机械通气(invasive positive pressure ventilation,IPPV)。IPPV 不仅能改善和纠正缺氧,还能减少毛细血管渗出和降低静脉回心血量,有利于改善通气、提高血氧分压和阻止呼气时相肺泡萎陷。应注意的问题是当肺泡压力过高时可能会影响右心室功能。

2. 镇静剂

(1)地西泮 适用于精神过度紧张或烦躁不安者,在没有用药禁忌的情况下,可以每次 5~10 mg 静脉注射,推注过程中应注意患者的心率、血压变化。

(2)吗啡 适用于急性肺水肿伴明显精神症状和严重呼吸困难者,但对伴有低血压或休克、昏迷、支气管哮喘、呼吸抑制、严重肺部疾患和老龄患者应慎用或禁用。使用方法:① 2.5~5 mg,静脉注射,推注时间以不短于 3 min 为宜,必要时可间隔 15 min 重复使用;② 5~10 mg,皮下注射。

(3)哌替啶(度冷丁) 适用于吗啡有禁忌或不能耐受者,常用方法:① 50~100 mg,肌内注射。② 25% 葡萄糖溶液 20 mL 加入 50 mg 哌替啶,静脉注射。

3. 利尿剂 适用于血压不低的急性肺水肿者。袢利尿剂作为治疗 AHF 的一线药物,多首选静脉注射。常用方法:呋塞米(速尿)一般首剂量为 20~40 mg,也可用布美他尼(丁尿胺)1~2 mg 或托拉塞米 10 mg。

临床应用利尿剂需注意的问题见要点框4-4-2。

4. 血管扩张药　适用于急性心力衰竭早期阶段,通过不同机制引起动脉和(或)静脉扩张,降低体、肺循环血管阻力,减轻心脏前后负荷,增加心排血量,减轻肺淤血,改善心功能,提高患者存活率。收缩压水平是评估此类药是否适宜采用的重要指标,收缩压>110 mmHg的急性心衰患者(原无高血压病),一般可以安全使用;若收缩压在90~110 mmHg之间应谨慎使用;而收缩压<90 mmHg者禁忌使用。

要点框4-4-2　应用利尿剂需注意的问题

1. 对用药前已有低血钾或反复给药者,注意监测电解质,并及时给予相应的补充。

2. 低血压或伴休克者禁用。

3. 糖尿病、氮质血症、高尿酸血症者不宜使用或慎用。

4. 急性心肌梗死或主动脉瓣狭窄引起的肺水肿应慎用。

常用药物:①硝酸甘油(nitroglycerin):0.3~0.6 mg舌下含服,必要时可重复使用,每次间隔5~10 min;或采用微量泵输注,从10~20 μg/min开始;以后每5 min递增5~10 μg/min,直至心衰的症状缓解或收缩压降至110 mmHg左右;或5~25 mg加入5%葡萄糖溶液250~500 mL内静脉滴注,开始剂量为0.3~0.6 μg/(kg·min),以后可酌情增加到0.5~0.8 μg/(kg·min)。主要扩张静脉血管为主,减少回心血量、降低心脏前负荷,特别适用于冠心病所致急性心衰。②硝酸异山梨醇酯(消心痛,isordil):作用与硝酸甘油相似,20~30 mg加入5%葡萄糖溶液500 mL内静脉滴注,或静脉滴注剂量1 mg/h,根据症状体征可以增加到不超过10 mg/h。病情稳定后逐步减量至停用,突然终止用药可能会出现反跳现象。严重心动过缓(<40次/min)或心动过速(>120次/min)患者也不宜使用硝酸酯类药物。③硝普钠(sodium nitroprusside):常用剂量3 μg/(kg·min),通常以0.5 μg/(kg·min)开始,根据治疗反应以0.5 μg/(kg·min)递增,逐渐调整,直至症状缓解、收缩压由原水平下降30 mmHg或血压降至110 mmHg左右为止。停药应逐渐减量,以免反跳。通常疗程不超过72 h,长期用药可引起氰化物和硫氰酸盐中毒,合并肾功能不全患者尤其谨慎。静脉输注时需避光。适用于严重高血压、严重二尖瓣或主动脉瓣关闭不全所致的急性肺水肿,以及经硝酸酯类药物治疗效果不佳者。④重组人脑钠肽(rhBNP,奈西立肽):本药主要通过扩张静脉、动脉(包括冠状动脉)的作用,降低心脏前、后负荷,同时具有明显的排钠利尿、降低去甲肾上腺素和醛固酮水平等多重作用机制,并非是单纯的血管扩张剂。常见不良反应主要为低血压。给药方法:1.5~2 μg/kg负荷剂量缓慢静脉注射,继以0.0075~0.01 μg/(kg·min)持续静脉滴注,最大可调整至0.015~0.02 μg/(kg·min);一般疗程为3天,最长不宜超过7天。

5. 正性肌力药物　增强心肌的收缩力,增加心排血量,降低左心室容量负荷,减轻室壁张力,从而改善心功能状态,仍是治疗心衰的重要方法。特别适用于低心排血量综合征,以及血压较低、使用血管扩张药物及利尿剂不耐受或疗效不佳者。

(1)洋地黄类药　是唯一既有正性肌力作用又有负性传导作用的药物,对于射血分数降低的心衰(HFrEF)特别是伴房颤快速心室率(>110次/min)的AHF患者多是首选。可选用毛花苷C(西地兰)0.2~0.4 mg缓慢静注;必要时2~4 h后再给0.2~0.4 mg,24 h总量不超过1.0~1.2 mg。用药注意事项见要点框4-4-3。

(2)磷酸二酯酶抑制剂　主要是选择性地抑制降解cAMP的磷酸二酯酶同工酶Ⅲ,使心肌细胞内cAMP含量增加,从而增加心肌收缩力,常见的主要不良反应为低血压及心律失常。常用制剂:

要点框4-4-3　洋地黄类药用药注意事项

1. 用药前应注意询问有否在此次发病前应用洋地黄类药物史、是否正在使用某种药物。

2. 急性心肌梗死发生后24 h内、Ⅱ度以上房室传导阻滞禁用。

3. 老年人伴有严重缺氧、低钾、高钙、休克应慎用或酌情减量。

4. 重度二尖瓣狭窄、梗阻型心肌病、预激综合征者慎用或禁用。

5. 急性心脏压塞者不宜应用。

①米力农:负荷量 25 ~ 75 μg/kg 静脉注射(大于 10 min),维持量 0.375 ~ 0.75 μg/(kg·min)静脉滴注;②氨力农:负荷量 0.5 ~ 0.75 mg/kg 静脉注射(大于 10 min),维持量 5 ~ 10 μg/(kg·min)静脉滴注。

(3)肾上腺素能受体兴奋剂 ①多巴酚丁胺(dobutamine):先以 2 ~ 5 μg/(kg·min)开始静脉滴注并逐渐增至有效剂量,一般多以 5 ~ 10 μg/(kg·min)作为维持量,最大可至 20 μg/(kg·min)。②多巴胺:大剂量[> 5 μg/(kg·min)]适用于急性左心衰竭伴低血压者,由于药效反应个体差异较大,一般应从中小剂量[3 ~ 5 μg/(kg·min)]起始并逐渐增加剂量。③多巴酚丁胺与多巴胺合用:适宜急性心肌梗死所致的泵衰竭,两种药物合用不仅能增加心排血量,提高动脉压,还可以降低肺毛细血管楔压;两者合用给药宜控制在 7.5 μg/(kg·min)静脉滴注,同时根据用药反应进行调整。

(4)左西孟旦 是一种钙增敏剂,通过结合于心肌细胞上的肌钙蛋白 C 促进心肌收缩,还通过介导 ATP 敏感的钾通道而发挥血管舒张作用和轻度抑制磷酸二酯酶的效应。左西孟旦宜在低心排血量或组织低灌注时尽早使用,负荷量 12 μg/kg 静脉注射(> 10 min),继以 0.1 ~ 0.2 μg/(kg·min)滴注,维持用药 24 h;使用过程中出现严重心律失常(如持续性室性心动过速)应停用。

6. 抗凝治疗 心衰患者存在血液高凝状态,易于血栓形成,伴发房颤应接受维生素 K 拮抗剂(华法林)或新型口服抗凝药(non-vitamin K antagonist oral anticoagulant,NOAC)治疗,除非有禁忌证。

7. 其他治疗方法

(1)主动脉内球囊反搏术(IABP) 是一种有效改善心肌灌注同时又降低心肌耗氧量和增加 CO 的治疗手段。主要用于药物治疗难以奏效的急性泵功能衰竭,适应证:①急性心肌梗死或严重心肌缺血并发心源性休克,且不能由药物治疗纠正;②伴血流动力学障碍的严重冠心病(如急性心肌梗死伴机械并发症);③心肌缺血伴顽固性肺水肿。

(2)心室机械辅助装置 此类装置主要包括体外膜肺氧合器(ECMO)、心室辅助泵(Impella,置入式电动左心辅助泵、全人工心脏)等,如果急性心衰经常规药物治疗无改善,且具备一定条件的可采用此种技术。

(3)血液净化治疗 超滤是肾脏替代治疗的一种,超滤治疗可以清除血浆水分,对于治疗 AHF 患者、减轻容量负荷很有效。特别适用于急性心衰伴肺水肿、肾功能障碍、急性药物中毒、电解质紊乱等情况。

(三)临床分型的治疗方案

根据最初的临床表现对 AHF 患者进行分型,并制订适当的管理策略,详见图 4-4-4。

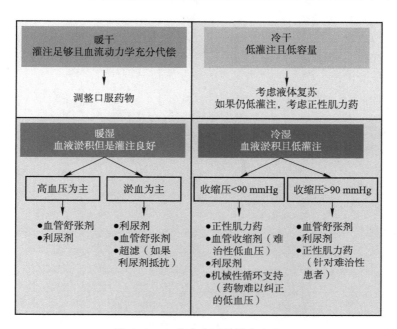

图 4-4-4 临床分型的治疗方案

(四)心源性休克的处理

见第三篇第三章心源性休克。

(五)心搏骤停的抢救

见第二篇第二章心肺复苏术。

(六)消除诱因、积极治疗原发疾病

急性左心衰的病因与诱因复杂且多样化,抢救治疗过程中要针对不同情况给予不同处理,尽量减少非必需的诊断性检查,或在患者临床症状有所改善后再进行。

课后练习题

1. 急性心力衰竭的常见诱因有哪些?
2. 急性左心衰竭的临床表现有哪些?
3. 简述心源性哮喘、支气管哮喘、喘息性支气管炎急性发作的鉴别要点。
4. 急性左心衰竭的严重程度如何分级?
5. 简述急性心力衰竭的治疗目标与处理措施。
6. 简述 BNP 与 NT-proBNP 对急性心衰的判定意义。

(张民伟)

数字课程学习

📥 教学 PPT   ✍ 自测题

第五章　急性肾损伤

急性肾损伤（acute kidney injury,AKI）是在短时间内由多种病因引起肾排泄功能急剧下降、造成全身代谢紊乱与代谢产物堆积的临床综合征。AKI 可发生在原有慢性肾病的基础上，也可发生在原无肾疾病的患者。临床主要特征表现为少尿或无尿，血肌酐和尿素氮进行性升高，水、电解质和酸碱平衡紊乱，严重者可发生多系统或器官并发症。过去临床多采用急性肾衰竭（acute renal failure,ARF）的概念，但近年的研究认识到，AKI 是导致重症患者死亡的独立危险因素，早期积极的干预能够显著降低重症患者的病死率。因此，目前倾向"急性肾损伤"的理念，以达到早期诊断、积极治疗、改善重症患者预后的目的。

【病因】

（一）肾前性 AKI

肾前性 AKI 是指各种病因引起机体有效循环容量不足或心排血量降低，从而导致肾小球灌注压下降而引发的 AKI，早期去除病因肾功能常可得到恢复。常见病因见要点框 4-5-1。

（二）肾性 AKI

肾性 AKI 是指各种肾实质性疾病引起的 AKI，也可因肾前性因素未能及时解除所致。按其病变部位不同可分为四类：肾小管坏死性疾病、肾小球性疾病、肾间质性疾病和肾血管性疾病。其中急性肾小管坏死（acute tubular necrosis,ATN）在肾性 AKI 中最常见，约占 75%。ATN 是指由于多种原因

要点框 4-5-1　肾前性 AKI 常见病因

1. 有效循环容量不足

（1）细胞外液丢失过多，如大量失血、严重脱水、烧伤、高热、大量出汗、呕吐、腹泻、过度利尿、糖尿病酮症酸中毒等。

（2）液体严重摄入不足。

（3）体液在体内重新分布或渗漏到第三间隙，如急性重症胰腺炎、化脓性腹膜炎、低蛋白血症等。

（4）周围血管过度扩张，如脓毒性休克、过敏反应、过量使用降压药。

2. 心排血量降低

（1）充血性心力衰竭。

（2）急性心肌梗死。

（3）严重心律失常。

（4）心脏压塞。

（5）心脏手术后低心排血量综合征。

3. 药物所致肾血流动力学改变　不恰当使用某些药物如非类固醇性抗炎药、肾素－血管紧张素转换酶抑制剂（ACEI）、大剂量去甲肾上腺素等导致肾血流进一步下降。

表 4-5-1 常见肾毒性物质

分类	物　　质
药物	氨基糖苷类抗生素、磺胺类药物、两性霉素、环孢霉素 A 和顺铂、各种含碘的造影剂
生物毒素	蛇毒、蜂毒、鱼胆、毒蕈及细菌内毒素等
化学毒素	重金属类肾毒物(汞、镉、砷、铀、铬、锂、铋、铝和铂等)、工业毒物(氯化物、四氯化碳、甲醇、甲苯、乙烯醇和氯仿等)、杀菌消毒剂(甲酚、甲醛、间苯二酚)、杀虫剂和除草剂

(表 4-5-1)引起的急性肾小管缺血或中毒性损害,进而导致肾功能急剧减退的一组疾病的总称,发生在急诊和 ICU 的 AKI 大多数属于 ATN。

(三)肾后性 AKI

肾后性 AKI 是指急性尿路梗阻造成梗阻上方尿液潴留,甚至发生肾盂积水,进而导致肾小管内压力升高和肾组织损害引起的 AKI。尿路梗阻的常见原因主要有泌尿系结石、肿瘤浸润、前列腺增生性疾病;偶见于白血病及淋巴瘤化疗后,由于尿酸在酸性环境下结晶沉积而造成肾小管内的梗阻。尿路梗阻所致肾功能改变和梗阻部位及梗阻时间有关,及时解除梗阻后肾功能多可迅速恢复,延误治疗可能会引起实质性肾损伤。

除上述病因外,许多因素也有可能增加 AKI 的发生率,临床上称之为危险因素,AKI 的危险因素主要包括高龄,贫血,糖尿病,癌症,慢性心、肾疾病等。需要注意的是,AKI 的发生常常是多种因素综合作用的结果,因此,同一患者可能同时存在多个病因。

【临床表现】

AKI 是一种复杂的临床症候群,早期症状多不明显,甚至可被原发疾病所掩盖,部分患者早期去除危险因素或病因后肾功能可迅速恢复。典型 AKI 按其病程演变可分为少尿期、多尿期、恢复期三个阶段。

(一)少尿期

少尿期通常持续 1~2 周,持续时间和病因、病情严重程度、治疗干预时间密切相关,一般少尿期时间越长预后越差,少尿期超过一个月残余肾功能常难以恢复正常水平。此期临床特征表现为:

1. 尿量减少　是评估 AKI 的一项重要临床指标。凡 24 h 尿量少于 400 mL 或每小时尿量少于 17 mL 称为少尿,24 h 尿量少于 100 mL 称为无尿。此期间由于水钠潴留易发生血压增高、心力衰竭或急性肺水肿。少部分患者也可表现为非少尿型 AKI,每日尿量持续在 400 mL 以上,甚至可以多达 1 000~2 000 mL,并发症相对较少。

2. 进行性氮质血症　无论少尿型还是非少尿型 AKI,其特征性改变为血肌酐和尿素氮进行性升高。此时患者多出现厌食、恶心、呕吐、腹胀、腹泻等消化道症状,甚至可发生上消化道出血;严重者可表现为谵妄、抽搐、意识障碍乃至昏迷等尿毒症脑病表现。查体闻及胸膜摩擦音或心包摩擦音,提示伴发渗出性胸膜炎或渗出性心包炎,是病情危重的表现。

3. 电解质紊乱　主要表现为:①高钾血症:多由于钾排出减少,或酸中毒后细胞内钾转移至细胞外,或细胞破坏后细胞内钾释放所致。临床主要表现为手足麻木、肌肉酸痛、反射减弱,可出现心率减慢、心律失常、心室颤动甚至心搏骤停。②低钠血症:主要为体内水过多而引起的稀释性低血钠,同时也可能由于呕吐、腹泻等多因素造成钠丢失过多。③低钙血症:由于 $1,25-(OH)_2D_3$ 的生成减少和磷的排泄减少,导致肠道吸收的钙减少,常出现低钙性抽搐。④其他电解质紊乱:还可能出现低氯、高镁、高磷等电解质紊乱,并伴相应临床症状。

4. 代谢性酸中毒　由于酸性代谢产物排出障碍所致,严重时临床表现为呼吸深大、恶心、呕吐、面色发红、脉搏细速、甚至昏迷。

5. 其他　感染是 AKI 常见的并发症,特别以肺内感染为多发,同时易导致多器官功能障碍或衰竭。

(二)多尿期

进行性尿量增多是肾功能开始恢复的标志,初期每日尿量开始超过 400 mL,当达到 2 500 mL/d 时则称为多尿,是进入多尿期的重要标志。多尿期是少尿期的延续,仍然以氮质血症和电解质紊乱等表现为主。进入此期后尿量逐渐可达 3 000~5 000 mL/d,甚至可能达到 10 L/d;同时血肌酐和尿素氮也逐渐开始下降,但下降水平可能与尿量增多不平行,略显滞后。此期一般可持续 1~3 周,由于大量排尿临床容易发生低钾、低钠血症及脱水的表现。

(三)恢复期

由于 AKI 发生的原因不同、肾损伤的程度不同,以及有无严重并发症等因素,其恢复时间在临床上可能存在较大差异。然而,大部分患者随着肾功能不断改善,原有的氮质血症症状逐渐消失,并且每日尿量恢复到正常水平。但也有少数患者因肾损害严重而致慢性肾衰竭。

【辅助检查】

1. 尿常规　是 AKI 最常见的检查项目,由于原发病不同尿液检查结果也不尽相同。主要特征表现为血尿、蛋白尿、管型尿,尿比重降低,但随病情好转大多数均可恢复。

2. 血常规　AKI 很少伴有贫血,如有明显贫血应注意是否为引发 AKI 的原发病所致或是否为慢性肾病基础上的急性发作。

3. 血生化　①血肌酐和尿素氮:随病情进展进行性升高是诊断 AKI 的重要依据,但随恢复期尿量增加逐渐开始下降。②电解质:K^+、Na^+、Ca^{2+}、Cl^- 等离子在病情发生发展过程中易发生明显紊乱,特别是血清 K^+ 变化明显时对病情影响较大。③ pH 与 HCO_3^-:常降低。

4. 影像学检查　肾超声或 CT 有助于了解肾形态、皮质受损程度,有无尿路结石、梗阻或肿瘤。

【诊断与鉴别诊断】

(一)诊断

根据:①存在原发病因及导致 AKI 的高危因素;②临床上突然出现进行性少尿、无尿及氮质血症症状;③实验室检查显示血肌酐、尿素氮进行性升高,一般不难作出急性肾损伤的临床诊断。2012 年改善全球肾脏病预后组织(KDIGO)提出的 AKI 临床实践指南提供了明确的量化标准,将 AKI 的诊断标准定义为:在 48 h 内血肌酐上升≥26.5 μmol/L(≥0.3 mg/dL),或在 7 天内血肌酐升至≥1.5 倍基线值水平,或连续 6 h 尿量＜0.5 mL/(kg·h)。

(二)临床分级

肾功能轻度损伤即可导致 AKI 病死率增加,若能在肾小球滤过率(GFR)尚正常的阶段进行识别,将有利于及早干预性治疗。KDIGO 制定的 AKI 临床实践指南依据血肌酐和尿量将 AKI 分为 3 期(表 4-5-2),采用此分级标准可以对患者疾病的严重程度进行准确的评估,并依据疾病的临床分级采用不同的治疗措施。

表 4-5-2　AKI 分级(KDIGO 标准)

分期	血肌酐	尿量
1 期	基线水平的 1.5~1.9 倍,或血肌酐上升≥26.5 μmol/L(≥0.3 mg/dL)	连续 6~12 h 尿量＜0.5 mL/(kg·h)
2 期	基线水平的 2.0~2.9 倍	连续 12 h 以上尿量＜0.5 mL/(kg·h)
3 期	基线水平的 3 倍以上,或血肌酐≥353.6 μmol/L(≥4.0 mg/dL),或开始肾脏替代治疗,或小于 18 岁,估算的 GFR＜35 mL/(min·1.73 m²)	连续 24 h 以上尿量＜0.3 mL/(kg·h)或连续 12 h 以上无尿

(三)鉴别诊断

1. 首先应在诊断确定之后注意鉴别肾损伤类型,是急性、慢性,还是慢性肾病急性加重。

2. 如能确定 AKI 存在,即应判断是肾前性、肾性,还是肾后性疾病所致。

3. 对于肾实质性损伤应注意区分是急性肾小管坏死性疾病、肾小球性疾病、肾血管性疾病和肾间质性疾病中的哪一类疾病,鉴别有困难时应做肾活检。

4. 急性肾小管坏死与肾前性肾损伤鉴别要点,见表 4-5-3。

5. 肾后性肾损伤常与结石、肿瘤、前列腺增生等原发病相关,临床上也可以表现为突然无尿或尿潴留症状,B 超、X 线、CT 等辅助检查有助于鉴别梗阻部位。

表 4-5-3　急性肾小管坏死与肾前性肾损伤鉴别要点

鉴别要点	急性肾小管坏死	肾前性肾损伤
中心静脉压	正常或偏高	降低
补液后尿量	不增加	增加
尿相对密度	< 1.015	> 1.018
尿渗透压(mOsm/L)	< 350	> 500
尿钠浓度(mmol/L)	> 20	< 20
尿钠排泄分数(FFNa)(%)*	> 1%	< 1%
肾损伤指数(RFI)**	> 1	< 1

*FENa(%) = 尿钠 / 血钠 × 血肌酐 / 尿肌酐 × 100

**RFI= 尿钠(mmol/L) / (尿肌酐 / 血肌酐)

【抢救及治疗措施】

治疗原则为及早识别 AKI 并纠正可逆性诱发因素,及时采取干预性措施控制病情进展,纠正代谢紊乱、维持内环境稳定,有效防治并发症,适时采用血液净化治疗。

(一)早期干预性处理

1. 及时纠正可逆性高危因素　积极纠正可逆性高危因素是预防 AKI 的首要环节,对凡存在或疑为 AKI 的可逆性高危因素均应及时给予纠正或早期干预治疗。

2. 早期监测　对于存在 AKI 高危因素者应连续观察尿量、监测肾功能,以及血流动力学和重要生命指标变化。此外,一些生物标志物对于早期诊断 AKI 也起到重要的作用,如中性粒细胞明胶酶相关载脂蛋白(NGAL)、金属蛋白酶组织抑制剂 -2(TIMP-2)和胰岛素样生长因子结合蛋白 -7(IGFBP-7)、肾损伤分子 -1(KIM-1)等。

(二)少尿期治疗

1. 维持液体平衡　①对 AKI 患者应进行严格的液体管理,监测 24 h 液体出入量。②合理限制液体入量,可采用 24 h 补液量 = 显性失液量 + 不显性失液量 - 内生水量的公式计算。显性失液量是指前一日 24 h 从尿液、粪便、呕吐物、引流液、创面渗液等丢失液体量的总和,对行血液净化治疗者要加入每日脱水量。不显性失液量是指每日从呼吸道失去的水分(400 ~ 500 mL)和皮肤蒸发的水分(300 ~ 400 mL);当发热、基础代谢率增加、环境气温升高等因素存在时可使不显性失液量增加。内生水系指 24 h 内组织代谢与食物消化过程生成的水的总和,一般为 300 ~ 350 mL。

2. 纠正电解质紊乱

(1)纠正高钾血症　对血钾超过 5.5 mmol/L 者可采取以下措施:① 10% 葡萄糖酸钙注射液稀释后静脉输注,以拮抗钾对心肌的毒性作用;② 5% 碳酸氢钠溶液 125 ~ 250 mL 静脉滴注;③ 50% 葡萄糖溶液 50 ~ 100 mL,或 10% 葡萄糖 250 ~ 500 mL,加胰岛素 6 ~ 12 U 静脉输注,促使钾离子向细胞内转移;④顽固高钾血症可采用血液净化治疗。

（2）纠正低钠血症　少尿期的低钠血症常是稀释性低钠,一般控制液体输入即可,不需补钠;当有大量体液丧失时,如腹泻、创面渗出及严重的低渗状态时,可给予适当补充。血液净化治疗对纠正严重低钠血症效果最好,但需要缓慢纠正,每日升高不宜超过 12 mmol/L,避免神经系统发生脱髓鞘病变。

3. 纠正代谢性酸中毒　①轻度酸中毒一般不需特殊处理;②当 HCO^- 低于 15 mmol/L 时,可根据情况给予 5% 碳酸氢钠溶液 100 ~ 250 mL 静脉滴注,并监测血气分析结果决定是否继续使用碱性药;③对不能接受碳酸氢钠药物或酸中毒进一步严重者可选用血液净化疗法。

4. 控制感染　感染是 AKI 的常见并发症和主要死亡原因之一,对感染者应尽早应用无肾毒性或肾毒性小的抗菌药物,同时注意剂量调整,可以根据细菌培养和药敏试验结果应用敏感的抗菌药物。

5. 营养支持　①无需肾替代治疗的患者,可以适当给予蛋白质,非危重患者 0.8 ~ 1.0 g/(kg·d),危重患者起始 1.0 g/(kg·d),耐受后可增加至 1.3 g/(kg·d)。②对需进行肾替代治疗的患者可以增加蛋白质的摄入量至 1.3 ~ 1.7 g/(kg·d),同时还需注意其他营养物质的丢失,并注意补充微量元素、钙和维生素。③对胃肠功能尚可耐受者尽可能采用肠内营养支持。

6. 血液净化　是治疗 AKI 的重要手段,当出现危及生命的容量、电解质和酸碱平衡改变时,应紧急开始血液净化治疗。

（三）多尿期治疗

多尿期开始时由于肾小球滤过率尚未恢复,肾小管的浓缩功能仍较差,血肌酐、尿素氮和钾仍可以继续上升,此时处理原则同少尿期。当尿量增多后,由于大量液体排出,需要根据监测结果调整液体平衡和电解质。

（四）恢复期治疗

一般不需要特殊处理,但应定期复查肾功能,同时应避免使用对肾有损害的药物。

总之,AKI 是临床常见的脏器损伤,发病率及病死率均较高。如何有效预防、早期发现、有效治疗仍是医务工作者面临的挑战。

课后练习题

1. 简述 AKI 的定义及分级标准。
2. 简述肾性 AKI 按照病变部位不同的分类。
3. 简述 AKI 的典型临床表现。

（王洪亮）

数字课程学习

📥 教学 PPT　　📝 自测题

第六章　急性肝衰竭

🎯 **目的要求**

掌握：急性肝衰竭的基本概念和引起急性肝衰竭的主要病因。

熟悉：急性肝衰竭的诊断及其与亚急性和慢加急性（亚急性）肝衰竭的鉴别诊断。

了解：急性肝衰竭支持治疗、病因治疗、并发症治疗的原则，以及肝移植的适应证。

急性肝衰竭（acute liver failure, ALF）是不同病因诱导的以肝合成、解毒、排泄和生物转化等功能严重障碍为特征，以黄疸、肝性脑病、腹水及凝血功能障碍为主要表现的一组临床症候群。患者一般无肝病史、多在2周以内出现Ⅱ期以上肝性脑病。由于其病情进展迅速，缺乏有效治疗手段与方法，本病死亡率极高。急性肝衰竭是肝衰竭四个临床类型之一，另外三个类型分别是亚急性肝衰竭、慢加急性（亚急性）肝衰竭和慢性肝衰竭。

【病因】

在我国引起急性肝衰竭的最主要病因是肝炎病毒感染，包括甲型（HAV）、乙型（HBV）、丙型（HCV）、丁型（HDV）和戊型（HEV）肝炎病毒。其他病毒如巨细胞病毒（CMV）、EB病毒、肠道病毒、疱疹病毒、黄热病毒等感染也可诱发急性肝衰竭。药物和肝毒性物质也是诱导急性肝衰竭的主要原因，其中对乙酰氨基酚、抗结核药、抗肿瘤药、部分中草药、抗风湿药和抗代谢药是最常见诱导肝衰竭的药物，肝毒性物质主要指酒精、毒蕈、有毒化学物质等。严重细菌感染导致的脓毒症、手术或外伤导致的缺血缺氧、妊娠急性脂肪肝、休克、充血性心力衰竭等也是诱导急性肝衰竭的病因。儿童肝衰竭还见于遗传代谢性疾病。

【临床表现】

急性肝衰竭早期主要表现为极度乏力、厌食、恶心、呕吐、腹胀等消化系统症状，随后迅速发生以皮下出血点、大片瘀血斑或紫癜为主要表现的凝血功能障碍，进行性加重的全身性黄疸，以及谵妄、定向力下降、意识障碍等肝性脑病表现。常易出现大量腹水、消化道大出血、肝肾综合征、严重电解质紊乱等并发症。

【实验室及其他检查】

（一）实验室检查

急性肝衰竭常合并多系统改变，除检测肝功能外，还需对其他相关重要指标进行检测。血清凝血酶原活动度（PTA）或国际标准化比值（INR）是评价肝功能的重要指标。病毒学、自身抗体及代谢相关指标有助于确定病因。血常规、血清离子、血氨、血气分析等有助于评价疾病严重程度及判断疗效。

（二）影像学检查

超声和CT等影像学检查可发现肝进行性缩小。肝实质弥漫性密度减低，或边界不清晰的局限性密度减低是肝CT检查的特征性改变；增强CT可显示肝呈不均匀强化，坏死区强化程度显著低于周围肝实质。部分患者有腹水征象。

（三）肝组织病理学检查

组织病理学检查对肝衰竭的诊断、分类及预后判定有重要价值,但由于肝衰竭患者的凝血功能严重障碍,实施肝穿刺具有较高风险,应格外谨慎。肝组织病理学检查可有广泛肝细胞坏死,但坏死部位和坏死范围因病因和病程的不同而异。坏死范围超过肝实质2/3为大块坏死,占肝实质的1/2~2/3为亚大块坏死,相邻成片肝细胞坏死为融合性坏死,广泛融合性坏死并破坏肝实质结构为桥接坏死。非坏死区域肝细胞可表现为严重变性,肝窦网状支架塌陷或部分塌陷。

【诊断与鉴别诊断】

（一）诊断

急性起病,2周内出现Ⅱ期以上肝性脑病。患者极度乏力,伴有厌食、腹胀、恶心、呕吐等严重消化道症状;短期内黄疸进行性加重,血清总胆红素(TBil)≥10倍正常值上限(ULN)或每日上升17.1 μmol/L;迅速出现皮肤瘀斑或紫癜等出血倾向,PTA≤40%,或INR≥1.5;肝进行性缩小。

（二）鉴别诊断

急性肝衰竭主要应与亚急性和慢加急性(亚急性)肝衰竭相鉴别,三种类型肝衰竭早期的临床表现极其相似,最主要的区别在于起病时间和既往史的不同。

1. 亚急性肝衰竭(sub-acute liver failure,SALF) 起病较急,2~26周出现以下表现者:极度乏力,有明显的消化道症状;黄疸迅速加深,血清TBil≥10倍ULN或每日上升≥17.1 μmol/L,伴或不伴肝性脑病;出血倾向明显,PTA≤40%(或INR≥1.5)并排除其他病因者。

2. 慢加急性(亚急性)肝衰竭(acute-on-chronic liver failure,ACLF) 在慢性肝病基础上,短期内出现黄疸加深、凝血功能障碍的急性或亚急性肝衰竭的临床表现,可合并肝性脑病、腹水、电解质紊乱、感染、肝肾综合征等并发症及肝外器官功能衰竭。患者极度乏力,有明显的消化道症状;黄疸迅速加深,血清TBil≥10倍ULN或每日上升≥17.1 μmol/L;有出血倾向,PTA≤40%(或INR≥1.5)。在不同肝病基础上发生的慢加急性(亚急性)肝衰竭被分为3个类型:在非肝硬化基础上发生称A型,在代偿期肝硬化基础上发生称B型,在失代偿期肝硬化基础上发生称C型。

3. SALF和ACLF的分期 根据亚急性肝衰竭和慢加急性(亚急性)肝衰竭临床表现的严重程度,又可进一步分为前期、早期、中期和晚期。

（1）前期 极度乏力,并有明显厌食、呕吐和腹胀等严重消化道症状。丙氨酸转氨酶(ALT)和(或)天冬氨酸转氨酶(AST)大幅升高,黄疸进行性加深(85.5 μmol/L≤TBil < 171 μmol/L)或每日上升≥17.1 μmol/L。有出血倾向,40% < PTA≤50%(或INR < 1.5)。

（2）早期 除严重消化道症状外,ALT和(或)AST继续大幅升高,黄疸进行性加深(TBil≥171 μmol/L或每日上升≥17.1 μmoL/L)。有出血倾向,30% < PTA≤40%(或1.5≤INR < 1.9)。无并发症及其他肝外器官衰竭。

（3）中期 在肝衰竭早期表现的基础上,病情进一步发展,ALT和(或)AST快速下降,TBil持续上升。出现出血点或瘀斑,20% < PTA≤30%(或1.9≤INR < 2.6)。伴有1项并发症和(或)1个肝外器官功能衰竭。

（4）晚期 在肝衰竭中期表现基础上,病情进一步加重,有严重出血倾向(注射部位瘀斑等),PTA≤20%(或INR≥2.6),并出现2个以上并发症和(或)2个以上肝外器官功能衰竭。

【治疗】

目前抢救治疗肝衰竭的药物和手段有限,原则上强调尽早诊断,尽早针对不同病因采取综合治疗措施,积极防治并发症,必要时实施人工肝或肝移植。

（一）支持和对症治疗

1. 绝对卧床以减少体力消耗及肝负担,加强病情和生命体征监测,加强护理。

2. 加强营养支持,尽可能采用肠内营养,总热量可按 35～40 kcal/kg 计算,肠内热量不足时肠外补充;热量以高碳水化合物、低脂及适量蛋白质为宜,并注意水及微量元素的补充。

3. 静脉补充白蛋白或新鲜血浆以积极纠正低蛋白血症,对凝血功能障碍者可以酌情输注凝血因子。

4. 应用抗炎保肝药物,积极控制肝组织炎症,促进肝细胞修复和再生,改善肝内胆汁淤积。

5. 应用肠道微生态调节剂、乳果糖或拉克替醇,以减少肠道细菌易位。

6. 在积极抗病毒和控制感染的前提下可考虑肾上腺皮质激素,但需严密监视,及时评估疗效和并发症。

(二) 病因治疗

1. 肝炎病毒感染　对 HBV DNA 阳性的肝衰竭患者,不论 HBV DNA 水平的高低,均应立即使用核苷(酸)类药物进行抗病毒治疗。对 HCV RNA 阳性的肝衰竭患者,抗病毒治疗应首选无干扰素的直接抗病毒药物(direct-acting antiviral agents,DAAs),并根据 HCV 基因型等进行个体化治疗。

2. 药物性肝损伤　追溯过去 6 个月使用的处方药、某些中草药、非处方药、膳食补充剂的详细信息,包括服用数量和最后一次服用的时间,并停用所有可疑药物。N-乙酰半胱氨酸(NAC)对药物性肝损伤诱导的急性肝衰竭有效。

3. 急性妊娠脂肪肝/HELLP 综合征　立即终止妊娠,若病情仍进展可考虑人工肝或肝移植。

(三) 并发症的治疗

对合并脑水肿者可用甘露醇、袢利尿剂和白蛋白降低颅内压,减轻脑水肿。一般不采用糖皮质激素控制颅内高压。一旦出现感染征象,应先经验性选择抗生素,并及时依据细菌培养及药敏结果调整。应用广谱或联合应用抗生素、激素等药物时,应注意监测并发真菌感染。肝性脑病、上消化道出血、急性肾损伤/肝肾综合征等并发症的治疗详见有关章节。

(四) 非生物型人工肝支持治疗

非生物型人工肝支持系统通过吸附剂、透析、血液灌流、血液滤过、血浆置换等途径,清除血液中的各种有害物质,补充必需物质,改善内环境,以暂时替代衰竭肝部分功能,为肝细胞再生及肝功能恢复创造条件或等待机会进行肝移植。适用于各种原因引起的肝衰竭的早期和中期,PTA 介于 20%～40% 的患者。对晚期患者进行人工肝治疗的并发症多,风险大。除肝移植术前等待供体外,肝移植术后排异反应、移植肝无功能期患者也是非生物型人工肝支持治疗的适应证。

严重活动性出血或并发 DIC 者,对治疗过程中所用血制品或药品(如血浆、肝素和鱼精蛋白等)高度过敏者,循环功能衰竭,心肌梗死非稳定期者,妊娠晚期患者是非生物型人工肝支持系统的相对禁忌证。

(五) 肝移植

肝移植是治疗各种原因所致中晚期肝衰竭最有效的挽救性治疗手段,适用于经积极内科综合治疗和(或)人工肝治疗病情仍无好转者。

合并心、脑、肺、肾等多个器官功能衰竭;持续严重感染,如肺部感染、脓毒血症、腹腔感染、颅内感染、活动性结核病等;合并肝外难以根治的恶性肿瘤;严重营养不良及肌肉萎缩等是肝移植的禁忌证。

【预后】

急性肝衰竭由于病情发展迅速、临床预后差,病死率极高,早期诊断、早期综合性治疗是目前救治采用的最常见方法,肝移植是目前最有效的挽救性治疗手段。

课后练习题

1. 急性肝衰竭的基本概念与诊断标准是什么?
2. 在我国引起急性肝衰竭的最主要病因是什么?
3. 简述急性肝衰竭的诊断。

4. 简述急性肝衰竭与亚急性和慢加急性（亚急性）肝衰竭的鉴别诊断。

5. 急性肝衰竭的支持治疗和病因治疗原则是什么？

6. 非生物型人工肝支持治疗和肝移植的适应证是什么？

（王江滨）

数字课程学习

📥 教学 PPT　　📝 自测题

第七章 急性弥散性血管内凝血

🔵 **目的要求** ···•

掌握:DIC 的概念、病因、临床表现,DIC 的主要实验室检查和诊断。

熟悉:DIC 主要的鉴别诊断和治疗措施。

了解:DIC 的发病机制及相关进展。

弥散性血管内凝血(disseminated intravascular coagulation,DIC)是在多种疾病基础上,致病因素引发微血管损伤,凝血系统级联激活,全身微血管血栓形成、凝血因子大量消耗并继发纤溶亢进,引起以出血及微循环衰竭、器官功能障碍为特征的一种获得性综合征。需要强调的是,DIC 是一种病理过程,本身并不是一个独立的疾病,只是众多疾病复杂的病理过程中的中间环节,最终临床表现为出血、栓塞、微循环障碍、微血管病性溶血及多器官功能衰竭。大多数 DIC 起病急骤、病情复杂、发展迅猛、预后凶险,如不及时诊治常危及患者生命。

【病因】

DIC 可见于临床各科的急危重症患者,引发的病因很多。其中以感染最常见,占 DIC 发病率的 31% ~ 43%;其次为恶性肿瘤,占 24% ~ 34%;严重创伤、大手术、烧伤、休克、病理产科、体外循环也都是急性 DIC 发生的常见病因。

(一)感染

感染所致 DIC 在危重病中受到高度重视,细菌、病毒、立克次体、真菌等引起的全身严重感染均可促使 DIC 发生,尤其革兰阴性菌的脂多糖诱发的 DIC 最为常见。发病机制见要点框 4-7-1。

(二)恶性肿瘤

各种恶性肿瘤,尤其是血液系统恶性肿瘤(如急性早幼粒细胞白血病)均可发生 DIC。在癌肿中 DIC 特别容易发生在有广泛转移或有大量组织坏死的病例。发病机制为:①肿瘤细胞释放促凝物质,如组织因子、前凝血物质、黏蛋白等;②化疗损伤单核 - 巨噬细胞系统,导致凝血因子清除障碍;③肿瘤组织的新生血管为异常内皮细胞组成,易激活凝血系统。

> **要点框 4-7-1　感染所致 DIC 发病机制**
>
> 1. 病原体、毒素及免疫复合物损伤血管内皮细胞,激活凝血系统。
>
> 2. 激活血小板,促进血小板聚集与释放。
>
> 3. 感染可导致全身炎症反应综合征(SIRS),失控的炎症反应可损伤全身血管内皮细胞,激活凝血系统。
>
> 4. 感染引起单核细胞、血管内皮细胞组织因子(TF)的过度表达和释放。

(三)严重创伤和大手术

严重的复合性外伤、挤压伤综合征、大面积烧伤、大手术(尤其富含组织因子的器官,如脑、胰腺、前列腺、子宫及胎盘等）均可诱发 DIC。发病机制见要点框 4-7-2。

（四）病理产科

常见病因有羊水栓塞、感染性流产、死胎滞留、重症妊娠高血压综合征、子宫破裂、胎盘早剥、前置胎盘等。发病机制为：①羊水和胎盘等组织中有大量的组织因子进入血液循环，激活外源性凝血系统；②妊娠是 DIC 的重要诱发因素，与妊娠期多种凝血因子水平增高、血小板活性增强、纤溶活性降低有关。

（五）休克

休克既是 DIC 的重要临床表现之一，亦是 DIC 发病的重要诱因。休克的发生与 DIC 互为因果，形成恶性循环。发病机制见要点框 4-7-3。

（六）医源性因素

医源性因素占 DIC 的 4%～8%，主要与药物（如抗纤溶药 6-氨基己酸、氨甲苯酸等不当使用）、手术及其他医疗操作、肿瘤手术、放疗、化疗、血型不合输血及不正常的医疗过程有关。

（七）全身各系统疾病

几乎涉及各系统，常见于重症肝病、严重溶血反应、过敏反应、中暑、冻伤、蛇咬伤、结缔组织病、巨大血管瘤、恶性高血压、肺源性心脏病、ARDS、急性胰腺炎、急进性肾炎、糖尿病酮症酸中毒、脂肪栓塞、移植物抗宿主病等。

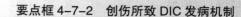

> **要点框 4-7-2　创伤所致 DIC 发病机制**
>
> 1. 组织损伤导致组织因子和（或）组织因子类物质释放入血，激活外源性凝血系统。
> 2. 广泛血管破坏胶原组织暴露，血小板黏附和聚集激活内源性凝血系统。
> 3. 诱发 SIRS 发生。
> 4. 循环障碍或休克。
> 5. 创伤早期大量凝血因子丢失，以及纤溶亢进。

> **要点框 4-7-3　休克所致 DIC 发病机制**
>
> 1. 休克时微循环血流缓慢、淤滞，有利于 DIC 的发生、发展。
> 2. 休克时常伴代谢性酸中毒，血液凝固性增高、血小板聚集性增强，而且酸性代谢产物对血管内皮细胞有损伤作用。
> 3. 休克导致组织、细胞缺氧，造成组织坏死、细胞溶解、组织因子释放。
> 4. 休克导致的内皮细胞损伤，也叫做休克相关内皮病。

【分期与分型】

（一）分期

根据 DIC 的病理发展过程，临床上将 DIC 分为三期。

1. 高凝期　为 DIC 早期，由于凝血系统被激活，使血中凝血酶含量增多，微循环中形成大量微血栓。主要表现为血液的高凝状态。

2. 消耗性低凝期　大量凝血酶的产生和微血栓形成，使凝血因子和血小板大量被消耗，同时，由于继发性纤溶系统激活，使血液呈低凝状态。此期易发生出血倾向。

3. 继发性纤溶亢进期　出现在 DIC 晚期，凝血系统被激活后可激活纤溶酶原激活物，使大量纤溶酶原转变为纤溶酶，并有纤维蛋白降解产物（FDP）形成，纤溶酶和 FDP 均有很强的纤溶和抗凝作用。此期血液凝固性进一步下降，出血更加严重。

在 DIC 的发生发展中，栓塞与出血倾向相继或同时存在成为本症的基本病理过程，特别是由于 DIC 的三个阶段往往交叉重叠也就造成了 DIC 在出血、凝血过程中的复杂性。

（二）分型

1. 急性 DIC 与慢性 DIC

（1）急性 DIC　数小时或 1～2 天内发病，伴有明显的出血症状，见于重症感染、羊水栓塞、溶血性输血反应、严重创伤及外科大手术后。

（2）慢性 DIC　起病缓慢，可持续几周，高凝状态表现明显，出血症状较轻，见于癌肿播散、死胎滞留、系统性红斑狼疮。

2. 新的 DIC 分型　近年来,根据不同病因导致 DIC 的病理生理机制和临床表现不同,提出了更加精准的 DIC 分型标准。新标准将其分为出血型、大出血型、器官衰竭型和无症状型,主要由凝血和纤溶激活程度的权重所决定,针对四种不同表型的 DIC,其诊断和治疗也不尽相同,详见图 4-7-1,主要特征表现为:

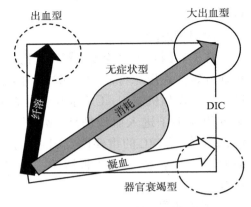

图 4-7-1　新的 DIC 分型

（1）出血型　当高纤溶占主导时出血为主要症状,常见于白血病、产科疾病等。

（2）大出血型　低凝和高纤溶均表现明显,如不及时补充凝血底物,出血可进一步恶化甚至死亡。这种类型的 DIC 又称为消耗型 DIC,主要见于手术后大出血或严重产科疾病。

（3）器官衰竭型　当高凝占主导时主要表现为多器官衰竭,又被称为高凝优势型或低纤溶型。常见于脓毒症,主要由于机体细胞因子水平显著升高,促凝物质大量释放导致微循环血栓形成,引起器官功能障碍;而纤溶酶原激活物抑制剂 1（plasminogen activator inhibitor,PAI-1）水平升高则是导致纤溶下降的主要原因。

（4）无症状型　当凝血和纤溶均不明显时,常不出现明显的临床症状,仅表现为实验室指标异常,治疗效果较好。

【临床表现】

DIC 的临床表现可因原发病、DIC 类型和分期的不同而有较大差异。常见表现有出血倾向、休克、栓塞及微血管病性溶血。当危重病患者出现异常广泛出血时,应高度警惕急性 DIC。

（一）出血倾向

DIC 出血发生率高达 84%～95%,常具有以下特点:①不能用原发病解释的自发性、多发性出血,部位可遍及全身,多见于皮肤、黏膜,其次为某些内脏出血,如咯血、呕血、便血、血尿、阴道出血,严重者可致颅内出血,而且常为 DIC 的致死原因;②早期可表现为注射、穿刺部位瘀斑、持续渗血或试管内血不凝固;③脓毒症 DIC 患者,出血的风险相对较低。

（二）休克

DIC 所致休克发生率为 30%～80%,一般具有以下特点:①常伴有全身多发性出血,但休克程度与出血量不成比例。②早期常出现重要脏器损害甚至多器官功能障碍综合征（MODS）。③休克多甚顽固,常规抗休克治疗效果不佳,且与 DIC 互为因果,形成恶性循环,顽固性休克是 DIC 病情严重、预后不良的征兆。

DIC 时休克的发生与以下因素有关:①由于微循环障碍,回心血量减少;②大量出血致血容量不足;③血管通透性增强,血浆外渗;④微循环障碍,血流淤滞,局部代谢障碍,容量血管扩张。

（三）微血栓形成与脏器栓塞

急性 DIC 患者常同时存在出血及微血管栓塞,出血在临床上易于发现,而栓塞症状则较隐匿易被忽视,但广泛的微血栓形成却是导致多器官功能衰竭的重要原因。DIC 的微血栓可出现在全身各组织器官,常见于肺、肾、皮肤与肾上腺,其次是胃肠道、肝、脑、胰腺与心脏等。

栓塞引发的症状取决于受累器官与受累程度,皮肤黏膜微血栓表现为灶性坏死及脱落,多见于眼睑、四肢、胸背及会阴部;黏膜损伤易发生在口腔、消化道、肛门等部位;肺、肾、肝、脑、心脏等重要脏器的微血栓可表现为相应脏器栓塞的症状,严重时可发生受累器官功能障碍与衰竭。

（四）微血管病性溶血

约 25% 的 DIC 患者可发生微血管病性溶血,主要由于循环中红细胞遭受机械性损伤所致。临床表现为进行性贫血、黄疸、血红蛋白尿。

【急诊辅助检查】

实验室检查是诊断 DIC 的重要依据,目前尚无一项特异性很强的可以确诊 DIC 的检测指标,临床上常把几项化验结果综合起来进行判断。

(一)消耗性凝血障碍的指标

消耗性凝血障碍的指标是诊断 DIC 初步筛选的化验项目,包括以下指标:

1. 血小板(PLT)计数　血小板计数减少或进行性下降是诊断 DIC 的敏感但非特异的指标,存在血小板减少的 DIC 患者中约 50% 计数低于 50×10^9/L,若血小板 $> 150 \times 10^9$/L 可排除 DIC;血小板消耗与凝血酶诱导的血小板聚集有关,单次血小板计数对诊断帮助不大,而监测其是否存在进行性下降对诊断 DIC 更有价值。此外,血小板释放及代谢产物增多,如血小板第 4 因子(PF4)、血栓烷 B2(TXB_2)、血小板 a 颗粒膜蛋白 140(GMP-140)等在 DIC 时均明显升高。

2. 凝血酶原时间(PT)和活化部分凝血活酶时间(APTT)　两者分别用来检查外源性和内源性凝血系统的功能状态,在 DIC 早期高凝状态时,PT 可缩短或正常;DIC 中、晚期由于凝血因子消耗使 PT 与 APTT 延长;如若 PT 和 APTT 均延长对 DIC 诊断意义更大;连续动态检测有助于诊断和治疗。

3. 纤维蛋白原(Fbg)　正常值 2～4 g/L,DIC 时 < 1.5 g/L。由于 Fbg 属于急性期反应蛋白,早期可升高达 4.0 g/L 以上,尽管持续消耗,但部分 DIC 患者 Fbg 仍处于正常水平,特别是脓毒症所致 DIC 较少出现低纤维蛋白血症。

(二)凝血系统激活的指标

1. 凝血酶原碎片 $_{1+2}$(F_{1+2})　是凝血酶原转变为凝血酶过程中的降解产物,为反映凝血酶生成及高凝状态的特异性、敏感性分子标记物,可指导抗凝治疗。

2. 纤维蛋白肽 A(FPA)　是凝血酶水解纤维蛋白原的产物。DIC 时由于病理性凝血酶生成增多,血浆 FPA 水平升高,FPA 是反映凝血酶生成及凝血激活过程启动的指标。

3. 凝血酶 – 抗凝血酶复合物(TAT)　能反映凝血酶的生成,DIC 时由于凝血酶生成增多,因此 TAT 水平升高。

4. 血浆可溶性纤维蛋白单体(SFM)　是凝血活化的标志物,DIC 时 SFM 含量升高。

(三)纤维蛋白溶解激活的指标

1. 纤维蛋白降解产物(FDP)及 D- 二聚体的测定　FDP 是铰链纤维蛋白单体(FM)纤维蛋白原经纤溶酶降解后产物的总称。当纤溶亢进时,FDP 的产生超过单核 – 巨噬细胞系统的吞噬能力,血浆及尿中 FDP 的含量升高,是临床诊断 DIC 的重要指标。FDP 增高是反映纤维蛋白溶解亢进的指标,但不能鉴别原发性纤溶和继发性纤溶。正常值为 0～8 mg/L。而 D- 二聚体仅为铰链纤维蛋白被纤溶酶降解的产物,故其增高是继发性纤溶的标志,对 DIC 的诊断更有特异性,正常值为 0～1 mg/L。

由于在外伤、静脉血栓时 FDP 和 D- 二聚体均会升高,并且肝肾功能异常可干扰 FDP 的代谢水平,因此两者不能单独诊断 DIC,必须结合其他指标才能正确判断。

2. 纤溶酶原(PLG)测定　DIC 中、晚期大量纤溶酶原转化为纤溶酶,血中 PLG 水平下降。

(四)其他实验室检查

1. 鱼精蛋白副凝(3P)试验　鱼精蛋白可与 FDP 结合,使纤维蛋白单体从可溶性 FM-FDP 复合物中分离出来,再聚合形成纤维蛋白,致 3P 试验阳性。3P 试验阳性说明血浆中既有纤维蛋白单体存在,又有 FDP 存在,即体内凝血和纤溶过程同时存在,是诊断 DIC 的较敏感指标之一。

2. 反映血管内皮损伤的分子标志物　①内皮素 –1(ET-1):由血管内皮细胞合成和分泌,是最强的缩血管物质,亦是重要的促凝和抗纤溶物质,DIC 时 ET-1 含量升高。②血栓调节蛋白(TM):存在于血管内皮细胞膜表面的糖蛋白,是凝血酶的受体,内皮细胞受损后 TM 释放入血,为内皮细胞受损的特异性分子标志物。

3. 抗凝血酶Ⅲ(AT-Ⅲ)测定　DIC 时,凝血酶产生过多,AT-Ⅲ与凝血酶及多种激动凝血因子形成不可逆复合物,导致 AT-Ⅲ消耗,血中 AT-Ⅲ活性下降,当 DIC 治疗有效时,AT-Ⅲ回升较快。由于肝素的抗凝血酶作用依赖 AT-Ⅲ,因而血中 AT-Ⅲ水平影响肝素疗效。因此,AT-Ⅲ检测具有诊断、指导治疗及疗效监测的意义。

4. 因子Ⅷ:C 的测定　因子Ⅷ由Ⅷ:C 与Ⅷ:VWF 两部分组成,Ⅷ:C 为其促凝成分,DIC 时Ⅷ:C 因被消耗而减少。

5. 组织因子(TF)测定　在 DIC 时,63.6% 的病例 TF 活性升高,TF 测定不仅反映 DIC 的结果,而且可反映 DIC 的病因(多为感染、内毒素血症、休克和白血病)。

6. 组织因子途径抑制物(TFPI)　是外源性凝血途径的特异性抑制物,DIC 时 TFPI 水平下降,TFPI 升高表示预后良好。

【诊断与鉴别诊断】

(一) DIC 的诊断标准

1. 原发病　存在易致 DIC 的基础疾病,如感染、恶性肿瘤、病理产科、大型手术及创伤等。

2. 临床表现　具备下列 2 项以上的临床表现:①严重或多发性出血倾向。②不能用原发病解释的微循环障碍或休克。③广泛性皮肤、黏膜栓塞,灶性缺血性坏死,脱落及溃疡形成或不明原因的肺、肾、脑等脏器功能衰竭。④抗凝治疗有效。

3. 实验室指标　同时有下列 3 项以上异常。

(1) 血小板计数 $< 100 \times 10^9$/L 或呈进行性下降(白血病、肝病 $< 50 \times 10^9$/L),或下列 2 项以上血小板活化分子标志物血浆水平增高:① β- 血小板球蛋白(β-TG)。②血小板第 4 因子(PF4)。③血栓烷 B_2(TXB$_2$)。④血小板 -α 颗粒膜蛋白 -140(GMP-140)。

(2) 血浆纤维蛋白原含量 < 1.5 g/L(肝病 < 1.0 g/L,白血病 < 1.8 g/L)或 > 4.0 g/L 或呈进行性下降。

(3) 3P 试验阳性,或血浆 FDP > 20 mg/L(肝病 > 60 mg/L)或血浆 D 二聚体水平增高(阳性)。

(4) PT 延长或缩短 3 s 以上(肝病 > 5 s)。

(5) AT- Ⅲ活性 $< 60\%$(不适用于肝病)或蛋白 C(PC)活性降低。

(6) 血浆纤溶酶原(PLG)< 300 mg/L。

(7) 因子Ⅷ:C 活性 $< 50\%$(肝病必备)。

(8) 血浆内皮素 -1(ET-1)含量 > 80 pg/mL 或凝血酶调节蛋白(TM)增高。

4. 实验室特殊检测指标　疑难或特殊病例应有下列 2 项以上异常。

(1) 血浆凝血酶原碎片$_{1+2}$(F$_{1+2}$)、凝血酶 - 抗凝血酶复合物(TAT)或纤维蛋白肽 A(FPA)含量增高。

(2) 血浆组织因子(TF)含量增高或组织因子途径抑制物(TFPI)水平下降。

(3) 血浆可溶性纤维蛋白单体(SFM)含量增高。

(4) 血浆纤溶酶 - 纤溶酶抑制物复合物(PIC)水平升高。

(二) 前 DIC(pre-DIC)诊断参考标准

根据上述诊断标准典型 DIC 并不难诊断,但这种状态治疗效果差、死亡率高,为了提高早期 DIC 诊断,近年来提出了前 DIC 的概念,诊断标准见要点框 4-7-4。

(三) DIC 的鉴别诊断

1. 原发性纤溶　由于并无血管内凝血,故不存在血小板活化,血小板计数通常正常,也缺乏微血管溶血性贫血表现。D- 二聚体水平正常,鱼精蛋白副凝试验(3P 试验)阴性。因此可将 DIC 与原发性纤溶区别开来。

2. 血栓性血小板减少性紫癜(thrombothrombocytopenic purpura,TTP)　以血小板减少和微血管病性溶血为突出表现,可伴随发热、神经系统症状、肾损害,黄疸常见,微循环衰竭少见,但缺乏凝血因子消耗性降低及纤溶亢进等依据,可资鉴别。遗传性 TTP 与 ADAMTS-13 基因突变相关,特发性 TTP 与抗 ADAMTS-13 自身抗体相关,继发性 TTP 由感染、药物、肿瘤、自身免疫性疾病等因素诱发。

3. 严重肝病　由于有出血倾向、血纤维蛋白原浓度、多种凝血因子浓度下降,血小板减少,PT 延长及肝对 FDP 及蛋白酶抑制物清除降低,这些表现与 DIC 类似,鉴别诊断常常困难。但严重肝病者多有肝病病史,黄疸、肝功能损害症状较为突出,血小板减少程度较轻、较少,FⅧ:C 活性正常或升高,纤溶亢进与微血管病性溶血表现较少等可资鉴别,但需注意严重肝病合并 DIC 的情况。严重肝病患者除了有出血的风险之外,还可能出现门静脉血栓等临床并发症。

4. 溶血性尿毒症综合征　是以微血管内溶血性贫血、血小板减少和急性肾衰竭为特征的综合征。主要病理改变为肾毛细血管内微血栓形成。

【抢救与治疗措施】

DIC 治疗应遵循序贯性、个体性、动态性的原则,强调原发病的治疗是终止 DIC 病理过程的最关键措施。在某些情况下,凡是病因能迅速去除或控制的 DIC 患者,凝血功能紊乱往往能自行纠正。但多数情况下,相应的支持治疗,特别是纠正凝血功能紊乱的治疗是缓解疾病的重要措施。

（一）治疗基础疾病及清除诱因

积极治疗原发病可预防和去除引起 DIC 的病因,这是防治 DIC 的根本措施。如积极控制感染,治疗肿瘤,处理产科疾病及创伤,纠正休克、缺氧、酸中毒等。

（二）抗凝治疗

抗凝治疗是终止 DIC 病理过程、减轻器官功能损伤、重建凝血－抗凝平衡的重要措施。DIC 的抗凝治疗应在治疗基础病的前提下,与凝血因子的补充同步进行。

1. 肝素治疗

（1）普通肝素　急性 DIC 时 10 000~30 000 U/d,一般 15 000 U/d 左右,每 6 h 用量不超过 5 000 U,静脉滴注,根据病情可持续使用 3~5 天。

肝素的使用指征:① DIC 早期(高凝期);②血小板及凝血因子呈进行性下降,微血管栓塞表现明显的患者;③消耗性低凝期,但病因短期内不能去除者,在补充凝血因子情况下使用。

肝素的禁忌证:①有手术或组织损伤创面未经良好止血者;②近期有活动性出血;③蛇毒所致 DIC;④ DIC 晚期,患者有多种凝血因子缺乏及明显纤溶亢进。

肝素监测指标:① APTT:反映内源性凝血系统各凝血因子的综合情况,是监测肝素的首选指标,正常值为 40 s±5 s,肝素治疗使其延长 60%~100% 为最佳剂量。②凝血时间(CT):肝素治疗中 CT 在 20~30 min 为宜。若 APTT>100 s,CT>30 min 提示肝素过量,立即停用,可用鱼精蛋白中和,鱼精蛋白 1 mg 中和肝素 100 U。

要点框 4-7-4　前 DIC 诊断标准

1. 存在易致 DIC 的基础疾病。

2. 有下列 1 项以上临床表现:

（1）皮肤、黏膜栓塞,灶性缺血性坏死、脱落及溃疡形成。

（2）原发病不易解释的微循环障碍,如皮肤苍白、湿冷及发绀等。

（3）不明原因的肺、肾、脑等轻度或可逆性脏器功能障碍。

（4）抗凝治疗有效。

3. 有下列 3 项以上试验异常:

（1）正常操作条件下,采集血标本不易凝固,或 PT 延长 3 s 以上,ATPP 延长 5 s 以上。

（2）血浆血小板激活分子标志物含量增加:① β-TG,② PF4,③ TXB_2,④ GMP-140。

（3）凝血激活分子标志物含量增加:① F_{1+2},② TAT,③ FPA,④ SFM。

（4）抗凝活性降低:① AT-Ⅲ 活性降低。② PC 活性降低。

（5）血管内皮细胞受损分子标志物增高:① ET-1,② TM。

（2）低分子肝素　常用剂量 75～150 IUAXa（抗活化因子 X 国际单位）/（kg·d），一次或分两次皮下注射，连用 3～5 天。与普通肝素相比，低分子肝素具有以下优点：①抗凝作用可预测，不需严密监测；②半衰期较长，每日仅需给药 1～2 次；③肝素诱导的血小板减少性紫癜少见；④对抗凝血酶Ⅲ依赖性较少，抗凝血因子Ⅹa作用强。

2. 抗凝血酶Ⅲ（AT-Ⅲ）　是人体内最重要的生理性抗凝物质，急性 DIC 时约 80% 患者 AT-Ⅲ 消耗性降低。肝素对 DIC 的疗效与 AT-Ⅲ 的血浆浓度密切相关，当血浆 AT-Ⅲ 浓度 < 30% 时，肝素治疗失败。DIC 时 AT-Ⅲ 浓度下降，可降低人体抗凝活性，加速、加重 DIC 病理过程，同时导致肝素治疗效果不佳及增加出血并发症。因此，适时适量补充 AT-Ⅲ，是 DIC 治疗中的关键措施之一。AT-Ⅲ 与肝素合用可减少肝素用量，增强肝素疗效，避免停用肝素后反跳性血栓形成。

用量为每次 1 500～3 000 U，静脉滴注，每日 2～3 次，可连用 5～7 天。AT-Ⅲ 是从正常人血浆制备浓缩而成，若无 AT-Ⅲ 制剂，可用新鲜血浆或全血代替，1 U 相当于 1～2 mL 新鲜血浆中 AT-Ⅲ 的含量。

3. 其他抗凝及抗血小板药物　常用制剂有低分子右旋糖酐、噻氯匹定、双嘧达莫（潘生丁）、复方丹参注射液等。①低分子右旋糖酐（右旋糖酐 40）：500～1 000 mL/d，3～5 天，有辅助治疗价值。右旋糖酐 40 可引起过敏反应，重者可致过敏性休克，使用时应谨慎。②噻氯匹定：为抗血小板药，通过稳定血小板膜抑制 ADP 诱导的血小板聚集而起作用。因血小板激活在 DIC 中有着重要作用，故可用于急性及慢性 DIC 的治疗。用法为 250 mg，口服，每日 2 次，连续 5～7 天。③双嘧达莫（潘生丁）：500 mg/d，置入 200 mL 液体，静脉滴注，每日 1 次，3～5 天。④复方丹参注射液：可单独应用或与肝素联合应用，具有疗效肯定、安全、无需严密血液学监护等优点。复方丹参 20～40 mL，加入 100～200 mL 葡萄糖溶液中静脉滴注，每日 2～3 次，连用 3～5 天。

（三）替代治疗

决定是否给予患者替代治疗不能单纯依赖实验室检查的结果，主要应根据临床状况来决定。当患者存在活动性出血、伴有高度出血风险及需要进行有创性诊疗操作时均可实施替代治疗。替代治疗的效果要依靠临床出血状况是否改善，结合血小板计数和凝血相关试验的检测结果综合分析。当血小板和凝血因子在 DIC 进展中被大量消耗，进入低凝状态，临床出血症状严重时应及时补充血小板和凝血因子。适应证：①有明显血小板和凝血因子减少的证据；②已进行病因和抗凝治疗，DIC 未能得到良好控制者。主要包括以下制剂：

1. 血小板悬液　未出血的患者血小板计数低于 20×10^9/L，存在活动性出血且血小板计数低于 50×10^9/L 的 DIC 患者，需紧急输入血小板悬液。血小板输注要求足量，首次用量至少在 1 成人单位。

2. 新鲜冷冻血浆（FFP）　FFP 所含凝血因子浓度较新鲜全血增加 1 倍，并可减少全血红细胞破坏产生的膜磷脂等促凝因子进入，是 DIC 患者理想的凝血因子补充制剂。每次 10～15 mL/kg。

3. 凝血酶原复合物　可提供除因子Ⅴ外的凝血因子（主要是Ⅱ、Ⅶ、Ⅸ、Ⅹ），每次给予 200～600 U，视检查结果酌情再补充。通常用量为体重（kg）× 需要提高的因子Ⅶ血浆浓度（%）× 0.5 U/kg。

4. 纤维蛋白原或冷沉淀　适用于急性 DIC 伴有明显 Fbg 降低或严重出血的患者。首次剂量 2.0～4.0 g，静脉滴注，24 h 总量为 8.0～12.0 g，一般 3 g 纤维蛋白原制剂可使血浆纤维蛋白原提高 1 g/L。

（四）应用纤溶抑制剂

DIC 时正常的凝血和纤溶平衡出现异常，因 DIC 的纤溶是继发的，只要 DIC 停止纤溶亦随之停止，纤溶属代偿反应，因此在治疗过程中应严格掌握纤溶抑制剂的适应证和禁忌证。

抗纤溶治疗适应证：①严重创伤大失血的早期，合并纤溶亢进；②DIC 晚期，继发性纤溶亢进已成为迟发性出血的主要原因；③有明显纤溶亢进的临床及实验室证据。

抗纤溶治疗不能用于 DIC 过程尚在发展的患者，因为此时需纤溶清除微血管内的血栓，若 DIC 早期高凝状态不宜使用抗纤溶药物。DIC 消耗性低凝期仍有血栓形成，同时存在继发性纤溶亢进，可在抗凝治疗基础上使用小剂量纤溶抑制剂,但是尚无循证医学证据支持。

目前常用纤溶抑制剂有 6- 氨基己酸、氨甲苯酸、抑肽酶等。① 6- 氨基己酸:2 ~ 10 g/d,分次缓慢注射或滴注。休克时慎用。②氨甲苯酸:0.2 ~ 1 g/d,分次缓慢注射或滴注。③抑肽酶:首剂 5 万 U,随后 1 万 U/h 持续静脉滴注,或总量 10 万 ~ 20 万 U/d,分次静脉滴注。

课后练习题

1. DIC 的常见病因有哪些?
2. DIC 的临床表现有哪些特征?
3. 根据血小板计数、D- 二聚体、FDP 等临床常规实验室检查指标如何判断存在 DIC?
4. DIC 常见鉴别诊断的疾病有哪些,如何鉴别?
5. DIC 的诊断标准是什么?
6. DIC 替代治疗包括哪些措施?

(丁仁或)

数字课程学习

📥教学 PPT　　　✏自测题

第八章 多器官功能障碍综合征

目的要求 ....●

掌握：MODS、SIRS 的概念,MODS 的特点。

熟悉：SIRS 的诊断标准和临床表现,MODS 的器官支持手段要点。

了解：MODS 概念的由来,MODS 的发病机制及相关进展。

多器官功能障碍综合征(multiple organ dysfunction syndrome,MODS)是指机体遭受严重感染、创伤、休克、大手术等损害后,同时或序贯出现两个或两个以上器官功能障碍或衰竭的临床综合征。MODS 是临床常见的急危重症之一,起病急,进展迅速,病死率高,严重威胁人类健康与生命,是目前重症监护病房(ICU)的主要死亡原因。MODS 患者存在两个器官功能衰竭病死率为 50% ~ 60%,三个器官功能衰竭病死率可达85%,而四个器官功能衰竭的病死率几乎达 100%。近年来,由于重症医学诊疗技术的提升,MODS 的病死率有所下降。

1973 年 Tilney 等在对腹主动脉瘤破裂术后并发症的研究中,首次提出了序贯性系统衰竭(sequential system failure)的概念,此后又有学者先后提出多系统器官衰竭(multiple system organ failure,MSOF)的概念和诊断标准,直至 1991 年美国胸科医师协会(ACCP)和危重病医学会(SCCM)认为衰竭(failure)一词的含义是指器官功能完全丧失达到不可逆的程度,这一静态概念忽视了器官功能障碍发展到功能衰竭的动态变化过程,已失去对 MODS 发生、发展的渐进性疾病演变过程进行观察分析的机会,同时也否认了器官功能损害的可逆性。因此,倡议将 MSOF 改为 MODS。从 MSOF 到 MODS 的提出不单是概念的更新,目的是强调在危重症发展的全过程中更应重视器官衰竭前的早期诊断和干预性治疗,特别是近年来人们开始重视对 MODS 器官功能损害的分级诊断、分层治疗,以期早发现、早诊断而提高 MODS 治愈率。

【病因】

MODS 的病因复杂,许多内、外、妇产科急症都可能发生 MODS,尤其是老年人由于器官功能多处于临界状态,某些不很严重的损伤或应激即可诱发 MODS。导致 MODS 的病因包括感染性和非感染性两大类。

(一)感染性因素

感染是诱发和加重 MODS 的最主要原因,多见于创伤或烧伤伴发的脓毒症和胸、腹腔脓肿;非创伤患者大部分为医院内感染,ICU 常见的医院内感染是肺炎、导管相关性感染、尿路感染、抗生素相关性肠炎、真菌感染。

(二)非感染因素

见要点框 4-8-1。

【发病机制】

 拓展知识

【临床表现】

（一）原发病的临床表现

MODS 早期主要是以严重创伤、大面积烧伤、重症感染等原发病为临床表现。常常很快发生全身炎症反应综合征（systemic inflammatory response syndrome，SIRS），进一步发展为 MODS。但是，临床上需要注意的是，也有一小部分患者（尤其是老年人）发生 MODS 前，没有明显的 SIRS 反应。

（二）SIRS 的临床表现

SIRS 的临床主要特征是过度的炎症反应、全身持续高代谢和高动力循环状态。

1. 全身炎症反应的表现　SIRS 是机体对感染、创伤、烧伤、手术及缺血 – 再灌注等感染性或非感染性因素的严重损伤所产生的全身性的非特异性炎症反应，最终导致机体对炎症反应失控所表现的一组临床症状。具备以下 2 项或 2 项以上即可诊断为 SIRS，见要点框 4-8-2。

2. 持续高代谢状态　SIRS 时通常伴有营养和代谢障碍的三个突出特点，见要点框 4-8-3。

要点框 4-8-1　MODS 的非感染因素

1. 严重的组织损伤或坏死。

2. 休克。

3. 呼吸心搏骤停复苏后。

4. 急性坏死性胰腺炎。

5. 急性药物中毒，尤其是急性重症农药中毒。

6. 医源性因素，包括大量输血补液、高浓度吸氧、缩血管药物的不准确使用、机械通气方式的错误选择、抗生素使用不当、血液透析过程造成的失衡综合征。

要点框 4-8-2　SIRS 的诊断标准

1. 体温 >38℃或 <36℃。

2. 心率 >90 次 /min。

3. 呼吸频率 >20 次 /min 或动脉血二氧化碳分压（$PaCO_2$）<32 mmHg。

4. 外周血白细胞计数 >12.0×10^9/L 或 <4.0×10^9/L，或未成熟粒细胞 >10%。

 要点框 4-8-3　SIRS 的营养和代谢障碍特点

1. 持续性高代谢　基础代谢率增高，可达正常 2 倍以上，且不能通过减少活动而使代谢率下降，表现为高耗氧量、通气量增加。

2. 耗能途径异常　SIRS 时糖的利用受限，脂肪利用早期增加、后期下降，机体主要通过大量分解蛋白获得能量；最突出的是骨骼肌代谢消耗导致肌肉疲劳、无力和萎缩，当累及呼吸肌时可引起咳痰费力而加重肺部感染、通气功能障碍及呼吸机撤机困难。

3. 对外源性营养反应差　补充外源性营养物质，不能有效地阻止自身消耗，提示高代谢对自身具有"强制性"，因此有人称其为"自噬代谢"。

---

3. 高动力循环状态　表现为高心排血量，低外周血管阻力。为了满足 SIRS 时高代谢的氧供需要，机体通过增加心率取得较高的心排血量，但每搏心排血量常低于正常，同时外周血管阻力下降，呈低血压状态。高排低阻持续时间视心功能状态而有所不同，年轻患者可以贯穿整个病程直至死亡，而老年患者则可因心力衰竭而较早地陷入低心排阶段。

（三）多系统器官功能障碍的临床表现

在 MODS 的发展过程中，系统器官功能障碍的顺序常表现出相对的规律。一般认为最早最易受累的脏器是肺，常在发病 24～72 h 即可出现，表现为急性肺损伤（ALI）/ 急性呼吸窘迫综合征（ARDS）；随后出现肾功能损害，表现为少尿、无尿、氮质血症，以及水电解质紊乱、酸碱平衡失调，当其发生后常使病情明显恶化，在以休克为原发病时，肾损害亦可能为最早表现。近年来研究表明胃肠道在 MODS 发病过程中也是较早受损的器官,表现为中毒性肠麻痹,当肠黏膜屏障功能受损时可引起肠道细菌移位和内毒素血症,应激性溃疡发生时可出现呕血、黑便或在胃肠减压管中出现血性或咖啡性胃液;随着 MODS 的发展可出现肝功能障碍,表现为黄疸、肝功能改变,严重时发生肝性脑病。当出现心血管系统或血液系统衰竭(即出现 DIC)时,通常是 MODS 的终末表现。

【诊断与鉴别诊断】

(一) MODS 的诊断依据

1. 有导致 MODS 的诱发因素,如严重创伤、感染、休克等。

2. 存在两个或两个以上系统或器官功能障碍。

3. 除外其他疾病引起的多脏器损害(见鉴别诊断)。

(二) MODS 的诊断标准

目前国内外尚无统一的 MODS 诊断标准,通常以各个单器官功能损害作为诊断依据,在诊断过程中更重视器官功能损害的发展趋势,强调临床过程动态变化的重要性(表 4-8-1)。

表 4-8-1　MODS 与 MSOF 的诊断标准

器官 / 系统	MODS	MSOF
肺	低氧血症、需机械通气维持 72 h 以上	进行性加重的 ARDS,并需 PEEP > 10 cmH$_2$O,FiO$_2$ > 0.50
肝	血胆红素 ≥2 ~ 3 mg/dL 或转氨酶增高,超过正常 1 倍以上	临床出现黄疸,胆红素 ≥8 mg/dL
肾	尿量 < 500 mL/d,或肌酐 > 2 mg	需肾透析治疗
肠道	腹胀,不能耐受进食 5 天以上;应激性溃疡出血,24 h 需输血 400 mL 以上	上消化道出血,需输血 > 1 000 mL/24 h,或内镜检查或手术证实有应激性溃疡
心	无心肌梗死而致的低血压或心脏指数 < 2.0 L/(min·m^2),或出现毛细血管渗漏综合征	低动力循环,对强心治疗效果不佳,难以作出反应
中枢神经	意识障碍,谵妄	昏迷
血液	PT,APTT 延长 25% 以上,FDP 阳性,PLT < 50 × 10^9/L	DIC

(三) 鉴别诊断

MODS 与其他疾病器官衰竭的临床鉴别诊断的要点见要点框 4-8-4。在诊断 MODS 时,必须除外以下疾病:

1. 某些慢性疾病终末期出现的多个器官功能障碍。

2. 同时波及两个器官损伤的多发伤。

3. 互不相关的几种疾病出现的多个器官功能障碍。

4. 累及多个器官的系统性疾病,如系统性红斑狼疮。

【抢救与治疗措施】

目前临床对 MODS 缺乏固定的治疗模式,理想的治疗措施是以预防为主,积极治疗原发伤病,早期干预 SIRS 的发展,及时给予有效的器官功能支持。

要点框 4-8-4　MODS 的鉴别诊断要点

1. MODS 患者发病前大多数器官功能良好,创伤、感染、休克是其主要病因,大多伴有 SIRS 的临床特征。

2. 受损的器官往往不是原发因素直接损伤的器官。

3. 从最初打击到远隔器官功能障碍,时间上常有几天或数周的间隔。

4. MODS 主要病理变化为广泛的急性炎症反应,如炎性细胞浸润、组织水肿、器官湿重增加等;而慢性器官衰竭失代偿时,以组织细胞的坏死、增生为主,伴器官的萎缩和纤维化。

5. MODS 病情发展迅速,难以被迄今的器官支持治疗所遏制,病死率高;而器官的直接损伤只要不是立即致命,经过及时的外科修复和适当的器官支持,常可以获得较高的生存率;慢性器官衰竭可通过适当的治疗反复缓解,使患者获得较长的生存期。

6. MODS 虽然病情凶险,但经积极治疗,病情可以逆转,一旦治愈,临床上可不遗留器官损害的痕迹。慢性疾病晚期的器官衰竭常常是不可逆的。

(一)加强危重患者的管理

1. **认识危重病的发展规律**　在 ICU 监护抢救的危重患者中主要威胁生命的已不是原发疾病,而是相关器官进行性功能衰竭,这对危重病医生提高抢救成功率的认识至关重要。

2. **及时将危重患者转入 ICU**　ICU 可以在病情还不是最危重的时候,按照危重病规律主动而有针对性地对危重患者进行监护救治,及时发现、处理各项监测指标的变化。早期识别、早期治疗是改善 MODS 预后的关键,也是重症医学的优势。

(二)积极治疗原发伤病

积极治疗引发 MODS 的原发病是防治的基本措施,主要包括:①清除坏死组织和感染病灶,控制脓毒症。开放性创伤早期清创是预防感染最关键的措施;对已存在的感染在应用抗生素的同时应及时进行外科处理,包括伤口的清创、脓肿的引流、坏死组织的清除、空腔脏器破裂的修补;应注意查找不易被发现的隐匿病灶;根据微生物学检测和药敏试验及时调整抗生素应用。②各种类型休克的处理见休克相关章节。③心搏骤停的处理是强调早期规范化心肺复苏尽快恢复自主循环,给予及时有效的复苏后综合治疗。④急性中毒的处理是防止毒物继续吸收,增加毒物的排泄,给予解毒剂或拮抗剂等。

(三)调控炎症反应阻断 SIRS 的发展

1. **免疫疗法**　近年来研制了多种抗炎症介质抗体、抗细胞因子抗体及抗内毒素抗体,并已在实验和临床中应用,但尚缺乏循证医学证据。如何进行有针对性的免疫调节治疗或选择对促炎和抗炎具有双向调节作用的药物,将成为 MODS 防治的方向。

2. **抗氧化剂和氧自由基清除剂**　抗氧化剂有 3 类:①酶类:超氧化物歧化酶、过氧化物酶、谷胱甘肽过氧化物酶。②非酶类:谷胱甘肽、N- 乙酰半胱氨酸、维生素 E、维生素 C。③血浆:血浆中抗氧化作用的成分主要是铜蓝蛋白和转铁蛋白。

3. **乌司他丁**　该药系从人尿提取精制的糖蛋白,属蛋白酶抑制剂,主要具有以下三方面的药理作用:①抑制炎症介质的过度释放。②抑制多种蛋白、糖和脂类的水解酶的活性。③改善微循环和组织灌注。用法:10 万 ~ 20 万 U 溶于 5% 葡萄糖溶液或生理盐水注射液中静脉滴注,每日 1 ~ 3 次。

(四)器官功能支持与保护

1. 循环功能支持

(1) **维持有效的循环血容量**　初始复苏的第一个 6 h 内达到复苏目标:① 中心静脉压(CVP)8 ~ 12 mmHg;② 平均动脉压(MAP)≥65 mmHg;③尿量≥0.5 mL/(kg·h);④中心静脉血氧饱和度($SCVO_2$)≥70% 或混合静脉血氧饱和度(SVO_2)≥65%;⑤尽快通过目标复苏使血乳酸下降至正常值。首选等渗晶体液进行液体复苏。需要大量晶体液的脓毒症和脓毒性休克患者可加用白蛋白进行液体复苏,不推荐在脓毒症和其他有发生 AKI 风险患者的常规治疗中使用羟乙基淀粉。

（2）维持理想血压　在充分扩容后血压仍不能恢复时,可首选用去甲肾上腺素,感染性休克应早期应用升压药。

（3）保持心脏有效泵功能　充分复苏后仍然存在低心排血量应使用多巴酚丁胺[最大剂量可达 20 μg/(kg·min)]增加心排血量,见第四篇第四章急性心力衰竭。

2. 呼吸功能支持　ALI 和 ARDS 往往是 MODS 的前奏和重要组成部分,对它们的成功治疗是防治 MODS 的重要措施。治疗目标包括:改善肺氧合功能,纠正缺氧,保护器官功能。见第四篇第三章ARDS。

3. 保护肾功能　及时充分纠正低血容量是预防急性肾衰竭的最好方法。对于围手术期高危患者或感染性休克患者,应根据治疗方案纠正血流动力学和氧合指标,以防止发生 AKI 或导致 AKI 恶化。目前观点不建议使用利尿药预防 AKI 的发生,除非存在容量负荷过多,否则不应使用利尿药治疗 AKI 或促进肾功能恢复。若 MODS 患者已合并 AKI,且出现危及生命的容量、电解质和酸碱平衡改变时,应紧急开始连续性血液净化治疗。

4. 胃肠功能障碍的处理　MODS 患者是应激性溃疡的高危人群,应早期采取以下措施防治应激性溃疡,见要点框 4-8-5。

要点框 4-8-5　应激性溃疡防治要点

1. 积极治疗原发病,清除应激源。

2. 给予胃肠道监测,定时定期检测胃液 pH 及粪便隐血,早期发现病情变化。

3. 鼓励早期进食,以中和胃酸,增强胃肠黏膜屏障功能。

4. 控制胃内 pH:①质子泵抑制剂,如奥美拉唑 40 mg,每日 2 次,静脉注射;② H_2 受体阻滞剂,如法莫替丁(40 mg),甲氰咪呱(800 mg),每日 2 次,静脉滴注;③胃内灌入碱性药物,如氢氧化铝等。

5. 应用胃黏膜保护剂,如硫糖铝。

6. 药物治疗不能控制病情者,病情允许,应立即作紧急胃镜检查,以明确诊断,并可在内镜下作止血治疗。

7. 给予输血补液,维持正常的血液循环。

---

5. 肝功能支持　见本篇第六章急性肝衰竭。

6. 脑功能障碍的处理　见本篇第一章急性脑功能衰竭。

7. DIC 的处理　见本篇第七章急性弥散性血管内凝血。

8. 营养和代谢支持　MODS 患者的营养支持应充分考虑到受损器官的耐受能力而制订治疗方案(包括营养支持的途径,营养制剂的选择及热量、氮量的供给)。肠内营养和肠外营养之间应首选前者,但当任何原因导致胃肠道不能使用或应用不足时,应考虑肠外营养,或联合应用肠内营养。

ICU 患者营养支持原则应首先使血流动力学稳定,约伤后 48 h 内开始营养支持,避开应激高峰期,重症患者急性应激期营养支持应掌握"允许性低热卡"原则[20 ~ 25 kcal(/kg·d)];在应激与代谢状态稳定后,能量供给量需要适当增加[30 ~ 35 kcal/(kg·d)]。此外,要重视外源性胰岛素的应用以避免发生高血糖,在营养支持同时注意调节水、电解质及酸碱平衡。

（五）合理应用抗生素

在抗生素应用之前,进行细菌学标本的采集,并尽可能在 45 min 内完成;血培养至少双份,分别来自经皮穿刺抽取的外周血及置入血管的导管(除非导管留置时间 < 48 h)。

1. 经验性治疗

（1）脓毒症出现休克的患者 1 h 内静脉使用有效抗生素。

（2）应联合药物进行经验性抗感染治疗，尽可能覆盖病原微生物（细菌 / 真菌 / 病毒），要考虑抗生素在感染部位达到充足的组织浓度。对多重耐药病原菌，如鲍曼不动杆菌、假单胞菌属和中性粒细胞减少的严重脓毒症患者，应联合使用经验性抗生素。对铜绿假单胞菌血行感染合并呼吸衰竭和感染性休克的严重感染患者，应选择超广谱 β- 内酰胺酶抑制剂联用氨基糖苷类或氟喹诺酮。肺炎链球菌血行感染的感染性休克患者，建议使用 β- 内酰胺酶抑制剂联合大环内酯类。病毒感染所致严重脓毒症或感染性休克，尽早抗病毒治疗。

（3）每天评估抗生素治疗方案，及时降阶梯治疗。

（4）开始显示有脓毒症但无后续感染证据的患者，低降钙素原（PCT）水平或类似生物标志物能帮助临床医生停用经验性抗生素。

2. 目标性治疗　经验性联合治疗 3 ~ 5 天。一旦病原学明确应降阶梯到恰当的单一治疗。抗生素疗程一般 7 ~ 10 天，如果患者病情改善缓慢或存在未引流的脓腔或金黄色葡萄球菌血症或真菌、病毒混合感染或免疫受损如中性粒细胞减少，可延长疗程。在抗感染过程中应注意监测真菌感染，发现真菌感染应进行抗真菌治疗。

（六）维持内环境稳定

根据监测结果及时纠正水、电解质、酸碱紊乱，调整血糖和渗透压。MODS 患者常常伴有高血糖，应给予静脉使用胰岛素控制高血糖以降低病死率。对于绝大多数成人 ICU 患者，在血糖大于 150 mg/dL 时应开始胰岛素治疗，使用标准的治疗方案将血糖控制在 150 mg/dL 以下，要绝对保持在 180 mg/dL 以下，并尽量避免发生低血糖（BG≤70 mg/dL），但对病死率的影响有限。建议胰岛素持续输注治疗（1 U/mL）前以配好的普通胰岛素溶液 20 mL 预充输液管。对于绝大多数接受胰岛素治疗的患者建议每 1 ~ 2 h 监测 1 次血糖，直至血糖值和胰岛素量相对稳定后可每 4 h 监测一次血糖。由于毛细血管血糖值可能无法准确评估动脉或血浆血糖值，使用毛细血管血糖监测血糖时应注意。对于休克、应用升压药、严重外周组织水肿和长期静脉输注胰岛素的患者，选用动脉或静脉的全血标本而不是指尖毛细血管的标本检测血糖。MODS 患者的钾、钠离子的变化需要动态监测并及时进行调整。对存在乳酸水平升高为标志的组织低灌注者，复苏目标为尽快达到乳酸正常。

（七）连续性血液净化技术的应用

连续性血液净化（continuous blood purification，CBP）在 MODS 治疗中的作用已得到充分肯定，更适用于血流动力学不稳定的患者，成为 MODS 的主要治疗措施。对于血流动力学不稳定，有 AKI（表现为无尿或少尿）的严重脓毒症患者，采用连续肾替代而非间断血液透析，以便优化液体平衡的管理。

（八）中医药治疗

MODS 病证复杂，虚实相兼、标本缓急各不相同。目前中医药对 MODS 的防治方法主要包括：①清热解毒法。在应用抗生素控制感染的同时，利用中药的解毒作用，清除内毒素引起的 SIRS，改善各脏器功能。常用的药物有血必净、清开灵注射液。②通里攻下法。主要针对胃肠道的保护作用、对抗内毒素作用以减轻全身炎症反应的影响。临床常用药物包括大黄、大承气汤制剂。③活血化瘀法。主要为改善微循环，对缺血 - 再灌注损伤的组织器官具有保护作用。临床常用药物为复方丹参或红花注射液等。④扶正祛邪法。可增强机体免疫功能和抗感染能力，临床常选用参附或黄芪注射液等。

课后练习题

1. 引发 MODS 有哪些非感染性因素？

2. 何为 SIRS？SIRS 具有哪些临床特征？

3. MODS 与某些疾病引起的慢性器官功能衰竭的区别是什么？

4. 简述 MODS 的器官功能支持手段与方法。

（丁仁彧）

数字课程学习

⬇ 教学 PPT　　　📝 自测题

第五篇　常见急危重症及处理

第一章　高血压急症

高血压急症（hypertensive emergencies）是指在高血压病程中由于血压骤然升高，进而引发不同靶器官急性功能障碍为主要表现的一组急危症。高血压急症包括急进性高血压、高血压脑病、主动脉夹层、妊娠高血压、先兆性子痫或子痫、围手术期高血压，由高血压导致的脑血管意外（脑出血和蛛网膜下腔出血、一过性脑缺血、缺血性脑卒中）、急性心力衰竭、肺水肿、急性冠脉综合征等器官急性功能障碍。

高血压急症目前属于高血压危象的一个亚型，高血压危象临床特点表现为：①血压急剧升高，尤以收缩压变化明显，常超过 200 mmHg，甚至可达 260 mmHg 以上（舒张压 > 120 mmHg）。②多伴有烦躁不安、面色苍白、多汗、手足颤抖、心动过速等自主神经功能失调的症状或体征。③全身各主要靶器官常同时受累，同一患者易发生多个器官急性功能不全改变。④易发生在原发性高血压的早期阶段，或见于急进性高血压。过去使用的"高血压危象"一词目前涵盖的范围更广，既包括高血压急症也包括高血压亚急症。两者的共同点是舒张压均 > 16.0 kPa（120 mmHg），不同之处在于高血压急症伴有急性或进行性的靶器官损害，而高血压亚急症不伴有或仅有轻微的器官损害。

高血压急症是急诊急救工作中较为常见的一组急危症，如救治不及时常可危及生命。救治的根本措施就是及时、适度降低或控制血压，减轻受累器官负荷并改善、保护其功能。

第一节　高血压脑病

🔵 目的要求

掌握：高血压脑病的处理原则与迅速降低血压、颅内压和控制脑水肿的方法。

熟悉：高血压脑病的临床表现、诊断及鉴别诊断。

了解：高血压脑病的诱因。

高血压脑病（hypertensive encephalopathy，HE）是指高血压病程中由于血压急剧升高引起脑循环发生障碍而导致的临床综合征。临床特征性表现主要为血压急剧增高，剧烈头痛伴恶心、呕吐，严重者可伴有意识障碍，常常需要临床紧急处理。若及时治疗，神经功能损伤症状全部消失，几乎不遗留后遗症。

【诱因】

大多数患者在发病前有明显诱因存在，情绪激动、精神紧张、过度疲劳、睡眠不足、大量吸烟或吸毒、妊娠、子痫，天气过于炎热或寒冷及各种应激状态等因素，均可诱发原有高血压者的血压急剧升高引起高血压脑病。临床也有少数患者并无明显诱因可查。

【临床表现】

（一）血压骤升

起病急,病情发展快,血压在原来基础上突然增高,可达 200 ~ 260/120 ~ 140 mmHg,舒张压常常 > 120 mmHg。

（二）颅内压增高的表现

大多数典型患者出现头痛、抽搐和意识障碍等高血压脑病三联征。早期多表现为额枕部或全头的弥散性头痛,尤以咳嗽、活动用力后加重,常伴有恶心、呕吐。如未进行适当处理常于头痛数小时至 1 ~ 2 天出现不同程度的意识障碍,主要表现为嗜睡、木僵、躁动不安、谵妄甚至昏迷,部分患者可能伴有不同程度的癫痫样发作、视力障碍。眼底检查可见视盘渗出、水肿和出血改变。

（三） 其他表现

部分患者可出现一过性偏瘫、半身感觉障碍、失语等神经功能缺损症状,伴有视网膜动脉痉挛或枕叶皮质受损(皮质盲)的患者可出现视力模糊、偏盲或黑矇;如累及脑干延髓呼吸中枢,患者会出现阵发性呼吸困难的表现。

【辅助检查】

常规实验室检查、心电图、心脏彩超、胸片等检查可以帮助进行鉴别诊断,颅脑 CT 往往正常或表现为弥漫性脑水肿。部分患者头部 MRI 表现为大脑后部白质损害,以顶叶和枕叶为主,经过治疗后神经功能损伤得到恢复,称为可逆性后部白质脑病综合征(reversible posterior leukoencephalopathy syndrome,RPLS)。

【诊断与鉴别诊断】

（一）诊断

一般临床诊断多不困难,不要拘泥于临床症状必须充分典型,具有下列表现时即可诊断为高血压脑病:①原有高血压者突然发生血压急剧增高,舒张压 > 16 kPa(120 mmHg);②出现颅内压增高和局限性脑组织损害为主要特征的神经精神系统异常表现;③合理、有效的降压治疗后病情迅速缓解(1 ~ 12 h 内)。

（二）鉴别诊断

对伴有意识障碍经治疗无明显好转者应高度警惕是否发生脑血管意外(如脑出血、蛛网膜下腔出血等)的可能,头部 CT 或 MRI 检查有利于鉴别诊断。

【抢救与治疗措施】

治疗原则:①及时去除或控制诱发因素。②迅速适当降压、减轻脑水肿,防止发生不可逆脑损害。③合理保护心、肾等其他重要脏器功能。④脑病症状缓解后积极治疗原发病,防止病情复发。

（一）对症支持疗法

卧床休息,保持环境安静;合理氧疗、严密观察病情变化;维持水电解质平衡,防止心肾并发症的发生。

（二）控制性降压治疗

迅速降低血压可以避免高血压危害,但是降压过快可能引起器官灌注不足,故应当采取控制性降压治疗。初始阶段(1 h 内)将平均动脉压下降 20% ~ 25%,随后的 2 ~ 6 h 控制血压以 160/100 mmHg 为宜。在救治过程中应尽量避免使用可乐定、利血平和二氮嗪等对中枢神经系统有副作用的药物。推荐优先选用的药物有拉贝洛尔、尼卡地平、乌拉地尔。硝普钠和硝酸甘油可能引起脑动脉扩张、颅内压升高,使用时需谨慎。

1. 硝普钠 是治疗高血压急症最广泛使用的强效降压药物之一,通过血管内皮细胞产生 NO,对动脉和静脉均有扩张作用。给药后即刻起效,停药后作用能维持 2 ~ 10 min。应在血压监测下静脉滴注。

使用方法:50 mg 加入 5% 葡萄糖液 500 mL 避光缓慢静脉滴注。一般从 0.25 μg/(kg·min)开始,根据血压调整滴速,直至血压降到目标血压或剂量已达 10 μg/(kg·min)。若使用剂量 < 3 μg/(kg·min),时间 < 72 h,一般不会发生硫氰酸盐中毒。

2. 硝酸甘油　为小血管平滑肌松弛剂,对静脉和外周动脉均有扩张作用,作用迅速,同时能扩张冠状动脉。

使用方法:多以 25～50 mg 硝酸甘油加入 250 mL 生理盐水液体中,5～10 μg/min 速度静脉滴注,使用过程中可逐渐增加药物剂量,一般每 5～10 min 增加 5～10 μg,有效剂量为 50～100 μg/min,最高剂量不应超过 200 μg/min,停止静脉滴注数分钟内作用即可消失。长期使用易产生耐受性。

3. 尼卡地平　为第二代二氢吡啶类钙离子拮抗剂,通过抑制血管平滑肌细胞内钙离子内流而发挥降压作用,同时增加脑、心、肾等靶器官的血流量,减轻这些重要器官的损害,并且其血管平滑肌选择性优于其他钙拮抗剂。起效快,静脉给药时即刻起效,作用持续时间 30 min。

使用方法:30～60 mg 加入生理盐水或 5% 葡萄糖液 250 mL,以每分钟 0.5～0.6 μg/kg 的速度静脉滴注,根据血压调整滴速。常见不良反应有头痛和反射性心动过速。

4. 地尔硫䓬　通过抑制钙离子向末梢血管内流达到扩张血管、降压的治疗作用。同时又作用于冠状动脉平滑肌细胞及房室结细胞,改善心肌缺血和抗心律失常。心肌病、房室传导阻滞患者慎用。

使用方法:将本品溶解于生理盐水或 5% 葡萄糖注射液,以 5～15 μg/(kg·min)静脉滴注,根据血压调整滴速。常见不良反应有心动过速。

5. 拉贝洛尔(柳胺苄心定)　是非选择性 β 受体阻滞剂,兼有 α_1 受体阻滞作用;降压快速、安全有效,可优先选用。心动过缓、房室传导阻滞及支气管哮喘患者禁用。

使用方法:25～50 mg 本品溶入 10% 葡萄糖注射液 20～40 mL 中,5～10 min 内缓慢静脉注射,15 min 后无效者可重复 1 次,也可以 1～4 mg/min 速度静脉滴注,直至取得良好效果,总剂量不应超过 300 mg。

6. 艾司洛尔　是一种选择性 β_1 受体阻滞剂,主要作用点位于心肌中的 β_1 受体,高剂量使用时也可作用于支气管和血管平滑肌中的 β_2 受体。本品不适用于房室传导阻滞、病态窦房结综合征严重心衰、肺动脉高压、支气管哮喘患者。

使用方法:将本品 250～500 μg/kg 缓慢静脉输注,随后以 50～300 μg/(kg·min)维持,根据目标血压值,可以逐渐增加剂量 250～300 μg/(kg·min)。使用时注意监测心率变化。

7. 乌拉地尔　通过阻断突触后 α_1 受体和激动 5 羟色胺 –1A(5–HT1a)受体而具有外周和中枢的双重降压作用,不影响心脏收缩力和心率。降压幅度与剂量相关,降压作用无耐受性。

使用方法:临床多以 25～50 mg 溶解在 250 mL 液体中静脉滴注,速度为 100～300 μg/min。一般不需要给予冲击量,以免血压下降过快。特别适用于原发性高血压所致急症。

8. 酚妥拉明　是以血管扩张作用为主的非选择性 α_1 和 α_2 受体阻滞剂,1～2 min 起效,作用时间短暂,停止用药 10～30 min 失去作用,因此便于临床抢救的用药调整。

使用方法:多以 10～20 mg 加入 5% 葡萄糖溶液 250 mL 中静脉滴注,速度可为 0.1～0.5 mg/min,必要时可在静脉滴注给药前先以 5 mg 静脉注射作为冲击量。尤其适用于嗜铬细胞瘤所致的高血压急症。主要不良反应为心动过速、直立性低血压等。

9. 硝苯地平(心痛定)　为钙离子拮抗剂,对阻力血管有明显扩张作用,同时还可以扩张冠状动脉。

使用方法:紧急情况下可以 10～20 mg 舌下含服,5～10 min 血压即可下降。

(三)降低颅内压、控制脑水肿

1. 高渗性利尿　适用于不伴有心力衰竭的高血压脑病或高血压急症,使用时应以输液泵快速给药(15～30 min 内),用药过程中应注意复查或补充电解质,伴有休克者不宜选用。常用药物:① 20% 甘露醇:125～250 mL/ 次,每 6～8 h 一次,快速静脉滴注;②甘油果糖注射液:降低颅内压作用起效较缓,但作用持久,无反跳现象,对肾无损害。每次 250～500 mL,每日 1～2 次,滴速 2～4 mL/min;③ 25% 山梨醇:125～250 mL/ 次,6～8 h 一次,快速静脉滴注。

2. 非高渗性利尿药　适用于伴有心功能不全或氮质血症者。常用药物:①呋塞米:20～40 mg,静脉推注;②依他尼酸钠:25～50 mg 加入生理盐水或 5% 葡萄糖溶液 20～50 mL（1 mg/mL）稀释后静脉注射,每 4～6 h 可重复一次,一般每日剂量不超过 100 mg。

（四）控制抽搐

可选用地西泮 10～20 mg 静脉缓慢注射,必要时 30 min 后再重复一次,直至抽搐停止。也可用苯巴比妥钠 0.2 mg 肌内注射,或 10% 水合氯醛 20～30 mL 保留灌肠。

课后练习题

1. 简述高血压脑病的处理原则。
2. 简述高血压脑病的诊断标准与鉴别诊断。

（孙明莉）

第二节 主动脉夹层

📍 目的要求

掌握:主动脉夹层的临床表现、诊断要点及治疗措施。

熟悉:主动脉夹层的病因、分型及鉴别诊断。

了解:主动脉夹层常见实验室及辅助检查表现。

主动脉夹层（aortic dissection,AD）是指各种原因所致的主动脉腔内血液通过主动脉内膜撕裂处冲入动脉壁中层形成夹层血肿,并沿血管长轴方向扩展,形成动脉真、假腔病理改变的严重主动脉疾病,过去亦称为主动脉夹层动脉瘤（aortic dissection aneurysm）。该病年发病率为 2.5～7.2/10 万人口,男性发病率高于女性,50～70 岁为多发年龄段,绝大部分患者有高血压病史。主要临床特点为突发性撕裂样胸痛、与血压不平行的休克症状及多器官受累的表现。

主动脉夹层虽然少见,但病情凶险、进展快、病死率高,未经治疗的重症患者常在短时间内死亡,而急诊就诊医者较多,不典型者易导致误诊、漏诊,因此必须给予高度警惕。

【病因】

（一）高血压

高血压是 AD 最常见的病因,80% 以上的 AD 病人有高血压病史,且多数患者血压控制较差。相关研究显示,AD 与血压大幅度波动密切相关。

（二）动脉粥样硬化

动脉粥样硬化是常见病因之一,多由主动脉粥样硬化斑块内膜破溃所致,为老年男性发病的主要因素。

（三）先天或获得性心血管病

如马方（Marfan）综合征、埃 - 当（Ehlers–Danlos）综合征、先天性主动脉狭窄等,也可见于获得性梅毒性主动脉炎或巨细胞主动脉炎。

（四）外伤或医源性损伤

主要见于严重主动脉外伤或心血管造影剂误注入主动脉内膜下、主动脉内球囊反搏术或其他经大动脉介入治疗的插管术。

（五）其他

如主动脉囊肿、菌血症所致主动脉内膜炎症或脓肿等。

【临床表现】

（一）突发性剧烈疼痛

最常见的典型症状表现为突发性、剧烈的、与内膜撕裂部位相对应的胸、腹、腰部疼痛。疼痛部位多与病理分型相关，A 型疼痛易发生在前胸，而 B 型则易发生在背部或腹部。疼痛提示着本病的起始时间，从发病开始疼痛即达高峰是本病的突出特征；性质常呈现为撕裂样、刀割样、搏动性或压榨性，令人难以忍受，即使应用强止痛剂也无法缓解，甚至部分患者的疼痛可以持续到死亡；大多患者伴有不同部位放射痛；少数起病缓慢者疼痛可不显著。对于疼痛减轻或消失后再反复发生者，应警惕病变范围的扩展；部分患者在疼痛的同时可伴有强烈的恐惧感或濒死感。

（二）休克或高血压的表现

在急性发病期有 1/3 以上的患者出现呼吸急促、大汗淋漓、颜面苍白、皮肤湿冷、脉搏快速等类似休克的表现，但与血压多不呈平行关系。部分患者发病早期血压可能骤升高达 26.7～29.3/14.7～16 kPa（200～220/110～120 mmHg）或以上；即使部分患者血压一过性降低，但很快恢复至正常或偏高的水平；如血压测不到或明显过低并伴有急性贫血表现时应注意动脉夹层外膜破裂的可能，常常提示预后不良。

（三）受累器官或多器官衰竭的表现

当夹层血肿压迫邻近器官或造成相关器官发生供血不足时，临床上可出现受累器官引发的症状或体征。

1. 心血管系统　既往无瓣膜疾病者在主动脉听诊区突然出现舒张期杂音及（或）收缩期杂音是诊断主动脉夹层分离的重要体征，沿夹层分离部位常可闻及血管样杂音或触及震颤；发病数小时后可出现脉搏改变，表现为肢体一侧脉搏减弱或消失；上臂血压出现明显差别（>20 mmHg），并且上下肢血压差距减小（<10 mmHg）。另外，当病变波及冠状动脉血供时可产生心绞痛或急性心肌梗死的症状，夹层破入心包腔则可引起急性心脏压塞甚至猝死。

2. 呼吸系统　主动脉夹层血肿破入胸腔引起胸腔积血，临床以左侧胸腔较为多见，可出现胸痛、咳嗽、呼吸困难，部分患者可伴有失血性休克；破入气管或支气管，可引起咯血、窒息甚至死亡。

3. 消化系统　以腹主动脉夹层为主要临床改变时，可出现剧烈腹痛、恶心、呕吐，由于病变发生突然，极易误诊为急腹症。血肿压迫食管或迷走神经时可出现吞咽困难，破入食管时可引起呕血，压迫肠系膜上动脉可引起便血。

4. 泌尿系统　累及肾动脉可表现为突发性腰痛或血尿，部分患者可发生少尿或无尿，出现急性肾衰竭的改变。

5. 神经系统　主动脉夹层分离延伸至颈动脉或因此发生休克，可造成脑或脊髓缺血，引起偏瘫、神志模糊、嗜睡、晕厥或昏迷。

【实验室与辅助检查】

（一）实验室检查

在发病后几小时内白细胞可有一过性升高；如发现红细胞、血红蛋白急剧下降常提示夹层破裂可能发生内出血；冠状动脉受累者可有 AST、CK、CK-MB 升高及 LDH、HBDH 升高；肾受累者可出现尿蛋白、管型及红细胞，血尿素氮、肌酐增高；部分患者可有胆红素升高及肝功能酶学变化。

D-二聚体对 AD 的鉴别诊断价值较高。D-二聚体增加提示 AD 的风险性增加，且在 AD 发生时迅速增加到高值，其他疾病则是逐渐增加，但该指标阴性也不能除外壁内血肿和穿透性溃疡的可能。

（二）心电图

一般无特异性心电图改变。如伴有明显 ST-T 改变常提示冠状动脉受累；心包积血时可出现类似急性心包炎的心电图表现。

（三）X 线胸片

X 线平片检查对明确 AD 诊断的敏感度较差，主要用于鉴别诊断。主要征象：①上纵隔影增宽。②主动脉内膜存在钙化影,钙化的主动脉内膜至外层边界距离达到 10 mm 提示有 AD 的可能,超过 10 mm 可肯定为 AD。③并发症的表现,如心包、胸腔积液(积血),主动脉旁血肿。

(四)超声心动图

经胸壁超声心动图(TTE)对临床诊断具有重要的提示作用,尤其病变位于升主动脉及主动脉弓者对诊断具有重要的提示;对降主动脉及腹主动脉病变一般检查效果不佳;对心包积液或胸腔积血有提示作用;对除外心脏瓣膜病所致的心脏杂音有鉴别意义。

经食管主动脉超声心动图(TEE)相对 TTE 而言特异度和敏感度更高,可定位内膜裂口,显示真、假腔的状态及血流情况,并可显示并发的主动脉瓣关闭不全、心包积液及主动脉弓分支动脉的阻塞。具有无创、可在床旁短时间完成的特点,但有食管静脉曲张、食管肿瘤或狭窄者禁忌。

血管腔内超声(IVUS)可清楚显示主动脉腔内的三维结构,对主动脉夹层诊断的特异度和敏感度接近100%,对检测假腔内血栓形成的特异度和敏感度高于 TEE。但属侵入性检查,有一定的危险性,临床并不常用。

(五)CT 三维重建

CT 具有较高的敏感度和特异度,是目前最常用于诊断 AD 的影像工具之一。

计算机断层扫描血管造影(CTA)可观察到夹层隔膜将主动脉分割为真假两腔,其对主动脉弓病变的敏感度高于磁共振成像(MRI)及经食管主动脉超声。但对夹层内膜的分辨率较低,难以探及入口,不能发现不连贯性微小夹层(Ⅲ型分离)。

(六)MRI

MRI 为无创检查手段,可从任意角度显示主动脉夹层真、假腔和累及范围,其诊断主动脉夹层的准确度和特异度均接近 100%,常被用于血流动力学稳定的患者和慢性患者的随访。其缺点是扫描时间较长,对于循环和呼吸状态不稳定的急诊患者有一定限制,另外磁场周围有磁性金属时干扰成像,不适用于体内有金属植入物的患者,对微小夹层(Ⅲ类)的诊断有一定的局限性。

(七)主动脉数字减影血管造影术(DSA)

DSA 被认为是诊断 AD 的金标准。其能显示主动脉全貌,对分支血管受累范围的显示清楚、可靠,对判断假腔内血栓形成,主动脉瓣反流及冠状动脉有无病变等方面有优势。该技术为侵入性操作,具有一定的危险性,对急性期危重患者有较大的风险。

【诊断与鉴别诊断】

(一)诊断

主动脉夹层由于发生部位的不同和影响到器官的不同,临床表现复杂多变,在诊断时容易漏诊或误诊,因此,详细了解病史、症状特点及病情演变进展,对做出正确诊断是十分必要的。在诊断时可参考以下要点:①疼痛的特征性:该病疼痛发作之始就呈撕裂样剧痛,强止痛药效果不佳。②休克的特殊性:患者临床上可出现休克的表现,但血压往往不低或偏高。③血压的反常性:原有高血压者在急性主动脉夹层形成时可有血压一过性下降,未经治疗血压可复而升高。④杂音的突发性:在疑为病变的部位可闻及血管杂音或心脏杂音,甚至可触及震颤。⑤检查的多样性:某些检查对急性主动脉夹层可能难以作出确切的诊断,但是主动脉造影及磁共振成像对诊断具有重要的意义,对定位及病情判定有明确的提示作用,因此,对此类患者常需要进行多种检查才能明确诊断。

(二)临床分型

根据临床检查结果与初始撕裂部位、扩展范围不同,AD 有不同的分型方法。

1. Stanford 分型 是应用最为广泛的分型方法:① A 型:无论夹层起源于哪一部分,只要累及升主动脉者称为 A 型。② B 型:夹层起源于胸降主动脉且未累及升主动脉者称为 B 型。

2. DeBakey 分型 可将主动脉夹层分为 3 型:① Ⅰ 型:AD 累及升主动脉和降主动脉;② Ⅱ 型:AD 只累

及升主动脉;③Ⅲa型:AD只累及降主动脉;Ⅲb型:AD可扩展至腹主动脉(图5-1-1)。

Stanford A型相当于DeBakey Ⅰ型和Ⅱ型,Stanford B型相当于DeBakey Ⅲ型。

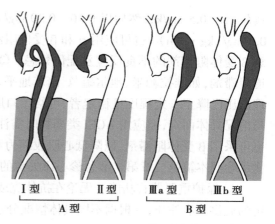

Ⅰ型　Ⅱ型　Ⅲa型　Ⅲb型
A型　　　　　　B型
图5-1-1　主动脉夹层分型

(三)鉴别诊断

1. 急性心肌梗死　AD绝大多数发生在胸主动脉段,因此,其临床特征与急性心肌梗死特别相似。但所不同的是:①疼痛特点:疼痛性质、时间、放散部位不完全相似,特别是夹层血肿发生时的疼痛很难用扩冠药及强止痛药缓解;②血压变化:两者都可发生休克,但原有高血压者心肌梗死后血压很难再恢复至发病前水平;而夹层血肿者虽血压可有下降,但大多数未经治疗又很快恢复至原来水平或超过原水平;③心电图:无冠状动脉受累者可无心肌梗死的特异性心电改变;④血清酶学改变:无冠状动脉受累者血清酶学可无变化,与临床发生的剧烈胸痛而疑为心肌梗死的序列酶学变化不相称。

2. 急腹症　AD发生在腹主动脉或延伸至腹主动脉及其分支时,临床上可发生剧烈腹痛,有时很难与外科急腹症相鉴别,应特别注意病史的询问及详细查体。

3. 肺栓塞　临床上可表现为突发性胸痛、明显呼吸困难、咳嗽与咯血,部分患者可发生晕厥或猝死,临床过程与AD相似,但肺栓塞多有可引起栓子脱落的病因,而原发性肺血管栓子形成极为少见。因此,仔细鉴别多不易混淆。

4. 引起主动脉瓣关闭不全的病变　应注意与心脏瓣膜病、主动脉窦瘤破裂、急性感染性心内膜炎引起的主动脉瓣穿孔等相鉴别。

【抢救与治疗措施】
(一)紧急处理

临床拟诊为AD时应立即让患者绝对卧床休息、密切观察生命体征和病情进展,具有条件时应将患者收入ICU病房进行严密监测。初始治疗原则:有效镇痛、控制心率和血压、减轻主动脉剪应力、降低主动脉破裂的风险。

1. 镇静、止痛药物　应积极控制及解除疼痛,可根据患者的一般状况及有无禁忌证选用强止痛药或同时配合以安定剂,以及采用冬眠、亚冬眠疗法。常用药物:①吗啡:10 mg,肌内注射或皮下注射。②哌替啶(度冷丁):75～100 mg,肌内注射。③曲马朵:50～100 mg,肌内注射或静脉注射。④地西泮:10 mg,肌内注射,或10～20 mg静脉注射。⑤苯巴比妥钠:100～200 mg,肌内注射。⑥冬眠疗法:氯丙嗪50 mg、异丙嗪50 mg、哌替啶100 mg加入5%葡萄糖溶液或生理盐水250 mL中静脉滴注。

2. 积极抗休克　如无明显血压降低应适当补充血容量,对血压明显降低者可考虑使用血管活性药物。具体药物及用法详见第三篇第一章休克总论。

3. 控制夹层分离　主动脉剪应力受心室内压力变化率(dP/dt)和血压的影响,而dP/dt的影响因素包括心肌收缩力、血压和心率。因此针对降低dP/dt的治疗可以减轻过高的主动脉压力对夹层部位的冲击,控制主动脉夹层的继续分离。静脉应用β受体阻滞剂是最基础的治疗方法,标准治疗方案为血管扩张剂联合β受体阻滞剂,避免单独使用血管扩张剂。推荐心率、血压控制目标值为:心率50～60次/min,收缩压100～120 mmHg。在治疗过程中,应严密做好生命指标监测,并严格把握降压的幅度,当血压下降达一定程度,患者自觉胸痛明显减轻或消失常提示急性动脉夹层扩展停止,此后应予以巩固维持治疗。常用药物包括:①快速降压药:临床中常用硝普钠、乌拉地尔等血管扩张剂(具体用法见本章第一节高血压脑病)。②β受体阻滞剂:常用药物为艾司洛尔、拉贝洛尔、美托洛尔。艾司洛尔可先在2～5 min内给予负荷剂量 0.5 mg/kg,然后以 0.10 ~ 0.20 mg/(kg·min)静脉滴注,输注最大浓度为 10 mg/mL,最大剂量为 0.3 mg/(kg·min)。也可应用 α 和 β 受体阻滞剂拉贝洛尔,美托洛尔的半衰期较艾司洛尔长。用药时应注意 β 受体阻滞剂的不良反应及配伍禁忌。③其他药物:若存在 β 受体阻滞剂使用禁忌时可应用钙离子通道阻滞剂,如维拉帕米、地尔硫䓬、硝苯地平、尼卡地平,也可应用血管紧张素转换酶抑制剂(ACEI)。经处理血压已降至一定程度且稳定者,可给予口服降压药维持治疗,药物选择依患者对药物的敏感性及综合全身情况具体而定,但应用 ACEI 类药物时需注意其咳嗽的副作用可能引起病情加重。对于血压不高的患者也可采用 β 受体阻滞剂,以降低心肌收缩力和由于疼痛引起的交感神经兴奋所致的心动过速,临床常用药物可参照本篇第二章第二节急诊心律失常的处理。

4. 保护重要器官功能　无论在抗休克或降压治疗过程中,都特别要注意重要器官功能的维护,保持一定的血供及灌注压,并根据不同具体情况分别处理。

(二)手术治疗

外科手术治疗的目的主要是彻底去除病灶,防止病变扩展,应用人工血管重建主动脉,同期处理相应的并发症。Stanford A 型 AD 一经确诊原则上应急诊手术治疗,经积极的内科治疗后患者仍出现病变扩展、破裂及脏器缺血等征象,符合手术治疗适应证(见要点框 5-1-1)的患者均应手术治疗。常用的术式有:单纯升主动脉人工血管置换,带瓣膜人工血管、人工血管主动脉半弓或全弓置换,"象鼻子"手术等。

(三)介入治疗

对多数适合手术的 B 型(Ⅲ型)患者均可采用介入治疗,如果急性期无严重并发症,可待急性期后尽早进行介入治疗。AD 的介入治疗具有微创、安全的特点,尤其适宜手术风险大的危重患者。介入治疗方法主要包括:胸主动脉腔内修复术(thoracic endovascular aortic repair,TEVAR)、"两段式"覆膜支架置入术、平行支架技术及复合手术等。

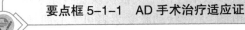

> **要点框 5-1-1　AD 手术治疗适应证**
>
> 1. 夹层动脉瘤形成,最大直径≥6.5 cm,有夹层分离症状或破裂征兆。
> 2. 进展期的夹层累及重要脏器。
> 3. 重度主动脉瓣反流。
> 4. 急性期积极非手术治疗不能有效控制血压,药物止痛无效,或局部动脉瘤形成且进展。
> 5. 累及升主动脉。
> 6. 马方综合征合并任何类型 AD。

课后练习题

1. 主动脉夹层的临床表现包括哪些方面?
2. 简述主动脉夹层的诊断要点。
3. 主动脉夹层的治疗原则是什么? 治疗措施主要有哪些?

(孙明莉)

第三节　子　痫

目的要求

掌握:子痫的诊断及鉴别诊断。

熟悉:子痫的高危因素、临床表现及处理原则。

了解:子痫的定义、发病率及病因。

子痫(eclampsia)是指妊娠期高血压疾病(hypertensive disorders of pregnancy,HDP)引发的不能用其他原因解释的危及生命的强直性抽搐。此症一般发生在妊娠20周以后,特别易发生在妊娠晚期,也可以发生在产时或产后,甚至在无临床子痫前期表现时。临床以抽搐和昏迷为特征性表现,同时可能会并发心肾衰竭、肺水肿、颅内出血、胎盘早期剥离,甚至导致母婴死亡。因此,子痫不仅是高血压急症的一种特殊表现形式,而且是世界范围内对孕产妇生命构成威胁的常见疾病。子痫的发生率一般在0.1%~3%,病死率大约为1%。

【高危因素与病因】

多年来子痫前期-子痫的病因及发病机制尚未阐明,随着研究的进展,已由细胞病理、生化代谢进入分子生物学研究阶段,使子痫前期-子痫的病因研究有了新的进展。

(一)病因

一般认为,胎盘浅着床、子宫螺旋小动脉重铸不足、胎盘缺氧、血管内皮的广泛损伤、胰岛素抵抗和营养缺乏是子痫前期-子痫发病的病理生理基础,而基因的遗传背景和炎症免疫过度激活致母婴免疫失衡使子痫前期-子痫的易感性增加。

(二)高危因素

见要点框5-1-2。

【临床表现】

(一)抽搐前表现

子痫发作前常有血压显著升高,可高达21.3/14.6 kPa(160/110 mmHg)或更高,伴明显蛋白尿(≥2.0 g/24 h),持续性头痛,视力模糊,并可出现心、肾、肝等多脏器功能障碍的临床表现及异常实验室检查。但是子痫也可发生在血压轻度升高或无蛋白尿的孕妇。

(二)抽搐发作时的表现

抽搐发作时面部充血、变形,口吐白沫,眼球固定、瞳孔散大,头偏向一侧,牙关紧闭;继而口角及面部抽动、双手紧握、四肢强直,并迅速发展为全身性强烈搐动。每次抽搐发作时间大多持续60~75 s,抽搐期间患者呼吸处于暂停状态。若处于易激惹状态时抽搐可在短时间内反复或连续发作,以致引起窒息;或在抽搐结束后陷入深昏迷状态。

抽搐发作过程一般可分为两期:①第一期:时间持续15~20 s,面部呈现变形、身体僵直、全身肌肉收缩。②第二期:发作时间大约持续60 s,表现为肌肉有节律地收缩及松弛,反复快速出现多次;一般抽动多从下颌关节处肌肉开始,迅速扩及全身;随后患者记忆力丧失,呈现为短暂昏迷,抽搐间停时意识恢复正常;抽搐结束时孕妇以深长的类鼾音作深吸气后恢复自主呼吸。

(三)其他表现

可伴有口舌咬伤、气管内异物吸入,由于发作突然可发生跌倒甚至引起骨折,抽搐时间过长有可能引发肺水肿、吸入性肺炎、急性肾衰竭等,同时可能出现胎盘早剥、胎儿窘迫等并发症。

> **要点框5-1-2 子痫高危因素**
>
> 1. 孕妇年龄≥40岁,初次产检时BMI≥35 kg/m²。
> 2. 初产妇、妊娠间隔时间≥10年。
> 3. 多胎妊娠。
> 4. 既往子痫前期史,子痫前期家族史(母亲或姐妹),高血压遗传因素等。
> 5. 慢性高血压、肾疾病、糖尿病或自身免疫性疾病如系统性红斑狼疮、抗磷脂综合征等,存在高血压危险因素如阻塞性睡眠呼吸暂停,营养不良。
> 6. 收缩压≥130 mmHg或舒张压≥80 mmHg(首次产前检查时、妊娠早期或妊娠任何时期检查时)、妊娠早期尿蛋白定量≥0.3 g/24 h或持续存在随机尿蛋白≥(+)。
> 7. 不规律的产前检查或产前检查不适当(包括产前检查质量的问题)、饮食、精神紧张及寒冷季节气温突变等因素。

【辅助检查】

1. 常规检查　妊娠期高血压患者应定期检查血、尿常规,肝、肾功能,血脂,血糖,凝血功能,甲状腺功能,心电图,产科超声检查。

2. 特殊检查　子痫前期患者应酌情增加以下有关的检查项目,包括排查自身免疫性疾病、眼底检查、高凝状态检查、血电解质、动脉血气分析,肝、胆、胰、脾、肾等腹腔脏器的影像学检查及心脏彩超、产科超声检查和监测胎儿生长发育指标,必要时行头 CT 或 MRI 检查。

【诊断与鉴别诊断】

根据病史和典型的临床表现诊断并不困难,一般以病变发展过程可分为妊娠高血压、子痫前期(先兆子痫)、子痫。

(一)诊断

1. 妊娠高血压　妊娠 20 周后出现高血压,收缩压增高≥30 mmHg,或舒张压升高≥15 mmHg 即可诊断为妊娠高血压;如若不知孕前血压,而孕后 20 周血压≥140/90 mmHg,于产后 12 周内恢复正常,尿蛋白(-),产后方可确诊。

2. 子痫前期　妊娠 20 周后出现收缩压≥140 mmHg 和(或)舒张压≥90 mmHg,伴有尿蛋白≥0.3 g/24 h,或尿蛋白/肌酐比值≥0.3,或随机尿蛋白(+);或虽无蛋白尿,但合并下列任何一项者:血小板减少(血小板<100×10⁹/L),肝功能损害(血清转氨酶水平为正常值 2 倍以上),肾功能损害(血肌酐水平>97 μmol/L 或为正常值 2 倍以上),肺水肿,新发生的中枢神经系统异常或视觉障碍。而且发病越早,预后越差,越易发生低蛋白血症、肝肾功能损害、HELLP 综合征、肺水肿、心力衰竭、胎盘早剥等。

3. 子痫　子痫前期基础上发生不能用其他原因解释的强直性抽搐。子痫是子痫前期-子痫最严重的阶段,发作前可有不断加重的严重表现,也可发生于无血压升高或升高不显著、尿蛋白阴性的病例。同时依发生在分娩前后的不同又可分为产前子痫、产时子痫及产后子痫。产后子痫是指产后 10 天内发生的子痫。通常产前子痫较多,产后 48 h 约占 25%。

(二)鉴别诊断

子痫应与癫痫发作、高血压脑病、脑出血、脑炎、脑肿瘤、糖尿病酮症酸中毒或高渗性昏迷及低血糖昏迷等相鉴别。

【抢救与治疗措施】

(一)处理原则

镇静、解痉,控制抽搐,纠正缺氧和酸中毒;控制血压,密切监测母胎情况,适时终止妊娠。

(二)一般处理

1. 室内保持安静,避免任何激惹引起抽搐发作。

2. 子痫发作期间应放入张口器以防口、舌咬伤;因放置张口器会引起开口反射而致呕吐物误吸,故应注意口腔分泌物吸引。

3. 加用床挡防止坠床,避免发生外伤、产程发动等意外情况。

4. 抽搐停止后应给予常规吸氧,吸入流量一般为 2~4 L/min。

(三)药物治疗

1. 解痉、镇静　硫酸镁是子痫治疗的一线药物,也是重度子痫前期预防子痫发作的预防用药。除非存在硫酸镁应用禁忌证或者硫酸镁治疗效果不佳,否则不推荐使用苯巴比妥和苯二氮䓬类(如地西泮)用于子痫的预防或治疗。

(1)硫酸镁　是防治子痫的首选药物,既能防止具有高风险因素的孕妇发生子痫,又能有效控制子痫患者的抽搐症状。

用法:先以 25% 硫酸镁 10 mL 加入 25% 葡萄糖溶液 20 mL 稀释后缓慢(5 min 以上)静脉推注作为维

持量,然后再配制药液以 1 ~ 2 g/h 的速度持续静脉滴入作为巩固维持量,同时监测血压、心率及血镁浓度,并根据病情变化调整单位时间内给药剂量。一般每天总量在 20 ~ 30 g,连续应用 2 ~ 3 天。

使用硫酸镁必备条件:①膝腱反射存在;②呼吸≥16 次 /min;③尿量≥17 mL/h 或≥400 mL/24 h;④备有 10% 葡萄糖酸钙。

需要注意的问题:①孕妇血清中镁离子有效治疗浓度为 1.8 ~ 3.0 mmol/L,浓度超过 3.5 mmol/L 时可出现中毒现象,表现为膝反射减弱或消失,继之出现全身肌张力减退、呼吸困难、复视、言语不清,严重者出现呼吸肌麻痹,甚至呼吸停止,若镁离子浓度超过 7.5 mmol/L 可引起心脏停搏;②膝腱反射消失是硫酸镁中毒的首发表现,持续维持用药期间应经常检查膝反射;③硫酸镁与 β 受体兴奋剂联合应用可加重 β 受体兴奋剂所致的高血糖、高胰岛素血症、低血钾和低血钙;④硫酸镁与神经肌肉阻滞剂或钙拮抗剂联合应用时,则有可能加重神经肌肉阻滞作用;⑤钙剂具有阻断镁离子作用的功能,当发现有镁剂中毒现象时,立即停用硫酸镁并静脉缓慢推注(5 ~ 10 min)10% 葡萄糖酸钙 10 mL;⑥如患者同时合并肾功能不全、心肌病、重症肌无力等,或体重较轻者,则硫酸镁应慎用或减量使用;⑦条件许可,用药期间可监测血清镁离子浓度。

(2)地西泮　控制抽搐作用快、安全并有一定的控制血压的作用,可以重复应用,但青光眼患者忌用。

用法:10 mg 加入 10% 葡萄糖溶液 10 ~ 20 mL 缓慢静脉注射(< 2 mg/min)或 30 mg 加入 5% 葡萄糖溶液 250 mL 缓慢静脉滴注。

(3)苯巴比妥　肌内注射 0.1 g。

(4)冬眠 I 号合剂　哌替啶 100 mg,异丙嗪及氯丙嗪各 50 mg,抽搐发作时可用 1/3 ~ 1/2 量加入 50% 葡萄糖溶液 20 mL 静脉注射,5 ~ 10 min 注完;或 1/3 ~ 1/2 量肌内注射,然后用 1/2 量加入 5% ~ 10% 葡萄糖溶液中静脉滴注,维持 10 ~ 12 h。

2. 降压药物　将血压降至可允许范围是控制子痫的重要措施,但对将血压调整至何种程度尚有一定争议。临床宜选用对孕妇和胎儿影响较小的药物,同时应防止血压急剧下降。目标血压:孕妇无并发脏器功能损伤,血压应控制在收缩压 130 ~ 155 mmHg,舒张压 80 ~ 105 mmHg。孕妇并发脏器功能损伤,则收缩压应控制在 130 ~ 139 mmHg,舒张压 80 ~ 89 mmHg。降压过程力求下降平稳,不可波动过大,且血压不可低于 130/80 mmHg,以保证子宫胎盘血流灌注。

(1)乌拉地尔　可通过阻滞血管突触后 α_1 受体和刺激中枢 5- 羟色胺 -1A 受体的双重机制而起降压作用。

用法:首剂 25 mg 加入葡萄糖溶液或生理盐水 250 mL 中缓慢静脉滴注,初始速度为 15 mL/h。主要不良反应为个别患者可能出现头痛、头晕、恶心、呕吐、出汗、烦躁、乏力、心悸、心律失常、上脸部压迫感或呼吸困难等症状,其原因多为血压降得太快所致,通常在数分钟内即可消失,无需停药。

(2)拉贝洛尔　兼有 α 和 β 受体阻滞作用,在心率减慢的同时降压,心率降到一定程度后渐趋于平稳,无反跳现象,这一点不同于其他血管扩张药引起反射性心率增快。降低血压但不影响肾及胎盘血流量,还可对抗血小板聚集,促进胎儿肺成熟。

用法:初始剂量 20 mg,10 min 后若未有效降压则剂量加倍,最大单次剂量 80 mg,直至血压控制,每日最大总剂量 220 mg。静脉滴注:50 ~ 100 mg 加入 5% 葡萄糖溶液 250 ~ 500 mL,根据血压调整滴速,待血压稳定后改口服。50 ~ 150 mg 口服,每日 3 ~ 4 次。不良反应为头皮刺痛及呕吐。

(3)硝酸甘油　主要是松弛血管平滑肌,特别是小动脉平滑肌,使周围血管扩张。

用法:硝酸甘油 5 ~ 10 mg 加入 5% 葡萄糖溶液 250 mL 静脉滴注,以 5 μg/min 开始,每 5 ~ 10 min 增加 5 ~ 10 μg,直到有效浓度为 20 ~ 60 μg/min。每日滴注不超过 12 h,疗程 3 ~ 6 天。

(4)硝普钠　强效血管扩张剂,由于可能会导致胎儿发生氰中毒,一般列为禁用;仅适用于其他降压药应用均无效的高危孕妇。分娩期或产后血压过高,应用其他降压药效果不佳时,方考虑使用。

用法:50 mg 加入 5% 葡萄糖溶液 500 mL 避光缓慢静脉滴注。一般从 0.25 μg/(kg·min)开始,根据血压调整滴速,直至血压降到目标血压或剂量已达 10 μg/(kg·min)。

(5) 硝苯地平 是钙离子拮抗剂,抑制钙离子内流,能松弛平滑肌,降低外周阻力,使血压下降,其降压效果缓和,不降低心排血量。

用法:10 mg 舌下含服,每日 3 次或每 6 h 一次,24 h 总量不超过 60 mg,起效较快。

(6) 尼卡地平 为第二代二氢吡啶类钙离子拮抗剂。

用法:30 mg 加入 5% 葡萄糖溶液 250 mL,以 1.5 ~ 3 mg/h 的速度静脉滴注。

(7) 尼莫地平 亦为钙离子拮抗剂,其优点是可选择性地扩张脑血管。

用法:20 mg 口服,每日 2 ~ 3 次;或 20 ~ 40 mg 加入 5% 葡萄糖溶液 250 mL 中静脉滴注,总量不超过 360 mg/d。不良反应为头痛、恶心、心悸等。

(8) 酚妥拉明 是以血管扩张作用为主的 α 受体阻滞剂。

用法:多以 10 ~ 20 mg 加入 5% 葡萄溶糖 250 mL 溶液中静脉滴注,速度可为 0.1 ~ 0.5 mg/min,必要时可在静脉滴注给药前先以 5 mg 静脉注射作为冲击量。主要不良反应为心动过速、直立性低血压等。

(9) 甲基多巴 为中枢性降压药。可兴奋血管中运动中枢的 α 受体,从而抑制外周交感神经。产生降压效果,多用于中、重度妊娠高血压综合征的治疗。

用法:多从小剂量开始,每次 250 mg。主要不良反应是:口干、嗜睡、抑郁、视物模糊。

降压药用药需注意的问题:①子痫发作期间宜监测生命指标,并 15 min 测量一次血压随时调整药物剂量,直至血压稳定并维持在 21.3/14 kPa(160/105 mmHg)以下。②钙离子拮抗剂可能抑制子宫平滑肌收缩,影响产程,应慎用;利血平可通过胎盘也应避免使用。③孕期一般不使用利尿药降压,以防血液浓缩、有效循环血量减少和高凝倾向,也不推荐使用阿替洛尔和哌唑嗪。④禁止使用血管紧张素转换酶抑制剂(ACEI)和血管紧张素 Ⅱ 受体拮抗剂(ARB)。⑤硫酸镁不可作为降压药使用。

3. 利尿、降颅压 当子痫发作后疑为存在颅内高压或脑水肿时,可给予 20% 甘露醇 250 mL 静脉快速滴入。甘油果糖适用于肾功能有损害的孕妇。一般不主张用利尿药,但在出现急性心力衰竭、肺水肿、全身性水肿、肾功能不全、血容量过高伴有潜在肺水肿危险者可考虑应用呋塞米等快速利尿药。

(四) 适时终止妊娠

1. 终止妊娠的指征 ①妊娠高血压、轻度子痫前期的孕妇可期待至孕 37 周以后。②重度子痫前期患者:孕周 < 26 周经治疗病情不稳定者建议终止妊娠;孕 26 ~ 28 周根据母胎情况及当地母儿诊治能力决定是否行期待治疗;孕 28 ~ 34 周,如病情不稳定,经积极治疗 24 ~ 48 h 病情仍加重,应终止妊娠;孕 ≥ 34 周患者,胎儿成熟后可考虑终止妊娠;孕 37 周后的重度子痫前期患者可考虑终止妊娠。③子痫:子痫孕妇抽搐控制后即可考虑终止妊娠。

2. 终止妊娠的方式 如无产科剖宫产指征,原则上考虑引产。但如果不能短时间内经阴道分娩、病情有可能加重,可考虑放宽剖宫产的指征。

课后练习题

1. 何为子痫? 子痫的高危因素有哪些?

2. 子痫抽搐前和抽搐发作时都有哪些表现?

3. 硫酸镁在治疗子痫时应注意哪些事项?

4. 使用硫酸镁包括哪些必备条件?

(李　南　张　东)

数字课程学习

⬇ 教学 PPT　　　✏ 自测题

第二章　心脑血管急症

第一节　急性冠脉综合征

目的要求

掌握：急性冠脉综合征的概念、临床表现、急救措施。

熟悉：急性冠脉综合征的诊断与鉴别诊断。

了解：急性冠脉综合征的急诊辅助检查、危险因素。

急性冠脉综合征（acute coronary syndrome，ACS）是指冠状动脉突发性血流减少或中断致使心肌急性缺血/坏死而产生的一组临床综合征，包括不稳定型心绞痛（unstable angina pectoris，UAP）、非ST段抬高型心肌梗死（non-ST-elevation myocardial infarction，NSTEMI）及ST段抬高型心肌梗死（ST-elevation myocardial infarction，STEMI）。其中，非ST段抬高型心肌梗死与不稳定型心绞痛合称为非ST段抬高型急性冠脉综合征（NSTEM-ACS）。ACS是急诊急救中常遇到的心血管系统急症之一，在冠心病所致猝死中ACS占20%，是院前急救或急诊所见猝死的最常见病因。在临床上若能明确诊断不稳定型心绞痛或急性心肌梗死，一般仍应采用各自的诊断名称；如一时不能明确相应的诊断即可诊断为ACS。

【临床表现】

（一）症状

最典型症状为胸痛，一般起病急骤，多呈现为胸骨后压榨性、撕裂性疼痛，也可为窒息感或胸部紧迫感，部分仅为闷痛、灼痛或上腹部疼痛与不适等，可向肩、颈、下腭、左或右臂及指尖放射；常伴有大汗淋漓、呼吸困难或呕吐；疼痛常发生在运动或情绪激动时，不受呼吸运动影响，通常持续5～20 min，经休息或舌下含服硝酸甘油症状可消失或有所缓解。如在静息状态下发作或疼痛时间较长，多提示预后不良。部分女性、老年人、糖尿病和心力衰竭患者的症状可不典型或无明显的症状，也可以表现为呼吸困难伴濒死感。

（二）体征

一般缺乏特异性体征，查体主要表现为血压升高或降低，心动过速或过缓，心尖部第一心音减弱，可闻及第三心音、第四心音或奔马律，主动脉瓣区第二心音大于肺动脉瓣区第二心音（$A_2 > P_2$）。低血压往往是病情严重和预后不佳的表现。

【急诊辅助检查】

（一）心电图

心电图检查除有助于区别ST段抬高与非ST段抬高型急性冠脉综合征外，还可以通过动态性或连续性监测，观察心电演变过程、有无致命性心律失常等，对预后判断具有重要的意义，同时对于胸痛的鉴别诊断意义重大,因此,心电图检查应列为首选急诊检查。目前,胸痛中心流程要求对急性胸痛患者在首诊后 10 min 内行心电图检查。

(二)影像学检查

1. 超声心动图(UCG) 通过观察心室各部位运动状态、心室射血分数等了解心肌受损程度及心功能状态,可以明确是否存在严重心肌缺血 / 坏死所致的心脏机械并发症,并对主动脉夹层、主动脉狭窄、肥厚型心肌病等引起的胸痛有重要的诊断与鉴别诊断价值。

2. 普通 X 线胸片或胸部 CT 对 ACS 的诊断缺乏特异性意义,但对主动脉、冠状动脉粥样硬化和钙化的诊断具有一定提示作用;同时,对排除肺源性因素引起的胸痛亦有重要的鉴别诊断价值。

3. 冠状动脉造影 对诊断困难、药物治疗效果不佳或高危需行紧急冠脉血运重建术的患者,行冠状动脉造影术能够清晰准确地明确狭窄的冠脉血管及其部位,能够明确诊断、指导治疗并评估预后。

4. 其他 多排螺旋 CT 冠状血管造影重建诊断技术因为时效性问题一般不推荐作为诊断 ACS 的急诊检查手段,但是当急性胸痛原因不明,疑诊主动脉夹层或肺动脉栓塞时,可以考虑行胸痛三联 CTA 一站式检查。通过一次扫描、一次注射造影剂可同时显示冠状动脉、肺动脉及主动脉三种血管的图像,为临床鉴别 ACS、肺动脉栓塞和主动脉夹层等疾病提供重要的依据。

(三)生化检查

1. 肌钙蛋白(Tn) 是诊断心肌坏死最特异的指标。心肌细胞受损后 cTnT 被释放入血,一般于 2~4 h 内开始升高,22 h 左右形成第一个高峰,然后缓慢下降;第 2~5 日出现第二个高峰,持续半个月左右后降至正常。cTnI 一般于心肌细胞受损 3~5 h 内升高,15~24 h 达高峰,5~20 日后降至正常。TnT、TnI 对急性冠脉综合征具有较好的诊断和鉴别诊断意义。高敏感 cTn 检测技术能够更快更准确地检测出血清中微量肌钙蛋白,临床上能够使急性心肌梗死(AMI)的诊断进一步提前。高敏心肌肌钙蛋白(high-sensitivity cTn,hs-cTn)检测带来心肌标志物敏感度增高的同时,必然导致 AMI 诊断特异性降低,因为许多非心梗因素也会导致 cTn 水平轻度升高,如心力衰竭、肺栓塞、肾衰竭等。如何进一步提高 AMI 诊断的特异性,是临床医生需要面对的现实问题。动态监测 hs-cTn 水平被证明能够安全而有效地诊断或除外 AMI。

2. 肌红蛋白 起病后 2 h 内升高,12 h 内多达高峰,24~48 h 内恢复正常。由于该检查结果出现异常的时间较早,因此有助于早期诊断,但是该检查特异性差,需排查其他疾病的可能。

3. 肌酸磷酸激酶(CK)及其同工酶(CK-MB) 一般在起病后 4 h 内增高,16~24 h 达高峰,3~4 天恢复正常。该指标连续检测还有助于评价溶栓治疗效果。

4. BNP 或 NT-proBNP 可辅助判断是否出现心力衰竭,这对鉴别诊断、指导治疗、预后判断很有价值。

【诊断与鉴别诊断】

(一)诊断

当有典型的缺血性胸痛症状或心电图动态改变而无心肌坏死标志物升高时,诊断为心绞痛 / 不稳定型心绞痛;心肌标志物升高的患者,考虑为急性心肌梗死,按照心电图 ST 段是否抬高分为 ST 段抬高型心肌梗死和非 ST 段抬高型心肌梗死,诊断流程见图 5-2-1。临床上需要注意,由于高敏肌钙蛋白检查的引入和推广,单纯肌钙蛋白升高而缺乏胸痛症状和心电图改变的患者需要进一步鉴别诊断。

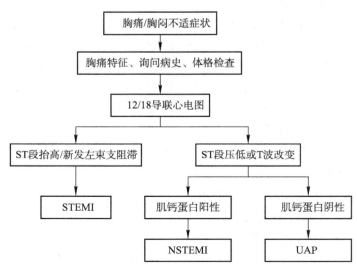

图 5-2-1 急性冠脉综合征的诊断流程

（二）危险因素分层

危险因素分层的目的是争取时间以便尽早确定治疗方案，减少不良事件发生。STEMI 和 NSTE-ACS 的发病机制和冠脉病变特点不完全相同，故两者的预后具有不同特点。STEMI 患者均需在时间窗内再灌注治疗，越快效果越好。STEMI 死亡的独立危险因素包括高龄、女性、心功能 Killip Ⅱ~Ⅳ级、既往心梗史、房颤、前壁心梗、肺部啰音、糖尿病、肌酐增高、脑钠肽（BNP 或 NT-proBNP）明显升高等。高危患者从 PCI 再灌注治疗获益更大。当出现肺淤血和外周灌注不足时，提示病情危重，除了尽早再灌注治疗外，往往提示需要心脏辅助支持治疗。目前指南多推荐 GRACE 评分对 NSTE-ACS 危险分层，高危患者早期（<24 h）介入治疗的临床获益大。其中，对于具有以下临床表现的极高危患者应予以立即冠脉介入策略（<2 h）。极高危 NSTE-ACS 因素包括：血流动力学不稳定，心源性休克，药物治疗后仍反复性／顽固性胸痛，威胁生命的心律失常，合并机械并发症，NSTE-ACS 相关急性心力衰竭，6 个导联 ST 段压低 >1 mm 合并 aVR 和（或）V1 导联 ST 段抬高。

（三）鉴别诊断

胸痛是急性冠脉综合征的主要症状，需与能引起胸痛或胸部不适的心脏神经症、肥厚梗阻型心肌病、主动脉瓣狭窄、急性主动脉夹层（包括累及冠状动脉）、急性心包炎、心脏压塞、期前收缩、心肌炎和扩张型心肌病、右心室高压、肺动脉高压、急性肺栓塞、食管炎、胃肠炎等相鉴别。

【抢救与治疗措施】

（一）急诊治疗 ACS 的目标

急诊治疗 ACS 的目标主要为：①通过各种措施稳定患者状态。②对已明确心肌梗死者应尽量减小梗死面积，维持心功能。③减少突发心脏事件，降低病死率。④为后续治疗创造条件。

（二）STEMI 的再灌注治疗

STEMI 救治的核心理念是尽可能缩短心肌总缺血时间，尽早开通梗死相关血管，恢复心肌灌注，才能挽救存活心肌，减少并发症和死亡。目前常用的再灌注方法有急诊冠脉介入治疗和药物溶栓。

症状发作 12 h 之内的持续 ST 段抬高者均需再灌注治疗。建议首选直接 PCI 策略治疗。如果直接 PCI 不能在首次医疗接触确诊后 2 h 内进行，且症状发作 12 h 内而无溶栓禁忌证者，建议立即溶栓治疗（推荐使用特异性纤溶酶原激活剂）。症状发作大于 12 h，不超过 48 h，但存在进行性心肌缺血症状、血流动力学不稳定及危及生命的心律失常者，建议进行直接 PCI 治疗。发病超过 24 h、无心肌缺血、血流动力学和心电稳定的患者不宜行直接 PCI。NSTE-ACS 不建议使用溶栓治疗。

（三）ACS 的溶栓治疗策略

溶栓治疗（包括抗血小板和抗凝治疗）是 ACS 患者治疗的基石，所有 ACS 患者一经确诊均应尽快启动溶栓治疗并贯穿治疗的全过程。

1. 抗血小板治疗　无论后续拟采用何种治疗策略（介入或药物治疗），如无禁忌证，ACS 患者均应立即启动双联抗血小板治疗，并维持 ≥12 个月。

（1）阿司匹林　主要通过乙酰化作用抑制花生四烯酸代谢过程中环氧化酶（COX），从而抑制血栓素 A_2（TXA_2）合成，发挥抗血小板和抗血栓形成作用。所有 ACS 患者只要无禁忌证，均应立即嚼服阿司匹林 300 mg，继以 75~100 mg/d 长期维持。

（2）噻吩并吡啶类　此类药物可通过抑制二磷酸腺苷（ADP）受体介导的血小板聚集而起到抗凝作用，使用时应注意血细胞和血小板降低。除非存在高出血风险，推荐使用替格瑞洛（180 mg 负荷量，后续 90 mg，每日 2 次）。在替格瑞洛无法获得或有高出血风险时，选用氯吡格雷，初始负荷量 300 mg（年龄 <75 岁拟直接 PCI 者最好 600 mg），后续 75 mg/d。

（3）血小板糖蛋白（GP）Ⅱb/Ⅲa 受体抑制剂　可选择性用于血栓负荷重的患者和 P2Y12 受体拮抗剂未给予适当负荷量的患者。此类药物能抑制 GPⅡb/Ⅲa 受体促进血小板聚集。常用药物：①阿昔单抗

(abciximab),剂量为 0.25 μg/kg,注射后以 10 μg/min 速度滴注。②依替巴肽(eptifibatide),冲击量 180 μg/kg,注射后持续 2.0 μg/(kg·min)。③替罗非班(tirofiban),冲击量 10 μg/kg,注射后持续 0.10 ~ 0.15 μg/(kg·min)静脉滴注。

2. 抗凝治疗

(1)低分子量肝素(LMWH) 是由常规肝素裂解后产生的多聚体分子片段,主要是阻断凝血因子 Xa 活性而产生抗凝效应。一般皮下注射生物利用度更好(接近 100%),比普通肝素高 30% 以上,血浆中半衰期是普通肝素的 2 ~ 4 倍,血小板减少的发生率较低,一般无须监测凝血功能。推荐疗程为 5 ~ 7 日,疗程延长并不能使患者受益,还可能会增加出血机会。

(2)普通肝素 肝素的大部分抗凝活性是通过结合于抗凝血酶Ⅲ(AT-Ⅲ)发挥阻断凝血作用。使用过程中需监测部分凝血活酶时间(APTT);由于此药可被 PF4(血小板 4 因子)所中和,可能会导致血小板减少症,应注意监测血小板数量。

接受 PCI 治疗的 STEMI 患者,术中均应给予肠外抗凝药物。应权衡有效性、缺血和出血风险,优先推荐普通肝素(负荷剂量 70 ~ 100 U/kg),也可选用依诺肝素或比伐卢定。PCI 术后和选择药物治疗的 ACS 患者,推荐使用低分子量肝素或者磺达肝癸钠抗凝治疗。

(四)其他重要药物治疗措施

1. 硝酸酯类药物 主要通过非依赖性通道发挥作用,引起血管平滑肌细胞不同程度舒张,既可扩张周围血管又可扩张冠状动脉,在降低心脏前、后负荷,减少心肌耗氧的同时,改善冠脉血流、增加氧供。

(1)用药方法 ①硝酸甘油:药效发挥快,半衰期短,容易定量控制给药,对出现的不良反应可以很快进行调整。一般先舌下含服 0.3 ~ 0.6 mg,继之静脉滴注给药,开始以 10 ~ 20 μg/min 速度滴注,如无明显血流动力学变化或无明显的临床不适,则以每 5 ~ 10 min 增加 5 ~ 10 μg/min 的方式递增,常用的有效平均剂量为 50 μg/min。②硝酸异山梨醇酯(消心痛、异舒吉):作用时间及半衰期均较硝酸甘油长,可 5 ~ 10 mg 即刻舌下含服或静脉滴注,一般有效剂量为 2 ~ 7 mg/h,并应根据患者耐受情况调整;静脉滴注开始剂量 60 μg/min,如无不适反应,可逐渐调整至 60 ~ 120 μg/min。③单硝酸异山梨醇酯:主要用于口服心绞痛的长效控制,由于起效慢一般不用于急性心肌缺血的急诊治疗。

(2)不良反应 主要为血管扩张性头痛或低血压,部分患者可能出现颜面潮红、眩晕,尤其以老年人更易发生。因此,在静脉使用此类药物时应注意剂量调整,治疗水平达到以下标准即可:①胸痛等临床症状得到改善或控制。②平时血压正常者治疗后平均动脉压下降不超过 10%。③高血压患者治疗后平均动脉压下降不超过原血压的 30%。④用药后心率增加不宜超过 110 次/min。

(3)用药注意事项 下列情况时不宜使用硝酸酯类药物:①严重心动过缓或心动过速(心率 > 100 次/分)。②确定为右心室及下壁梗死。③收缩压 < 90 mmHg 或较基础血压降低 30%。

2. β受体阻滞剂 可缩小心肌梗死面积,减少复发性心肌缺血、再梗死、室颤及其他恶性心律失常,对降低急性期病死率有肯定的疗效。无该药禁忌证时,应于发病后 24 h 内常规口服应用。如有以下情况应暂缓使用:①伴急性心力衰竭、有症状的持续性低血压、低心排血量或心源性休克;②有发生心源性休克的高危因素:高龄(年龄 > 70 岁)、血压偏低(SBP < 120 mmHg)、心率快(窦性心率 > 110 次/分);③有β受体阻滞剂的相对禁忌证:P-R 期 > 0.24 s、二度或三度房室传导阻滞、活动性哮喘或反应性气道疾病等。

3. 钙离子拮抗剂 可抑制血管平滑肌细胞和心肌细胞动作电位中的钙离子内流,直接导致血管舒张和负性变力、变时(减慢心率)、变传导(减慢房室传导)作用。可明显改善内皮功能,增加 NO 的合成及抗血小板作用。钙离子拮抗剂在治疗 ACS 中不主张单独使用,仅用于硝酸酯类和β受体阻滞剂难以控制的难治性心绞痛。不推荐使用短效二氢吡啶类钙离子拮抗剂。

4. 他汀类药物 此类药物除降血脂外,还可改善血小板功能、减少血小板聚集、抑制凝血与炎症反应,改善内皮功能,从而增强斑块的稳定性,防止斑块破裂和侵蚀,因此,所有无禁忌证的 ACS 患者入院后应尽早开始强化他汀类药物治疗,且无需考虑胆固醇水平。不论胆固醇水平是否升高,ACS 患者的他汀类药物治疗均有益处。

常用药物:①辛伐他汀,20 ~ 40 mg。②瑞舒伐他汀,10 ~ 20 mg。③阿托伐他汀,20 ~ 40 mg。所有药物均每晚一次性口服。

5. 血管紧张素转换酶抑制剂(ACEI)和血管紧张素受体阻滞剂(ARB) 血管紧张素 Ⅱ(Ang Ⅱ)通过增强氧化应激来破坏内皮功能,启动粥样硬化过程,影响凝血与抗凝机制的平衡。ACEI 可减少 Ang Ⅱ 的产生,舒张血管降低血压,减少血流剪切力稳定斑块。ACEI 治疗应从小剂量口服开始,在 24 ~ 48 h 内逐渐增加到足量,可减少充盈性心力衰竭的发生,降低病死率。如无禁忌证,所有 STEMI 患者均应给予 ACEI 长期治疗。如果患者不能耐受 ACEI,可考虑换用 ARB。

(五)ACS 合并心力衰竭或心源性休克

ACS 的心功能评价根据是否存在肺淤血和外周组织器官低灌注的临床表现,多应用 Killip 分级。对于 ACS 合并心力衰竭患者,尽早使用辅助支持治疗,尽早行超声心动图检查,必要时行血流动力学监测,以评价左心功能的变化、指导治疗及监测疗效。有肺淤血甚或肺水肿表现的心力衰竭(Killip Ⅱ ~ Ⅲ级),采用静脉袢利尿药(如呋塞米和托拉塞米)作为一线药物。若血压 > 90 mmHg 可应用血管扩张剂,其中硝酸酯类(硝酸甘油与硝酸异山梨酯)主要扩张静脉容量血管、降低心脏前负荷,较大剂量时可同时降低心脏后负荷,在不减少每搏输出量和不增加心肌耗氧的情况下减轻肺淤血,尤其适用。

6% ~ 10% 的 STEMI 患者合并心源性休克,住院期间病死率高达 50% 左右。此类患者宜尽早行冠脉造影,对冠脉行血运重建。

对于上述有心排血量严重降低导致组织器官低灌注的患者宜静脉使用正性肌力药物,有助于稳定患者的血流动力学。存在持续组织低灌注,需要使用血管收缩药物维持收缩压,首选去甲肾上腺素,最好监测动脉内血压。对于药物治疗无效的心源性休克且无禁忌证的患者,应积极使用短期机械循环支持[主动脉球囊反搏或 V-A 模式体外膜肺氧合(ECMO)]。

(六)冠脉搭桥术(CABG)

对少数 ACS 合并心源性休克不适宜 PCI 者,急诊 CABG 可降低病死率。机械性并发症(如心室游离壁破裂、乳头肌断裂、室间隔穿孔)引起心源性休克时,在急性期需行 CABG 和相应心脏手术治疗。

课后练习题

1. 什么是急性冠脉综合征? 急性冠脉综合征的分类有哪些?
2. 简述 STEMI 的再灌注治疗方法及其适应证。
3. 简述急性冠脉综合征初筛流程。
4. 极高危急性非 ST 段抬高型 ACS 包括哪些表现?
5. 简述急性冠脉综合征的抗血小板治疗。

(李树生)

第二节　急诊心律失常的处理

📍 **目的要求**

掌握:急性心律失常的分类、临床共同特征及心电图表现。

熟悉:对血流动力学有明显影响的急诊心律失常的处理。

了解:对血流动力学有潜在影响和(或)无明显影响的急诊心律失常的处理。

急诊心律失常（emergency arrhythmia）是指各种原因所致突发性心脏冲动的起源部位、频率、节律、传导速度及激动次序异常，或在原心律失常基础上加重的频率或节律异常。对血流动力学有明显影响或潜在影响的心律失常是急诊急救中较常见的临床急症或危重症，特别是当与某些心脏病或危重症同时伴发时可能对患者生命构成威胁，因此，对急诊心律失常的识别、处理，具有相当的紧迫性。

【心律失常分类】

根据急诊心律失常对自身生命构成危害程度的不同，可将其分为对血流动力学有明显影响、有潜在影响和无明显影响三大类，详见表 5-2-1。也可根据心室率快慢的不同，传统上常将其分为快速型和缓慢型两大类。依对血流动力学影响进行分类，更有利于急诊、ICU、院前急救、灾难急救等突发状态或意外时关注到心律失常的危害，更好地提高临床医生对所发生心律失常危险程度的认识。

表 5-2-1 急诊心律失常的分类

对血流动力学有明显影响	对血流动力学有潜在影响	对血流动力学无明显影响
阵发性室性心动过速	窦性心动过速	窦性心动过缓
持续性室性心动过速	阵发性房性心动过速	一度房室传导阻滞
双向性室性心动过速	持续性房性心动过速	单源性房性期前收缩
尖端扭转型室心动过速	紊乱性房性心动过速	单源性室性期前收缩
心室扑动	阵发性室上性心动过速	非阵发性交界性心动过速
心室颤动	心房扑动	非阵发性室性心动过速
二度 II 型房室传导阻滞	心房颤动	
三度房室传导阻滞	多源性室性期前收缩	
快速型心房颤动（>180 次 / 分）	成对性室性期前收缩	
高血钾所致缓慢心室自主心律	联律型室性期前收缩	
	R on T 型室性期前收缩	
	预激综合征合并房颤（QRS 增宽畸形，室率>160 次 / 分）	

【临床表现】

无论何种类型的心律失常临床表现往往都缺乏独自的特异性，临床很难根据症状和体征来确定心律失常的类型。但以急诊心律失常就医者或在监测下发现心律失常时，患者常具有某些共同的临床特征：①突然心悸或原有症状加重，呈现阵发性或持续性的心悸、胸闷、气短感。②血流动力学改变引发的临床表现：头晕、眼花、耳鸣、黑矇、休克、呼吸困难或急性肺水肿，重者可出现阿 - 斯综合征。③原发病的表现：急诊心律失常的发生大多有诱发因素或原发性心脏病的基础，或发生在某些急、危、重症原发病的基础上，偶也可见于正常人。④常见体征：心率可快或缓慢、节律是否规整依心律失常类型不同而异，心音、杂音及心包摩擦音有无依原发病不同而异。

【辅助检查及监测】

1. 心电图　是判别有否心律失常存在和类型的重要方法，是决定临床抢救、治疗用药的基本依据，对临床诊断起着决定性的作用。因此，对疑有心律失常者均需进行常规心电图检查。

2. 床边监测　是对危重患者进行生命指征观察的重要手段，也是及时发现危重患者，特别是神志不清者发生心律失常的重要方法。

【诊断与鉴别诊断】

急诊心律失常诊断可依病史、查体和心电图检查三者结合来确立，病史和查体对原发病是否存在心律失常及估计发生的时间有一定帮助,心电图改变则是确定和鉴别心律失常类型的重要依据。对已知存在急诊心律失常的患者如突然发生阿-斯综合征,即使来不及进行心电图检查,也可按心室颤动进行紧急处理。在确定心律失常类型的同时,还应考虑诱发原因及病因,以便较彻底地控制其发作。

多源性室性期前收缩、成对性室性期前收缩、联律型室性期前收缩、R on T 型室性期前收缩也称为致命性室性早搏,但是,此类心律失常是否具有致命性,取决于其持续的时间、对血流动力学有否明显影响,或是否会转变为心室颤动。

对于宽 QRS 波群的室上性心动过速要注意与室性心动过速相鉴别,在急诊急救中由于引起此类心电图改变的病因复杂,鉴别有一定难度。但是,宽 QRS 波群心动过速中有 80% 以上为室性心动过速,尤其是时间 > 0.14 s 者对诊断更有一定提示作用。只有不足 20% 者为室上性心动过速合并室内传导异常(如差异性传导、束支阻滞、旁路下传或逆传),还有少数为预激伴房颤/房扑。无充分依据时不应轻易将宽 QRS 波群心动过速诊断为室上性心动过速伴差异性传导。

【抢救与治疗措施】

心律失常是否需要紧急处理,取决于心律失常的类型、心功能状况、快慢的频率程度、持续时间,对心排出量、血压和重要器官供血影响的大小,以及患者的年龄和精神状态等因素。

(一)实施救治前需注意的问题

急诊心律失常并非都是致命性心律失常,是否需要紧急处理决定于心律失常对血流动力学有否危害或潜在性危害。在治疗前需注意的问题详见要点框 5-2-1。

> **要点框 5-2-1　急诊心律失常救治前需注意的问题**
>
> 1. 心律失常有否紧急处理的指征。
> 2. 有否需去除的病因或诱因。
> 3. 准备采取抢救或治疗的方式。
> 4. 如何选择适宜的药物。

(二)抢救或治疗方式的选择

根据患者临床表现的轻重缓急及心律失常的危害程度可选择以下两种方式。

1. 药物治疗　急诊急救时临床多采用经验性用药,其优点为简便易行,适应范围广,不需特殊设备,可结合心电图或心电监测依个人经验选择对患者适合的药物、剂量,并判断给药后效果,缺点是精确性差,治疗开始后需经一定时间的试探性用药及剂量调整。

2. 非药物治疗　治疗方法虽较多,但在急诊急救中常用的为同步或非同步直流电复律及临时人工心脏起搏术,尤其血流动力学有明显影响的急诊心律失常为最佳适应证。

(三)具体治疗措施与方法

1. 对血流动力学有明显影响的急诊心律失常的处理

(1)阵发性及持续性室性心动过速　简称阵发性或持续性室速,是指 3 个或 3 个以上的室性过早搏动连续发生,频率 > 100 次/分的异常心律;发作时间 < 30 s,能自行终止发作的称为阵发性室速;如发作时间 > 30 s,并需使用药物或电复律终止者称为持续性室速。而持续性室速较阵发性室速危害更大,更易发生室颤。

处理方法主要为:①药物治疗:详见表 5-2-2。如能明确室速是由器质性心脏病所引起,应首选胺碘酮,如胺碘酮无效时可改用利多卡因。②直流电复律:对室速伴有晕厥、休克、肺水肿及阿-斯综合征等严重血流动力学障碍者,可紧急采用同步或非同步直流电复律;对使用多种药物治疗无效者也应该给予直流电复律,详见第九篇第二章。

(2)双向性室性心动过速　①心电图特征性变化主要表现为 QRS 波群的主波呈现交替性向上和向下 180° 转向性变化。临床上绝大多数此类情况见于洋地黄中毒,尤其是伴有低血钾者,还可见于严重的心肌病或冠心病及手术麻醉过程中。②治疗上胺碘酮、利多卡因有一定疗效,也可补充氯化钾和硫酸镁或门冬氨酸钾镁盐等,同时应注意原发性心脏病的处理或洋地黄类药物的使用。

表 5-2-2　室性心动过速常用药物及方法

药物	首次剂量	推注时间	重复给药时间	总量	维持量
胺碘酮	150 mg 3~5 mg/kg	10~30 min (50 mg/min)	10~15 min	<1.2 g/24 h 最大可达 2.2 g	1~1.5 mg/min 静滴 6 h, 以后根据病情 逐渐减量至 0.5 mg/min
利多卡因	50~100 mg	3~5 min	5~10 min	<200 mg/30 min <300 mg/h [4.5 mg/(kg·h)]	1~4 mg/min >70 岁或肝功能障碍者 可减半
普鲁卡因胺	100 mg (15 mg/kg)	3 min (50 mg/min)	5 min	500~800 mg	2~4 mg/min
溴苄胺	5~10 mg/kg	≥10 min	1~2 h	<30 mg/kg	
普罗帕酮	70 mg (1~2 mg/kg)	2~5 min (10 mg/min)	10~15 min	280~350 mg	
美托洛尔	5 mg	5 min (1 mg/min)	5~15 min	<0.2 mg/kg	15 min 后改为口服
索他洛尔	1 mg/kg	10 min	6 h	480 mg	

（3）尖端扭转型室性心动过速　是指心电图 QRS 波的尖端围绕心电图基线扭转,往往发作连续 3~20 个搏动,间以窦性搏动。频率 >200 次/分,RR 间期不等,QRS<0.1 s,呈自限性发作,但也可转为室颤。典型者多伴有 QT 间期延长,发作时间较长者可发生阿-斯综合征,常见各种原因所致的 QT 间期延长综合征、心肌炎、心肌缺血、使用某些抗心律失常药物（如奎尼丁、普鲁卡因胺、双异丙吡胺、胺碘酮等）、低钾血症或低镁血症。

治疗原则:主要是消除或改善原发病或停用诱发药物。具体措施如下。

1）QT 间期延长的扭转型室速　①对先天性者治疗首选 β- 受体阻滞剂和 Ib 类抗心律失常药物,如美托洛尔 25~100 mg,每日 2~3 次口服或普萘洛尔 10~30 mg,每日 3 次口服。对上述药物治疗无效的持续性发作者,可考虑左颈胸交感神经切断术或采用直流电复律或安装永久性起搏器。②对获得性者应及时去除病因,病因消除有困难时则应以控制心律失常为主。首选硫酸镁 2~5 g 稀释后静脉注射（3~5 min 或以上）,然后以 2~20 mg/min（0.5~1.0 g/h）速度静脉滴注。也可选用异丙肾上腺素 1~4 μg/min 静脉滴注,增快心率,缩短心室复极时间,但部分室速可转变为室颤,使用时应慎重。必要时可试用利多卡因、美西律、苯妥英钠、乙吗噻嗪等,但禁用 Ia、Ic 及 III 类抗心律失常药物。低钾者应注意补充钾盐。上述治疗无效者可采用食管调搏或临时心内膜起搏或电复律治疗。

2）QT 间期正常的扭转型室速　①对联律间期不短者的药物治疗,首选 I 或 III 类药物,如奎尼丁、普鲁卡因胺、胺碘酮;禁用交感神经兴奋剂,电复律无效。②对伴极短联律间期者,药物治疗首选维拉帕米 5~10 mg 静脉注射,有效后改口服制剂,预防复发;禁用交感神经兴奋剂,I、II、III 类药治疗无效。③心脏调搏或电复律可终止发作。

（4）心室扑动或颤动　①心室扑动或颤动是急诊急救中最危重的致命性心律失常,如处理不及时或不妥当,可致患者在短时间内死亡,因此,也将此类心律失常称为临终前心律。心室扑动的心电图多呈现为连续而规则的、波幅较大的正弦波,频率多在 200 次/分以上。心室颤动的心电图多表现为,电压不等的、完全不规则的、快速频率波形,频率多在 250~500 次/分之间。②紧急处理首选非同步直流电复律,在室颤波呈现为细小波形时往往电复律成功率低,此时可静脉注射肾上腺素 1 mg 使室颤波变得粗大,往往可以取得较好的电除颤效果。电除颤后应即刻进行心肺复苏抢救。在没有除颤设备的情况下也可以使用药物除颤,用药方法同室性心动过速。

（5）宽 QRS 波群心动过速　是指 QRS 波群时间≥0.12 s,频率超过正常的心动过速（>100 次/分),处理起来较为棘手,如措施不当常有可能在短时间内危及患者生命。处理原则:在治疗前最好能明确诊断以利于针对性处理,对病情危急又一时难以鉴别的可采用"中性治疗"措施:①对心室率极快同时伴有血流动力学障碍者(如伴发晕厥、心绞痛、低血压、急性肺水肿),首选直流电复律;②对心室率不快,血流动力学稳定但又不能明确心动过速的类型者,可首选胺碘酮静脉注射或滴注,如果疗效不佳也可用普鲁卡因胺或普罗帕酮(心律平)静脉注射或静脉滴注。对有器质性心脏病用药剂量可参考室上性心动过速治疗。

需注意的问题:①在处理宽 QRS 波群心动过速时应慎用维拉帕米或洋地黄制剂,决不能轻易以维拉帕米做试验治疗,如将室性心动过速误诊为室上性心动过速伴差异性传导使用维拉帕米治疗时,常可导致血压下降、休克,甚至诱发心室颤动;②由于腺苷类药物半衰期短,必要时可用于试验性治疗;③对有器质性心脏病或心力衰竭的患者,不宜用利多卡因、索他洛尔、普罗帕酮、维拉帕米或地尔硫䓬。

（6）严重的缓慢型心律失常　主要包括窦性停搏、二度Ⅱ型房室传导阻滞及三度房室传导阻滞,并对血流动力学有明显影响,常规用药很难使其缓解,因此,在治疗上应把握以下原则:①在急诊急救中绝大多数的致命性缓慢型心律失常是有原因或诱因可查,详见要点框 5-2-2,积极查找原发病或诱因并给予合理的治疗。②尽量提高过于缓慢的心率以改善或保证重要器官的血供。

要点框 5-2-2　致命性缓慢型心律失常常见原因

1. 急性心肌梗死,尤其是右室、下壁或后壁梗死者更为常见。
2. 病态窦房结综合征是老年人或冠心病者引起窦性心动过缓的重要因素。
3. 急性心肌炎常为青年人除外正常生理因素所致窦性心动过缓的重要因素。
4. 各种原因所致的心肌病。
5. 颅内高压、急性脑水肿、阻塞性黄疸、伤寒等各种危重症的影响。
6. 垂体功能低下、肾上腺功能低下等各种内分泌系统疾病。
7. 洋地黄类强心苷、各种抗心律失常药物,尤其是长期或过量服用β受体阻滞剂、胺碘酮、奎尼丁、钙离子拮抗剂及萝芙木类降压药物等影响。
8. 高钾血症及其他的电解质紊乱。

常用药物:①阿托品:为 M 受体阻滞剂,可通过解除迷走神经对心脏的抑制,提高窦房结兴奋性,改善房室间的传导,加快心率。一般情况下多以 0.5~1 mg 皮下注射或静脉注射,也可依病情需要以 250 mL 液体中加入 1.0~2.0 mg 静脉滴注,其主要不良反应为口干、皮肤潮红、排尿困难等,对前列腺肥大的老年人应慎用,青光眼者禁用。②异丙肾上腺素:为β受体兴奋剂,有较强的心脏兴奋作用,可加快房室传导,提高心率。临床特别用于窦房结功能低下所致的缓慢型心律失常。一般多以 1~2 mg 加入 250~500 mL 液体中缓慢静脉滴注。不良反应为头痛、皮肤潮红、眩晕,有时可引起快速型心律失常,对心绞痛、急性心肌梗死或心力衰竭者慎用或禁用。③临时人工心脏起搏器:是治疗致命性缓慢型心律失常的首选方法,特别适用于各种原因所致的双束支、三束支传导阻滞或三度房室传导阻滞者,以及经药物治疗无效的各种缓慢型心律失常者。

2. 对血流动力学有潜在影响的急诊心律失常的处理

（1）窦性心动过速　一般频率在 100 次/分以上的窦性心动过速大多不需特殊处理。对心率在 120 次/分以上的窦性心动过速,则需结合对血流动力学的影响程度和血流动力学本身对心率的影响综合考虑给予处置。在进行治疗时应把握以下要点:①针对原发病、诱因治疗:如各种心脏病、贫血、甲亢、休克、液体量不足、创伤所致大失血及疼痛等情况。②针对精神因素进行治疗:此类病人大多有精神紧张、情绪激动、恐惧、焦虑、失眠等多种因素引起的交感神经兴奋,消除这些因素后患者心率大多可望恢复正常,必要时可给予镇静剂,如地西泮或艾司唑仑。③β受体阻滞剂的应用:β受体阻滞剂有良好的减慢心率作用,详见表5-2-3。在针对病因和诱因治疗后仍有明显症状者考虑使用β受体阻滞剂,使用前必须权衡用药利弊,不可盲目乱用药。

表 5-2-3　常用 β 受体阻滞剂的用法

药名	用量及用法	药物达峰时间	药物半衰期
普萘洛尔	10~40 mg,每日3~4次,口服 1~5 mg,必要时,静推	2 h	3~4 h
阿普洛尔	25~50 mg,每日3次,口服 2.5~5 mg,必要时,静推	1~3 min 10 min	4 h 2 h
吲哚洛尔	2.5~5 mg,每日3次,口服 0.2 mg,必要时,静推	2 h 2~5 min	2 h 2~5 min
索他洛尔	20~80 mg,每日3次,口服		5~13 h
醋丁洛尔	200~400 mg,每日1~2次,口服	2~4 h	3~6 h
阿替洛尔	12.5~50 mg,每日1~2次,口服	2~4 h	4~5 h
美托洛尔	50~100 mg,每日2次,口服 5 mg,必要时,静推 (无效时间隔5~10 min可重复使用)		3~4 h
艾司洛尔	0.5 mg/(kg·min)滴注1 min,然后 减少至25~50 μg/(kg·min) 最大剂量300 μg/(kg·min)	5 min	20 min
比索洛尔	5~10 mg,每日3次,口服		

(2)房性心动过速　临床上可将房性心动过速分为阵发性房性心动过速和持久性房性心动过速,在危重症的抢救治疗过程中以阵发性房性心动过速为多见。阵发性房性心动过速多由器质性心脏病、洋地黄等药物影响、电解质紊乱、休克、心力衰竭等因素引起,也可由于精神因素影响诱发。

在抢救与治疗上主要针对病因或诱因治疗,同时控制异常快速的心率。非洋地黄中毒引起者可根据病情常规使用毛花苷 C(西地兰),用药过程中应特别注意有否低钾、缺氧、少尿、液体量不足等因素的存在。抗心律失常药物的选择与用法基本同室上性心动过速。

(3)阵发性室上性心动过速　是快速型心律失常中较常见的一种类型,由于心率快,心电图上 P 波与其前一次心搏的 T 波相重叠,不易判断,常难以区分房性或交接区性心动过速,习惯上统称为室上性心动过速(室上速)。大约 50% 的患者存在器质性心脏病,中老年患者多见于冠心病、急性心肌梗死、高血压性心脏病;青年患者应注意预激综合征或心肌炎;风湿性心脏病或甲亢所致者亦不少见;外科术后患者除上述因素外,尚应注意隐匿型冠心病、休克、失血或贫血、心力衰竭、液体量不足或电解质紊乱等因素的存在。

用药原则及应注意问题:①对于阵发性室上速通常不需急于处理,但要注重病因或诱因的去除;②最忌多种抗心律失常药物同时使用;③非心力衰竭所致者不宜采用洋地黄制剂;④对无器质性心脏病、无心功能不全及病态窦房结综合征等禁忌证时,首选维拉帕米、普罗帕酮或腺苷,疗效好且使用安全(表5-2-4);⑤胺碘酮近年来取得了较好的效果,甚至可作为冠心病所致室上速的首选;⑥对疑有冠状动脉高度狭窄者,为避免导致心肌缺血加重或发生致命性室性心律失常,在药物控制心率不理想时应紧急采用直流电复

表 5-2-4　治疗室上速的常用药

药物	剂量	使用方法	注射时间	中止发作时间	半衰期	疗效
腺苷	6~12 mg	静推	1~2 s	<40 s	20 s	90%
ATP	10~12 mg	静推	1~2 s	≤20 s	20 s	90%
维拉帕米	5~10 mg	静推	3~5 min	80 s	6 h	>80%
普罗帕酮	1~1.5 mg/kg	静推	3~5 min	5 min	5 h	85%~90%
硫氮酮	10~20 mg	静推	2~3 min	≤5 min	4~6 h	低于维拉帕米
氟卡胺	1.5~2 mg/kg	静推	5~10 min	3~5 min	14 h	80%
阿义马林	50 mg	静推	3~5 min	90 s	5~10 min	
美西律	200 mg	静推	3~5 min		8~12 h	70%

律;⑦ 预激综合征所致室上速或合并房颤时,若心室率大于 300 次/分常有可能导致低血压、室速或室颤,射频消融为根治预激综合征的有效办法。

（4）心房扑动（房扑）　急诊心房扑动绝大多数为阵发性发作,起病突然、多在房性期前收缩后发生。主要病因有急性心肌梗死、甲状腺功能亢进、急性风湿热、慢性风湿性心脏病风湿活动期及洋地黄、肾上腺素、奎尼丁或普鲁卡因胺等药物过量或中毒,也可见于外科术后、糖尿病及其他类型心脏病患者,如高血压性心脏病、慢性肺源性心脏病、病态窦房结综合征、心肌病、缩窄性心包炎及肺梗死等。

治疗措施:①对无血流动力学变化的阵发性发作者主要治疗原发病;②对发作时间长、有明显血流动力学变化者首选同步直流电复律,成功率几乎可达 100%,是目前临床最有效的治疗方法;③无条件行电复律术或曾大量使用洋地黄类药物暂不宜行电复律者,可采用超速起搏的方法终止发作;④药物治疗方法同心房颤动。

（5）心房颤动（房颤）　是急诊急救中常见的一种心律失常类型,以阵发性房颤最为多见,特别易发生于伴有心力衰竭的器质性心脏病;冠心病、高血压性心脏病、风湿性心脏病二尖瓣狭窄、甲亢与甲亢性心脏病是临床上最常见的基本病因;感染、创伤、低钾、缺氧、情绪激动、过劳及心胸外科手术为常见的发作诱因。预激综合征、缩窄性心包炎、洋地黄类药物中毒也可引起房颤。

对于房颤发作时间短、无明显临床症状的阵发性房颤,一般情况下在针对病因治疗的同时给予镇静剂,适当注意休息即可;若需要复律治疗者,可根据是否有器质性心脏病选择药物。对不伴有器质性心脏病新发房颤的患者,可选用普罗帕酮 2 mg/kg 稀释后静脉推注 >10 min,无效可在 15 min 后重复使用,最大剂量 280 mg;对伴有器质性心脏病的新发房颤患者,建议应用胺碘酮 5 mg/kg,稀释后静脉推注 1 h,随之以 50 mg/h 静脉泵入。如持续用药 24~48 h 仍未能转复,可考虑加用口服胺碘酮每次 0.2 g,每日 3 次,直至累积剂量已达 10 g;奎尼丁也可转复房颤,但其可诱发致命性室性心律失常,目前已很少应用。

控制心室率可选洋地黄、β 受体阻滞剂、钙离子拮抗剂类药物,但在预激综合征合并房颤者此类药物及腺苷禁用,可首选普罗帕酮或胺碘酮。对心率快伴有心衰或有心衰倾向时可选用毛花苷 C 或胺碘酮,如效果不佳者,可考虑合用其他抗心律失常药物。临床常用药见表 5-2-5。

直流电复律治疗房颤成功率较高,一般多用于持续性房颤、少数有血流动力学障碍或症状严重的房颤患者,无特殊紧急情况急救时较少采用。

（6）紊乱性房性心动过速　是一种不同于阵发性房速、房扑或房颤的心房异位节律,又称为多源性房性心动过速。心电图表现为心率在 100~150 次/分,同一导联上可见 3 个以上不同形态的 P 波,并且 P-P 间期、R-R 间期、P-R 间期完全不等。临床上常见病因为冠心病、肺心病、糖尿病、低钾血症或低镁血症,以

表 5-2-5 心房颤动时的常用药物

药物	剂量	给药方法	维持量	转复率
氟卡因	100 ~ 150 mg	12 h 一次,口服	< 400 mg/d	50% ~ 90%
索他洛尔	80 ~ 240 mg	每日 2 次	60 ~ 120 mg/d	50% ~ 60%
胺碘酮	0.2 g	0.6 g/d	0.2 ~ 0.4 g/d	50% ~ 90%
普罗帕酮	70 mg	静推	280 ~ 350 mg/d	55% ~ 60%
	150 ~ 300 mg	每日 3 次,口服		40% ~ 75%
毛花苷 C	0.4 mg	静推	每次 0.2 mg	
奎尼丁	200 mg	6 h 一次,口服	200 mg	40%

及洋地黄类、氨茶碱类药物影响;急性呼吸道感染及心力衰竭急性发作为最常见的诱发因素。

本症治疗主要应针对原发病或诱发因素,抗心律失常药物可选用:①美托洛尔,25 ~ 50 mg,每日 2 ~ 3 次口服。②维拉帕米,40 ~ 80 mg,每日 2 ~ 3 次口服或以 5 ~ 10 mg 静脉注射。

（7）具有潜在危害的室性期前收缩 包括多发多源性室性期前收缩,成对或呈联律的室性期前收缩及 R on T 型室性期前收缩,此种类型的期前收缩有导致室颤的可能,对血流动力学有较大的潜在危害,因此,遇到此类患者需进行紧急处理,常用治疗药物与室性心动过速用药相同,见表 5-2-2。

3. 对血流动力学无明显影响的急诊心律失常的处理

（1）非阵发性交接区性心动过速 是由房室连接区的自律性增强而引起的一种心动过速,心率多在 70 ~ 130 次 / 分。洋地黄类药物中毒是最常见的病因,其次可见于急性下壁心肌梗死、心肌炎、创伤和感染性疾病。此种心律失常多不引起明显血流动力学改变或诱发心室颤动,因此一般不需要特殊处理。原则上主要针对病因治疗,对偶有引起血流动力学改变的可临时静脉常规滴注阿托品。

（2）非阵发性室性心动过速 又称为缓慢型室性心动过速或加速型室性自搏心律。心搏频率一般在 60 ~ 100 次 / 分,常发生在器质性心脏病变的基础上,易发生在急性心肌梗死溶栓治疗的再灌注期,故常将此种心律的出现作为冠状动脉溶栓再通的一项客观指标。另外,也可以发生在心脏手术、心肌炎、心肌病或洋地黄中毒等情况下,一般发作短暂患者多无不适感也不影响预后,故不需特殊治疗。但当心搏频率较快并伴有不适时,可静脉滴注利多卡因控制。

（3）室性期前收缩 此类患者是否需要紧急处理,要依引起的原发病和室性期前收缩频发的程度、类型而定。一般情况下,偶发的期前收缩甚至是单源多发的室性期前收缩对血流动力学也不会产生明显影响,可采取暂时的临床观察;若病因明确,可在原发病治疗的同时给予抗心律失常药物,多采用口服的美西律、普罗帕酮或 β 受体阻滞剂。

（4）房性期前收缩 急诊房性期前收缩的处理决定于患者的原发病、房性期前收缩类型与心室频率。一般情况下不需紧急处理,或可选择 β 受体阻滞剂或维拉帕米、普罗帕酮口服制剂;而由心力衰竭所致者经强心治疗多可好转,必要时加用口服抗心律失常药物,但不宜选用对心肌有抑制作用的制剂。

（5）窦性心动过缓或一度房室传导阻滞 可见于正常人,一般不需处理;心率 < 50 次 / 分的窦性心动过缓和一度房室传导阻滞大多有诱发因素,处理上应以治疗原发病为主,必要时可加用口服阿托品 0.5 mg,每日 3 次口服。

课后练习题

1. 简述急诊心律失常如何进行分类。

2. 急诊心律失常常见的临床共同特征有哪些?

3. 简述室性心动过速治疗常用药物及使用方法。

4. 如何处理心室扑动或颤动?

5. 简述对宽 QRS 波群心动过速的处理原则与需注意的问题。

6. 对心室率快的房颤应如何处理?

7. 简述何为室上性心动过速及其临床常见病因、用药原则及处理注意事项。

8. 简述阵发性及持续性室性心动过速的心电图特征与处理方法。

(王育珊)

第三节　脑　梗　死

> ◉ **目的要求**
>
> **掌握**:急性脑梗死的定义、分类、临床表现、诊断及治疗。
>
> **熟悉**:急性脑梗死的辅助检查及其鉴别诊断。
>
> **了解**:急性脑梗死的发病机制。

脑梗死(cerebral infarction)又称缺血性脑卒中(cerebral ischemic stroke),是指各种原因引起的脑部血液供应障碍,使局部脑组织缺血、缺氧导致神经功能缺损,占全部脑卒中的 60% ~ 80%。脑梗死分型方法常用临床分型、病因分型和影像学分型。目前国际上广泛应用的 TOAST(trial of Org 10172 in acute stroke treatment)分型是病因学分型:大动脉粥样硬化型、心源性栓塞型、小动脉闭塞型、其他明确病因型和不明原因型,其对脑梗死治疗指导、预后判断及实施个体化方案有着重要的意义。本节重点介绍大动脉粥样硬化型和心源性栓塞型。

一、大动脉粥样硬化型脑梗死

大动脉粥样硬化型脑梗死是脑梗死中最常见的类型。在脑动脉粥样硬化引起的血管壁病变的基础上,发生血栓形成、动脉栓塞、载体动脉病变堵塞穿支病变等,使血液供应中断而造成局部脑组织缺血缺氧性坏死。

【病因】

各种原因导致颈部及颅内大动脉粥样硬化或狭窄,高血压、糖尿病、血脂异常及吸烟等原因引起动脉内膜损伤,之后脂质沉着或氧化应激发生动脉粥样硬化。动脉硬化致使血管壁不光滑而产生湍流,易发生血管内皮细胞损伤,产生恶性循环,进一步形成动脉硬化斑块。

【病理生理】

脑组织对缺血、缺氧非常敏感,阻断血流 30 s 脑代谢即发生改变,1 min 后脑神经元功能活动停止,脑动脉闭塞导致缺血超过 5 min 可发生脑梗死。急性脑梗死病灶由中心坏死区及周围的缺血半暗带组成。坏死区由于完全性缺血导致脑细胞死亡,但缺血半暗带仍存在侧支循环,可获得部分血液供应,尚有大量可存活的神经元,如果血流迅速恢复,神经细胞仍可存活并恢复功能。因此,保护这些可逆性损伤神经元是急性脑梗死治疗的关键。脑梗死区血流再通后伴有氧与葡萄糖供应及脑代谢恢复。然而,由于存在有效再灌注时间窗的限制,脑损伤可出现不可逆性改变。

【临床表现】

中老年患者多见,病前有脑血管疾病的危险因素,如高血压、糖尿病、冠心病及高脂血症等。多于静态发病,约 25% 患者病前有短暂性脑缺血发作(TIA)史。多数病例其症状于发病数小时甚至 1 ~ 2 天达高峰。

通常无意识障碍,生命体征平稳,仅当大面积梗死或基底动脉闭塞病情严重时,表现为深昏迷,甚至出现脑疝引起死亡。

不同动脉闭塞性脑梗死,其临床表现不同。

1. 颈内动脉系统　病灶对侧出现偏瘫,面部感觉减退,同向偏盲,双眼向病灶侧凝视,言语不清,饮水呛咳,吞咽困难,优势半球受累可有失语,大面积脑梗死及丘脑梗死者可有意识障碍、嗜睡,昏睡者多见,病情危重者可出现脑疝而死亡。

2. 椎基底动脉系统　常表现为眩晕、眼震、耳鸣、复视、构音障碍、吞咽困难、共济失调、交叉瘫等症状。特征性表现是各种类型的交叉瘫,如 Weber 综合征(眼动脉交叉瘫)为病灶同侧动眼神经麻痹,病灶对侧中枢性面、舌瘫和偏瘫。

【辅助检查】

1. 血液检查　血糖、血脂、肝肾功能、电解质、血小板、凝血功能等可有异常。

2. 头颅 CT　在脑梗死早期(6 h 内)一般无明显变化,但如果大脑中动脉主干血栓形成可见走行区长条状高密度血栓征;一般 24 h 后出现明显的低密度梗死灶;1 个月后低密度梗死区范围逐渐减少,组织逐渐萎缩,甚至局部脑沟增宽、脑室扩大。早期 CT 检查有助于排除脑出血。

3. 头颅 MRI　可清晰显示早期缺血性梗死,脑干、小脑梗死,静脉窦血栓形成等,梗死灶为 T1 呈低信号,T2 呈高信号。弥散加权成像(DWI)可早期显示缺血病变(发病 2 h 内)。

4. 经颅多普勒超声(TCD)　对判断颅内外血管狭窄或闭塞、血管痉挛、侧支循环建立程度有帮助。最近应用于溶栓治疗的监测,对预后判断有参考意义。

5. 脑血管检查　包括 DSA、CTA 和 MRA 和头颈部血管超声等可以显示大动脉的狭窄、闭塞和其他血管病变。

【诊断及鉴别诊断】

(一)诊断

中老年患者,有脑卒中危险因素。多数在静态下急性起病,部分病例在发病前可有 TIA 发作。病情多在几小时或几天内达到高峰,部分患者症状可进行性加重或波动。临床表现决定于梗死灶的大小和部位,主要为局灶性神经功能缺损的症状和体征,如偏瘫、偏身感觉障碍、失语、共济失调等,部分可有头晕、头痛、呕吐、昏迷等全脑症状。影像学梗死的范围与某一动脉供血区一致。MRI 可在早期发现病变,血管检查发现狭窄或闭塞的动脉,头颅 CT 在早期多正常,排除脑出血,24~48 h 内出现低密度病灶。

(二)鉴别诊断

脑梗死需与下列疾病鉴别。

1. 脑出血、蛛网膜下腔出血、脑栓塞　见本章第四节脑出血。

2. 硬膜下血肿或硬膜外血肿　均有头部外伤史,病情进行性加重,出现急性脑部受压的症状,如意识障碍、头痛、恶心、呕吐等颅内高压症状,瞳孔改变及偏瘫等。头部 CT 检查在颅骨内板的下方可发现局限性梭形或新月形高密度区,骨窗可见颅骨骨折线、脑挫裂伤等。

3. 颅内占位性病变　颅内肿瘤或脑脓肿等也可急性发作,引起局灶性神经功能缺损,类似于脑梗死。

4. 脑脓肿　可有身体其他部位感染或全身性感染的病史。头部 CT 及 MRI 检查有助于明确诊断。

【抢救与治疗措施】

脑梗死的治疗应根据不同的病因、发病机制、临床类型、发病时间等确定针对性强的治疗方案,实施以 TOAST 病因分型(要点框 5-2-3)、病程分期为核心的个体化治疗。

> **要点框 5-2-3　缺血性脑卒中的 TOAST 病因分型**
>
> 1. 大动脉粥样硬化型。
> 2. 心源性栓塞型。
> 3. 小动脉闭塞型。
> 4. 其他明确病因型。
> 5. 不明原因型。

在一般内科支持治疗的基础上,可酌情选用改善脑循环、脑保护、抗脑水肿、降颅压等措施。

(一)内科综合支持治疗

保持呼吸道通畅,合并低氧血症患者(血氧饱和度低于92%或血气分析提示缺氧)应给予吸氧,气道功能严重障碍者应给予气道支持(气管插管或切开)及辅助呼吸,无低氧血症的患者不需常规吸氧;脑梗死后24 h内应常规进行心电图检查,必要时进行心电监护;对体温升高的患者应明确发热原因,如存在感染应给予抗生素治疗;血糖超过11.1 mmol/L时给予胰岛素治疗。预防坠积性肺炎,定时翻身、拍背;有吞咽困难者为了避免误咽及饮食摄取不足导致的液体缺失和营养不良,尽早鼻饲管进食,估计需要长时间进行肠内营养者可考虑行经皮胃造瘘补充营养,维持水、电解质平衡。根据各国指南意见,一般血压不超过220/120 mmHg不急于降压,24 h后逐渐降血压治疗。如果合并以下情况应积极降血压治疗:伴有严重心肾功能不全、主动脉夹层,需要超早期溶栓治疗。

(二)降颅压治疗

大面积脑梗死容易有严重脑水肿和颅内压增高,需要降颅压治疗,常用药物为甘露醇、呋塞米及人血白蛋白。

(三)改善脑血循环

脑梗死是缺血所致,恢复或改善缺血组织的灌注成为治疗的重心,应贯彻于全过程,以保持良好的脑灌注压。临床常用的措施有下列几方面。

1. 超早期溶栓治疗　溶栓治疗是目前最重要的恢复血流措施,常用药物有重组织型纤溶酶原激活剂rtPA、尿激酶。rtPA需要在4.5 h内使用,尿激酶在6 h内使用。rtPA溶栓治疗使用方法:rtPA 0.9 mg/kg(最大剂量为90 mg)静脉滴注,其中10%在最初1 min内静脉推注,其余持续滴注1 h。尿激酶使用方法:尿激酶100万~150万IU,溶于生理盐水100~200 mL,持续静脉滴注30 min。用药期间及用药24 h内应严密监护患者。

2. 降纤治疗　对不适合溶栓并经过严格筛选的脑梗死患者,特别是高纤维蛋白血症者可选用降纤治疗,常用药物有降纤酶、巴曲酶、安克洛酶,使用过程中应注意出血并发症。

3. 抗血小板制剂　超过6 h患者或不符合溶栓适应证者,尽早给予口服抗血小板药物阿司匹林或氯吡格雷。对于小梗死或反复TIA发作者,可以进行阿司匹林联合氯吡格雷的双重抗血小板治疗,双抗治疗持续时间不超过3周。溶栓治疗者抗血小板药物应在溶栓24 h后开始使用。

4. 扩容治疗　对一般缺血性脑梗死患者而言,目前尚无充分的随机临床对照研究支持扩容升压可改善预后,但对于脑血流低灌注所致的急性脑梗死如分水岭梗死可酌情考虑扩容治疗,但应注意可能加重脑水肿等。

5. 抗凝治疗　非心源性栓塞者不主张常规使用抗凝药物,明确为心源性栓塞者如无禁忌证应该使用抗凝药物。常用的有普通肝素、华法林(warfarin)等,但是使用同时必须监测凝血常规,使INR在1.5~2.5之间,超过2.5会导致出血。低分子量肝素及新型抗凝剂出血风险较低,是目前广为使用的抗凝药物。

(四)其他药物

丁基苯酞和人尿激肽原酶是近年国内开发的两种Ⅰ类新药,在多个RCT中均取得了比对照组明显改善的效果,具有良好的安全性。

(五)外科治疗

大面积脑梗死可引起严重颅内高压,并导致脑疝形成危及患者生命,可行开颅去骨瓣减压术。颈动脉内膜切除术(CEA)和动脉血管成形术(PTA)应视病情开展,非脑血管病急症手术。

(六)血管内介入治疗

血管内介入治疗包括动脉溶栓、机械取栓、血管成形和支架术。动脉溶栓使溶栓药物直接到达血栓局部,理论上血管再通率应高于静脉溶栓,且出血风险降低,然而其益处可能被溶栓启动时间的延迟所抵消。

近年来有研究表明机械取栓优于 6 h 内 rtPA 静脉溶栓,血管成形和支架术有待今后临床研究。

(七)康复治疗

康复对脑血管疾病整体治疗的效果和重要性已被国际公认,应早期进行,遵循个体化原则,对患者进行肢体功能锻炼,降低致残率,促进神经功能恢复,提高生活质量。

【预后】

本病的急性期病死率约为 10%,致残率达 50% 以上。

二、脑栓塞

脑栓塞(cerebral embolism)是指多种栓子(如心脏内的附壁血栓、动脉粥样硬化的斑块、脂肪、肿瘤细胞、纤维软骨或空气等)随血流进入脑动脉造成血流阻塞,当侧支循环不能代偿时,引起相应供应区脑组织缺血坏死出现局灶性神经功能缺损,占脑卒中的 15% ~ 20%。

【病因】

根据栓子来源可分为心源性、非心源性和来源不明性三种。心源性栓子占 60% ~ 75%,栓子在心内膜和瓣膜产生,脱落入脑后致病,常见于心房颤动、心脏瓣膜病、心肌梗死、卵圆孔未闭等。非心源性栓子常见于动脉粥样硬化斑块脱落性栓塞、脂肪栓塞、空气栓塞、癌栓塞等。尚有少数病例查不到栓子来源,要警惕卵圆孔未闭的存在。

【病理】

脑栓塞多见于颈内动脉系统,尤其是左侧大脑中动脉的范围内。椎基底动脉栓塞少见,仅占脑栓塞的 10% 左右。起病时脑缺血范围较广,症状多较严重。血管痉挛减轻,栓子破碎、溶解、移向动脉远端,症状可减轻。

脑栓塞所引起的病理改变与脑血栓基本相同,但可复发,且出血性梗死更为常见,占 30% 以上。脑栓塞区发生急性坏死,常引起不同范围及程度的脑水肿,严重时可导致脑疝形成。

【临床表现】

1. 发病年龄　跨度较大,风湿性心脏病引起者以中青年为多见,冠心病及大动脉病变引起者以中老年为多见。

2. 诱因　一般发病无明显诱因,安静或活动中均可发病,突然起病是其主要特征。在数秒或数分钟之内症状即达高峰,是所有脑血管病中发病最快者,多属完全性卒中。

3. 常见症状　约半数患者起病时有短暂的程度不同的意识障碍,当大血管及椎基底动脉栓塞时昏迷发生快且重。由于发病急,常引起脑血管痉挛,癫痫发作较其他脑血管病常见,约占 15%。少数患者还有头痛,常见偏瘫、失语、偏身感觉障碍及偏盲,其症状可有差异,主要取决于栓塞血管所支配的供血区的神经功能。

4. 原发病的表现　相关原发疾病的表现因病而异,心源性脑栓塞可有心脏病的病史及体征;脂肪栓塞则多发生于长骨骨折或手术后,常先有呼吸困难、胸痛、咯血等肺部症状;皮肤黏膜可见瘀斑;脑部症状为突然昏迷、抽搐、颅内压增高,而偏瘫体征少。

【辅助检查】

1. 头部 CT 及 MRI　可显示脑栓塞部位和范围,在发病后的 24 ~ 48 h 内病变部位出现低密度的改变。发生出血性梗死时可见低密度区内出现斑片状高密度影。

2. 脑脊液检查　脑脊液压力正常或升高,出血性梗死时红细胞增多。蛋白质含量常升高,糖含量正常。

3. DSA、TCD、MRA 及 CTA　可显示脑动脉闭塞情况、动脉粥样硬化斑块和栓子等。

4. 其他　应常规进行心电图、胸部 X 线和超声心动图检查,以明确栓子来源及发现原发病等。

【诊断及鉴别诊断】

本病任何年龄均可发病,以青壮年较多见。病前有风湿性心脏病、心房颤动及大动脉粥样硬化等病史,或有心脏手术、介入性治疗及长骨骨折病史;起病急骤,症状常在数秒或数分钟达到高峰,表现为偏瘫、失语等局灶性神经功能缺损;头颅 CT 和 MRI 有助于明确诊断。

本病应与脑血栓、脑出血等相鉴别,以抽搐起病者应与癫痫鉴别。

【抢救与治疗措施】

脑栓塞的治疗包括脑部病变及引起栓塞的原发病两方面。

脑部病变的治疗与脑血栓形成基本相同,主要目的是改善脑循环,减少脑梗死的范围。急性期应注意脑水肿的治疗,还应特别注意维持心脏功能。如发病后 24 h 做头部 CT、MRI 排除出血性梗死,或腰穿排除感染性栓塞时,可以采用抗凝治疗及抗血小板聚集药以预防心源性及动脉性栓子的形成。如为感染性栓塞则应给予高效抗生素以控制感染,防止其扩散。

原发病的治疗对于杜绝栓子来源,防止栓塞复发很重要。如心脏病的外科手术治疗、细菌性心内膜炎的抗生素治疗、减压病的高压氧舱治疗等。

【预后】

急性期病死率为 5%~15%。多因脑水肿导致脑疝,伴发出血、感染或心力衰竭等致死。脑栓塞容易复发,10%~20% 在 10 天内发生第二次栓塞,复发者病死率更高。

课后练习题

1. 脑梗死的主要临床表现是什么?
2. 脑梗死的定义与临床分型是什么?

(杨艺敏　冯加纯)

第四节　脑　出　血

目的要求

掌握:脑出血的临床表现及治疗要点。

熟悉:脑出血的病因及发病机制。

了解:脑出血的常规检查及预后。

脑出血(cerebral hemorrhage)是指原发性非外伤性脑实质内出血。年发病率为 60~80/10 万人口,占全部脑血管病的 20%~30%,急性期病死率为 30%~40%。

【病因】

最常见的病因是高血压合并细小动脉硬化,其他病因包括脑淀粉样血管病、烟雾病、脑静脉系统血栓形成、动静脉血管畸形、血液病(如白血病、再生障碍性贫血、血小板减少性紫癜、血友病、红细胞增多症和镰状细胞病)、抗凝或溶栓治疗等。

【临床表现】

发病年龄多在 50 岁以上,常有高血压病史。在活动中或情绪激动时突然起病而无预感,患者一般无前驱症状,仅少数患者有头昏、头痛、肢体麻木或无力、口齿不清等,发病后数分钟或数小时内即达症状高峰。脑出血的症状与出血的部位、出血量、出血速度、血肿大小及患者的一般情况等有关,通常一般表现为不同程度的突发头痛、恶心、呕吐、言语不清、小便失禁、肢体活动障碍和意识障碍。位于非功能区的小量出血可以仅表现为头痛及轻度的神经功能障碍,而大量出血、丘脑出血或者脑干出血等可以迅速出现昏迷,甚至在数小时及数日内死亡。典型的基底节出血可出现突发肢体的无力及麻木,语言不清或失语,意识障碍,双眼向出血一侧凝视,可有剧烈疼痛,同时伴有恶心、呕吐、小便失禁症状;丘脑出血常破入脑室,患者有偏侧颜面和肢体感觉障碍,意识淡漠,反应迟钝;而脑桥出血小量时可有出血一侧的面瘫和对侧肢体瘫,而大量时可迅速出现意识障碍、四肢瘫痪、眼球固定,危及生命;小脑出血多表现为头痛、眩晕、呕吐、构音障碍等小脑体征,一般不出现典型的肢体瘫痪症状,出血量大时可侵犯脑干,迅速出现昏迷、死亡。

【辅助检查】

1. 血液检查 可有白细胞增高、血糖升高等。

2. 影像学检查

(1)头颅 CT 扫描 是诊断脑出血安全有效的方法,可准确、直观、清楚地显示脑出血的部位、出血量、占位效应、是否破入脑室或蛛网膜下腔及周围脑组织受损的情况。脑出血 CT 扫描示血肿灶为高密度影,边界清楚,CT 值为 75 ~ 80 Hu。

(2)头颅 MRI 检查 不能作为首选检查,尤其是重症患者。出血后的不同时期血肿的 MRI 表现也各异。对急性期脑出血的诊断 CT 优于 MRI,但 MRI 检查能更准确地显示血肿演变过程,对某些脑出血患者的病因探讨会有所帮助,如能较好地鉴别瘤卒中,发现动静脉畸形(AVM)及动脉瘤等。

(3)脑血管造影(DSA) 中青年非高血压性脑出血,或 CT 和 MRI 检查怀疑有血管异常时,应进行脑血管造影检查。脑血管造影可清楚地显示异常血管及造影剂外漏的破裂血管和部位。

3. 腰穿检查 脑出血破入脑室或蛛网膜下腔时,腰穿可见血性脑脊液。在没有条件或不能进行 CT 扫描者,可进行腰穿检查协助诊断脑出血,但阳性率仅为 60% 左右。对大量的脑出血或脑疝早期,腰穿应慎重,以免诱发脑疝。

4. 出血量的估算 临床可采用简便易行的多田公式,根据 CT 影像估算出血量。方法如下:出血量 = 0.5 × 最大面积长轴(cm)× 最大面积短轴(cm)× 层面数

【诊断与鉴别诊断】

(一)诊断

50 岁以上中老年患者,多有高血压病史,活动中或情绪激动时起病,进展迅速,早期有意识障碍及头痛、呕吐等颅内压增高症状,并有脑膜刺激征及偏瘫、失语等局灶性体征,通常诊断不难,头部 CT 检查有助于明确诊断。

(二)鉴别诊断

本病与脑梗死、脑栓塞和蛛网膜下腔出血鉴别见表 5-2-6。

有明显意识障碍者,应与可引起昏迷的全身性疾病(如肝性脑病、尿毒症、糖尿病昏迷、低血糖、药物中毒、一氧化碳中毒等)相鉴别。此类疾病多无神经系统局灶定位体征,但有时全身性疾病与脑出血同时存在。有神经系统局灶定位体征者,应与颅内占位性病变、闭合性脑外伤特别是硬膜下血肿等相鉴别。

【抢救与治疗措施】

基本治疗原则:脱水降颅压,减轻脑水肿;调整血压,防止继续出血,减轻血肿造成的继发性损害,促进神经功能恢复;防治并发症。

(一)急性脑出血的内科治疗

1. 一般治疗 一般应卧床休息 2 ~ 4 周,避免情绪激动及血压升高;保持呼吸道通畅,必要时行气管切开;有意识障碍、血氧饱和度下降或有缺氧现象($PO_2 < 60$ mmHg 或 $PCO_2 > 50$ mmHg)的患者应给予吸氧;过度烦躁不安的患者可适量用镇静药;便秘者可选用缓泻剂;昏迷患者可酌情应用抗生素预防口腔、泌尿系等感染;严密注意患者的意识、瞳孔大小、血压、呼吸等改变,有条件的应对昏迷患者进行心电监护。

2. 调控血压 脑出血患者血压的控制并无一定的标准,应视患者的年龄、既往有无高血压、有无颅内

表 5-2-6 常见脑血管病鉴别诊断

鉴别点	缺血性脑血管病		出血性脑血管病	
	脑血栓形成	脑栓塞	脑出血	蛛网膜下腔出血
发病年龄	老年(60岁以上)	青壮年多见	中老年(50~65岁)多见	各年龄组均可见,以青壮年多见
常见病因	动脉粥样硬化	风湿性心脏病	高血压及动脉硬化	动脉瘤(先天性、动脉硬化性)、血管畸形
TIA史	较多见	少见	少见	无
起病时状态	多在静态时	不定,多由静态到动态时	多在动态(激动、活动)时	同脑出血
起病缓急	较缓	最急(以秒、分计算)	急(以分、时计算)	急骤(以分计算)
意识障碍	无或轻度	少见、短暂	多见、持续	少见、短暂
头痛	多无	少有	多有	剧烈
呕吐	少见	少见	多见	最多见
血压	正常或增高	多正常	可明显增高	正常或增高
瞳孔	多正常	多正常	患侧有时大	多正常
眼底	动脉硬化	可见动脉栓塞	动脉硬化,可见视网膜出血	可见玻璃体膜下出血
偏瘫	多见	多见	多见	无
脑膜刺激征	无	无	可有	明显
脑脊液	多正常	多正常	压力增高,含血	压力增高,血性
CT检查	脑内低密度灶	脑内低密度灶	脑内高密度灶	蛛网膜下腔高密度影

压增高、出血原因、发病时间等情况而定。一般可遵循下列原则。

(1)脑出血患者不要急于降血压,因为脑出血后的血压升高是对颅内压升高的一种反射性自我调节,应先降颅内压后,再根据血压情况决定是否进行降血压治疗。

(2)血压≥200/110 mmHg时,在降颅压的同时可慎重平稳降血压治疗,使血压维持在略高于发病前水平或180/105 mmHg左右;收缩压在170~200 mmHg或舒张压100~110 mmHg,先脱水降颅压,并严密观察血压情况,必要时再用降压药。血压降低幅度不宜过大,否则可能造成脑低灌注,目标血压宜在160/90 mmHg。常用的静脉注射降压药物有拉贝洛尔、乌拉地尔、硝普钠等。

(3)血压过低者应升压治疗,以保持脑灌注压。

3. 降低颅内压 颅内压升高是脑出血患者死亡的主要原因,因此降低颅内压为治疗脑出血的重要环节。脑出血的降颅压治疗首先以高渗脱水药为主,如甘露醇或甘油果糖、甘油氯化钠等,还可酌情选用呋塞米(速尿)、人血白蛋白等。注意尿量、血钾及心肾功能。不建议应用激素治疗减轻脑水肿。

4. 止血药物 除有出血倾向和并发消化道出血的患者可适当应用止血药物外,多数患者不必常规使用。

5. 康复治疗 脑出血后,只要患者的生命体征平稳、病情不再进展,宜早期行康复治疗。早期分阶段综合康复治疗对恢复患者的神经功能,提高生活质量有益。

(二)手术治疗

急诊手术治疗的指征尚无统一的标准,常以出血量来选择治疗。手术目的主要是尽快清除血肿、降低颅内压、挽救生命,其次是尽可能早期减少血肿对周围脑组织的压迫,降低致残率。手术适应证见要点框 5-2-4。主要采用的方法有以下几种：去骨瓣减压术、小骨窗开颅血肿清除术、微创血肿清除术和脑室穿刺引流术等。

（三）预防并发症

脑出血常见的并发症有应激性溃疡、感染、脑耗盐综合征、中枢性高热、压疮、肾衰竭、下肢深静脉栓塞、肺栓塞等。

【预后】

脑出血病死率为 40% 左右。脑水肿、颅内高压和脑疝是致死的主要原因。预后与出血量、出血部位及有无并发症有关。脑干、丘脑和大量脑室出血预后较差。

> **要点框 5-2-4　脑出血手术适应证**
>
> 1. 基底节区中等量以上出血（壳核出血 ≥30 mL，丘脑出血 ≥15 mL）。
> 2. 小脑出血 ≥10 cm 或直径 ≥3 cm 或合并明显脑积水。
> 3. 重症脑室出血。
> 4. 合并动静脉畸形、动脉瘤等血管病变。

课后练习题

1. 脑出血的主要临床表现是什么？
2. 脑出血手术适应证是什么？
3. 脑出血的内科治疗是什么？

（杨艺敏　冯加纯）

第五节　蛛网膜下腔出血

🎯 目的要求

掌握：蛛网膜下腔出血的定义、临床表现及并发症。

熟悉：蛛网膜下腔出血的治疗及护理措施。

了解：蛛网膜下腔出血的病因及危险因素。

蛛网膜下腔出血（subarachnoid hemorrhage，SAH）通常为脑底部或脑表面的病变血管破裂，血液直接流入蛛网膜下腔引起的一种临床综合征，占急性脑卒中的 10% 左右。

【病因】

最常见的原因是先天性动脉瘤（50%~80%），其次是脑血管畸形和高血压动脉粥样硬化，还可见于 Moyamoya 病、各种原因的动脉炎、肿瘤破坏血管、血液病等，部分病例原因不明。

【发病机制及病理】

🔗 拓展知识

【临床表现】

（一）发病年龄

各个年龄组均可发病；由于主要病因为先天性动脉瘤，故以青壮年患者居多，高血压脑动脉硬化发生出血者以老年人为多；男女性别差异不大。

（二）发病诱因

绝大多数为突然起病，部分患者可有情绪激动、咳嗽、排便等诱因。

（三）症状与体征

临床表现与出血病变的部位、大小等有关。病情轻重取决于出血量、积血部位、脑脊液循环受阻程度等。起病时最常见症状为突发剧烈头痛、恶心、呕吐。可有局限性或全身性抽搐、短暂意识不清,甚至昏迷。少数患者可有精神症状、头昏、眩晕、颈背痛及下肢痛。大多数患者于发病数小时后有明显的脑膜刺激征(颈项强直、Kernig 征阳性)。少数患者可伴有一侧动眼神经麻痹,提示该侧后交通动脉瘤破裂。眼底检查可发现玻璃体膜下片状出血,出血仅见于少数患者,但对于本病诊断价值很大。10% 病例可见视盘水肿。

60 岁以上的老年患者临床表现常不典型,头痛、呕吐及脑膜刺激征都不明显,而意识障碍相对较重,应引起注意。个别极重型的患者可很快进入深昏迷,出现去大脑强直、脑疝而迅速死亡。

在出血后第 2~3 天可有发热,体温 38~39℃。若出血停止,通常 2~3 周后头痛和脑膜刺激征也逐渐减轻或消失。

(四)并发症

1. 再出血 再出血风险的高峰时间为发病后 2~12 h,24 h 内再出血发生率为 4%~13.6%。颅内动脉瘤初次出血后的 24 h 内再出血率最高。再出血的临床表现是在治疗病情稳定好转的情况下,突然发生剧烈头痛、恶心、呕吐、意识障碍加重、原有局灶症状和体征重新出现等。

2. 脑血管痉挛 通常在出血后 1~2 周,表现为病情稳定后再出现神经系统定位体征和意识障碍,腰穿或头颅 CT 检查无再出血表现。

3. 脑积水 急性梗阻性脑积水多在出血后 2 天内发生,表现为急性颅内压增高、脑干受压、脑疝等,CT 检查可见脑室系统阻塞。大部分急性脑室扩张积水可逐渐吸收好转,3%~5% 的 SAH 可于疾病晚期出现交通性脑积水(正常颅内压脑积水),多于出血后 2~6 周发生,表现为智能障碍、步态异常与小便失禁,CT 检查可见脑室扩大。

【辅助检查】

(一)头颅 CT
头颅 CT 是诊断 SAH 的首选方法,CT 显示脑沟、脑裂及脑池内高密度出血影,有时可见脑室内积血。

(二)脑脊液(CSF)检查
发病 6 h 后腰穿即可见颅内压增高及均匀血性脑脊液,在无 CT 检查条件时有助于诊断。但不能除外脑实质出血穿破脑组织引起的继发性蛛网膜下腔出血,还须与腰穿损伤所致相鉴别。均匀血性脑脊液是本病特征性表现,且提示新鲜出血;如脑脊液(CSF)黄变或者发现吞噬了红细胞、含铁血黄素或胆红素结晶的吞噬细胞等,则提示已存在不同时间的 SAH。

(三)脑血管影像学检查
1. 数字减影血管造影(DSA) 是诊断颅内动脉瘤及脑动静脉畸形最有价值的方法。尤其 3D-DSA 可以清楚显示动脉瘤的位置、大小、与载瘤动脉的关系,提供血管痉挛、供血动脉与引流静脉等资料,条件许可应争取尽早进行检查。

2. CT 血管成像(CTA)和 MR 血管成像(MRA) 是无创性的脑血管显影方法,主要用于有动脉瘤家族史或破裂先兆者的筛选,动脉瘤患者的随访及急性期不能耐受 DSA 检查的患者。

(四)其他
经颅多普勒超声(TCD)可以动态检测颅内主要动脉流速,是及时发现脑血管痉挛倾向和痉挛程度的最灵敏的方法。局部脑血流测定检测局部脑组织血流量的变化,可用于继发脑缺血的检测。

【诊断及鉴别诊断】

(一)诊断依据
1. 首先应明确是否为蛛网膜下腔出血,并与其他能引起脑膜刺激征的疾病相鉴别。
2. 确定引起 SAH 的病因。
3. 突然剧烈头痛、呕吐、脑膜刺激征阳性,即高度提示本病。

4. 头部 CT 见大脑的脑沟、脑裂、脑池内有出血性高密度影即可确诊。

(二) 鉴别诊断要点

1. 各种脑膜炎均有头痛、恶心呕吐和脑膜刺激症状,但起病不如 SAH 急骤,且开始即有发热,腰穿脑脊液可资鉴别。

2. 疑似脑出血时与常见脑血管病鉴别,详见本章第四节脑出血。

【抢救与治疗措施】

本病的治疗原则:制止继续出血、防治继发性血管痉挛、去除引起出血的病因和预防复发。

(一) 一般处理及对症治疗

1. 保持生命体征稳定　SAH 确诊后有条件应争取监护治疗,密切监测生命体征和神经系统体征的变化;保持气道通畅,维持稳定的呼吸、循环系统功能。

2. 降低颅内压　适当限制液体入量、防治低钠血症、过度换气等都有助于降低颅内压。临床上主要是用脱水药,常用的有甘露醇、呋塞米、甘油果糖或甘油氯化钠,也可以酌情选用白蛋白。若伴发的脑内血肿体积较大,应尽早手术清除血肿,降低颅内压以抢救生命。

3. 纠正水、电解质平衡紊乱　注意液体出入量平衡。适当补液补钠、调整饮食和静脉补液中晶体胶体的比例可以有效预防低钠血症。低钾血症也较常见,及时纠正可以避免引起或加重心律失常。

4. 对症治疗　烦躁者给予镇静药,头痛给予镇痛药。注意慎用阿司匹林等可能影响凝血功能的非甾体抗炎药或吗啡、哌替啶等可能影响呼吸功能的药物。癫痫发作时可以短期采用抗癫痫药物,如地西泮、卡马西平或者丙戊酸钠。

5. 加强护理　就地诊治,卧床休息,减少探视,避免声光刺激。给予高纤维、高能量饮食,保持尿便通畅。意识障碍者可予鼻胃管,小心鼻饲慎防窒息和吸入性肺炎。尿潴留者留置导尿,注意预防尿路感染。采取勤翻身、肢体被动活动、气垫床等措施预防压疮、肺不张和深静脉血栓形成等并发症。

(二) 防治再出血

1. 安静休息　绝对卧床 4～6 周,镇静、镇痛,避免用力和情绪刺激。

2. 调控血压　去除疼痛等诱因后,如果平均动脉压 > 125 mmHg 或收缩压 > 180 mmHg,可在血压监测下使用短效降压药物使血压下降,保持血压稳定在正常或者发病前水平。可选用钙离子通道阻滞剂、β 受体阻滞剂或 ACEI 类药物等。

3. 抗纤溶药物　为了防止动脉瘤周围的血块溶解引起再度出血,可用抗纤维蛋白溶解剂,以抑制纤维蛋白溶解原的形成。

常用药物:① 6- 氨基己酸(EACA),初次剂量 4～6 g 溶于 100 mL 生理盐水或者 5% 葡萄糖溶液中静脉滴注(15～30 min)后,一般维持静脉滴注 1 g/h,12～24 g/d,使用 2～3 周或至手术前;②氨甲苯酸(PAMBA)或氨甲环酸(止血环酸)。建议与钙离子通道阻滞剂同时使用。

4. 外科手术　动脉瘤性 SAH,Hunt 和 Hess 分级 ≤ Ⅲ 级时,多早期行手术夹闭动脉瘤或者介入栓塞治疗。

(三) 防治脑动脉痉挛及脑缺血

1. 维持正常血压和血容量　血压偏高给予降压治疗,在动脉瘤处理后血压偏低者,首先应去除诱因,如减或停脱水和降压药物;予胶体溶液(白蛋白、血浆等)扩容升压;必要时使用升压药物(如多巴胺)静脉滴注。

2. 早期使用尼莫地平　常用剂量 10～20 mg/d,静脉滴注 1 mg/h,共 10～14 天,注意其低血压的副作用。

3. 腰穿放 CSF 或 CSF 置换术　在早期(起病后 1～3 天)行脑脊液置换可能利于预防脑血管痉挛,减轻后遗症状。剧烈头痛、烦躁等症状严重的患者,可考虑酌情选用适当放 CSF 或 CSF 置换术。注意有诱发颅内感染、再出血及脑疝的危险。

（四）防治脑积水

1. 药物治疗　轻度的急、慢性脑积水都应行药物治疗,给予醋氨酰胺等药物减少 CSF 分泌,酌情选用甘露醇、呋塞米等。

2. 脑室穿刺 CSF 外引流术　适用于 SAH 后脑室积血扩张或形成铸型出现急性脑积水,经内科治疗后症状仍进行性加剧,有意识障碍者;或患者年老,心、肺、肾等内脏严重功能障碍,不能耐受开颅手术者。

3. CSF 分流术　如内科治疗无效或脑室 CSF 外引流效果不佳,CT 或 MRI 见脑室明显扩大者,要及时行脑室 – 心房或脑室 – 腹腔分流术,以防加重脑损害。

【预后】

本病的预后与病因、出血部位、出血量、有无并发症及是否得到适当治疗有关。动脉瘤性 SAH 病死率高,约 12% 的患者医院前死亡,约 20% 死于入院后。脑血管畸形引起的 SAH 预后较动脉瘤好。90% 的 AVM 破裂者可以恢复,再出血风险较小。

课后练习题

1. 蛛网膜下腔出血的临床表现是什么?
2. 蛛网膜下腔出血的诊断与鉴别诊断是什么?
3. 蛛网膜下腔出血的常见并发症有哪些?

（杨艺敏　冯加纯）

数字课程学习

📥 教学 PPT　　　📝 自测题

第三章

呼吸系统急症

第一节　重 症 肺 炎

目的要求

掌握:重症肺炎的诊断标准、临床表现、治疗。

熟悉:重症肺炎的病因、临床诊断思路。

了解:重症肺炎的发病机制。

　　重症肺炎(severe pneumonia,SP)是指能迅速引发呼吸衰竭和(或)肺外其他系统功能受累的肺实质或(和)肺间质性炎症。其临床特征主要表现为肺内炎症进展迅速,除普通肺炎常有的临床改变外,常出现严重的呼吸窘迫症状和(或)伴有血流动力学不稳定,需要呼吸功能和(或)循环功能支持,伴有多器官功能障碍,治疗效果较差,病死率极高,是一种严重危害人类健康的特殊肺炎类型。根据重症肺炎获得环境不同可分为重症社区获得性肺炎和重症医院获得性肺炎。

【病因】

　　1. 重症社区获得性肺炎(severe community acquired pneumonia,SCAP)　病原体以革兰阳性球菌为主,最常见者为肺炎链球菌及金黄色葡萄球菌,嗜肺军团菌、革兰阴性杆菌、流感嗜血杆菌等亦不少见。国内资料显示,军团菌肺炎常发展为重症,住院的军团菌感染者近 50% 需入住 ICU,病死率达 5% ~ 30%。随着人口老龄化免疫受损宿主增加、病原体的变迁和抗生素耐药性的上升,病毒、衣原体、真菌等病原体在SCAP 中也越来越多见。近年来,原发性病毒性肺炎、继发或合并细菌感染均不乏 SCAP 报道。2003 年以来,由高毒力病毒如非典型肺炎冠状病毒(SARS-CoV)、甲型流感病毒(pH1N1)、甲型病毒(H5N1)、中东呼吸综合征冠状病毒(MERS-CoV)、新型冠状病毒(COVID-19)形成大规模流行导致的 SCAP 具有较高的病死率。

　　2. 重症医院获得性肺炎(severe hospital acquired pneumonia,SHAP)　常见病原体也以细菌为主,包括铜绿假单胞菌、不动杆菌、肺炎克雷伯杆菌、肠杆菌科细菌和耐甲氧西林金黄色葡萄球菌(methicillin-resistant Staphylococcus aureus,MRSA)。近年来随着耐药菌的增多,特别是一些多重耐药、泛耐药的铜绿假单胞菌、鲍曼不动杆菌、MRSA 及产 β- 内酰胺酶的肺炎克雷伯菌的出现,使医院内获得性肺炎、尤其是呼吸机相关性肺炎更加难以控制,其中一部分进展为重症肺炎。

【发病机制】

　　📲 拓展知识

【临床表现】

　　不同类型病原体肺炎临床表现不同(表 5-3-1),但均可能发展为 SP,并出现呼吸衰竭,或合并其他系统损伤表现。

1. 细菌性 SP　常急性起病,高热,可伴有寒战,脓痰,炎症指标升高。
2. 病毒性 SP　多数具有季节性,可有流行病学接触史或群聚性发病。部分患者除了发热、咳嗽、咳痰、呼吸困难等呼吸系统症状外,可在短时间内出现意识障碍、休克、肾功能不全等其他系统表现。也可起病时较轻,病情逐步恶化,最终进展为重症肺炎。

表 5-3-1　不同类型病原体肺炎的临床表现

可能的病原体	临床特征
细菌	急性起病,高热,可伴有寒战,脓痰、褐色痰或血痰,胸痛,外周血白细胞明显升高,C 反应蛋白升高,肺部实变体征或湿性啰音,影像学可表现为肺泡浸润或实变呈叶段分布
支原体、衣原体	年龄＜60 岁,基础病少,持续咳嗽,无痰或痰涂片检查未发现细菌,肺部体征少,外周血白细胞＜10×10⁹/L,影像学可表现为上肺野和双肺病灶、小叶中心性结节、树芽征、磨玻璃影及支气管壁增厚,病情进展可呈实变
病毒	多数具有季节性,可有流行病学接触史或群聚性发病,急性上呼吸道症状,肌痛,外周血白细胞正常或减低,降钙素原＜0.1 μg/L,抗菌药物治疗无效,影像学表现为双侧、多叶间质性渗出、磨玻璃影,可伴有实变

【辅助检查】
(一)病原学检查

病原学检查是明确诊断、指导治疗的最有效和科学的手段。一般情况下,SP 患者需要进行:①痰涂片及培养,可采用的标本除痰外,还包括气管内吸出物、支气管肺泡灌洗液、防污染毛刷等下呼吸道标本及组织活检标本;②血培养,包括需氧菌培养和厌氧菌培养;③支原体、衣原体、军团菌筛查,包括核酸及血清特异性抗体;④呼吸道病毒筛查,包括呼吸道病毒核酸、抗原或血清特异性抗体;⑤嗜肺军团菌 1 型(LP1)尿抗原;⑥肺炎链球菌(SP)尿抗原。

(二)影像学检查

X 线胸片或肺部 CT 是肺炎诊断的最重要检查方法,特别是肺部 CT 是判断肺炎严重程度的重要参考指标。重症肺炎多表现为:①肺部可见片状或斑片状浸润性阴影及间质改变;②病变部位多呈双肺或多叶同时发病的特点;③病变范围进展迅速,48 h 内可以扩大≥50% 以上;④可伴或不伴胸腔积液。

(三)常规性检查

1. 血常规检查　通常细菌性肺炎血常规多见白细胞计数及中性粒细胞百分比升高,严重时可见中毒颗粒或核左移;而病毒性肺炎则白细胞计数多正常或稍高,有时甚至降低。重症肺炎时亦可因骨髓抑制,而导致白细胞减少症(WBC 计数＜4×10⁹/L)或血小板减少症(血小板计数＜100×10⁹/L),随着疾病好转通常可恢复。部分年老体弱及免疫功能低下者可表现为白细胞计数正常,但中性粒细胞百分比升高。

2. C 反应蛋白及降钙素原　有助于鉴别细菌性或病毒性感染,以及病变严重程度的判断。

3. 血气分析　是判断病变严重程度和呼吸衰竭的重要指标,主要表现为低氧血症,伴或不伴二氧化碳增高及酸中毒。

4. 其他　还可行心电图、心肌酶学、血清碱性磷酸酶、肝肾功能等检查,以协助了解各脏器功能变化及评估治疗效果。

【诊断与鉴别诊断】
(一)诊断思路

第 1 步:判断肺炎(SCAP/SHAP)诊断是否成立。对于临床疑似 SCAP/SHAP 患者,要注意与肺结核等特殊感染及非感染病因进行鉴别。

第 2 步:评估肺炎病情严重程度,是否为 SP。

第3步:推测 SP 可能的病原体及耐药风险,合理安排病原学检查。应针对患者年龄、发病季节、基础病和危险因素、症状或体征、胸部影像学(X 线胸片或 CT)特点、实验室检查、CAP 病情严重程度、既往抗菌药物应用史等进行评估。

(二)诊断标准

1. 肺炎诊断标准 符合下述(1)及(2)中任何1项,并除外肺结核、肺部肿瘤、非感染性肺间质性疾病、肺水肿、肺不张、肺栓塞、肺嗜酸性粒细胞浸润症及肺血管炎等后,可建立肺炎临床诊断。

(1)肺炎相关临床表现 ①新近出现的咳嗽、咳痰或原有呼吸道疾病症状加重,伴或不伴脓痰、胸痛、呼吸困难及咯血;②发热;③肺实变体征和(或)闻及湿性啰音;④外周血白细胞 $> 10 \times 10^9$/L 或 $< 4 \times 10^9$/L,伴或不伴细胞核左移。

(2)胸部影像学检查 显示新出现的斑片状浸润影、叶或段实变影、磨玻璃影或间质性改变,伴或不伴胸腔积液。

2. SP 诊断标准 基于肺炎临床诊断,符合下列1项主要标准或≥3项次要标准者可诊断为 SP。

主要标准:①需要气管插管行机械通气治疗;②脓毒症休克经积极液体复苏后仍需要血管活性药物治疗。

次要标准:①呼吸频率≥30 次/分;②氧合指数≤250 mmHg(1 mmHg = 0.133 kPa);③多肺叶浸润;④意识障碍和(或)定向障碍;⑤血尿素氮≥7.14 mmol/L;⑥收缩压 < 90 mmHg,需要积极的液体复苏。

3. 诊断注意事项 临床上应密切关注患者临床表现,当患者出现以下情况,需警惕病情恶化发展为 SP。①低氧血症或呼吸窘迫进行性加重;②组织氧合指标恶化或乳酸进行性升高;③外周血淋巴细胞计数进行性降低或外周血炎症标记物(如 IL-6、CRP、铁蛋白等)进行性上升;④ D- 二聚体等凝血功能相关指标明显升高;⑤胸部影像学检查显示肺部病变明显进展等变化时。

【抢救与治疗措施】

在肺炎治疗原则的基础上,积极进行器官功能支持,治疗基础疾病,防治并发症是治疗的关键。

(一)抗感染治疗

1. 抗感染治疗原则 及时、有效的抗感染治疗是首选措施,临床诊断确立后需立即根据病情严重程度、相关流行病学资料、有无多重耐药菌感染的高危因素,以及当地微生物分布类型等因素,经验性选择广谱,尽可能覆盖致病菌(包括耐药率高的铜绿假单胞菌、MRSA 及不动杆菌等)的抗生素。待进一步的病原学结果回报后,再根据药敏结果换用窄谱抗生素继续治疗。

2. 重症社区获得性肺炎治疗方案 ①一般可选择 β- 内酰胺类抗生素(头孢噻肟、头孢曲松等)联合大环内酯类或氟喹诺酮类药物。②对 β- 内酰胺类药物过敏者,可首选氟喹诺酮类。③对可疑铜绿假单胞菌感染者可采用联合用药:抗假单胞菌的 β- 内酰胺类(如哌拉西林/他唑巴坦、头孢吡肟等)联合氟喹诺酮类(环丙沙星或左氧氟沙星),或联合氨基糖苷类和大环内酯类,或联合氨基糖苷类加用抗肺炎球菌的氟喹诺酮类;也可以碳青霉烯类(亚胺培南或美罗培南)联合氟喹诺酮类。④如果考虑存在 MRSA 感染可加用抗球菌药物(如万古霉素或利奈唑烷等)。

3. 重症医院获得性肺炎治疗方案 ①治疗过程中需注意覆盖不同病原菌,如铜绿假单胞菌、不动杆菌、肺炎克雷伯杆菌、肠杆菌科细菌和 MRSA 等。②可综合病情程度、患者肝肾功能、所处医疗单位抗生素敏感性等多因素采用联合用药,且尽可能选择既往未使用过的抗生素。③喹诺酮类或氨基糖苷类抗生素可联合抗铜绿假单胞菌活性头孢菌素类(头孢他啶、美洛西林等)或含酶抑制剂的 β- 内酰胺类(头孢哌酮/舒巴坦钠、哌拉西林/他唑巴坦等)及碳青霉烯类(美罗培南、亚胺培南)。④针对 MRSA 时可联合万古霉素。⑤对于肠杆菌属类病原菌可选择第二、三代头孢菌素和(或)联合氨基糖苷类抗生素。

4. 对抗生素疗效的评估 ①如对初始经验性抗感染治疗无反应,且病情迅速恶化,需立即调整抗生素,加大抗菌谱或联合其他药物。②如治疗3天后临床情况仍无改善,则应对病情进行重新评估,包括病原菌预测是否正确、病原菌是否为耐药菌、是否存在并发症(肺脓肿、条件致病菌感染、药物热等)及肺外感染存在(肺不张、肺血栓栓塞症、ARDS 等)。

5. 合并真菌感染　可同时给予抗真菌药物治疗。

6. 抗病毒治疗　对于病毒感染的重症肺炎目前尚无特效的抗病毒药物,而且某些药物的疗效尚待验证。但对于急性流感病毒所致者可试用金刚烷胺、金刚乙胺、奥司他韦等药物,此类药物宜在流感症状出现的 48 h 内使用,超过 72 h 用药效果不佳。

(二)其他治疗

1. 机械通气　重症肺炎患者多因肺部病变弥漫且严重需行机械通气治疗,以迅速纠正严重低氧血症,改善氧合,减少乏氧所致的多脏器功能损害。对于意识清楚、自主咳痰能力尚可、血流动力学稳定的患者可选择无创正压通气治疗,如 1~2 h 内患者呼吸困难症状改善,氧合指数上升,$PaCO_2$ 无升高,可继续给予无创正压通气,否则需立即建立人工气道给予有创正压通气。而对于存在严重低氧血症的重症肺炎者($PaO_2/FiO_2 < 200$ mmHg)则不适宜尝试无创正压通气,应及早给予有创正压通气治疗。

2. 抗休克　见第三篇第二章感染性休克的处理。

3. 糖皮质激素　应用的目的是抑制强烈异常反应的免疫病理状态,减轻全身性炎症反应,减轻肺组织早期渗出及后期纤维化,改善全身状况。应用指征:①高热达 39℃ 以上持续不退。②胸部影像学显示大片阴影并在短时间(48 h)内进展迅速。③已经符合急性肺损伤或 ARDS 诊断标准。一般重症期可采用泼尼龙 2~4 mg/(kg·d),静脉注射,应注意及时停药或减量。

4. 其他措施　①可联合给予免疫调节药物(粒细胞集落刺激因子、血必净、乌司他丁等)。②治疗过程中注意预防应激性溃疡,进行营养支持、保护器官功能、纠正电解质紊乱等。③对于已存在多器官功能障碍者可给予相应处理。

课后练习题:

1. 重症肺炎的诊断标准是什么?
2. 重症肺炎的临床表现是什么?

(杨　毅)

第二节　慢性阻塞性肺疾病急性加重

目的要求

掌握:慢性阻塞性肺疾病急性加重的定义,慢性阻塞性肺疾病急性加重患者住院及收住重症医学科的指征,患者应用无创通气治疗及有创通气治疗的指征。

熟悉:慢性阻塞性肺疾病急性加重的常见病因及治疗原则。

了解:慢性阻塞性肺疾病急性加重的病理生理学变化及发病机制。

慢性阻塞性肺疾病(chronic obstructive pulmonary diseases,COPD)是一种临床的常见病,以持续存在的呼吸道症状和气流受限为特征,气流受限呈进行性进展,并与肺对有害颗粒和气体的异常炎症反应有关。慢性阻塞性肺疾病急性加重(acute exacerbation of chronic obstructive pulmonary diseases,AECOPD)是指 COPD 患者呼吸症状的急性恶化,导致需要额外的呼吸支持治疗。AECOPD 可导致肺功能显著下降,急性加重和合并症影响患者整体疾病的严重程度。急性加重期,短期内咳嗽、咳痰、气短和(或)喘息加重,痰液呈脓性或黏液脓性,同时伴发热、明显缺氧、意识改变及休克或心功能不全的表现,部分患者可发生呼吸衰竭而需机械通气治疗,无创机械通气是首选的机械通气模式,可以改善患者气体交换、减少插管、缩短住院时间和改善患者生存。

【病理生理】

1. 病理学改变　早期表现为上皮细胞的纤毛发生粘连、倒伏、脱失,上皮细胞空泡变性、坏死、增生和鳞状上皮化生;杯状细胞增多,分泌旺盛,大量黏液潴留;黏膜和黏膜下层充血,浆细胞、淋巴细胞浸润及轻度纤维增生。急性发作时可见大量中性粒细胞浸润及黏膜上皮细胞坏死、脱落。病情较重而病程持久者,炎症由支气管壁向其周围组织扩散,黏膜下层平滑肌束断裂和萎缩。

病变发展至晚期,黏膜有萎缩性病变,支气管周围组织增生,支气管壁中的软骨片发生不同程度萎缩变性,造成管腔僵硬和塌陷。病变蔓延至细支气管和肺泡壁,形成肺组织结构破坏和纤维组织增生。电镜观察可见 Ⅰ 型肺泡上皮细胞肿胀变厚,Ⅱ 型肺泡上皮细胞增生;毛细血管基底膜增厚,内皮细胞损伤,血栓形成和管腔纤维化、闭塞;肺泡壁纤维组织弥漫性增生。镜下可见终末细支气管及远肺组织(包括呼吸性细支气管、肺泡管、肺泡囊、肺泡等)扩张,肺泡壁变薄,肺泡间隔变窄或者断裂,肺泡孔扩大,扩张破裂的肺泡相互融合形成较大的囊腔,肺毛细血管明显减少。

2. 病理生理改变　气道阻塞和气流受限是 COPD 最重要的病理生理改变,引起阻塞性通气功能障碍。患者还有肺总量、残气容积和功能残气量增多等肺气肿的病理生理改变。大量肺泡壁的断裂导致肺泡毛细血管破坏,剩余的毛细血管受肺泡膨胀的挤压而退化,致使肺毛细血管大量减少。此时肺区虽有通气,但肺泡壁无血液灌流,导致生理无效腔增大;另外,部分肺区虽有血液灌流,但肺泡通气不足,不能参加气体交换,导致血液分流。这些改变导致 V/Q 失调,肺内气体交换效率明显下降。加之肺泡及毛细血管大量丧失,弥散面积减小,进一步使换气功能发生障碍。通气和换气功能障碍可引起缺氧和二氧化碳潴留,发生不同程度的低氧血症和高碳酸血症,最终出现呼吸衰竭,继发慢性肺源性心脏病。

【发病机制】

各种外界致病因素在易患个体导致气道、肺实质和肺血管的慢性炎症,这是 COPD 发病的关键机制。中性粒细胞、肺泡巨噬细胞、淋巴细胞(尤其 CD8$^+$ 细胞)等多种炎性细胞通过释放多种生物活性物质而参与该慢性炎症的发生,如白细胞介素(IL,包括 IL-1、IL-4、IL-8)、肿瘤坏死因子 -α、干扰素 -γ、白三烯类、细胞间黏附分子、基质金属蛋白酶、巨噬细胞炎性蛋白等,通过不同环节促进气道慢性炎症的发生和发展。肺部的蛋白酶和抗蛋白酶失衡及氧化与抗氧化失衡也在 COPD 发病中起重要作用。COPD 气道阻塞和气流受限的产生机制主要与下列两个因素有关。

(1)小气道慢性炎症时细胞浸润、黏膜充血和水肿等使管壁增厚,加上分泌物增多等因素,都可以使管腔狭窄,气道阻力增加。

(2)肺气肿时肺组织弹性回缩力降低,使呼气时将肺内气体驱赶到肺外的动力减弱,呼气流速减慢;同时,肺组织弹性回缩力减低后失去对小气道的正常牵拉作用,小气道在呼气期容易发生闭合,进一步导致气道阻力上升。

COPD 急性加重往往有诱发因素,导致患者呼吸困难加重,痰量增加及痰的脓性程度增加,常见的诱因有呼吸道感染(病毒或细菌等)、空气污染、使用镇静药物等,甚至包括吸氧浓度过高。

【诱因】

1. 感染　呼吸道感染是 AECOPD 的常见诱因,特别是以支气管 - 肺部感染为最常见。病原体主要包括细菌、病毒、非典型致病菌等,有近 50% 的患者急性发作前呼吸道内即已存在与急性加重相关的定植菌。

2. 环境因素　大气污染、雾霾天气、气温骤然变化等都可加剧 COPD 患者的气道反应性、引起气道痉挛进而导致 AECOPD。

3. 其他疾病影响　如在 COPD 基础上合并肺栓塞、肺不张、气胸、胸腔积液,以及心功能不全、快速性心律失常等也可使 COPD 病情加重,引起 AECOPD 的发生。

4. 医源性因素 对于 COPD 治疗不当,过量使用麻醉药、镇静药或利尿药,以及不适当的高流量吸氧,对处于相对稳定期的 COPD 患者突然中断治疗等,均可导致 AECOPD 发生。

5. 原因不明 AECOPD 的诱因繁多,但大约还有 1/3 患者急性发作时无明显诱因可查。

【临床表现】

1. 呼吸系统表现 主要的临床表现为原有的呼吸系统症状在短期内迅速恶化,出现呼吸急促、喘息、自觉呼吸困难并进行性加重;咳嗽加剧、痰液性质发生明显改变,多由白色泡沫或黏液痰转为脓性痰或黏液脓性痰,痰量显著增多,部分可伴痰中带血或咯血。

2. 心血管系统表现 COPD 病情加重后患者多出现胸闷、心悸,不能活动,可伴有食欲减退、腹胀、肝大、下肢水肿等右心功能不全的表现;部分感染较重者可出现头晕、眼花、乏力、尿量减少、心动过速、血压下降等低血压或休克的表现。

3. 神经系统表现 AECOPD 患者常伴有精神兴奋、失眠、胡言乱语,或精神萎靡、嗜睡,乃至神志不清、昏迷等肺性脑病的改变,多与低氧血症或高碳酸血症密切相关。

4. 其他表现 可伴有发热、乏力,明显发绀,球结膜水肿,以及酸中毒的表现。

5. 常见体征 大多呼吸急促,呼吸频率增快,发绀,伴或不伴球结膜水肿;桶状胸,胸部叩诊呈过清音,肺肝浊音界下降,心脏浊音界缩小;听诊两肺呼吸音减弱、呼气音延长,可闻及不同程度干性或湿性啰音;心音遥远,$P_2 > A_2$。

【辅助检查】

1. 影像学检查 胸部影像学检查有利于明确肺部感染情况,有无胸腔积液、气胸等并发症,同时亦有助于鉴别诊断。

2. 常规理化检查 血常规检查中白细胞计数有助于了解感染情况,血红蛋白及血细胞比容有利于了解是否存在出血及红细胞增多症。生化检查可明确内环境及肝肾功能等情况。

3. 血气分析 是客观评价 AECOPD 严重程度的重要指标之一,多以二氧化碳分压升高为主,部分可伴氧分压降低,同时有不同程度酸碱平衡失调。本项目检测可评估是否存在呼吸衰竭、酸碱平衡失调类型及其程度,并可用于治疗效果观察。

4. 病原学检查 AECOPD 的主要病因为感染,故行病原学检查有利于明确致病菌,指导临床抗感染治疗。通常应在经验性抗感染治疗开始前留取相关病原学标本。

5. C 反应蛋白、降钙素原 两者均升高多见于细菌感染,有利于明确病因及指导经验性抗感染治疗。基于降钙素原评估抗生素的使用仍存在争议。

6. 肺功能 肺功能检查是判断气流受限的重要客观指标,对 COPD 的诊断、评估病变程度、疾病进展、预后及疗效等均有重要临床意义。但 AECOPD 患者常存在呼吸急促、喘息等表现,可致测量结果不准确或无法完成肺功能检查,故对于 AECOPD 患者,此项检查并非必要检查项目。

7. 其他检查 心电图、心脏彩超、B 型脑钠肽等检查有利于评估心脏功能,进以除外心源性呼吸困难。

【诊断及鉴别诊断】

根据吸烟等高危因素史、临床症状和体征等资料,临床可以怀疑 COPD。明确诊断依赖于肺功能检查证实有不完全可逆的气道阻塞和气流受限,临床常使用 FEV % 预计值和 FEV_1/FVC 这两个肺功能指标。吸入支气管舒张剂后 $FEV_1/FVC < 70\%$,可确定为不完全可逆性气流受限;若能同时排除其他已知病因或具有特征病理表现的气道阻塞和气流受限疾病,则可明确诊断为 COPD。有少数患者并无咳嗽、咳痰症状,仅在肺功能检查时发现 $FEV_1/FVC < 70\%$,在排除其他疾病后亦可诊断为 COPD。急性加重期患者诊断依据如下。

1. 临床症状 短期内咳嗽、咳痰、气短和(或)喘息加重,痰量增多,呈脓性痰或黏液脓性痰,可伴有发热等症状。

2. **体格检查** COPD 患者早期体征不明显。随着病情的发展,视诊可见胸廓前后径增大,表现为桶状胸,呼吸运动减弱,部分患者呼吸变浅、频率增快,严重者可有缩唇呼吸等;触觉语颤减弱或消失;叩诊呈过清音,心脏浊音界缩小或不易叩出,肺下界和肝浊音界下移,肺下界活动度减少;听诊呼吸音普遍减弱,急性发作期可在背部或双肺底听到干湿啰音,咳嗽后可减少或消失,部分患者可闻及广泛哮鸣音并伴呼气期延长。

【抢救与治疗措施】

AECOPD 临床严重度分级见要点框 5-3-1。治疗目标为尽量减少急性加重所引起的不良后果并防止疾病的进一步发展。根据 AECOPD 患者病因、病情严重程度不同,目前多采取分级治疗措施。①Ⅰ级:门诊治疗。②Ⅱ级:收入普通病房治疗,指征见要点框 5-3-2。③Ⅲ级:收入 ICU 治疗,指征见要点框 5-3-3。

要点框 5-3-1 AECOPD 临床严重度分级

Ⅰ级(轻度):咳嗽加剧,痰量增加或出现发热等症状;吸气时 PaO_2 基本正常。

Ⅱ级(中度):上述 COPD 急性加重症状;吸气时 $PaO_2 < 60$ mmHg 和(或)$PaCO_2 > 50$ mmHg。

Ⅲ级(重度):上述 COPD 急性加重症状;吸气时 $PaO_2 < 60$ mmHg 和(或)$PaCO_2 > 50$ mmHg;伴其他重要脏器的功能衰竭,如神志障碍、休克、肝肾衰竭和上消化道出血等。

要点框 5-3-2 AECOPD 收入普通病房治疗指征

1. 临床症状显著加剧,如出现静息状态下的呼吸困难,呼吸频率高,氧饱和度降低,意识改变,嗜睡。
2. 急性呼吸衰竭。
3. 出现新体征,如发绀、外周水肿。
4. 病情恶化且初始治疗无效。
5. 存在严重的并发症(如心功能不全、新发心律失常)。

要点框 5-3-3 AECOPD 入住 ICU 治疗指征

1. 严重呼吸困难,对初始治疗反应欠佳。
2. 意识障碍(精神错乱、昏睡、昏迷)。
3. 经氧疗和无创正压通气后,低氧血症($PaO_2 < 5.3$ kPa 或 40 mmHg)无改善或进行性恶化和(或)进行性加重的呼吸性酸中毒(pH < 7.25)。
4. 需要有创机械通气。
5. 需应用血管活性药物的血流动力学不稳定患者。

(一)限制性氧疗

氧疗是 AECOPD 的基础治疗措施之一。可通过鼻导管、文丘里面罩、储氧面罩等方式,以使 $PaO_2 > 60$ mmHg 或 SaO_2 维持在 88% ~ 92%。氧疗过程中需注意控制吸入氧浓度,动态监测血气分析,评估是否有 CO_2 进一步潴留及呼吸性酸中毒。

(二)高流量氧疗

高流量氧疗(HFNC)有利于气道湿化、减少解剖无效腔和维持呼气末正压,能够改善急性低氧性呼吸衰竭患者的氧合和临床治疗效果。但是,HFNC 无法给予呼吸支持,因此对 AECOPD 患者的疗效不如无创呼吸支持,对稳定的高碳酸血症 COPD 患者适用。

(三)支气管扩张剂

此类药物有利于缓解患者临床症状、改善肺功能。一般首选短效吸入性 β_2 受体激动剂沙丁胺醇(salbutamol)或特布他林(terbutaline)。另外,也可选择 M 胆碱受体阻滞剂异丙托溴铵(ipratropium bromide),或高选择性抗胆碱能药物噻托溴铵(tiotropium bromide)。支气管扩张剂的吸入有赖于相应的雾化装置,使用加压计量吸入器(metered dose inhaler,MDI)可达到有效扩张支气管的效果。由于茶碱类药物血药浓度受个体差异影响较大,且治疗窗较窄,故使用静脉内甲基黄嘌呤(茶碱或氨茶碱)存在局限性,在确定使用茶碱类药物之前须考虑到其副作用,使用时应注意监测血药浓度,防止茶碱中毒。

(四)糖皮质激素

经口或静脉使用糖皮质激素具有扩张支气管和减轻 COPD 急性期的炎症反应的作用,能迅速帮助 AECOPD 患者恢复肺功能和缓解急性期症状,对无激素禁忌证者可作为一种辅助治疗措施。首选泼尼龙,口服,40 mg/d,使用时间不应长于 7 天。急性期口服给药有困难时,可采用静脉给予同等效价的甲泼尼龙治疗。另外,也可选用吸入性布地奈德混悬液,每次 1~2 mg,每日 2 次。

(五)抗菌药物

感染为 AECOPD 的主要病因,其中又以细菌性感染常见,但 AECOPD 直接使用抗生素治疗仍存在一定的争议,因此在细菌性感染明确的前提下,抗菌药物治疗是最重要的措施之一。适应证包括:①突发性呼吸困难加重;②痰量增加同时存在痰液性质改变(咳脓性痰);③病情严重需行无创或有创呼吸机辅助通气治疗。在无病原学及药敏结果情况下可根据 COPD 严重程度、当地常见致病菌类型及耐药菌流行趋势给予经验性抗感染治疗,当病原学及药敏结果回报后,应及时根据结果调整抗生素。疗程一般为 5~7 天,但可根据病情适当延长治疗时间。对于初始治疗效果不佳者,应注意抗菌药物抗菌谱是否已涵盖可能的致病菌或是否为耐药菌感染,并应密切关注是否合并真菌及不典型致病菌的感染。呼吸困难和脓痰的改善可用于评估临床治疗效果。

(六)机械通气

机械通气已经成为目前 AECOPD 治疗的有效手段和重要方法,可以减少呼吸功、缓解呼吸肌疲劳、改善通气、缩短住院时间。机械通气包括无创正压机械通气(noninvasive positive pressure ventilation,NPPV)及有创正压机械通气(invasive positive pressure ventilation,IPPV)。呼吸兴奋剂不推荐用于 AECOPD。

1. 无创正压机械通气 COPD 急性加重期使用 NPPV 可以降低 $PaCO_2$,降低呼吸频率、呼吸做功和呼吸困难的严重程度,还可以减少呼吸机相关性肺炎等并发症和住院时间。

NPPV 适应证:①呼吸性酸中毒($PaCO_2 \geqslant 6.0$ kPa 或 45 mmHg,动脉 pH≤7.35);②严重呼吸困难,临床体征提示呼吸肌疲劳,呼吸做功增加,使用辅助呼吸肌参与呼吸并出现胸腹矛盾运动;③氧疗后难以纠正的低氧血症。

NPPV 禁忌证:①呼吸抑制或停止,循环不稳定;②嗜睡、神志障碍、昏迷;③痰液黏稠或有大量分泌物;④头面部明显创伤、烧伤;⑤近期上消化道手术(相对禁忌)。

2. 有创正压机械通气 在积极药物和 NPPV 治疗后,患者呼吸衰竭仍进行性恶化,出现危及生命的酸碱失衡和(或)神志改变时宜使用 IPPV。

IPPV 适应证:①不能耐受无创机械通气或无创机械通气失败;②呼吸或心搏骤停后状态;③神志障碍,镇静不能充分控制的躁动;④大量吸入或持续性呕吐;⑤持续无法清除的呼吸道分泌物;⑥严重的血流动力学不稳定,对液体和血管活性药物无反应;⑦严重室性或室上性心律失常;⑧危及生命的低氧血症且不能耐受无创机械通气者。

IPPV 主要并发症:①呼吸机相关肺炎的风险(尤其是当多重耐药菌流行时);②气压伤和容积伤;③气管切开术及长期机械通气的风险。

(七)辅助疗法

根据患者的临床状况,应注意维持液体和电解质平衡,在有临床指征时使用利尿药、抗凝药,并发症的治疗和营养支持。在疑似因急性加重住院的 COPD 患者中,高达 5.9% 的患者合并有肺栓塞。COPD 急性加重患者发生深静脉血栓和肺栓塞的风险增加,应采取血栓栓塞的预防措施。

(八)出院及随访

出院标准及随访建议:①全面评估所有临床症状和实验室结果;②评估吸入药物使用方法;③管理计划和随访计划;④确保随访安排:早期随访<4周,晚期随访<12周。

课后练习题:

1. AECOPD 常见的诱因有哪些?
2. AECOPD 患者在什么情况下需要住院治疗?
3. 如何评估 AECOPD 患者的严重程度?

(刘 玲)

第三节 重症支气管哮喘

目的要求

掌握:重症支气管哮喘的诊断及治疗。
熟悉:重症支气管哮喘的临床表现及实验室检查。
了解:支气管哮喘的病因及发病机制。

支气管哮喘(简称哮喘)是一种常见的气道慢性炎症性疾病,以存在气道广泛、可逆性气流受限为病理特征,临床则反复出现发作性喘息、胸闷、气短、剧烈咳嗽及呼吸困难等。目前国内外指南将支气管哮喘分为急性发作期和非急性发作期,而急性发作期按其严重程度又分为轻度、中度、重度、危重哮喘。重症支气管哮喘多指重度及危重哮喘,患者可因接触变应原或治疗不当导致严重喘息、咳嗽或可在短时间引发急性呼吸衰竭,甚至死亡。

【病因及发病机制】

哮喘病人发展成重症哮喘的原因往往是多方面的。作为临床医生在抢救重症哮喘患者时应清醒地认识到,若要有效地控制病情,寻找并排除每位患者发展成重症哮喘的病因是非常重要的。目前已基本明确的病因主要有以下一些:①致敏原或其他诱发哮喘因素持续存在。②呼吸道感染未能有效控制,如痰液黏稠引起气道阻塞。③精神过度紧张。④药物影响,如长期应用糖皮质激素患者突然停药或减量过快、β_2 受体激动剂应用不当和(或)抗炎治疗不充分。⑤有严重并发症或伴发症,如并发气胸、纵隔气肿或伴心源性哮喘发作、肾衰竭、肺栓塞等均可使哮喘症状加重。重症哮喘形成的原因较多,发病机制也较为复杂,包括变态反应、气道高反应、气道慢性炎症、遗传机制、气道神经调节异常,以及气道重塑及其相互作用等。

【临床表现】

重症支气管哮喘以咳嗽、呼吸困难为主要临床表现,多表现为呼气性呼吸困难,不能自行缓解,部分病例经对症治疗后亦无缓解,甚至进行性加重。查体可闻及哮鸣音(呼气相为主),但当气道极度收缩或狭窄至气流减弱或完全受阻时,则哮鸣音减弱甚至完全消失(沉默肺),是病情严重的表现。重症支气管哮喘常导致低氧和(或)二氧化碳潴留或合并其他并发症,可引起相应临床表现。

【辅助检查】

1. 肺功能检查 是支气管哮喘诊断依据之一,亦是评估哮喘严重程度的重要指标之一。主要包括支气管舒张实验及激发试验、肺通气功能检测、峰流速测定及每日变异率测定等。因支气管哮喘引起阻塞性通气改变,故反应呼气流速的指标均显著降低,如第一秒用力呼气容积(FEV_1)、FEV_1 占用力肺活量(FVC)

百分比及最大呼气流速等均显著降低。

2. 动脉血气分析　严重哮喘发作时可出现缺氧。由于过度通气可使 $PaCO_2$ 下降,pH 上升,表现为呼吸性碱中毒。若病情进一步恶化,可同时出现缺氧和 CO_2 滞留,表现为呼吸性酸中毒。

3. 变应原试验　对于考虑为过敏性因素所致者,可行体外特异性 IgE 检测或皮肤点刺试验,有利于指导免疫治疗及预防治疗。

4. 肺部影像学检查　早期或无伴随疾病者肺部影像学检查多无明显异常,但对重症支气管哮喘患者应常规行肺部影像学检查,有助于明确重症哮喘的病(诱)因及发现并发症,如肺部感染、肺不张、气胸、心功能不全、气管狭窄等,并可对气道重建程度进行定性、定量评价。

5. 其他　如病原学检查有助于明确感染及指导抗感染治疗,理化检查有利于了解各脏器功能、评估病情严重程度,心脏彩超有利于明确是否存在心功能不全等。

【诊断及鉴别诊断】

(一)诊断

重症支气管哮喘的诊断必须符合支气管哮喘的诊断和急性发作期病情严重程度分级中的重度或者危重。

1. 支气管哮喘诊断标准　①反复发作的呼吸困难、胸闷或咳嗽,多与接触变应原、冷空气、理化刺激、感染、运动等有关。②发作时双肺可闻及散在或弥漫的以呼气相为主的哮鸣音,伴呼气时间延长。③上述症状和体征可自行缓解或经治疗后缓解。④除外其他疾病。⑤对于无明显临床症状者,应至少具备以下 1 项试验阳性:支气管激发试验或运动试验阳性;支气管舒张试验阳性,即 FEV_1 增加 $\geq 12\%$,且 FEV_1 增加绝对值 ≥ 200 mL;呼气峰流速(PEF)日变异率(或 2 周变异率)$\geq 20\%$。

其中符合 1~4 条或 4、5 条者,可以诊断为哮喘。

2. 哮喘急性发作时病情严重程度的分级　见表 5-3-2。

表 5-3-2　哮喘急性发作时病情严重程度的分级

临床特点	轻度	中度	重度	危重
气短	步行,上楼时	稍事活动	休息时	—
体位	可平卧	喜坐位	端坐呼吸	—
讲话方式	连续成句	单词	单字	不能讲话
精神状态	可有焦虑,尚安静	时有焦虑或烦躁	常有焦虑,烦躁	嗜睡或意识模糊
出汗	无	有	大汗淋漓	—
呼吸频率(次/分)	轻度增加	增加	常 >30 次/分	—
辅助呼吸肌活动及三凹征	常无	可有	常有	胸腹矛盾运动
哮鸣音	散在	响亮,弥漫	响亮,弥漫	减弱,乃至无
脉率(次/分)	<100	100~120	>120	脉率变慢或不规则
奇脉,收缩压下降	无, <10 mmHg	可有,10~25 mmHg	常有,10~25 mmHg	无,提示呼吸肌疲劳
使用支气管舒张剂后 PEF 占预计值或个人最佳值的百分比	>80%	60%~80%	<60% 或 100 L/min 或作用时间 <2 h	—
PaO_2(吸空气,mmHg)	正常	≥ 60	<60	<60
$PaCO_2$(mmHg)	<45	≤ 45	>45	>45
SaO_2(吸空气,%)	>95	91~95	≤ 90	≤ 90
pH	—	—	—	降低

（二）鉴别诊断

1. 心源性哮喘 急性左心衰竭发作时亦可表现为咳嗽、呼吸困难,查体可有哮鸣音等类似哮喘发作时的症状及体征。但心源性哮喘常合并基础心脏病,如冠状动脉粥样硬化性心脏病、高血压性心脏病等,心脏彩超、肺部影像学等检查有助于区别。此外,心源性哮喘单纯平喘治疗效果较差。

2. 喉头水肿、上呼吸道占位性病变 可出现急性呼吸困难,但常为吸气性呼吸困难,于主气道周围听诊可闻及响亮的哮鸣音。肺功能流速 - 容量曲线可见吸气相流速降低,两者可通过纤维支气管镜或喉镜加以区分。

3. 支气管炎 急、慢性支气管炎患者可有呼吸困难、干咳等症状,但查体时多无哮鸣音,结合肺功能检查有利于鉴别。

4. 支气管管腔内占位性病变 恶性占位性病变或类癌综合征也可有哮喘样呼吸困难及哮鸣音等临床表现,但其哮鸣音多为局限性,且呼吸困难进行性加重多无明确诱因,通过肺部影像学、纤维支气管镜及病理学检查等手段可以区分。

5. 自发性气胸 病史长的支气管哮喘患者可合并肺气肿或肺大疱,并可在哮喘急性发作期出现自发性气胸,呼吸困难突然加剧,此时通过查体及紧急肺部影像学检查可以明确。

6. 弥漫性肺间质纤维化 急性发作的弥漫性肺间质纤维化患者可表现为进行性加重的呼吸困难、咳嗽、胸闷等症状,但肺部查体多无哮鸣音,典型病例可闻及爆裂音,其肺功能检查则提示为限制性通气功能障碍,据此可与支气管哮喘相鉴别。

7. 慢性阻塞性肺疾病 急性加重时常不易与哮喘相鉴别,临床上可通过病史、对支气管扩张剂治疗反应性、肺功能检查提示气道阻塞是否可逆等进行鉴别。但如慢性哮喘反复发作至病程终末期,存在气道不可逆气流受阻时,已无需与 COPD 鉴别。

8. 肺血栓栓塞症 患者可有胸闷、气短、呼吸困难、咳嗽等临床表现,严重者(大面积、主干栓塞)可伴有烦躁、濒死感等。此类患者多存在高危因素,如术后、长期卧床等;肺部查体多无哮鸣音、对平喘药物治疗无反应,可通过 CT 肺动脉造影、放射性核素肺通气 / 灌注扫描等检查加以明确。

【治疗】

（一）治疗目标

重症支气管哮喘多起病急、病情进展迅速,易出现呼吸衰竭、多脏器功能受损,严重者甚至危及生命。故一旦确诊需立即予以相应治疗,控制哮喘发作,预防并减少脏器功能损伤。

（二）一般治疗

一般治疗包括教育和管理、去除诱因、氧疗、纠正脱水、纠正酸碱失衡及电解质紊乱、治疗合并症、营养支持等。

（三）药物治疗

1. 支气管扩张剂

（1）β_2 受体激动剂 通过兴奋气道平滑肌和肥大细胞表面 β_2 受体,引起气道平滑肌舒张、减少炎症介质释放等效应,可迅速缓解哮喘症状。按其作用维持时间可分为短效(维持 4～6 h)和长效(维持 12 h)两种,常用给药途径有吸入、口服。常用 β_2 受体激动剂见表 5-3-3。

（2）胆碱能药物 通过阻断迷走神经传出支,降低迷走神经张力,扩张支气管,常与 β_2 受体激动剂联合应用,常用给药途径为吸入,包括异丙托溴铵、噻托溴铵等。

（3）茶碱类药物 具有扩张支气管平滑肌、强心、利尿、扩张冠状动脉、兴奋呼吸中枢、抗炎及免疫调节等作用。常用给药途径有口服、静脉。因茶碱类药物"治疗窗"窄且个体对茶碱类药物代谢情况不同,治疗过程中需注意监测血药浓度,避免药物过量。此外,当存在癫痫病史、严重心律失常、肝疾病等情况下应尽量避免使用茶碱类药物,使用此类药物治疗期间,宜密切观察不良反应。

表 5-3-3 常用 β_2 受体激动剂

作用时间	药物	给药途径	药物剂量	注意事项
短效	沙丁胺醇	吸入	100 ~ 200 μg/ 次	必要时可 20 min 重复一次;应间断使用,不宜单一、长期、过量用药
	特布他林	口服	2 ~ 4 mg/ 次,3 次 /d	
		吸入	250 ~ 500 μg/ 次	
长效	沙美特罗	口服	1.25 ~ 2.5 mg/ 次,3 次 /d	不推荐长期单独使用
		吸入	50 μg/ 次,2 次 /d	
	福莫特罗	吸入	4.5 ~ 9 μg/ 次,2 次 /d	

2. 抗炎药物

(1)糖皮质激素 是最有效的抑制炎症反应的药物,是重症支气管哮喘治疗首选药物,常用给药途径有吸入、口服或静脉给药。吸入用药包括干粉吸入剂(布地奈德粉吸入剂、布地奈德福莫特罗粉吸入剂、沙美特罗替卡松粉吸入剂等)、雾化溶液(布地奈德溶液)。口服用药包括泼尼松、泼尼龙等。静脉用药包括氢化可的松(400 ~ 1 000 mg/d)、甲泼尼龙(80 ~ 160 mg/d)等。目前激素治疗原则为早期、足量、短疗程静脉用药,待病情控制后序贯性改为口服用药。因重症支气管哮喘本身易引起多脏器功能损伤,故在应用激素过程中需严密观察激素不良反应。

(2)白三烯调节剂 可通过干扰花生四烯酸代谢,减少白三烯和前列腺素的合成、抑制炎症细胞作用等减轻哮喘症状,改善肺功能。其多与糖皮质激素联合应用,可减少糖皮质激素用量,并能提高糖皮质激素治疗效果。

3. 生物靶向药物

(1)抗 IgE 单抗 omalizumab 是一种人源化的重组鼠抗人 IgE 单克隆抗体,具有阻断 IgE 与肥大细胞、嗜碱性粒细胞上的 IgE 受体结合,减轻下游过敏反应的作用。对于经过吸入大剂量糖皮质激素并联合 β_2 受体激动剂治疗后症状仍未控制,且血清 IgE 水平增高的重症哮喘患者,推荐在糖皮质激素、长效 β_2 受体激动剂等常规控制药物基础上选择抗 IgE 单抗治疗。

(2)抗 IL-5 单抗 IL-5 是促进嗜酸性粒细胞增多、在肺内聚集和活化的重要细胞因子。抗 IL-5 单抗(mepolizumab)通过阻断 IL-5 的作用,选择性地抑制嗜酸性粒细胞炎症,主要用于嗜酸性粒细胞增多的难治性哮喘,减少哮喘急性加重和改善患者的生存质量。

4. 镇静药和肌松药 对于行有创正压通气治疗的重症支气管哮喘患者酌情给予镇静治疗,以减轻患者不适、减少人机不协调等发生,必要时可辅以肌松药治疗。应用镇静药过程中需进行镇静评分,给予每日唤醒。

(四)机械通气

重症哮喘发作时,当患者经过氧疗、β_2 受体激动剂及全身应用糖皮质激素等药物治疗后临床症状和肺功能无改善甚至持续恶化时,应及时给予机械通气治疗。可先试用鼻(面)罩无创机械通气,1 ~ 2 h 若无效应及早行气管插管机械通气。

1. 无创正压机械通气(NPPV) 对于酸中毒程度轻微的重症支气管哮喘患者给予 NPPV 治疗可能会从中获益,但对于已出现严重高碳酸血症并进行性加重的重症支气管哮喘患者,虽无 NPPV 禁忌证,但若给予 NPPV 可能会延误气管插管时机,加重病情。

2. 有创正压机械通气(IPPV) 当重症支气管哮喘患者出现呼吸表浅、意识改变、动脉二氧化碳分压进行性升高、即使应用糖皮质激素情况下仍出现严重哮喘持续发作时需考虑人工气道、给予 IPPV 治疗。在应用呼吸机治疗重症哮喘时,应严密观察患者病情,根据具体情况及时调整呼吸机通气模式与参数。

课后练习题

1. 重症支气管哮喘的诊断标准是什么?
2. 重症支气管哮喘应与哪些疾病相鉴别?
3. 重症支气管哮喘的药物治疗如何选择?

（刘　玲）

第四节　急性肺栓塞

目的要求

掌握:肺栓塞的临床表现、诊断、危险度分级及急救措施。

熟悉:肺栓塞的主要病因。

了解:肺栓塞的病理生理和治疗新进展。

肺栓塞（pulmonary embolism,PE）是由不同性质栓子堵塞肺动脉或其分支所致肺循环和右心功能急性障碍引起的一组临床综合征,包括肺血栓栓塞症（pulmonary thromboembolism,PTE）、脂肪栓塞综合征、羊水栓塞、空气栓塞、肿瘤瘤栓栓塞等,PTE 是 PE 的最常见类型。急性肺栓塞往往起病突然,病情急而凶险,特别是由于缺乏特异性临床表现,易出现误诊和漏诊而危及患者生命。若能得到及时治疗将明显降低病死率,因此,早期诊断、及时进行危险分层和治疗尤为重要。

【病因】

按性质可将急性肺栓塞的栓子分为血栓性栓子和非血栓性栓子,由于前者始生于血管内也有人将其称为内源性栓子,而后者起源于血管外故也称为外源性栓子,包括脂肪、细菌、羊水、肿瘤和空气等。

（一）血栓性栓塞

血栓性栓塞占急性肺栓塞的绝大部分,栓子主要来源于下肢股静脉、腘静脉和腓肠肌深静脉,少部分来源于盆腔静脉、右心腔、锁骨下静脉及其他部位静脉,肺动脉原位血栓形成相对较少。常见血栓形成的危险因素分为原发性和继发性因素,见表 5-3-4。

（二）非血栓性栓塞

1. 羊水栓塞　通常发生于剖宫产过程中,是妊娠分娩的严重并发症,病情凶险,病死率高。

2. 脂肪栓塞　多见于长骨骨折,也可见于严重创伤、烧伤、镰状细胞病、肾移植及心脏外科手术。

3. 气体栓塞　常见于严重胸部外伤、多发伤或人工气胸、人工气腹,偶尔也可发生于减压病、流产、体外循环及静脉注射等,气体栓塞对人体造成的危害程度取决于进入血液循环的气体量和速度。

4. 瘤栓　肺、消化系统、生殖系统的恶性肿瘤发生瘤栓的概率偏高,其次为白血病和淋巴瘤。

5. 其他　主要见于细菌性心脏赘生物、异物栓塞等,但临床较少见。

【发病机制】

　　拓展知识

【临床表现】

肺栓塞的临床表现与脱落的栓子大小、数量、栓塞范围、部位、程度等因素密切相关,与原有心肺疾病的代偿能力也有密切关系,因此,症状具有多样性,严重程度也有较大差别。

（一）主要症状

1. 呼吸困难及气促　是临床最常见、最典型的症状之一,常为突发性发作,患者常突然感呼吸困难、胸

表 5-3-4 静脉血栓栓塞症的危险因素

原发性	继发性
血管壁的改变	**血管壁的改变**
Kasabach-Merritt 综合征	静脉炎
半胱氨酸尿症、高半胱氨酸血症	血管炎
血管壁纤溶酶原激活剂(t-PA)释放障碍	大动脉炎综合征、胶原病等
血液性质的改变	盆腔内手术
抗凝因子缺乏	外伤
抗凝血酶Ⅲ缺乏症、蛋白 C 缺乏症、蛋白 S 缺乏症、抗活性	糖尿病
蛋白 C 综合征	应用抗癌剂时
纤溶功能低下	血管造影
低纤溶酶原血症、异常纤溶酶原血症、t-PA 抑制剂增多症	**血液性质的改变**
纤维蛋白原血症	肾病综合征
异常纤维蛋白原血症	妊娠
血流不畅	血小板增多症
Kasabach-Merritt 综合征	红细胞增多症
镰状细胞贫血	荷癌状态
	脾切除术后
	口服避孕药
	雌激素替代治疗
	抗磷脂抗体综合征
	血流不畅
	长期卧床
	长时间坐位(经济舱综合征等)
	静脉曲张
	肥胖
	妊娠
	淤血性心力衰竭
	医源性
	心导管检查
	中心静脉营养
	起搏器
	血透用动静脉瘘
	脑室心房引流

闷、心悸和窒息感,并随活动明显加剧。

2. 胸痛 是临床最常见的症状之一,疼痛的程度不同,典型者多呈类似心绞痛样,常伴呼吸时加剧,也可呈胸膜炎胸痛表现,刺激膈肌时胸痛可放射到肩部。

3. 晕厥及精神症状 患者常伴有惊恐、烦躁不安、焦虑甚至濒死感;少数可以晕厥为首发症状,常在意识恢复后发现有其他症状存在。

4. 咯血 是最具特征的临床表现之一,常于突发呼吸困难时伴发剧烈咳嗽、咯血,小量咯血多为暗红色,大量咯血多为鲜红色。

5. 其他 可伴有刺激性咳嗽,常伴心悸感,严重者可发生猝死。

（二）常见体征

呼吸急促或喘息,伴有发绀、低至中度发热;血压下降甚至休克;肺部可闻及哮鸣音和(或)细湿啰音;心动过速,部分可闻及 P_2 亢进或分裂, $P_2 > A_2$,三尖瓣区收缩期杂音,右心功能不全时可见颈静脉充盈。

（三）深静脉血栓（DVT）的表现

原因不明时要注意是否存在 DVT,注意病史询问和相关查体。下肢 DVT 主要表现为两肢不对称,患侧肿胀、周径增粗,可伴有压痛,或可见浅静脉扩张、皮肤色素沉着等。

【辅助检查】

（一）一般项目

1. 可有白细胞、血沉、乳酸脱氢酶、CPK、SGOT、胆红素等升高,往往由于应激、静脉淤血、心肌低灌注等因素导致,因而对诊断缺乏特异性。

2. 可溶性纤维蛋白复合物(SFC)和血清纤维蛋白原降解产物(FDP)在 PE 中的阳性率可达 55% ~ 75%,当两者均呈阳性时,有利于 PE 的诊断。

（二）动脉血气分析

1. PaO_2 降低。

2. $PaCO_2$ 下降,pH 升高,呼吸性碱中毒;重症和晚期失代偿者会因 CO_2 潴留而致 $PaCO_2$ 升高。

3. 肺泡 – 动脉血氧分压差 $[P_{(A-a)}O_2]$ 增大。

（三）生物标记物

生物标记物包括肌钙蛋白、脑钠肽、D- 二聚体、心脏型脂肪酸结合蛋白、肌红蛋白、尿酸、生长分化因子 15 等。其中肌钙蛋白、脑钠肽对危险分层意义较大,D- 二聚体可作为排除诊断的指标。

1. 肌钙蛋白(cTn) cTn 的增高提示心肌不可逆损伤,在肺栓塞中,cTn 水平与患者预后有关,可作为危险分层的指标。

2. 脑钠肽(BNP) BNP 的升高与肺栓塞患者右心室功能障碍有关。BNP > 90 pg/mL,或 NT-proBNP > 500 pg/mL 时,右心室功能衰竭的可能性较大。

3. D- 二聚体 是交联纤维蛋白在纤溶系统作用下产生的可溶性降解产物,为一个特异性的纤溶过程标记物。在诊断急性肺栓塞中敏感度高达 95% ~ 100%,但特异度仅为 40% ~ 43%。因此 D- 二聚体阴性的价值远远大于结果阳性的价值,用于排除诊断更有意义。故在临床应用中若 D- 二聚体含量低于 500 μg/L,可基本除外急性 PTE。

4. 心脏型脂肪酸结合蛋白(H-FABP) 是心肌特异性胞质蛋白,心肌受损后 90 min 即可检出,是急性肺栓塞右心室损伤和功能不全的早期标志物,可用于预测肺栓塞患者的预后及危险分层。

5. 其他 肌红蛋白(myoglobin,MB)、尿酸(uric acid,UA)、生长分化因子 15 及平均血小板容积(MPV)可间接提示肺栓塞严重程度及危险分层。

（四）心电图

心电图表现无特异性。可表现为胸前导联 $V_1 \sim V_4$ 及肢体导联 II、III、aVF 的 ST 段压低和 T 波倒置, V_1 呈 QR 型, $S_I Q_{III} T_{III}$ (即 I 导联 S 波加深,III 导联出现 Q/q 波及 T 波倒置),不完全性或完全性右束支传导阻滞。上述改变为急性肺动脉阻塞、肺动脉高压、右心负荷增加、右心扩张共同作用的结果,多见于严重急性肺栓塞。轻症可仅表现为窦性心动过速、房性心律失常,尤其心房颤动也较多见。

（五）超声心动图

超声心动图无特异性诊断意义,但有助于与其他疾病鉴别。对于严重的 PTE 伴肺动脉高压、右心室高负荷和肺源性心脏病者有一定提示作用。超声心动图可发现右心室壁局部运动幅度降低,右心室和(或)右心房扩大,室间隔左移和运动异常,近端肺动脉扩张,三尖瓣反流速度增快,下腔静脉扩张。

（六）胸部 X 线片

胸部 X 线片无特异性诊断意义,但出现以下征象时对诊断有一定价值。

1. 肺动脉高压征象 肺动脉段突出,肺门动脉扩张,外围分支纤细,呈截断现象。右心房、右心室增大。

2. 肺栓塞征象 区域性肺血管纹理变细、稀疏或消失,肺野透亮度增加,尖端指向肺门的肺梗死楔形阴影。

3. 胸膜改变 患侧横膈抬高,可见少至中量胸腔积液征等。

（七）CT 和 MRI

1. 螺旋 CT 与电子束 CT 可有效显示中心性血栓栓塞(至肺段支),但对亚段支或远小分支则价值不大。①直接征象:肺动脉内部分或完全性充盈缺损(轨道征)。②间接征象:包括肺野楔形密度增高影,条带状的高密度区或盘状肺不张,中心肺动脉扩张及远端血管分支减少或消失等。③电子束 CT 能有效消除运动造成的伪影,有助于呼吸困难者 CT 检查的诊断。

2. CT 肺动脉造影(CTPA) 是目前 PTE 诊断的"金标准",能显示出肺动脉主干、叶、段及亚段以下部位病变。①直接征象:肺血管内造影剂充盈缺损,伴或不伴轨道征的血流阻断。②间接征象:肺动脉造影剂流动缓慢,局部低灌注,静脉回流延迟等。

3. MRI 对段以上肺动脉内栓子的诊断率较高,对新旧血栓具有鉴别意义,可为确定溶栓方案提供依据,特别适用于碘造影剂过敏者。磁共振肺血管造影有助于确诊。

（八）放射性核素肺通气 / 灌注（V/Q）扫描

该技术是一种根据放射性物质分布变化间接评估该区域肺血管病变程度的功能性成像技术,典型征象是与通气显像不匹配的呈肺段分布的肺灌注缺损。

（九）肺动脉造影

肺动脉造影主要表现为不同程度的栓塞血管充盈缺损,同时伴栓塞近侧血管扩张、远侧血管闭塞或显影延迟。但由于其有创、风险高、技术条件要求高等问题很难作为临床常规检查。

（十）下肢深静脉检查

由于 PE 和 DVT 关系密切,对可疑 PE 的患者应通过下肢静脉超声检测有无下肢 DVT 形成。

（十一）遗传性易栓症相关检查

对以下情况的患者建议接受遗传性易栓症筛查:①发病年龄 <50 岁。②有明确的静脉血栓栓塞症(VTE)家族史。③复发性 VTE。④少见部位(下腔静脉,肠系膜静脉,脑、肝、肾静脉等)的 VTE。⑤无诱因 VTE。⑥女性口服避孕药或绝经后接受雌激素替代治疗的 VTE。⑦复发性不良妊娠(流产,胎儿发育停滞,死胎等)。⑧口服华法林抗凝治疗中发生双香豆素性皮肤坏死。⑨新生儿暴发性紫癜。筛查项目包括:抗凝血酶、蛋白 C 和蛋白 S 的活性,凝血因子 V Leiden 突变和 PTG20210A 突变,血浆同型半胱氨酸(MTHFR 突变),血浆因子Ⅷ、Ⅸ、Ⅺ和纤溶蛋白缺陷等。

【诊断及鉴别诊断】

（一）诊断

"肺梗死三联征"(呼吸困难、胸痛及咯血)是最具临床诊断意义的症状,但典型者不足 1/3,特别是由于本症临床表现的多样性,仅根据临床症状、体征和常规实验室检查常难以确定诊断,对疑似急性肺栓塞者应及时行 PTE 临床影像学检查(包括 CT 肺血管造影、核素肺通气灌注扫描、磁共振肺血管造影等),其中一项阳性者即可确立诊断。对病情危重且暂不能实施 PTE 临床影像学检查的疑似患者应在积极救治的前提下寻找检查时机。

目前临床应用最多的是采用 Wells 等建立的加拿大评分系统(表 5-3-5)对疑似患者进行评估,并已成为诊断过程中关键的一步。无论是三分类法(低、中、高度临床患病概率)还是二分类法(很可能或不太可能存在肺栓塞)均已得到临床广泛验证。

一般诊断程序包括疑诊、确诊及求因三步骤。

1. 疑似诊断　①存在单一或并存多个危险因素。②对诊断具有重要提示意义的临床症状与体征。③具有提示或排除意义的心电图、X 线胸片、动脉血气分析等检查结果。④ D- 二聚体检测作为 PTE 的排除诊断指标。⑤心脏超声和下肢静脉超声。

2. 确定性诊断　主要依据符合 PTE 临床影像学检查任何一项的确切结果,包括:① CT 肺血管造影(CTPA)。②核素肺通气 / 灌注扫描检查或单纯灌注扫描。③磁共振肺血管造影(MRPA)。

3. 病因诊断　包括 DVT 确诊等。

(二)危险度的分级

对于疑诊的 PTE 患者,需根据呼吸、循环功能状态进行危险度分级,并决定诊断流程(详见图 5-3-1,图 5-3-2)。

表 5-3-5　加拿大评分系统对临床变量赋值表

项　目	分数
DVT 的临床体征	3 分
肺栓塞以外其他诊断可能性小	3 分
既往 DVT 或肺栓塞	1.5 分
近期手术或制动	1.5 分
心率 > 100 次 / 分	1.5 分
癌症	1 分
咯血	1 分

判定方法:1. 三分类法评估肺栓塞临床患病概率:总分 0 ~ 1 分为低度,2 ~ 6 分为中度,> 7 分为高度。2. 二分类法评估肺栓塞临床患病概率:总分 0 ~ 4 分为不太可能,总分 > 4 分为很可能。

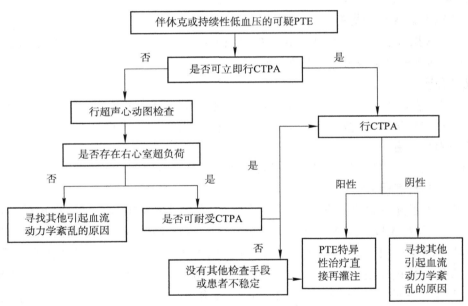

图 5-3-1　可疑高危 PTE 患者的诊断流程图

1. 高危肺栓塞　急性肺栓塞伴有持续低血压(体循环收缩压 < 90 mmHg,或较基础值下降幅度 ≥ 40 mmHg),持续 15 min 以上,并排除心律失常、低血容量或败血症、左心室功能不全、心动过缓(心率 < 40 次 /min)伴有休克等。

2. 中危肺栓塞　急性肺栓塞不伴有全身性低血压(收缩压 ≥ 90 mmHg),而合并右心室功能障碍或心肌损伤。右心室功能障碍见下述情况之一者:①右心室扩张,心脏超声心动图提示心尖四腔面显示右心室内径与左心室内径比值 > 0.9 或右心室收缩功能障碍;②右心室扩张,CT 示右心室与左心室内径比值 > 0.9 (图 5-3-3);③ BNP > 90 pg/mL,或 NT-proBNP > 500 pg/mL;④心电图改变,新发完全性或不完全性右束支传导阻滞,胸前导联 ST 段抬高或压低、T 波倒置。心肌损伤是指存在下述情况之一者:①肌钙蛋白 I > 0.4 ng/mL;②肌钙蛋白 T > 0.1 pg/mL。

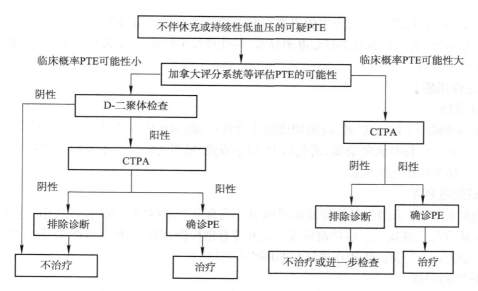

图 5-3-2 可疑非高危 PE 患者的诊断流程图

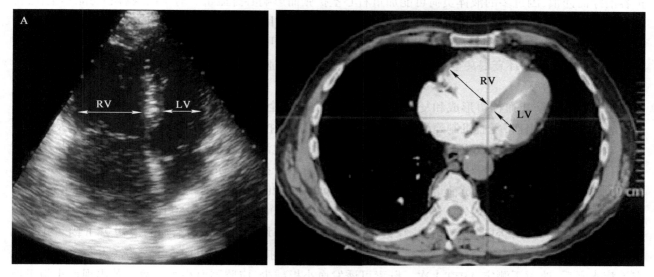

图 5-3-3 肺栓塞患者右心室扩张

注:LV:左心室;RV:右心室

3. 低危肺栓塞 排除高危、中危肺栓塞,无临床预后不良指标者。

（三）鉴别诊断

1. 肺炎 呼吸困难、咳嗽、咯血、呼吸频率增快等呼吸系统表现为主的患者需与肺炎鉴别,肺炎具有畏寒、发热等全身感染表现,咳脓性痰,有肺实变体征,无栓子形成的原发病,白细胞计数及中性粒细胞比例明显增高,结合影像学特征、抗菌治疗有效可予鉴别。

2. 心脏疾病 以胸痛、心悸、心脏杂音、肺动脉高压等循环系统表现为主的患者易被诊断为其他的心脏疾病,如冠心病、心肌梗死。急性心肌梗死多有心绞痛病史,动态观察心电图、心肌标志物有特征性改变,冠脉造影可见冠状动脉粥样硬化管腔堵塞证据。

3. 主动脉夹层 PTE 可表现为胸痛,部分患者可出现休克,需与主动脉夹层相鉴别。主动脉夹层多有高血压,胸痛常伴背痛,呈撕裂样,胸片常显示纵隔增宽,超声心动图和胸部 CT 造影检查可见主动脉夹层征象。

4. 其他 以晕厥、惊恐等表现为主的患者有时被诊断为其他心脏或神经及精神系统疾病,如心律失常、脑血管病、癫痫等,这些疾病分别有心电图异常、局灶神经定位征、意识障碍、抽搐等表现,结合影像学、脑电图改变等可予鉴别。

【抢救与治疗措施】

(一)一般处理

对高度疑诊或确诊 PTE 的患者,应密切监测生命体征;胸痛及焦虑者可适当镇痛镇静;为防止栓子再次脱落,要求绝对卧床,保持大便通畅,避免用力;对于发热、咳嗽等症状可给予相应的对症治疗;为预防肺内感染和治疗静脉炎可使用抗生素。

(二)呼吸支持治疗

对低氧血症的患者,采用经鼻导管或面罩吸氧。当合并严重呼吸衰竭时,可使用经鼻(面)罩无创机械通气或气管插管行机械通气。尽量避免气管切开等有创操作,以免在抗凝或溶栓过程中局部大量出血。应用机械通气中需注意尽量减少正压通气对循环的不利影响。

(三)循环支持治疗

循环衰竭是急性肺栓塞患者的死亡原因之一,治疗方法主要有应用正性肌力药物和血管活性药物。扩容治疗需谨慎,因过多的液体负荷可能加重右心室扩张而影响心排血量。对于出现右心功能不全,心排血量下降,但血压尚正常的病例,可予具有一定肺血管扩张作用和正性肌力作用的多巴酚丁胺和多巴胺;若出现血压下降,可增大剂量或使用其他血管加压药物,如去甲肾上腺素、肾上腺素等。对于部分高危肺栓塞引起的难治性循环衰竭甚至心搏骤停,可以考虑给予体外膜肺氧合治疗(ECMO)。

(四)抗凝治疗

抗凝可有效防止血栓再形成和复发,一旦高度怀疑肺血栓栓塞,即开始抗凝治疗,但需注意抗凝的相对禁忌,如活动性出血、凝血机制障碍、血小板减少、严重的未控制的高血压、严重肝肾功能不全及近期手术史、妊娠前 3 个月及产前 6 周、亚急性细菌性心内膜炎、心包渗出、动脉瘤。目前临床上应用的抗凝药物主要有普通肝素、低分子量肝素、华法林及新型选择性 Xa 因子抑制剂等。

1. 普通肝素 首先给予负荷量 2 000 ~ 5 000 IU 或按 80 IU/kg 静脉推注,继之以 18 IU/(kg·h)持续静脉滴注。皮下注射给药,一般先予静脉滴注负荷量 2 000 ~ 5 000 IU,然后按 250 IU/kg 剂量,每 12 h 皮下注射 1 次。抗凝须充分,否则将严重影响疗效,导致血栓复发率增高。在开始治疗的最初 24 h 内每 4 ~ 6 h 测定 APTT,根据 APTT 调整肝素剂量,尽快使 APTT 达到并维持于正常值的 1.5 ~ 2.5 倍(表 5-3-6)。达稳定治疗水平后,改每天测定 APTT 1 次。肝素可诱发血小板减少,应监测血小板计数。若出现血小板迅速或持续降低达 50% 以上,或血小板计数 $<100 \times 10^9/L$,应停用肝素。一般在停用肝素后 10 天内血小板开始逐渐恢复。

表 5-3-6 肝素抗凝的监测与调整

APTT(s)	剂量调整[IU/(kg·h)]	其他措施	下次APTT测定时间(h)
初始剂量	静脉推注 80 IU/kg,随后 18 IU/(kg·h)持续静脉滴注		4 ~ 6
APTT < 35(< 1.2 正常对照)	+4	增加 1 次冲击量,80 IU/kg	6#
APTT 35 ~ 45(1.2 ~ 1.5 正常对照)	+2	增加 1 次冲击量,40 IU/kg	6
APTT 46 ~ 70(1.5 ~ 2.3 正常对照)	0	0	6
APTT 71 ~ 90(2.3 ~ 3.0 正常对照)	−2	0	6
APTT > 90(> 3.0 正常对照)	−3	停药 1 h	6

在最初 24 h,每 6 h 测定 APTT,随后可每天晨起测定 APTT 一次,除非 APTT 超标。

2. 低分子量肝素　所有低分子量肝素均应按照体重给药(如每次 100 IU/kg 或 1 mg/kg,皮下注射,每日 1 ~ 2 次)。用低分子量肝素一般情况下无需常规监测 APTT,且在应用低分子量肝素的前 5 ~ 7 天内亦无需监测血小板数量。但对肾功能不全患者需谨慎使用低分子量肝素,并应根据抗 Xa 因子活性来调整剂量,当抗 Xa 因子活性在 0.6 ~ 1.0 IU/mL 范围内推荐皮下注射每日 2 次,当抗 Xa 因子活性在 1.0 ~ 2.0 IU/mL 范围内推荐皮下注射每日 1 次。

3. 华法林　患者需要长期抗凝应首选华法林。华法林是一种维生素 K 拮抗剂,它通过抑制依赖维生素 K 凝血因子(Ⅱ、Ⅶ、Ⅸ、Ⅹ)的合成而发挥抗凝作用。可以在肝素 / 低分子量肝素开始应用后的第 1 ~ 3 天加用口服抗凝剂华法林,初始剂量为 3 ~ 5 mg/d。由于华法林需 3 ~ 5 天才能发挥全部作用,因此与肝素 / 低分子量肝素需至少重叠应用 4 ~ 5 天,当连续 2 天测定的国际标准化比率(INR)达到 2.5(2.0 ~ 3.0)时,或 PT 延长至 1.5 ~ 2.5 倍时,即可停止使用肝素 / 低分子量肝素,单独口服华法林治疗。

4. 其他新型抗凝药物　选择性 Xa 因子抑制剂,包括依诺肝素(enoxaparin,1.0 mg/kg 每 12 h 一次或 1.5 mg/kg 每天 1 次)、亭扎肝素(tinzaparin,175 U/kg,每天 1 次)和磺达肝癸钠(体重 < 50 kg、50 ~ 100 kg 和 > 100 kg 者剂量分别为 5 mg、7.5 mg 和 10 mg,每天 1 次)。非维生素 K 依赖的新型口服抗凝药,包括达比加群、利伐沙班、阿哌沙班和依度沙班。

抗凝治疗的持续时间因人而异。部分病例的危险因素短期可以消除,例如临时制动,疗程可能为 3 ~ 6 个月即可;对于栓子来源不明的首发病例,需至少给予 6 个月的抗凝;对复发性 VTE、合并肺源性心脏病或危险因素长期存在者,如癌症患者、抗心脂抗体综合征、抗凝血酶Ⅲ缺乏、易栓症等,抗凝治疗的时间应更为延长,达 12 个月或以上甚至终生抗凝。

(五)溶栓治疗

溶栓药可将纤维蛋白溶酶原转变成纤维蛋白溶酶,迅速降解纤维蛋白,使血块溶解,还可干扰血凝及纤维蛋白的聚合。溶栓治疗的目的不完全是保护肺组织,更主要是尽早溶解血栓、疏通血管,改善肺血流动力学,减轻血管内皮损伤,降低慢性血栓栓塞性肺动脉高压的发生危险。因此在 PTE 起病 48 h 内即开始溶栓治疗能够取得最大的疗效,仅对于那些有症状的 PTE 患者在 6 ~ 14 天内行溶栓治疗仍有一定作用。

1. 适应证　①2 个肺叶以上的大块 PTE 者。②不论肺动脉血栓栓塞部位及面积大小只要血流动力学有改变者。③并发休克和体循环低灌注[如低血压、乳酸酸中毒和(或)心排血量下降]者。④原有心肺疾病的次大块 PTE 引起循环衰竭者。⑤有呼吸窘迫症状(包括呼吸频率增加,动脉血氧饱和度下降等)的 PTE 患者。⑥PTE 后出现窦性心动过速的患者。

2. 禁忌证　①绝对禁忌证:活动性内出血,有自发性颅内出血或有出血性卒中病史。②相对禁忌证:2 周内的大手术、分娩、器官活检或不能压迫止血部位的血管穿刺,2 个月内的缺血性卒中,10 天内的胃肠道出血,15 天内的严重创伤,1 个月内的神经外科或眼科手术,难于控制的重度高血压(收缩压 > 180 mmHg,舒张压 > 110 mmHg),近期曾行心肺复苏,血小板计数低于 $100 \times 10^9/L$,妊娠,细菌性心内膜炎,严重肝肾功能不全,糖尿病出血性视网膜病变,出血性疾病,动脉瘤,左心房血栓,年龄 > 75 岁。

3. 常用的溶栓药物

(1)尿激酶　负荷量 4 400 IU/kg,静脉注射 10 min,随后以 2 200 IU/(kg·h)持续静脉滴注 12 h;另可考虑 2 h 溶栓方案:2 万 IU/kg 持续静脉滴注 2 h。

(2)链激酶　负荷量 25 万 IU,静脉注射 30 min,随后以 10 万 IU/h 持续静脉滴注 24 h。链激酶具有抗原性,故用药前需肌内注射苯海拉明或地塞米松,以防止过敏反应。

(3)rt-PA　50 ~ 100 mg 持续静脉滴注 2 h。使用尿激酶、链激酶溶栓期间勿同用肝素。对以 rt-PA 溶栓时是否需停用肝素无特殊要求。

(4)r-PA　18 mg 溶于生理盐水静脉推注 > 2 min,30 min 后重复推注 18 mg。

溶栓治疗结束后,应每 24 h 测定一次 PT 或 APTT,当其水平低于正常值的 2 倍,即应重新开始规范的肝素治疗。溶栓后应注意对临床及相关辅助检查情况进行动态观察,评估溶栓疗效。

(六)动脉血栓摘除术

动脉血栓摘除术主要适用于以下患者:①急性大面积PTE。②血流动力学不稳定,尤其伴循环衰竭(右心衰竭)或休克者。③肺动脉主干或主要分支完全堵塞,且有溶栓禁忌证者或经溶栓和其他积极的内科治疗无效者。

(七)经静脉导管碎解和抽吸血栓

先通过介入治疗将栓子吸出或变成碎块而使其进入远端肺动脉,从而开放中心肺动脉,迅速降低肺动脉阻力,明显增加总的肺血流,改善心肺的血流动力学状况及右心室功能。用导管碎解和抽吸肺动脉内巨大血栓或行球囊血管成型,同时还可进行局部小剂量溶栓。适应证为肺动脉主干或主要分支大面积PTE并存在以下情况者:溶栓和抗凝治疗禁忌,经溶栓或积极的内科治疗无效。

(八)静脉滤器

📧 拓展知识

课后练习题

1. 肺栓塞的常用确定性诊断方法是什么?
2. 如何进行肺栓塞危险度分级?
3. 肺栓塞的急救措施有哪些?

(黄　亮)

第五节　咯　　血

📍 目的要求

掌握:大咯血的鉴别诊断与急救措施。

熟悉:咯血的常见病因及治疗措施评价。

了解:咯血治疗新进展。

咯血(hemoptysis)是指声门以下呼吸道或肺组织的出血经口排出时呈现的一种临床表现。其临床特征为痰中带血或咳出物为鲜血,根据咯血量的不同,可将其分为:①少量咯血:指每日咯血量在100 mL以内;②中量咯血:每日咯血量在100~500 mL;③大咯血:指一次咯血量超过200 mL,或24 h内咯血量超过500 mL。咯血是一种临床常见的急危症,大中量咯血不仅可能引起周围循环衰竭,还可能由于血液或血块阻塞呼吸道导致窒息,特别是久病体衰或咳嗽乏力者,即使是少量咯血亦可造成窒息死亡。

【病因】

咯血不是一种独立疾病,而是由多种疾病引起的一种临床症状。许多肺内外疾病或全身性疾病均可引起咯血的表现,因此,对此类患者应注意病因的查找。依临床常见病因与咯血机制不同可将其分为以下几种类型。

1. 支气管疾病　常见的有支气管扩张,其次为慢性支气管炎、支气管内膜结核、支气管癌等;较少见的有良性支气管瘤、支气管内结石、支气管特异性溃疡及支气管异物、成人纤维素性支气管炎等。此类疾病引发出血主要是由于炎症导致支气管黏膜或病灶毛细血管通透性增高及黏膜下血管破裂所致。

2. 肺部疾病　常见的有肺结核、肺炎、肺脓肿、肺癌等,较少见的有肺梗死、恶性肿瘤肺转移、先天性肺囊肿、肺真菌病、肺吸虫病、肺曲霉病、尘肺、肺大泡及肺部异物、肺泡蛋白沉着症等,其中肺结核是最常见的咯血原因。

3. 心血管疾病　如风湿性心脏病二尖瓣狭窄、急性左心衰竭、肺动脉高压、肺动静脉瘘、主动脉瘤及结节性动脉周围炎等,较常见的是急性左心衰竭所致的咯血。由肺淤血所致者常表现为小量咯血,由支气管黏膜下层静脉曲张破裂所致者出血量较大。因肺静脉与支气管静脉之间侧支循环的存在,肺静脉压升高,导致这些静脉曲张与破裂出血。某些先天性心脏病如房间隔缺损、动脉导管未闭等引起肺动脉高压时,也可引起咯血。

4. 血液病　常见于血小板减少性紫癜、白血病、再生障碍性贫血、血友病、遗传性出血性毛细血管扩张症及弥散性血管内凝血等疾病或病变。其引发咯血的主要机制是血小板数量或质量异常、凝血因子缺乏、抗凝物质增多、血管壁异常等。

5. 急性传染病　①肺出血型钩端螺旋体病,主要病变是肺部毛细血管麻痹性扩张和充血,管壁肿胀、疏松或坏死崩解,大量红细胞渗出引起咯血。②流行性出血热,主要病变为免疫反应引起全身性、广泛性小血管损害,导致血管壁通透性增加、脆性加强及小血管麻痹性扩张引起咯血,其次血小板减少及功能变化、肝素类物质增加、尿毒症、DIC 等因素均可引起咯血。③新型冠状病毒感染、严重急性呼吸综合征(SARS)等新发传染病。

6. 外伤　胸部刺伤、枪弹伤、肋骨骨折、器械性损伤(支气管镜检查、气管插管)、肺组织活检,肺爆震伤及负重过量等。

7. 其他　白塞病、系统性红斑狼疮、结节性多动脉炎、子宫内膜异位症、肺－肾综合征、特发性肺含铁血黄素沉着症、Wegener 肉芽肿等,均可引起咯血。

近年来高龄、多种基础疾病、多器官损伤的急危重症增加,危重病患者合并咯血的原因目前认为主要为真菌感染、肺炎伴凝血功能障碍、支气管扩张等。

【临床表现】

1. 大多数情况下患者先有咽喉部痒感,继而咯血。

2. 咯血特点　①咯血可表现为痰中带血、血性痰、整口鲜血、连续大口咳出血液甚至血块等。②可呈持续咯血或间断咯血。③依据每日咯血量分为少量、中量、大量咯血,许多患者中至大量咯血后数天内仍可咳出血痰。④咯血可呈鲜红色血痰、铁锈色血痰、砖红色胶冻样血痰、暗红色血痰、浆液性粉红色泡沫样血痰、黏稠暗红色血痰、部分血块等。

3. 伴随症状　咯血患者常见伴随症状有发热、胸痛、呛咳、脓痰、皮肤黏膜出血、黄疸等。

4. 常见病因与特点　常见咯血病因的临床表现特点见表 5-3-7。

【辅助检查】

1. 血液学检查　感染性炎症时白细胞总数常增加,并有核左移,如发现有幼稚型白细胞则应考虑白血病可能。红细胞及血红蛋白测定可判断出血的程度。嗜酸性粒细胞增多常提示有寄生虫病的可能。疑有

表 5-3-7　常见咯血原因的临床特点

病因	病史	体格检查
气管、肺部感染	有发热,咳嗽,咳痰,流行病学接触史	肺部啰音或实变等
心血管病	有心瓣膜病或高血压史、肺动脉高压、肺水肿	心脏杂音、颈静脉扩张、肺部啰音、心力衰竭表现
肺栓塞	起病急突发胸痛、发绀、呼吸困难,有创伤或手术、深静脉炎史	心动过速、发绀、胸腔积液、静脉炎等
肺癌	年龄大、吸烟史、呼吸道症状、痰中带血	肺部及转移征象
出血性疾病	贫血、血液病、血小板异常史	面色苍白、出血倾向

出血性疾病时,应测定出凝血时间、凝血酶原时间及血小板计数等,必要时作骨髓片检查。

2. 痰液检查　通过痰涂片、培养及 PCR 检查,检测一般致病菌、结核杆菌、真菌、肿瘤细胞、弹力纤维、寄生虫卵等,有益于咯血的病因诊断。

3. X 线检查　对咯血患者,除个别紧急情况不宜搬动者外,均应进行胸部 X 线检查,肺实质病变一般都能在胸片上显示阴影,从而及时作出诊断

4. CT 检查　与普通 X 线胸片相比,在发现与心脏及肺门血管重叠的病灶及局部小病灶等方面,CT 检查有其独特的优势,尤其是高分辨 CT(HRCT)可显示次级肺小叶为基本单位的细微结构,明确病变的性质及范围,基本取代了支气管造影。近年来多层螺旋 CT 血管成像(MSCTA)的临床应用为咯血的诊断提供了可靠的技术支持,通过多方位重组可以清楚地显示病变、血管及异常血管与病变的关系,为介入治疗或外科手术计划的制订提供可靠的影像学资料。

5. 支气管镜检查　对大咯血病因诊断不清,或经内科保守治疗止血效果不佳者,目前多主张在咯血期间及早施行支气管镜检查。其依据是:①早期施行支气管镜检查可更加准确地确定出血部位;②可显著提高咯血病因诊断的正确率;③为治疗方法的选择和实施提供依据(如外科手术,支气管动脉栓塞术等);④可直接对出血部位进行局部止血。

6. 病理组织检查　对穿刺或切除的表浅肿大淋巴结、支气管镜检查的取出物,壁层胸膜钩出物及肺穿刺物进行组织病理学检查,常有助于诊断。

7. 其他　肺放射性核素检查有助于肺梗死的诊断及肺癌的鉴别。血清学检查对肺感染性疾病如军团菌肺炎、肺结核、流行性出血热、钩端螺旋体病等有一定的实用价值。超声心动图、SPECT、左心导管检查及心血管造影有助于心脏疾患的诊断。痰、血、胸水等标本的二代基因测序(NGS)有助于各类致病微生物的发现和鉴别。

【诊断与鉴别诊断】

痰中带血或咳出物为鲜血即为咯血,临床应注意咯血的病因诊断和鉴别诊断。

(一)病因诊断

咯血是临床常见症状,应进一步明确引起咯血的原发疾病,很多疾病均可引起咯血,主要有下列几种疾病需进行仔细诊断。

1. 支气管扩张　多见于青壮年。一般以多次中、小量咯血较常见,有时炎症波及支气管动脉或扩张的血管瘤也可大量咯血。患者常有慢性咳嗽、咳大量脓痰的病史,幼年患麻疹、百日咳、支气管肺炎等疾病。体格检查于胸廓背下部可听到湿性啰音及呼吸音减弱,可伴有杵状指(趾)。X 线胸片可无异常发现,或仅有单侧或双侧肺纹理增粗,或肺纹理粗乱及卷发状阴影。可通过高分辨 CT 或支气管碘油造影确诊。

2. 肺结核　约 1/2 肺结核患者在病程中有程度不等的咯血,常因咯血就诊而发现肺结核。肺结核患者常有午后潮热、乏力、盗汗等结核中毒症状,X 线检查多能发现肺部浸润、空洞或播散病灶,痰结核菌阳性可确定诊断。

3. 肺癌　多见于老年男性,约 20% 患者以血痰为起始症状,患者多为持续或间断的痰中带血或小量咯血,血痰中血多痰少,沉积物呈小颗粒状,大量咯血较为少见。X 线检查可发现肺内块影、肺门影增大、肺不张、阻塞性肺炎、癌性空洞及胸腔积液等征象,CT 可帮助诊断。痰液细胞学检查或肺活检病理学检查可确诊。

4. 社区获得性肺炎(CAP)或医院获得性肺炎(HAP)　CAP 大多起病急骤,有寒战高热、咳嗽、胸痛、咳铁锈色痰病史,胸片示节段性或弥漫性浸润性病变或实变影。根据病史、肺实变体征、血白细胞增多及胸部 X 线肺炎征象,诊断不难成立。HAP 有时呼吸症状不明显,但出现呼吸功能下降、机械通气条件高、内环境紊乱等表现。

5. 慢性支气管炎(慢性阻塞性肺疾病)　发病年龄多在 40 岁以上,长期咳嗽、咳痰或伴有喘息,有时也

有咯血,一般为小量或痰中带血,为支气管黏膜充血损伤所致,一般不须治疗,3～4天之内自行停止,但又易于复发,X线及痰液检查常无特异性改变。

6. 肺栓塞 是由于血栓等各类栓子阻塞肺动脉而引起,栓子多来自股静脉及骨盆深静脉,长期卧床、口服避孕药者容易患病,临床表现为突然胸痛、咳嗽、气促、发热及小量咯血或痰中带血。心电图示右心负荷增大,X线检查早期可能显示楔状阴影,其基底向着胸膜,超声心动图示肺动脉高压,CT肺动脉造影提示肺动脉内充盈缺损。放射性核素肺显像也有助于确诊。

7. 急性左心衰竭 表现为突然起病的咳嗽,咳出大量粉红色或血色泡沫痰,呼吸困难、端坐呼吸,烦躁不安、大汗淋漓、发绀,心尖部奔马律,双肺弥漫性湿啰音,X线胸片呈双侧从肺门向外延伸的蝶状斑片影。超声心动图、BNP等有助于诊断。

8. 血液病 伴全身出血倾向,如皮肤瘀点、瘀斑等。血液学检查及骨髓细胞学检查可提示诊断。

(二)鉴别诊断

经口腔吐出的血液并非都系咯血,咯血应与口腔、鼻腔出血和上消化道的呕血鉴别。口腔出血,血液常与唾液相混合,检查口腔可以发现出血处,鉴别诊断一般不难。鼻腔出血时,血液自前鼻孔流出,不伴发咳嗽,鉴别诊断也不困难,但血液自后鼻孔沿咽壁下流,吸入呼吸道后而再咳出来易被误诊为咯血,须仔细检查鼻腔发现病变和出血点。上消化道呕血与咯血有时鉴别较为困难,可以从以下几个方面来进行鉴别(表5-3-8)。

表5-3-8 咯血与呕血的鉴别要点

鉴别项目	咯血	呕血
病史	肺结核、支气管扩张、肺癌、心脏病等	消化道溃疡、肝硬化等
出血症状	喉部痒感、胸闷、咳嗽等	上腹部不适、呕吐等
出血方式	咯出	呕出,可为喷射状
出血颜色	鲜红	棕黑色、暗红色、有时鲜红色
血的混有物	泡沫、痰	食物残渣及胃液
反应	碱性	酸性
柏油样便	无(咽下血液时可有)	有,可在呕血停止后持续数天
出血后症状	痰中带血	无痰
低血压休克	少见	多见
窒息或呼吸困难	多见	少见

【抢救与治疗措施】

大咯血抢救的基本原则为维持生命体征平稳、迅速有效止血、保持呼吸道通畅、防止窒息、对症治疗、控制病因及防治并发症,并针对基础病因采取相应的治疗。

(一)稳定生命体征及一般治疗

1. 紧急评估与处理 对致命性大咯血患者应立即评估气道、血流动力学及其他生命体征状况,监测脉搏、血氧饱和度、心电图和血压等,及时予以气管插管、扩容升压、机械通气等治疗。

2. 一般治疗 消除患者恐惧心理和紧张情绪,绝对卧床(患侧卧位)休息,尽量减少搬动;保持大便通畅,避免用力排便。

3. 吸氧 监测氧合状况,SaO$_2$低于94%时予以高流量吸氧3～6 L/min。

4. 镇静止咳 患者常有恐惧、精神紧张,对无严重呼吸功能障碍者可适当给予镇静剂,口服或肌注地西泮;原则上不用镇咳剂,但剧咳可能诱发再次出血,必要时可口服镇咳剂,如喷托维林或盐酸可待因。年老体弱、呼吸功能不全者慎用镇咳药,禁用抑制咳嗽反射和呼吸中枢的麻醉药物。

5. 必要时健侧单肺插管,以保护非出血肺叶通气,防止咯出血液流入。

(二) 支气管动脉栓塞(BAE)

90% 的患者咯血机制为支气管动脉循环压力高,一线治疗通常采用 BAE,该方法治疗大咯血止血迅速,效果确切,安全性高。经股动脉插管,将导管插到对病变区域供血的支气管动脉内,注入明胶海绵碎粒或聚乙烯醇微粒,栓塞支气管动脉,达到止血的目的。支气管动脉栓塞常见的并发症有发热、胸痛或上腹痛、吞咽困难等,可在数天内自行消失。较严重的并发症有脊髓损害、异位栓塞、支气管黏膜坏死、支气管狭窄。

(三) 应用止血药物

1. 垂体后叶素　为大咯血时首选药物,通过收缩肺血管,减少肺血流量而达到止血目的。首剂 5 ~ 10 U 加入 5% ~ 25% 葡萄糖液 40 mL 缓慢静脉注射(10 ~ 15 min),必要时 6 h 后重复注射,每次极量 20 U。静脉注射后再以 10 ~ 40 U 加入 5% 葡萄糖液 500 mL,以 0.1 U/min 的速度持续静脉滴注。该药在撤药时应慢慢减量,不可突然停用。可引起血压升高、面色苍白、出汗、心悸、腹痛、便意及过敏反应等,高血压、冠状动脉粥样硬化性心脏病和妊娠患者原则上禁用。

2. 普鲁卡因　用于对垂体后叶素有禁忌者。用法:①普鲁卡因 150 ~ 300 mg 加入 5% 葡萄糖液 500 mL 缓慢静滴;②普鲁卡因 50 mg 加入 25% 葡萄糖液 40 mL,缓慢静注;③用药前应作皮试,防止发生过敏反应。

3. 酚妥拉明　α 受体阻滞剂,能减轻心脏前后负荷,降低肺血管阻力。第一天用 10 mg 加入 10% 葡萄糖液 250 mL 静脉滴注,如没有明显的血压下降和心率增快,第二天开始 20 mg 加入 10% 葡萄糖液 500 mL 静脉滴注,5 ~ 7 天可达到止血作用。也可以按 2 mg/h 的速度静脉泵给药。

4. 其他　氨甲环酸、6- 氨基己酸、氨甲苯酸、酚磺乙胺、巴曲酶、维生素 K 族、云南白药等,可以作为咯血的辅助治疗药物。

(四) 纤维支气管镜治疗

纤维支气管镜检查可以明确出血部位、出血原因,也可以引导局部应用 4℃ 冷生理盐水冲洗,局部应用凝血酶、去甲肾上腺素等止血药或者 Fogarty 气囊导管填塞出血支气管。

(五) 输血及纠正凝血紊乱

持续大咯血出现循环血容量不足者应及时补充血容量。针对患者出现的凝血紊乱,予以血液成分输注及相应治疗,尽快纠正。

(六) 外科手术

由于安全有效的血管内栓塞技术的广泛开展,大咯血的急诊外科手术已大部分为 BAE 所替代。目前大咯血的手术指征主要限于 BAE 失败或多次 BAE 仍再发出血,需要大量药物治疗;咯血原发病所致的机体一般状态不稳定不允许安全完成放射介入技术者;考虑为血管增生症、肺结核 BAE 术后再出血高风险者可采取择期手术治疗。

(七) 并发症处理

1. 窒息的紧急救治　若患者咯血骤然减少或终止,同时出现胸闷、极度烦躁不安、恐惧、喉部作响、大汗淋漓,随即呼吸浅速或停止、一侧或双侧呼吸音消失、神志不清、大小便失禁,此时宜考虑咯血窒息,应争分夺秒、立即抢救:①体位引流,清除积血:使病人身体与床成 45° ~ 90°,头低脚高位,迅速清除口腔及呼吸道积血,可轻托病人头向背部屈曲,拍击其背部,倒出血块;或用开口器撬开紧闭的牙关,棉棒清拭积血,或经鼻插管深插入气管内吸引积血。②高流量吸氧及应用呼吸兴奋剂。③有急性心衰者给予强心治疗。④必要时硬质支气管镜插入气管,吸出气道血凝块,畅通气道。

2. 咯血所致肺不张和肺炎　采用体位引流(侧卧位,病侧在上),雾化吸入,使用解痉药、祛痰药,应用抗生素预防和控制感染发生,纤维支气管镜局部治疗。

(八)病因治疗

根据不同的原发病采用针对性的治疗。如肺结核咯血应尽早行规范抗结核治疗;支气管扩张所致咯血必须积极抗感染治疗;急性左心衰竭所致咯血,及时控制心衰;有出血倾向患者则纠正凝血功能。

课后练习题

1. 简述咯血与呕血的鉴别。
2. 大咯血的常用止血药物有哪些?

（黄　亮）

数字课程学习

📥 教学PPT　　　✏️ 自测题

第四章　消化系统急症

第一节　急性上消化道出血

目的要求 ●
掌握：急性上消化道出血的常见病因及临床表现、出血的严重程度评估及活动性出血的判断。
熟悉：急性上消化道出血的容量复苏及限制性输血策略、药物治疗。
了解：急性上消化道出血的内镜治疗原则及 TIPS 治疗的机制。

上消化道出血（acute upper gastrointestinal bleeding）指 Treitz 韧带以上的食管、胃、十二指肠及胆胰病变引起的出血，包括胃空肠吻合术后吻合口附近病变导致的出血。Treitz 韧带是腔外标志，内镜与影像学的上消化道出血是指十二指肠乳头以上病变导致的出血。大量出血通常是指短时间内出血量 > 1000 mL，导致循环衰竭的临床表现。

急性上消化道出血是常见的急危重症，成人年发病率 100/10 万 ~ 180/10 万，病死率为 2% ~ 15%。

【病因】

导致急性上消化道出血的病因很多，其中最常见的病因是消化性溃疡、食管胃底静脉曲张破裂、上消化道肿瘤、应激性溃疡及食管贲门黏膜撕裂综合征。

1. 上消化道疾病

（1）食管疾病　食管炎、食管溃疡、食管肿瘤、食管贲门黏膜撕裂、食管裂孔疝、食管损伤。

（2）胃十二指肠疾病　消化性溃疡、肿瘤、应激性溃疡、急慢性上消化道炎症、血管异常、息肉、内镜黏膜剥离术（ESD）后人工溃疡等。

2. 门脉高压引起的食管胃底静脉曲张破裂。

3. 上消化道邻近器官疾病　各种原因所致胆道出血、胰腺癌累及十二指肠、急性重症胰腺炎并发脓肿破溃入十二指肠、纵隔肿瘤或脓肿破溃入食管。

4. 全身性疾病　血管性疾病、血液病、尿毒症、弥漫性结缔组织病、流行性出血热等急性感染性疾病。

【临床表现】

1. 呕血与黑便　是上消化道出血的主要症状，有呕血者一般都伴有黑便，而以黑便为主要表现者未必伴有呕血。病变在幽门以上，特别是出血量较多者常出现呕血；病变部位在幽门以下的短期内大量出血，血液反流入胃，也可引起呕血；如果出血量少而缓慢则单纯表现为黑便。

呕血的颜色取决于出血量和血液在胃内停留时间，如出血量多、在胃内停留时间短则呈暗红色或鲜红色；若出血量少、在胃内停留时间长，血红蛋白经胃酸作用转变为正铁血红素，则呕吐物多为棕褐色似咖啡渣样。黑便色泽受血液在肠道内停留时间的影响。大多情况下表现为黑便或柏油样便（血红蛋白中的铁经肠内硫化物作用形成硫化铁所致),如果出血量大,肠蠕动增快,血液在肠内停留时间短也可出现暗红色甚至鲜红色血便,与下消化道出血易混淆。

2. 失血性周围循环衰竭 上消化道出血是否导致急性周围循环衰竭取决于出血量的多少和失血速度。严重者于出血后短时间内即可发生急性周围循环衰竭,表现为头晕、乏力、心悸、出汗、恶心、口渴、黑矇、晕厥、少尿及意识改变。查体多可见睑结膜、口唇、皮肤及甲床苍白,血压下降,收缩压低至 80 mmHg 以下,心率加快,脉搏细速等。当活动性出血被控制,血容量不足或休克已被纠正但尿量仍明显减少时,应警惕休克时间过长或在原有肾病基础上发生肾衰竭。

3. 失血性贫血 急性大量出血后均存在失血性贫血,但由于机体可通过收缩周围外周血管和红细胞重新分布等调节性机制使贫血的临床表现通常在出血 3 ~ 4 h 后才出现。

急性出血后为正细胞正色素性贫血,但由于骨髓的代偿性增生,可暂时表现为大细胞性贫血,若平素有慢性失血还可表现为小细胞低色素性贫血。网织红细胞在出血 24 h 内即可升高,出血后 4 ~ 7 天可高达 5% ~ 15%,后逐渐降至正常。当有进行性出血时,网织红细胞可持续升高。

4. 发热 多数患者在大出血被控制后可出现低热,体温一般不超过 38℃,持续数日至 1 周。发热可能与血容量减少、贫血、周围循环衰竭导致体温调节中枢功能障碍有关。

5. 氮质血症 原本无肾功能障碍而出现的氮质血症,多是由于肠道大量血红蛋白及血浆蛋白分解产物被吸收所致,也称为肠源性氮质血症。出血后数小时血尿素氮开始上升,24 ~ 48 h 达高峰,大多不超过 14.3 mmol/L,出血停止 3 ~ 4 天降至正常。

【诊断】

(一)急性上消化道出血诊断的确立

呕血和(或)黑便是上消化道出血的特征性表现,一般诊断并不困难。少数失血量较大患者可在呕血和(或)黑便出现前即发生急性循环衰竭。此时应注意与其他原因所致出血性休克或其他原因所致休克相鉴别。在确立诊断前要注意排除呼吸道、口、鼻、咽喉部出血,此外还要注意与进食动物血,应用含碳粉、铁剂、铋剂药品或某些中药相鉴别。

(二)病情严重程度评估

消化道出血的严重程度与失血量呈正相关,但因呕血与黑便时常混有胃内容物或肠道残渣,或部分血液潴留在胃肠道内未被排出,故根据呕血或黑便量有时也很难准确判断出血量。

应根据血容量减少导致周围循环衰竭的程度判断失血量和休克指数(心率 / 收缩压)。出血量在 20 mL 时粪便潜血实验可阳性,出血量达 50 ~ 75 mL 时即可出现黑便;短时间胃内出血量超过 250 mL 可导致呕血。如出血量不超过 500 mL,除头晕外,可无明显其他全身症状,生命体征基本处于正常水平;当出血量超过 500 mL 时,患者可有晕厥、口渴、少尿、心动过速和血压降低;短期内出血量超过 1500 mL 时,可引起急性周围循环衰竭、失血性贫血等表现。

在进行内镜检查前,国际指南推荐采用 Blatchford 评分系统预判非静脉曲张性上消化道出血患者是否需要输血及内镜等干预措施,并将患者分为中高危或低危(表 5-4-1)。若内镜下发现溃疡出血,应根据溃疡基底特征采用 Forrest 分级,判断发生再出血的风险。国际上还采用 Rockall 评分系统对非静脉曲张性上消化道出血死亡风险进行评估,将患者分为高危、中危及低危(表 5-4-2)。

(三)活动性出血的判断

急性上消化道出血经抢救后不能单纯以黑便作为判断有无再出血的指标,因为肠腔内积血一般需经 3 天左右才能排尽,当出现下述临床表现时应考虑存在出血或再出血。

1. 呕血或黑便次数增多,同时呕血颜色转为鲜红色,或排出暗红色血便伴有肠鸣音活跃。

2. 胃管抽出物中再次混有较多的新鲜血液。

3. 经快速输液、输血,预计基本达到补液目标而周围循环衰竭表现未见明显改善,或虽暂时好转继而

表 5-4-1　急性上消化道出血患者的 Blatchford 评分

项目		检测结果	评分
收缩压（mmHg）		100~109	1
		90~99	2
		<90	3
血尿素氮（mmol/L）		6.5~7.9	2
		8.0~9.9	3
		10.0~24.9	4
		≥25.0	6
血红蛋白（g/L）	男性	120~129	1
		100~119	3
		<100	6
	女性	100~119	1
		<100	6
其他表现		脉搏≥100次/分	1
		黑便	1
		晕厥	2
		肝疾病	2
		心力衰竭	2

注：积分≥6分为中高危，<6分为低危。

表 5-4-2　急性上消化道出血患者的 Rockall 再出血和死亡危险性评分

变量	评 分			
	0	1	2	3
年龄（岁）	<60	60~79	≥80	—
休克状况	无	心动过速	低血压	—
伴发病	无	—	心力衰竭、缺血性心脏病和其他重要伴发病	肝衰竭、肾衰竭和癌肿播散
内镜诊断	无病变，Mallory-Weiss综合征	溃疡等其他病变	上消化道恶性疾病	—
内镜下出血征象	无或有黑斑	—	上消化道血液潴留、黏附血凝块、血管显露或喷血	—

注：积分≥5分为高危，3~4分为中危，0~2分为低危。

又再次恶化。血流动力学指标无明显恢复或稍稳定后又再次发生明显波动。

4. 补液和尿量足够的情况下，尿素氮水平仍持续增高或再次升高。

5. 红细胞计数、血红蛋白与血细胞比容不断下降或经大量输血仍不回升，网织红细胞持续升高。

（四）出血的病因诊断

病史及体征对病因诊断十分重要，但明确诊断需要辅助检查证实。

1. 有慢性、节律性上腹痛病史多提示消化性溃疡，尤其是出血前疼痛加重，出血后疼痛缓解。

2. 有服用抗栓药物或 NSAIDs 药物史，提示有急性胃黏膜损伤。

3. 既往有慢性肝病史,查体有门静脉高压表现,提示食管胃底静脉曲张破裂出血。

4. 对有食欲减退、体重下降、进行性贫血者要警惕恶性肿瘤。

5. 对有创伤、手术、严重感染、心脑血管意外等情况,应首先考虑应激性溃疡。

胃镜是对上消化道出血进行病因诊断的首选方法,国内外指南均建议在没有禁忌证的情况下应在出血后 24 h 内进行。X 线钡餐检查仅适用于内镜检查有禁忌证者,但应在出血停止数天后进行,不主张在活动性出血期间行 X 线钡餐检查。

【抢救与治疗措施】

(一)紧急处理

立即吸氧、监护和建立静脉通路。对意识障碍、呼吸或循环衰竭患者,应注意气道保护、预防误吸。对传统置入胃管辅助评估出血的措施应慎重进行,尤其是对肝硬化、食管胃底静脉曲张破裂出血者,以避免操作过程加重出血或给患者增添痛苦。

(二)容量复苏

对血流动力学不稳定的急性上消化道大量出血应及时进行容量复苏,恢复并维持重要器官灌注。输血指征:收缩压 < 90 mmHg,心率 > 110 次 / 分,Hb < 70 g/L,血细胞比容 < 25% 或失血性休克。活动性出血且血小板 < 50 × 10^9/L,应输注血小板。

限制性输血策略推荐 Hb 目标值为 70 ~ 90 g/L,其中静脉曲张出血需严格限制输血指征为 Hb < 70 g/L(Child-Pugh C 级除外)。高龄、有基础心脑血管疾病、血流动力学不稳的持续大量出血可放宽至 Hb < 90 g/L 或以上。

对凝血酶原时间 / 国际标准化比值或活化部分凝血酶原时间 > 1.5 倍 ULN 凝血功能障碍患者应输注新鲜冷冻血浆,必要时输注纤维蛋白原或冷沉淀。对于肝硬化活动性静脉曲张出血更推荐输注新鲜冷冻血浆。

(三)药物治疗

在急性上消化道出血的患者中,以非静脉曲张最为常见,但在肝硬化的患者中也不能除外溃疡出血,因此当病因不明时,可静脉联合应用 PPI 和生长抑素 / 类似物奥曲肽,或血管升压素,病因明确后再进行适当调整。

当高度怀疑为静脉曲张破裂出血时,推荐预防性使用抗生素。

静脉或局部使用凝血酶、去甲肾上腺素等止血药的疗效尚不确切。

由于抗栓药物是治疗和预防心脑血管疾病及其他血栓性疾病的关键用药。当发生急性上消化道出血时,应充分评估消化道损伤和心血管疾病双重风险,权衡利弊,在治疗消化道损伤的同时,合理调整抗栓治疗方案。当消化道出血导致血红蛋白下降 > 20 g/L,经积极抢救后仍有持续出血时,应停用所有抗栓药物。

在积极纠正出血后,对再出血低风险、Forrest Ⅱc 和Ⅲ级患者,若已 24 h 未再出血,可在应用 PPI 的基础上恢复低剂量阿司匹林;对再出血高危、Forrest Ⅰa、Ⅰb 和Ⅱb 级患者,建议在出血停止 3 ~ 7 天后,于应用 PPI 的基础上恢复低剂量阿司匹林。

(四)内镜治疗

内镜检查是明确急性上消化道出血病因的首选方法,对高危患者应在 24 h 内进行,经抢救后血流动力学仍不稳定时应行紧急内镜检查与治疗。推荐对 Forrest Ⅰa ~ Ⅱb 级的出血行内镜下止血治疗。常用内镜止血方法包括局部注射、热凝或机械止血。在药物注射的基础上联合热凝或机械止血方法疗效更好。对常规止血方法难以控制的出血,OTSC 系统是有效的补救治疗手段。对食管静脉曲张破裂出血可采用内镜下食管曲张静脉套扎术(endoscopic variceal ligation,EVL)或内镜下硬化剂注射(endoscopic injection sclerosis,EIS),对胃底静脉曲张破裂出血可采用组织黏合剂治疗。

(五) 三腔双囊管

三腔双囊管仅作为出血量大,且病情不允许立即或不适宜立即镜下治疗的急性静脉曲张性上消化道出血临时过渡措施。

(六) 血管造影及介入治疗

对活动性出血,在尚不能行胃镜或胃镜未能明确病因时,可行腹部 CT 血管造影(CTA)。对急性非静脉曲张性上消化道出血,也可行选择性血管造影,确定出血部位后局部注射血管收缩药物或直接经导管行动脉栓塞术(TAE)。

(七) 经颈静脉肝内门体静脉分流术(TIPS)

TIPS 是经颈静脉穿刺,在肝静脉和门静脉之间创建一个减压通道降低门静脉高压的方法,以微创技术达到与外科分流相同的效果。作为药物和内镜治疗失败的抢救措施,对于合并慢加急性肝衰竭、肝性脑病、高胆红素血症患者,TIPS 治疗不是绝对禁忌证。

(八) 经球囊导管阻塞下逆行闭塞静脉曲张术(BRTO)

BRTO 是在不降低门静脉压力的情况下,直接栓塞胃冠状静脉及异常分流道的断流术,从而控制胃静脉曲张出血,是胃静脉曲张的重要介入治疗手段之一,且最适合于并发肝性脑病的胃静脉曲张。

由于内镜治疗技术的普及、TIPS 的早期或优先临床应用,因经皮经肝胃冠状静脉栓塞术创伤性大,已很少被临床应用。

(九) 自膨式覆膜食管金属支架(SEMS)

经药物及内镜下套扎或硬化剂治疗后出血仍未被有效控制,而又不具备 TIPS、外科手术治疗时机时,SEMS 对挽救急性静脉曲张性上消化道出血具有一定效果。

(十) 手术治疗

对于药物、内镜及介入治疗难以控制的持续性出血,可考虑剖腹探查,术中结合内镜明确出血部位后进行治疗。

(十一) 病因治疗

急性上消化道出血抢救成功后要针对原发病的病因进行治疗,以预防再出血。首次食管、胃底静脉曲张破裂出血停止后,1~2 年内再出血的发生率为 60%~70%,病死率高达 33%,预防再出血至关重要。TIPS 术后分流道 1 年通畅率 >80%,其预防再出血的效果优于内镜下食管曲张静脉套扎术联合非选择性 β 受体阻滞剂治疗。肝移植是治愈肝硬化门静脉高压症的唯一方法。

对于幽门螺杆菌阳性的消化性溃疡患者,在出血抢救成功后应尽早根除幽门螺杆菌。对抗栓治疗患者,应在 PPI 或保护胃黏膜的基础上重启抗栓药物。

课后练习题

1. 简述急性上消化道出血的常见病因及临床表现。
2. 简述急性上消化道出血的严重程度评估。
3. 简述活动性出血的判断。
4. 简述急性上消化道出血的容量复苏及限制性输血策略。
5. 简述急性上消化道出血的药物治疗。
6. 简述急性上消化道出血的内镜治疗原则及 TIPS 治疗的机制。

(王江滨)

第二节 肝性脑病

肝性脑病(hepatic encephalopathy)是由急、慢性肝衰竭或各种门体分流引起的以代谢紊乱为基础的中枢神经系统功能异常综合征。主要临床表现为意识障碍、行为失常和昏迷,过去曾将肝性脑病称为肝昏迷(hepatic coma),但现认为肝昏迷一词过于强调昏迷,而忽略了脑病的全部表现,实际上肝昏迷仅是肝性脑病的第4期表现。轻微肝性脑病仅能通过精细的智力试验、脑电图及电生理检测进行诊断,无临床表现和血清生化检测异常。

【病因及分型】

根据病因可将肝性脑病分为三型。

1. A型　指急性肝衰竭引起的肝性脑病,常于起病2周内出现肝性脑病症状。亚急性肝衰竭时,脑病症状可出现于2～12周。

2. B型　为门体旁路性,指存在明显门体分流而非肝细胞病变所致,该型门体分流可是自发也可是外科或介入手术所致。主要病因:①先天性血管畸形;②外伤、类癌、骨髓增殖性疾病诱发高凝状态,而导致门静脉及其分支栓塞或血栓形成;③淋巴瘤、肝转移癌、胆管细胞癌压迫而引发的门静脉高压等。

3. C型　最常见。发生在各型肝硬化的基础上,或发生在治疗门静脉高压采用门体分流术的基础上,占全部肝性脑病患者的70%以上。根据临床表现可被进一步分为轻微肝性脑病(MHE)及有临床症状的肝性脑病(SHE)。

【发病机制】

肝性脑病的发病机制比较复杂,是多种因素协同作用的结果。肝功能损伤和(或)门体分流是其病理基础,进而使未经过肝作用的毒素进入体循环,突破血－脑屏障而诱发脑功能损害。

(一)氨中毒学说

氨中毒是肝性脑病的主要发病机制。正常情况下经血液循环弥散至肠道的尿素及食物中的蛋白质在肠菌的作用下分解生成氨。非离子型氨(NH_3)具有毒性,且能透过血－脑屏障。离子型氨(NH_4^+)呈盐类形式存在,相对无毒,不能透过血－脑屏障。NH_3与NH_4^+的互相转化受pH梯度影响,如反应式$NH_3 \overset{H^+}{\underset{OH^-}{\rightleftharpoons}} NH_4^+$所示。当结肠内pH<6时,$NH_3$从血液弥散入肠腔,随粪排出;当pH>6时,$NH_3$大量入血。肝功能减退时,肝将氨转化为尿素的能力减弱,如果存在门－体分流,氨还可以绕过肝直接进入体循环,并通过血－脑屏障进入中枢神经系统。

氨对中枢神经系统的毒性作用主要是干扰脑的能量代谢。血氨过高可抑制丙酮酸脱氢酶活性从而影响乙酰辅酶A的生成,干扰大脑的三羧酸循环。氨在大脑的解毒过程中还能与α-酮戊二酸形成谷氨酸,谷氨酸被星形细胞摄取并在谷氨酰胺合成酶的作用下形成谷氨酰胺,在该反应过程中消耗线粒体上的α-酮戊二酸及ATP。α-酮戊二酸是三羧酸循环中的重要中间产物,其减少时可使三羧酸循环运转降低致使大脑细胞能量供应不足,发生功能紊乱而出现肝性脑病。

(二)假神经递质与氨基酸不平衡学说

正常情况下神经细胞的冲动传导依靠递质的作用来完成,神经递质分兴奋性与抑制性两类,两者保持生理平衡。兴奋性神经递质有儿茶酚胺中的多巴胺和去甲肾上腺素、乙酰胆碱、谷氨酸和门冬氨酸等。抑制性神经递质只在脑内形成,如 5- 羟色胺、γ- 氨基丁酸、苯乙醇氨、谷氨酰胺。

食物中的芳香族氨基酸如酪氨酸、苯丙氨酸等经肠菌脱羧酶的作用分别转变为酪胺和苯乙胺。常态下酪胺和苯乙胺在肝内被单胺氧化酶分解清除,但在肝衰竭时,肝的清除功能障碍,使酪胺和苯乙胺进入脑组织,在脑内经 β 羟化酶的作用分别形成鳝胺(β- 羟酪胺)和苯乙醇胺。后两者的化学结构式与正常兴奋性神经递质去甲肾上腺素相似,但不能传递神经冲动,因此被称为假神经递质。当假神经递质被脑细胞摄取并取代了突触中的正常递质时,则发生神经传导障碍,兴奋冲动不能正常地传到大脑皮质而产生异常抑制,故出现意识障碍与昏迷。芳香族氨基酸中的色氨酸是抑制性神经递质 5- 羟色胺的前体,也具有拮抗去甲肾上腺素的功能。

正常人支链氨基酸不在肝代谢,而是在胰岛素的作用下进入骨骼肌代谢。肝衰竭时由于胰岛素在肝内灭活降低,高水平的胰岛素促使支链氨基酸大量进入骨骼肌,故使血中支链氨基酸与芳香族氨基酸的克分子比值由正常的(3 ~ 3.5)∶1 降到 1∶1 或更低。上述两种氨基酸在互相竞争和排斥中通过血 - 脑屏障,进入脑中的芳香族氨基酸增多,可进一步形成假神经递质。临床上应用支链氨基酸治疗肝性脑病的理论就是纠正氨基酸代谢不平衡。

(三)γ- 氨基丁酸 / 苯二氮䓬(GABA/BZ)复合体学说

γ- 氨基丁酸(gamma amino-butyric acid,GABA)是重要的抑制性神经递质,由肠道细菌合成,在肝衰竭和门体分流时,可绕过肝直接进入体循环使血中 γ- 氨基丁酸浓度增高,通过血 - 脑屏障与大脑突触后神经细胞膜上的 GABA 受体结合而激活该受体。GABA 受体和其他两个受体蛋白即苯二氮䓬类(benzodiazepine,BZ)受体及巴比妥(BARB)受体紧密相连,组成 GABA/BZ 复合体,共同调节氯离子通道。GABA/BZ 复合体中任何一个受体被激活时,均可使 Cl⁻ 大量内流,导致神经细胞膜过度极化而不易除极,突触后电位和神经传导被抑制。

肝功能失代偿患者脑组织中的 GABA/BZ 受体数目明显增加。BZ 受体可被 BZ 类药物如地西泮所激活,激活后进一步加强 GABA/BZ 复合体的作用及其介导的神经抑制。GABA/BZ 受体也是其他许多镇静安眠药物的作用点,肝衰竭患者也因此对镇静安眠药极为敏感。BZ 拮抗剂氟马西尼,可用于肝性脑病的治疗。

(四)氨、硫醇和短链脂肪酸的协同毒性作用

甲基硫醇是蛋氨酸在胃肠道内经细菌代谢后的产物,当肝功能减退时,其可进入体循环和脑组织,抑制脑组织氨的解毒,并抑制神经递质传递。肝臭是甲基硫醇及其衍生物二甲基二硫化物挥发的气味。

短链脂肪酸(主要是戊酸、己酸和辛酸)是长链脂肪酸被肠道细菌分解后形成的,能诱导实验性肝性脑病,在肝性脑病患者的血浆和脑脊液中也明显增高。

氨、硫醇、短链脂肪酸对中枢神经系统具有协同毒性作用。

(五)其他学说

1. 锰离子　肝是锰排泄的重要器官,当其功能受到影响或存在门体分流时均可使锰浓度升高,并在苍白球沉积。锰沉积除直接对脑组织造成损伤外,还影响 5- 羟色胺、去甲肾上腺素和 γ- 氨基丁酸等神经递质的功能。此外,锰还影响多巴胺与多巴胺受体的结合,导致多巴胺氧化使多巴胺减少,造成震颤、僵硬等锥体外系症状。

2. 5- 羟色胺　是参与调节大脑皮质唤醒反应的重要神经递质,对于保持清醒状态,调节睡眠节律起着重要作用。肝性脑病患者脑内 5- 羟色胺降解增加,代谢产物 5- 羟基吲哚乙酸(5-HIAA)增加,但 5-HIAA 不具有维持睡眠 / 苏醒周期的功能,故使患者的睡眠节奏紊乱。

3. 内源性阿片受体　大脑的内源性阿片系统如 β- 内啡肽参与调节中枢神经系统的某些效应如记忆功能等。肝性脑病时患者血浆中 β- 内啡肽浓度增高,影响患者的神志状态。

4. 脑干网状系统的功能紊乱　肝功能减退时,在有毒物质的作用下脑干网状系统及黑质纹状体系统

的神经元活性受到不同程度的损伤,产生扑翼样震颤和肌张力的改变。

【诱发因素】

多数肝性脑病发作存在诱发因素。在诱发因素的作用下进一步损伤肝功能,促进毒素生成,增强毒素对神经系统的损伤,诱发肝性脑病的发生。

1. 高蛋白饮食　慢性肝衰竭或伴有门体分流的患者对蛋白质食物的耐受性较差,尤其是动物蛋白。进食过多蛋白在肠道被细菌分解,产生大量氨及芳香族氨基酸,进而诱发肝性脑病。

2. 消化道出血　100 mL 血液含蛋白质 15~20 g,因此胃肠道积血是血氨升高的重要因素之一;失血性低血容量导致肾前性氮质血症可使弥散至肠道的尿素增多,进而引起血氨增高;大出血时,肝功能因肝缺血而进一步下降,如果输入大量含氨的库存血,则更能增加血氨的来源。

3. 低钾性碱中毒　应用排钾利尿剂、放腹水、呕吐、腹泻或进食过少等可导致低钾血症,从而使细胞内钾通过与 H^+ 交换外移而补充,故使细胞外液 H^+ 减少,进而促使 NH_3 通过血 – 脑屏障。

4. 低血容量与缺氧　除上消化道出血外,大量放腹水、利尿等也可由于低血容量而导致肾前性氮质血症,使血氨增高。低血容量时脑细胞缺氧,其将氨合成谷氨酸和谷氨酰胺的能力下降,而且对氨毒性作用的耐受性也下降。

5. 便秘　使含氨和其他有毒衍生物的肠内容物与结肠黏膜接触时间延长,促进毒物吸收。

6. 感染　促进组织分解代谢,增加血氨的生成。此外,高热、脱水、休克等也造成肾前性氮质血症及缺氧。

7. 其他　使用麻醉、镇痛、催眠、镇静等类药物均可直接抑制大脑和呼吸中枢造成缺氧。低血糖可使大脑能量供应不足,导致脑内去氨活动停滞,使氨的毒性增加。TIPS 后肝性脑病的发生与肝功能状态及置入支架类型和支架直径等因素相关。

【临床表现及分期】

肝性脑病是从认知功能正常到异常,从意识障碍到昏迷的连续性表现,往往因原有肝病的性质、肝细胞损害的程度及诱因的不同而异。

急性肝性脑病常见于急性重症肝炎所致的急性肝衰竭,诱因不明显,患者在起病数日内即进入昏迷直至死亡,昏迷前可无前驱症状。

慢性肝性脑病多是门体分流性脑病,由于大量门体侧支循环和慢性肝衰竭所致,多见于肝硬化和(或)门体分流手术后,以反复意识障碍为突出表现,常有摄入大量蛋白质食物、上消化道出血、感染、放腹水、大量排钾利尿等诱因。

目前国内外应用最广泛的是 West–Haven 临床分期,见表 5-4-3。

表 5-4-3　肝性脑病临床分期

分期	认知功能障碍及性格、行为异常的程度	神经系统体征	脑电图改变
1 期(前驱期)	轻度性格改变或行为异常,如欣快激动或沮丧少语。衣冠不整或随地便溺,应答尚准确但吐字不清且缓慢,注意力不集中或睡眠时间倒错(昼睡夜醒)	可有扑翼样震颤	不规则的本底活动(α 和 θ 节律)
2 期(昏迷前期)	睡眠障碍和精神错乱为主、反应迟钝、定向障碍、计算力及理解力均减退、言语不清、书写障碍、行为反常、睡眠时间倒错明显,甚至出现幻觉、恐惧、狂躁。可有不随意运动或运动失调	腱反射亢进、肌张力增高、踝阵挛阳性、巴氏征阳性、扑翼征明显阳性	持续的 θ 波,偶有 δ 波

续表

分期	认知功能障碍及性格、行为异常的程度	神经系统体征	脑电图改变
3期（昏睡期）	以昏睡和精神错乱为主，但能唤醒，醒时尚能应答，但常有神志不清或有幻觉	扑翼征阳性、踝阵挛阳性、腱反射亢进、四肢肌张力增高，锥体束征阳性	普通的 θ 波，一过性的含有棘波和慢波的多相综合波
4期（昏迷期）	神志完全丧失，不能被唤醒。浅昏迷时对疼痛刺激有反应，深昏迷时对各种刺激均无反应	浅昏迷时腱反射和肌张力仍亢进、踝阵挛阳性，由于患者不合作扑翼征无法检查，深昏迷时各种反射消失	持续的 δ 波，大量的含棘波和慢波的综合波

　　肝性脑病的临床分期可有重叠，病情发展或经治疗好转时可相互转换。

　　轻微肝性脑病是指临床上无肝性脑病表现，常规精神神经系统检测无异常，但神经心理学测试和神经生理学检查存在异常的患者。若能及时发现并及早治疗，可避免因驾驶、机械操作等作业发生事故。

　　肝功能损害严重的肝性脑病患者常有明显黄疸、出血倾向和肝臭，易并发各种感染、肝肾综合征和脑水肿等，使临床表现更加复杂。

【辅助诊断方法】

（一）血氨

　　血氨对肝性脑病具有较高的诊断价值，但血氨升高水平与病情严重程度并不一致，血氨正常也不能除外肝性脑病。标本采集及送检过程影响检测结果。止血带压迫过久，标本采集后未冷藏或留置过久都会使血氨假性升高。

（二）神经心理学测试

　　神经心理学测试对早期发现轻微肝性脑病及 1 期肝性脑病具有重要意义，但不能依据单项试验进行诊断，需与其他检查相结合而判断。神经心理学测试灵敏度和特异度较高，但结果受年龄、受教育程度、合作程度、学习效果等多因素影响。

　　1. 传统纸 – 笔神经心理学测试　　包括数字连接试验 A，数字连接试验 B 及改良 B，数字符号试验，轨迹描绘试验，系列打点试验。上述 5 个试验中的任意 2 项异常，可确诊为轻微肝性脑病。

　　2. 可重复性成套神经心理状态测试　　包括即时记忆、延迟记忆、注意力、视觉空间能力和语言能力，其不是肝性脑病的专用测试方法，也被用于阿尔茨海默病、精神分裂症、创伤性脑损伤。

　　3. Stroop 及 Encephal APP 测试　　通过识别关于色彩描述的文字和实际给出的文字颜色之间的矛盾（如文字"红"，但显示的颜色是蓝），反映认知调控和干扰控制效应。该试验不能用于色盲患者。

　　4. 控制抑制试验　　通过识别 50 ms 周期内显示的字母测试反应抑制、注意力和工作记忆，是诊断轻微肝性脑病的简易方法。

　　5. 新神经心理学测试方法　　包括动物命名测试、姿势控制及稳定性测试、多感官组合测试。相关测试的诊断价值尚需进一步验证。

（三）神经生理学检查

　　1. 脑电图检查　　脑电图可以反映大脑皮质的功能，主要表现为节律弥漫性减慢，但因其并非肝性脑病所特异，而且只在严重肝性脑病才可出现，因此临床基本不将其用于肝性脑病的诊断。

　　2. 诱发电位　　是于体外可记录到的由各种外部刺激经感受器传入大脑神经元网络后产生的同步放电反应。听觉诱发电位 P300 的诊断价值最高，视觉诱发电位 P300 的诊断价值有限。

　　3. 临界闪烁频率检测　　是引起闪光融合感觉的最小刺激频率，可以反映大脑神经传导功能障碍。对轻微肝性脑病具有较好的敏感度和特异度，结果易于解读。

（四）影像学检查

1. 颅脑 CT　有助于排除导致神经系统功能障碍的颅脑疾病，其本身并不用于肝性脑病的诊断。

2. 磁共振成像（MRI）　弥散张量成像可以显示脑白质结构损伤程度及范围。通过特殊标记的示踪剂，可以观察到脑血流灌注变化。即便是轻微肝性脑病，脑灰质脑血流灌注也可以增加，且与神经心理学评分有一定相关性。功能性磁共振成像（fMRI）近年来被发现可用于肝性脑病患者基底节 – 丘脑 – 皮质回路受损的评价，神经联络信号的改变与肝性脑病患者认知功能的改变相关。局部一致性（regional homogeneity，ReHo）分析静息态 fMRI 可进一步揭示肝性脑病认知功能改变的发生机制。

【诊断和鉴别诊断】

（一）诊断

依据临床表现和既往慢性肝病史，除轻微类型外，诊断并不困难。主要诊断要点：①有引起肝性脑病的基础病史和（或）存在门体侧支循环分流；②存在神经精神症状及体征；③排除导致神经精神异常的其他疾病；④有诱导肝性脑病的诱因；⑤血氨多半升高。

轻微肝性脑病由于无明显认知功能异常，故需借助特殊检查才能确定诊断。主要诊断要点：①有引起肝性脑病的基础病史和（或）存在门体侧支循环分流；②传统神经心理学测试至少有 2 项指标异常；③新神经心理学测试至少 1 项指标异常；④临界闪烁频率检测异常；⑤脑电图、听觉诱发电位、视觉诱发电位异常；⑥功能性磁共振成像（fMRI）异常。符合上述①②及③～⑥中任意一条即可诊断。

（二）鉴别诊断

以精神症状为唯一突出表现的肝性脑病易被误诊为精神疾病，因此凡是有慢性肝病或门体分流病史出现性格改变或行为异常的精神症状患者，应注意是否有严重肝病或门体分流，高度警惕肝性脑病的可能性。

对有明显神经系统表现尤其是昏迷者，要与颅内病变、代谢性脑病、韦尼克脑病、中毒性脑病相鉴别。此外还要注意与肝性脊髓病、获得性肝脑变性相鉴别。

【抢救与治疗】

（一）去除诱因

感染是最常见的诱发因素，应积极控制感染，尽早开始经验性抗感染治疗；积极控制消化道出血；应暂停利尿剂，补充白蛋白，纠正水和电解质紊乱；对于 3、4 期肝性脑病要控制脑水肿。

（二）药物治疗

1. 降氨治疗

（1）乳果糖和拉克替醇　是治疗肝性脑病的一线用药。由于人体消化道没有分解乳糖的酶，所以其在胃及小肠不能被分解吸收，进入结肠后被肠菌酵解生成低分子乳酸、醋酸，降低肠腔 pH，减少氨的形成与吸收。不吸收双糖促进肠道嗜酸菌生长，抑制产氨、产尿素酶细菌的生长，减少氨的产生。不吸收双糖的代谢产物增加肠腔渗透压，通过缓泻效应，减少氨的生成和促进毒性物质的排出。常用剂量 15～30 mL，每日 2～3 次，口服（或鼻饲），但也可以根据患者的反应适当增加剂量，以保证每日 2～3 次软便为宜。保留灌肠也有一定疗效。

拉克替醇也是肠道不吸收的双糖，治疗肝性脑病的效果与乳果糖相当。

乳果糖和拉克替醇可用于糖尿病或乳糖不耐受者。虽然药物的不良反应少，但过量应用时可导致腹胀，甚至腹水等。

（2）口服抗菌药物　口服肠道不吸收抗生素抑制肠道细菌过度繁殖，可减少肠道氨的产生与吸收。利福昔明口服不吸收，与乳果糖联合应用比单一用药效果更好。长期应用对听神经和肾功能无不良反应，也适用于轻微肝性脑病。常用剂量 800～1 200 mg/d，分 3～4 次口服。

新霉素、甲硝唑、万古霉素等，因不良反应及疗效有限，已不被推荐。

（3）微生态制剂　含乳酸杆菌、双歧杆菌的微生态制剂促进肠道内有益菌的生长,抑制产氨、产尿素酶等有害菌的生长,还促进肠上皮功能恢复,防止细菌易位。可用于治疗和预防肝性脑病,尤其是用于轻微肝性脑病。

（4）阿卡波糖　是治疗糖尿病的常用药,近年被用于降低伴 2 型糖尿病 1、2 期肝性脑病患者的血氨水平。其机制可能是使促进糖分解的肠菌增殖,而抑制分解蛋白的细菌增殖,从而减少氨的生成。

（5）静脉用降氨药物

1）L- 鸟氨酸 L- 门冬氨酸　鸟氨酸能增加氨基甲酰磷酸合成酶和鸟氨酸氨基甲酰转移酶活性,其本身也是鸟氨酸循环的重要物质,促进尿素合成。门冬氨酸可促进谷氨酰胺合成酶的活性,促进脑、肝、肾利用和消耗氨以合成谷氨酸和谷氨酰胺而降低血氨。在 24 h 内可静脉滴注 40 g,病情缓解后逐渐减量至 20 g/d。

2）精氨酸　是鸟氨酸循环的中间代谢产物,促进尿素的合成而降低血氨。因制剂中含有盐酸,还有助于纠正合并低钾的碱中毒患者。剂量 10 ~ 20 g/d,静脉滴注。

2. 镇静药物的应用　肝功能失代偿患者脑组织中 γ- 氨基丁酸 / 苯二氮䓬（GABA/BZ）复合体受体数目明显增加,多种镇静安眠药均可与之结合,对中枢神经系统产生抑制。因此,临床应慎用镇静催眠或止痛药物,对表现为躁狂症的患者,可试用丙泊酚,多认为其临床疗效好于地西泮,而且较地西泮更安全。GABA/BZ 受体拮抗剂氟马西尼、纳洛酮可用于治疗肝性脑病,尤其是对有苯二氮䓬类或阿片类药物成瘾的患者,但目前并未被常规推荐。

3. 营养支持治疗　严格限制蛋白质摄入可预防血氨升高,但可使患者营养状况进一步恶化,加重肝损伤,甚至增加死亡风险,因此,早期进行营养干预十分重要。

（1）日平均能量　每日总能量摄入应为 35 ~ 40 kcal/kg,最好少食多餐,睡前可以加餐。

（2）蛋白质安全摄入量　为 1.2 ~ 1.5 g/kg,超重者可增至 2 g/kg。植物蛋白含甲硫氨酸和芳香族氨少,另外含非吸收纤维素多,不易诱导肝性脑病和促进氨的排出。对 3、4 期肝性脑病应禁食,清醒后每 2 ~ 3 天增加 10 g,逐渐至 1.2 g/kg。对轻微型及 1 期者先是 < 20 g/d,根据症状改善情况,也是每 2 ~ 3 天增加 10 g,逐渐至每日 1.2 g/kg。静脉补充白蛋白安全。

（3）支链氨基酸（BCAA）　对 3、4 期肝性脑病患者静脉补充缬氨酸、亮氨酸和异亮氨酸,可减少芳香族氨基酸通过血 – 脑屏障,减少假神经递质的形成。对于不能耐受进食蛋白者,静脉或口服支链氨基酸有助于改善患者的氮平衡。

（4）微量营养素　肝性脑病的精神症状与某些微量营养素和多种维生素的缺乏有一定关系。如锌是鸟氨酸循环生成尿素过程中某些酶的辅助因子,失代偿期肝硬化合并营养不良时常有锌的缺乏,因此应予以补充锌。足量维生素 B、维生素 C、维生素 K 和辅酶 A 等有助于改善脑的能量代谢。

4. 肝移植　是终末期肝病的唯一根治方法。基于肌酐、胆红素和国际标准化比值（INR）三项客观指标的终末期肝病模型（MELD）评分系统被用于评估移植候选者等待肝移植期间的死亡风险。该公式为:MELD 评分 = 9.57 × ln（血清肌酐 mg/dL）+3.78 × ln（胆红素 mg/dL）+11.2 × ln（INR）+6.43 × 病因（胆汁淤积性疾病设定为 0,其余为 1）。（注:三项检验值 < 1.0 时,统一设定为 1.0）。

当 MELD 评分 ≥ 15 时,应将患者作为肝移植候选者;> 30 时,移植后死亡和并发症风险高;15 ~ 35 区间,最适宜进行肝移植。

肝移植绝对禁忌证:①肝外存在难以根治的恶性肿瘤;②存在难以控制的全身感染（细菌、真菌、病毒等感染）;③难以戒除的酗酒或吸毒;④合并严重心、脑、肾等器质性病变（拟接受器官联合移植除外）;⑤合并难以控制的心理疾病或精神疾病;⑥不具备配合肝移植的依从性。

高龄,肝恶性肿瘤侵犯大血管,存在上腹部复杂手术史或合并严重血管、胆管等解剖异常,既往有精神病史,肝胆系统感染所致败血症,认知功能障碍等是肝移植的相对禁忌证。

人工肝是等待肝移植的过渡治疗手段之一。

【预后】

一级预防的重点是治疗肝原发疾病及营养干预。二级预防的重点是要对患者及家属进行健康教育，告知肝性脑病，尤其是轻微肝性脑病的潜在危害，避免诱发因素，以及注意应用乳果糖、拉克替醇等预防用药。

课后练习题

1. 简述肝性脑病的基本概念。
2. 简述氨中毒的诱发因素。
3. 简述肝性脑病的临床表现与分期。
4. 简述肝性脑病的诊断依据与方法。
5. 简述肝性脑病时减少肠内毒素生成和吸收的方法与药物。
6. 简述肝性脑病时促进氨代谢与清除的方法与药物。

（王江滨）

第三节　急性胰腺炎

目的要求

掌握：急性胰腺炎的常见病因和诱发因素、临床表现、诊断标准及严重程度判断。

熟悉：重症急性胰腺炎的局部和全身并发症、器官功能维护措施、胰腺外分泌抑制剂和胰酶抑制剂的应用。

了解：重症急性胰腺炎的营养支持、局部并发症处理。

急性胰腺炎（acute pancreatitis，AP）是指由多种病因引起自身胰酶激活，进而引发胰腺局部及全身性炎症反应，并伴有其他器官功能障碍或衰竭的临床综合征。重症急性胰腺炎（severe acute pancreatitis，SAP）是急性胰腺炎三个临床类型中最重的一型，多在急性胰腺炎的同时出现一个或多个持续 48 h 以上，且不能自行恢复的器官功能衰竭，也是早期死亡的重要原因。若并发感染，1 周后的病死率极高，是本病死亡的第二个高峰期。急性胰腺炎另外两个类型分别为轻症急性胰腺炎（mild acute pancreatitis，MAP）和中度重症急性胰腺炎（moderately severe acute pancreatitis，MSAP）。

【病因与诱发因素】

急性胰腺炎病因及发病过程复杂，在不同国家和地区发病原因不完全相同，我国 50% 以上是由胆道疾病所致，西方国家胆道疾病和酗酒分别占急性胰腺炎病因的 40% 和 35%。近年来随着我国人民饮食结构的改变，高甘油三酯血症性胰腺炎的发病率有超越酒精性急性胰腺炎的趋势，且呈年轻化、重症化态势。

1. 胆道疾病　胆结石（包括胆道微结石）目前仍是我国急性胰腺炎发生的最常见原因，其他见于胆道感染、蛔虫、肿瘤或 Oddi 括约肌功能不全。

2. 大量饮酒与过度进食　大量饮酒及进食过多脂肪或蛋白类食物可刺激胰液与胆汁大量分泌，同时引起十二指肠乳头水肿或 Oddi 括约肌痉挛，进而导致胰液与胆汁排泄不畅而发生胰腺炎。

3. 高甘油三酯血症　与急性胰腺炎有病因学关联，发病率近年来呈上升态势，特别是当甘油三酯 ≥ 11.30 mmol/L 时极易发生急性胰腺炎。当甘油三酯 < 5.65 mmol/L 时，发生急性胰腺炎的危险性明显降低。

4. 手术与创伤　腹腔手术特别是胰胆或胃手术、腹部钝挫伤等可直接或间接损伤胰腺组织与胰腺血液供应进而引起胰腺炎;内镜逆行胰胆管造影术(ERCP)是最常见的医源性病因,占急性胰腺炎的 4%~8%,部分患者可进展为SAP。经口推进式小肠镜的长时间操作,也可诱发急性胰腺炎。

5. 药物　药物性急性胰腺炎分两个类型。Ⅰ型与应用某种药物存在明确的相关性,易复发,当再次用同一种药物时可在数小时内起病。Ⅱ型与应用某种药物有时间关联,但相关性不如Ⅰ型明确。目前已发现多种药物与急性胰腺炎相关,如胺碘酮、依那普利、辛伐他汀、异烟肼、甲硝唑、美沙拉嗪等。诱导药物性胰腺炎的机制分超敏反应和蓄积毒性反应,超敏反应的潜伏期短。

6. 胰管阻塞　胰管结石、蛔虫、壶腹部结石及胰腺邻近器官的炎症波及胰管均可造成部分或完全性胰管狭窄、阻塞,由此阻碍胰液外流引起胰腺受损。

7. 感染　急性流行性腮腺炎、传染性单核细胞增多症,柯萨奇病毒、轮状病毒和肺炎衣原体感染等有诱发急性胰腺炎的风险,多数病情较轻,随着感染痊愈而自行好转。另外,沙门菌或链球菌菌血症时细菌可经血流、淋巴流引起急性化脓性胰腺炎。

8. 其他　妊娠、十二指肠球后穿透性溃疡、邻近乳头的十二指肠憩室炎、胃部手术后输入袢综合征、肾或心脏移植术后、血管性疾病及遗传因素等少见原因也可能是急性胰腺炎的病因。某些原因不明的胰腺炎仍被称为特发性胰腺炎,临床对微胆石导致的急性胰腺炎不易明确病因,其占特发性胰腺炎的60%~80%。

【临床表现】

(一) 症状和体征

腹痛通常是本病的首发症状或主要表现。多在大量饮酒或饱餐后突然发作,典型者为中上腹部剧烈绞痛或刀割样疼痛,常为持续性伴阵发性加剧。疼痛也可发生在腹部其他部位,半数患者伴有向左肩或腰背部放散痛。腹痛的严重程度可能与胰腺损伤程度并不完全一致,甚至极少数患者可无腹痛或仅表现为轻微疼痛。若合并胆管结石或胆道蛔虫则可出现右上腹痛或胆绞痛。

一般病变早期多为中低热,超过39℃者少见。持续发热不降常提示病变胰腺继发感染或脓肿形成,继发于胆管炎或合并腹膜炎者可伴有寒战及弛张性高热。

胆源性胰腺炎可于病后1~2天出现不同程度的黄疸,黄疸越重提示病情越重,且预后不良。

约2/3患者有恶心、呕吐。

(二) 局部并发症

急性胰周液体积聚常发生在病程早期,影像学信号均匀,无完整包膜。急性坏死物积聚也常发生于病程早期,胰周液体中包含坏死组织,MRI或超声检查有助于与急性胰周液体积聚鉴别。胰腺假性囊肿通常发生于起病4周后,局部有完整非上皮性包膜包裹的液体积聚,内含胰腺分泌物、肉芽组织、纤维组织等。包裹性坏死也通常发生在起病4周后,由胰腺和(或)坏死组织被炎性包膜包裹而形成。感染性胰腺坏死通常继发于胰腺假性囊肿或包裹性坏死,内含脓汁和坏死组织,CT扫描典型表现为"气泡征"。

(三) 全身并发症

1. 全身炎症反应综合征(SIRS)　多发生于重症急性胰腺炎(SAP)的早期,诊断应符合以下临床表现中的2项:①心率>90次/分;②体温<36℃或>38℃;③白细胞计数<4×10^9/L或>12×10^9/L;④呼吸频率>20次/分或$PaCO_2$<32 mmHg。SIRS持续存在而不缓解增加器官衰竭发生风险。

2. 器官功能衰竭　是重症急性胰腺炎最严重全身并发症,也是导致死亡的最主要原因,主要为呼吸衰竭和肾衰竭。器官功能衰竭的严重程度根据改良Marshall评分进行评估(表5-4-4)。单器官评分≥2分,即可定义为器官功能衰竭。器官功能在48 h内恢复为一过性器官功能衰竭,≥2个器官衰竭并持续48 h以上为持续性多器官功能衰竭。肠功能衰竭导致的腹内高压影响腹腔器官血流,进一步影响各器官功能,加重多器官功能衰竭。

3. 脓毒症　是指重症急性胰腺炎合并感染。多以革兰阴性杆菌感染为主,也可合并真菌感染,病死率高达50%~80%。

表 5-4-4 改良 Marshall 评分表

项目	评分				
	0	1	2	3	4
呼吸（PaO_2/FiO_2）	>400	301~400	201~300	101~200	<101
循环（收缩压,mmHg）及 pH	>90	<90	<90	<90	<90
	补液后 pH 可纠正	补液不能纠正 pH		pH<7.3	pH<7.2
肾（肌酐,μmol/L）	<134	134~169	170~310	311~439	>439

注:PaO_2为动脉血氧分压;FiO_2:为吸入氧浓度,按照空气(21%),纯氧 2 L/min(25%),纯氧 4 L/min(30%),纯氧 6~8 L/min(40%),纯氧 9~10 L/min(50%)。

4. 胰性脑病(pancreatic encephalopathy,PE) 多发生于重症急性胰腺炎早期,但也可发生于疾病恢复期。表现为耳鸣、复视、谵妄、语言障碍和昏迷等,具体发生机制尚不清楚。

【实验室检查】

1. 血清酶学检查 血清淀粉酶和(或)脂肪酶是诊断急性胰腺炎的重要标志物,其升高超过 3 倍可诊断急性胰腺炎。脂肪酶较淀粉酶常升高更早且更持久。一般在起病 4~8 h 内升高,8~14 天恢复至正常。淀粉酶一般在起病 6~10 h 内升高,3~5 天恢复正常。发病 12 h~3 d 就诊者,淀粉酶升高更有意义,而早期或后期就诊者,脂肪酶升高更具有诊断价值。血清淀粉酶及脂肪酶水平与疾病严重程度并不相关。

2. 血清标志物检查 血清标志物是反映疾病严重程度的标志物,指血常规、CRP、尿素氮、血肌酐、血钙及降钙素原等,其与胰腺病理生理变化密切相关,在中度重症急性胰腺炎和重症急性胰腺炎管理过程中需密切监测。

3. 影像学检查 腹部超声是发病初期 24~48 h 的常规初筛影像学检查。胰腺 CT 平扫在起病初期有助于明确诊断。胰腺增强 CT,可确切判断胰腺坏死和渗出的严重程度及是否合并局部并发症。胰腺 MRI 检查胰腺水肿比增强 CT 灵敏,也有助于判断有无局部并发症。MRCP 检查有助于发现胆总管结石。内镜超声有助于明确胰腺微小肿瘤、胆道微结石和是否存在慢性胰腺炎。

【诊断】

急性胰腺炎完整的诊断包括严重程度类型、病因、全身或局部并发症。

(一)诊断标准

符合下述 3 项中的 2 项,即可诊断:①急性、持续性中上腹痛;②血清淀粉酶和(或)脂肪酶≥3 倍正常上限值;③存在影像学异常改变。

(二)严重程度判断

1. 重症急性胰腺炎(SAP) 合并器官功能衰竭>48 h,改良 Marshall 评分≥2 分。

2. 中度重症急性胰腺炎(MSAP) 合并一过性(48 h 内可恢复)器官功能衰竭。

3. 轻症急性胰腺炎(MAP) 符合急性胰腺炎诊断标准,不伴有器官功能衰竭及局部或全身并发症。

(三)病因诊断

病因诊断至关重要,尽早解除病因有助于改善预后。80% 患者的病因可被明确,其中胆道疾病是首要原因,但应注意也有多个病因共存的可能。MRCP 对明确胆胰管病因较 CT 更加敏感。

【鉴别诊断】

1. 胆石症与急性胆囊炎 既是急性胰腺炎的病因,与急性胰腺炎共存,也可单独存在。血清淀粉酶可轻度升高。

2. 消化性溃疡穿孔 急性穿孔时常有腹膜炎体征,腹部 CT 可见腹腔游离气体,但胰腺没有急性渗出的征象。血清淀粉酶及脂肪酶可见轻度升高,通常<3 倍正常上限值。当消化性溃疡向胰腺穿透时,可没

有腹膜炎体征,也没有腹腔游离气体征象,但 CT 可示急性胰腺炎表现,血清淀粉酶和(或)脂肪酶可超过 3 倍正常上限值。临床高度可疑时,可行胃镜明确诊断。

3. 急性肠梗阻　高位小肠梗阻可以诱发急性胰腺炎,临床需警惕两者是否并存。单纯急性肠梗阻血清淀粉酶和脂肪酶一般达不到急性胰腺炎的诊断标准。

4. 急性心肌梗死　少数急性心肌梗死的患者可仅表现为上腹部剧痛,伴有恶心、呕吐,甚至可有腹肌紧张,若早期合并休克酷似急性胰腺炎。心电图检查示急性心肌梗死改变,血清心肌酶学检查常增高,血清淀粉酶正常。

除上述疾病外,临床还应与肾结石并发肾绞痛、肠系膜血栓栓塞等疾病鉴别。

【治疗】

在重视去除病因的基础上,对于中度重症急性胰腺炎和重症急性胰腺炎要进行器官功能维护,应用胰腺外分泌抑制剂和胰酶抑制剂,早期肠内营养,合理使用抗菌药物,处理局部并发症和全身并发症及适当止痛。

（一）器官功能维护

器官功能维护指针对循环衰竭的早期液体复苏,以及针对呼吸衰竭、肾衰竭或肠功能衰竭的维护治疗。

1. 早期液体复苏　补液分快速扩容和调整体内液体分布 2 个阶段,必要时应用血管活性药物(如去甲肾上腺素或多巴胺)维持血压。晶体(0.9% 氯化钠和乳酸林格平衡液)与胶体(新鲜血浆、人血白蛋白)初始比例为 2∶1,速度 10 mL/(kg·h),保障初期快速扩容的同时,避免过度液体复苏。复苏成功的指标:尿量 > 1.0 mL/(kg·h),平均动脉压 > 65 mmHg,心率 < 120 次/分,尿素氮 < 7.14 mmol/L。达到复苏指标后,应控制速度和液体量,也可用小剂量利尿剂避免组织水肿。

2. 呼吸机辅助通气　发生急性肺损伤时可给予鼻导管或面罩吸氧,力争使动脉氧饱和度 > 95%。当进展至急性呼吸窘迫综合征时,应及时采用机械通气呼吸机支持治疗。

3. 连续性肾脏替代治疗　治疗指征:①合并急性肾衰竭或尿量≤0.5 mL/(kg·h);②合并 2 个或 2 个以上器官功能障碍;③合并全身炎症反应综合征(SIRS)伴心动过速、呼吸急促,经一般处理效果不明显;④合并严重水电解质紊乱;⑤合并胰性脑病。

4. 解除腹内高压　当腹腔内压力持续或反复≥12 mmHg 时,推荐胃肠减压、引流腹水、改善腹壁顺应性和改善肠功能措施,以保持腹腔内压 < 15 mmHg。经积极干预治疗后,若腹腔内压仍 > 20 mmHg,应采取更积极的外科干预治疗。

（二）胰腺外分泌抑制剂和胰酶抑制剂的应用

生长抑素及其类似物(奥曲肽)通过直接抑制胰腺外分泌而发挥作用;PPI 通过抑制胃酸分泌而间接抑制胰腺分泌,还具有预防发生应激性溃疡的作用;蛋白酶抑制剂(乌司他丁、加贝酯)可广泛抑制胰蛋白酶、糜蛋白酶、弹性蛋白酶、磷脂酶 A 等多种蛋白酶的释放和活性,还具有稳定溶酶体膜,改善胰腺微循环的作用,应早期足量应用。

（三）营养支持

通过早期肠内营养修复受损的肠黏膜屏障、减少菌群易位十分重要,但要视病情严重程度和胃肠道功能恢复情况而定,只要患者胃肠动力能够耐受,应尽早(入院后 24 ~ 72 h)进行。肠内营养过程中应监测腹痛、肠麻痹等表现。

肠内营养的途径以鼻空肠管为主,在可以耐受、无胃排出道梗阻的情况下可采用鼻胃管营养或经口进食。

与传统观点不同,近年来多建议轻度胰腺炎症在可耐受的情况下应尽早开放饮食。

（四）抗菌药物应用

预防性抗菌药物的应用一直存在争议。不建议常规使用预防性抗菌药物,但对伴有胰腺广泛坏死的患者可先经验性使用抗菌药物,再根据细针穿刺及引流液或血液培养结果进行调整。一般应遵循"降阶梯"策略,联合应用针对革兰阴性菌和厌氧菌的抗生素,如碳青霉烯类、三代头孢菌素、喹诺酮类、甲硝唑等,疗程一般 7 ~ 14 天,根据病情也可酌情延长。

(五)急性胆源性胰腺炎的内镜治疗

对明确胆总管结石嵌顿合并急性胆管炎者,推荐 24 h 内行 ERCP;对无明确胆管炎的患者,可在 72 h 内行 ERCP。对轻度急性胆源性胰腺炎伴胆结石患者应尽早行胆囊切除。

(六)胰腺局部并发症处理

对胰周液体积聚、合并感染的坏死组织,可通过 CT 或超声引导下的经皮引流术或内镜超声引导下的经胃、十二指肠引流术进行处理。当引流量 < 10 mL/24 h,复查 CT 确定腔隙减少、消失、无胰瘘时拔管。

< 4 cm 的胰腺假性囊肿一般可自行吸收,> 6 cm 的多发囊肿吸收的机会少,也可考虑采用经皮或经内镜引流。

当微创引流或清除术失败、不缓解的腹腔间隔室综合征,或后期合并肠瘘、肠坏死、左侧门静脉高压(LSPH)导致胰腺相关门静脉高压性消化道出血时,应考虑外科治疗。

(七)止痛措施

止痛是急性胰腺炎的重要辅助治疗措施,可在严密观察下选择注射用盐酸布桂嗪(强痛定)、盐酸哌替啶(度冷丁)等。不推荐吗啡类或胆碱能受体拮抗剂如阿托品、山莨菪碱(6542)等,以免诱发 Oddi 括约肌收缩、诱发或加重肠麻痹。必要时也可考虑麻醉类镇静药。

【预后】

重症急性胰腺炎的临床过程凶险,虽然近年来的抢救治疗措施不断进展,但预后仍较差,死亡率仍高达 10% ~ 20%,经抢救存活者也常遗留不同程度的胰腺功能不全。

课后练习题

1. 简述急性胰腺炎的常见病因和诱发因素。
2. 简述急性胰腺炎的临床表现及重症急性胰腺炎的局部和全身并发症。
3. 简述急性胰腺炎的诊断标准及严重程度判断。
4. 简述重症急性胰腺炎的器官功能维护措施。
5. 简述胰腺外分泌抑制剂和胰酶抑制剂的应用。
6. 简述重症急性胰腺炎的营养支持原则。

(王江滨)

数字课程学习

⬇ 教学PPT   📝 自测题

第五章

糖尿病急症

第一节　糖尿病酮症酸中毒

🔵 **目的要求**

掌握:糖尿病酮症酸中毒的概念、诊断性检查及急救处理原则。

熟悉:糖尿病酮症酸中毒的临床表现、诊断与鉴别诊断及主要处理措施。

了解:糖尿病酮症酸中毒的病因、诱因和发病机制。

糖尿病酮症酸中毒(diabetic ketoacidosis,DKA)是在不同诱因作用下引起体内胰岛素绝对或相对缺乏及胰岛素拮抗激素升高,以高血糖、酮血、酮尿及水、电解质代谢紊乱和失代偿性代谢性酸中毒为特征的临床综合征,是糖尿病常见的急性并发症。DKA 更常见于 1 型糖尿病(type1 diabetes mellitus,T1DM)患者。20% DKA 患者可无 DM 病史,而以 DKA 为 DM 的首发表现。目前,DKA 仍是 DM 患者的重要死亡原因。

【病因和诱因】

20% ~ 30% DKA 患者因绝对或相对胰岛素缺乏,50% ~ 60% DKA 患者常因应激诱发,如严重感染、急性心脑血管疾病、手术创伤、分娩或严重精神刺激促发 DKA。应用阻碍胰岛素分泌或拮抗药物也可诱发 DKA(要点框 5-5-1)。T1DM 患者常有自发性 DKA 倾向,T2DM 患者多在明显诱因情况下发生 DKA。

【发病机制】

📱 拓展知识

【临床表现】

绝大多数 DKA 患者有 DM 史,DKA 可为 DM 首发表现,发病急骤。多见于 30 ~ 40 岁患者,男女发病率无明显差异。

(一)前驱表现

DM 患者原有多饮、多尿、烦渴症状明显加重。

(二)代谢紊乱表现

患者血糖大于 13.9 mmol/L,出现不同程度脱水,表现皮肤黏膜干燥,弹性差,眼球下陷,循环衰竭。酸中毒严重患者呼吸深大(库斯莫尔呼吸),呼出气有烂苹果味。低钾血症患者常伴疲乏、无力、腱反射减弱或消失。

> **要点框 5-5-1　DKA 常见诱因**
>
> 1. 严重感染,如泌尿系统感染、呼吸系统感染、阑尾炎、憩室炎、胆囊炎或盆腔炎。
> 2. 手术、创伤或分娩等。
> 3. 急性心脑血管疾病(AMI 或脑血管意外)。
> 4. 中断胰岛素或降糖药治疗。
> 5. 暴饮暴食或摄入过多碳水化合物食物。
> 6. 应用对抗或抑制胰岛素分泌的药物(如噻嗪类利尿药、苯妥英钠、拟交感神经药和肾上腺皮质激素等)。
> 7. 严重心理或精神应激。

（三）消化系统表现

患者早期食欲下降、厌食、恶心和呕吐。有患者以急性腹痛起病,易误诊为急腹症。严重低钾血症可出现腹胀或麻痹性肠梗阻。

（四）神经精神改变

严重 DKA 患者,出现头痛、烦躁、意识障碍。部分患者以昏迷为首发表现,且可出现短暂性偏瘫和深部腱反射减低,易误诊为脑血管意外。有的患者可同时合并脑卒中。

（五）诱发因素表现

存在相关诱因者可表现诱因本身的症状和体征,如尿路、呼吸道感染或胆囊炎的相关表现。

【实验室检查】

（一）诊断性检查

1. 尿液检查　DKA 患者,尿比重明显升高,尿糖 3+ ~ 4+,尿酮体强阳性。

2. 血糖　通常大于 13.9 mmol/L。

3. 血酮体　通常 ≥3 mmol/L,也可作为 DKA 患者治疗疗效的评价指标。

4. 动脉血气（ABG）　应常规测定 ABG,DKA 患者动脉血 pH 6.9 ~ 7.2。通气过度患者,$PaCO_2$ 可为 10 ~ 20 mmHg。严重 DKA 患者常表现 AG 增高性酸中毒,也可为高氯性酸中毒。呕吐严重者,可合并代谢性碱中毒。

（二）辅助检查

1. 尿检查　脓尿提示尿路感染,可能为 DKA 诱因;蛋白尿及管型尿提示糖尿病肾病。

2. 血常规　常见外周血白细胞计数升高,白细胞计数达 25×10^9/L 以上时可考虑合并感染。

3. 血电解质　患者血电解质（钾、钠、氯、磷）多有不同程度改变。

4. 肾功能　DKA 患者尿素氮和血肌酐升高,常为严重脱水导致肾前性肾功能障碍。

5. 血淀粉酶　DKA 患者血淀粉酶轻度升高不一定伴有胰腺炎。腹痛患者,为除外急性胰腺炎,应检查血淀粉酶和脂肪酶。

6. 其他检查　有助于发现 DKA 诱因。如 B 超可发现胆囊炎、胰腺炎;X 线胸片可发现肺部感染;昏迷患者,脑 CT 检查有助于脑血管意外等疾病鉴别。

【诊断与鉴别诊断】

1. 诊断　有 DM 史和明确发病诱因者,结合临床表现及相关检查较易诊断。对以昏迷为首发表现的 DKA 患者,如呼出气有烂苹果味应考虑 DKA。

2. 鉴别诊断　DKA 应与乳酸酸中毒鉴别。后者多发生于接受苯乙双胍（降糖灵）治疗的患者,其诊断根据:①尿糖阳性或阴性,尿酮体多呈阴性。②血糖正常或升高。③血乳酸 > 5 mmol/L。此外,尚应与高渗高血糖非酮症综合征（hyperosmolar hyperglycemia nonketotic syndrome,HHNKS）、低血糖昏迷及脑血管病变昏迷鉴别。

【抢救与治疗措施】

建议对 DKA 患者建立治疗流程表（flow-sheet）。延迟治疗会增加病死率。急救处理原则:迅速纠正体液和电解质紊乱,静脉使用胰岛素,纠正酸中毒,积极去除诱因和治疗并发症。

（一）保证通气

DKA 昏迷患者,应保证气道通畅,可予氧疗维持 PaO_2 > 75 mmHg。

（二）液体复苏

DKA 患者失水严重（可达 5 ~ 11 L）,常出现低血容量或休克,刺激胰高血糖素释放。纠正低血容量是 DKA 治疗的关键,只有在有效组织灌注改善与恢复后,胰岛素的生物效应才能充分发挥。补液速度应先快后慢,并根据血压、心率、尿量及周围循环状况决定输液量和输液速度。最初 1 h 静脉输注 0.9% NaCl 溶液或复方氯化钠溶液(林格液)1～2 L,24 h 输注总丢失量的 75%,维持尿量在 30～60 mL/h。如患者清醒,可鼓励饮水。老年 DKA 及心脏病患者快速输液时应注意心肾功能状态。有条件者可进行血流动力学监测。

(三) 纠正电解质紊乱

DKA 患者常有严重的电解质紊乱,钾代谢紊乱最为明显。①补充钾盐:DKA 患者有不同程度缺钾,但由于胰岛素缺乏、严重失水和酸中毒,治疗前血钾不能真实反映体内缺钾程度,随着胰岛素治疗、容量恢复及酸中毒纠正,患者可能出现严重低血钾。治疗前血钾 < 3.3 mmol/L 应立即补钾,当血钾升至 3.5 mmol/L 时再开始胰岛素治疗,以免发生心律失常、心搏骤停和呼吸肌麻痹。如患者尿量正常,血钾低于 5.5 mmol/L 即可静脉补钾。如治疗前血钾大于 5.5 mmol/L,暂不应补钾。②其他电解质补充:DKA 患者钠总量常减少,补液过程中输入一定量 0.9% NaCl 溶液或林格液即可得到补充。DKA 患者存在不同程度钙、镁、磷离子减少或缺乏,应注意补充。患者不能进食和尿酮体消失前,应持续进行静脉液体输注。

(四) 胰岛素治疗

胰岛素治疗旨在尽快纠正体内胰岛素缺乏,恢复葡萄糖正常代谢,抑制脂肪分解,减少酮体生成,改善全身代谢紊乱状态。

1. 小剂量胰岛素治疗　较少引起低血糖、低血钾等并发症,尚能维持血清胰岛素浓度 100～200 μU/mL,足以抑制脂肪分解和酮体生成。静脉泵注胰岛素剂量为 5～10 U/h 或 0.1 U/(kg·h)。

2. 大剂量胰岛素治疗　少数需要大剂量胰岛素治疗者,首先静脉推注胰岛素负荷量 0.1 U/kg,继而持续静脉输注胰岛素 0.1～0.15 U/(kg·h)。

胰岛素治疗血糖下降速度为 3.9～6.1 mmol/h,以免发生低血糖。治疗 1 h 后血糖下降不足 10%,可重复胰岛素负荷量。当血糖降至 11.11～13.89 mmol/L 时,降低胰岛素剂量为 0.02～0.05 U/(kg·h),同时输注 5% 葡萄糖。最初 24 h 血糖水平应维持在 11.11～13.89 mmol/L。酮体消失且能进食者,改为皮下注射胰岛素。

(五) 纠正酸中毒

多数 DKA 患者经静脉补液、电解质和胰岛素治疗后,酸中毒即可得到纠正。以下情况可静脉使用碳酸氢钠治疗:①严重酸中毒,pH≤7.0 或血清 HCO_3^- 水平 < 5 mmol/L 时。②严重呼吸抑制者。③休克经补液治疗无效。④高钾血症。⑤治疗 2～3 h 后,pH 仍 < 7.1。临床常用 5% 碳酸氢钠 84 mL 用注射用水稀释成 1.25% 溶液静脉滴注。治疗过程中需监测动脉血 pH。动脉血 pH > 7.2 或血 HCO_3^- 达 10～12 mmol/L 时,可停用碳酸氢钠。碳酸氢钠治疗不良反应:低钾血症、脑脊液酸中毒,促发脑水肿及肝酮体生成,氧解离曲线左移及组织缺氧和乳酸酸中毒。

(六) 治疗并发症

1. 休克　经快速输液不能纠正的休克,可能为脓毒性或心源性休克,应给予相应治疗。

2. 脑水肿　多易发生在治疗后 6 h 左右,DKA 救治中应避免血糖下降过快,补碱过多。发现脑水肿后立即静脉输注甘露醇、白蛋白或糖皮质激素。

3. 急性肾衰竭　是主要死亡原因之一,发现后及时进行血液透析。

4. 低血糖症　最初 24 h 避免血糖低于 11.1 mmol/L,注意血糖监测及 5% 葡萄糖的输注时机。

(七) 处理诱因

1. 感染　是本病常见诱因,应积极寻找感染灶,选择有效抗生素。

2. 急性心脑血管疾病　DKA 昏迷患者应常规进行心电图检查,疑有 AMI 时,应行心肌酶检测,并予抗凝、溶栓等相关处理。疑有急性缺血性或出血性脑血管疾病时,应做脑 CT 或 MRI 检查等,并予相应治疗。

(八) 监测

DKA 治疗过程中,应每 1 h 监测血糖和血钾,每 2～3 h 监测一次 ABG。记录出入量,并将上述结果记入流程表。

课后练习题

1. DKA 应与哪些疾病相鉴别？
2. DKA 的主要治疗方法包括哪些？

（吴健锋）

第二节 高渗高血糖非酮症综合征

目的要求

掌握：高渗高血糖非酮症综合征的诊断标准及急救处理原则。

熟悉：高渗高血糖非酮症综合征的概念、临床表现、鉴别诊断及主要处理措施。

了解：高渗高血糖非酮症综合征的病因、诱因、发病机制及辅助检查内容。

高渗高血糖非酮症综合征（hyperosmolar hyperglycemic nonketotic syndrome，HHNKS）是以高血糖、高渗性脱水、高血钠、无酮症酸中毒和进行性意识障碍为特征的临床综合征，是 DM 的严重急性并发症，常发生于中老年人，男女发病率大致相同。约 2/3 患者既往无 DM 史。HHNKS 和 DKA 也可见于同一患者。HHNKS 病死率是 DKA 的 3 倍。随着现代化监测治疗技术的发展，其病死率已由过去的 40%~70% 下降到 8%~25%，1/3 患者在最初 24 h 死亡。

【诱因和发病机制】

（一）诱因

诱发因素与 DKA 大致相同，为严重感染、急性心肌梗死、脑血管意外等。发生 HHNKS 的患者大多数为仅需饮食控制的 2 型 DM 患者。独居老年 DM 患者是 HHNKS 的高危人群。非 DM 患者严重脱水（烧伤、中暑、腹膜透析、血透）、摄入大量含糖食物和应用某些药物也可发生 HHNKS。常见诱因见表 5-5-1。

表 5-5-1 HHNKS 诱因

诱 因	药物应用不当
急性严重感染	钙通道阻滞药
心脑血管意外	普萘洛尔
急性肺梗死	利尿药（噻嗪类、氯噻酮）
肠系膜动脉血栓形成	二氮嗪
急性胰腺炎	氯丙嗪
急性胃肠炎	西咪替丁
肾衰竭	糖皮质激素
严重烧伤	免疫抑制药
内分泌疾病（肢端肥大症和甲亢等）	L-天冬酰胺酶
静脉内高营养	TPN 和透析
不合理限制水分	
大量饮用含糖饮料	

（二）发病机制

🄔拓展知识

【临床表现】

HHNKS 患者呈隐匿性发病。DM 原有症状逐渐加重,可经数日到数周发展为 HHNKS。

1. 严重脱水表现　脱水程度较 DKA 患者严重,体液丢失可达 8~12 L。烦渴、尿少或无尿,皮肤黏膜干燥、眼压降低。可出现循环衰竭体征。发病后,体重明显下降。

2. 精神神志改变　轻者定向力障碍,重者惊厥、昏迷。出现肢体运动障碍或瘫痪伴有精神或神志异常改变者,很易误诊为脑血管疾病。

【实验室检查】

（一）诊断性检查

1. 尿液　尿糖强阳性,尿酮体阴性或弱阳性。

2. 血糖水平　血糖≥33.33 mmol/L（600 mg/dL）。

3. 血浆渗透压和电解质　渗透压多为 330~460 mOsm/L。昏迷患者可大于 350 mOsm/L。患者血钠变化较大（100~180 mmol/L）。HHNKS 早期低钠血症因血糖升高渗透稀释作用所致。血糖每升高 5.56 mmol/L,血钠减少 1.6 mmol/L。随着 HHNKS 病情进展,大量水分丢失,血钠水平升高,血钠水平可反映脱水程度。患者血钾水平介于 2.2~7.8 mmol/L,胰岛素治疗后,常发生低血钾。

（二）辅助性检查

1. 血常规　常见白细胞升高,明显升高时考虑感染。

2. 动脉血气分析　大多数患者无或仅有轻度代谢性酸中毒,pH > 7.30;血清 HCO_3^- 水平和动脉 pH 常接近正常。如出现酸血症,常为轻度乳酸酸中毒或尿毒性酸中毒。AG 明显升高时应注意其他原因酸中毒（如水杨酸盐、甲醇或乙烯乙二醇中毒）。

3. 肾功能　大多数 HHNKS 患者肾功能障碍程度较 DKA 患者严重。严重脱水多引起肾前性氮质血症（BUN∶Cr > 30∶1）。

【诊断与鉴别诊断】

对于任何无明显诱因逐渐出现昏迷的患者都应高度怀疑 HHNKS。对有明显脱水貌、循环衰竭的患者应进行血糖和尿糖检查,多能明确诊断。

HHNKS 患者应与 DKA、脑血管意外及中毒昏迷患者鉴别。

【抢救与治疗措施】

保持呼吸道通畅,监测生命体征;迅速液体复苏;适当静脉补充胰岛素;积极去除诱因和治疗并发症。

（一）生命体征监测

昏迷患者,应保持气道通畅及供氧。严密监测生命体征。应放置并保留导尿管,留取标本和监测尿量。

（二）液体复苏

1. 静脉液体补充　HHNKS 患者脱水严重,积极迅速恢复循环容量是治疗的关键,然后再补充细胞内液的缺失。

（1）血流动力学不稳定者　合并低血压或休克者,最初 1~2 h 静脉输注 0.9% NaCl 溶液 1~2 L,12 h 内补充体液丢失的 1/2。24 h 内补充全部的体液丢失。输液过程中,应保持排尿量≥50 mL/h。

（2）血流动力学稳定者　血钠 > 155 mmol/L 时,开始即输注 0.45% NaCl 溶液,输注速度及用量同前。根据病情,调整输注速度。血浆渗透压下降太快会发生脑水肿。

2. 胃管内补液　合并心功能障碍的 HHNKS 患者,可通过胃管注入蒸馏水或温开水,既能减轻心脏负担,又能协助纠正脱水,降低血浆渗透压。

(三)纠正电解质紊乱

根据血钠变化情况,选择 0.45%、0.9% NaCl 注射液静脉输注以纠正血钠紊乱。静脉液体和胰岛素治疗后,血钾浓度常急剧下降,出现严重低钾血症甚至出现心搏骤停。因此,尿量一旦恢复,即应静脉补钾。血钾 3.5 ~ 5.0 mmol/L 时,补钾 20 mmol/h;血钾 < 3.0 mmol/L,补钾 60 mmol/h。

(四)胰岛素治疗

HHNKS 患者对胰岛素敏感。患者经液体复苏尿量恢复后,血糖多可迅速下降,甚至出现低血糖。静脉胰岛素初始用量为 1 ~ 5 U/h。血糖降至 16.67 ~ 13.89 mmol/L 时,输注 5% 葡萄糖溶液,胰岛素减为 1 ~ 2 U/h。最初 24 h 血糖浓度应维持在 13.89 ~ 16.67 mmol/L。血糖浓度下降过快或过低,可促发脑水肿。

(五)并发症治疗

1. 脑水肿　HHNKS 患者脑水肿较 DKA 少见。患者经过积极合理治疗后,昏迷未好转或清醒后又陷入昏迷时,如无其他原因,应考虑脑水肿。发现后,应立即停止低渗溶液输入,静脉输注甘露醇。有心肾功能不全的脑水肿患者,静脉给予复方甘油或呋塞米,胃管注入尼莫地平。控制血糖下降速度可预防其发生。最初 24 h 血糖浓度不应 < 13.89 mmol/L。

2. 血栓形成　HHNKS 患者大血管血栓形成是死亡的重要原因。对于脱水严重,血浆呈高渗状态及高黏滞血症的患者,无禁忌可应用小剂量肝素进行预防性抗凝治疗。如有需要可予溶栓药。

(六)去除诱因

大多数 HHNKS 患者死于诱因,如急性胰腺炎或脓毒症(sepsis)。应进行相关检查,积极寻找和识别诱因,并予以纠正。

(七)监测

开始治疗时应每小时监测心率、血压、尿量、CVP、血糖。此后,每 2 ~ 5 h 测定血糖、BUN、Cr。电解质平衡严重失常时,应增加测定次数,并记录于流程表。HHNKS 昏迷患者应放置并保留导尿管,监测治疗最初 3 h 尿量。经积极治疗,代谢异常改善后,神志完全恢复也需 72 h。

课后练习题

1. HHNKS 患者的主要临床特点是什么?
2. HHNKS 应与哪些疾病鉴别?

(吴健锋)

第三节　低　血　糖　症

🔘 目的要求

掌握:低血糖症的诊断标准及急救处理原则。

熟悉:低血糖症的病因、临床表现、诊断与鉴别诊断及处理措施。

了解:低血糖症的生理学定义、发病机制及预防。

目前,还没有一个确切的血糖浓度来定义低血糖症(hypoglycemia)。1938 年,Whipple 提出血糖浓度降低伴有相应症状,给予葡萄糖后症状缓解即为低血糖症。严格来说,低血糖症是指动脉血糖浓度低于 40 mg/dL(2.2 mmol/L)。临床上,通常以静脉血浆葡萄糖浓度低于 50 mg/dL(2.8 mmol/L)作为诊断标准。低血糖症生理学定义为:能引起胰岛素拮抗激素(或胰岛素反向调节激素)分泌并伴有脑功能损伤的血糖浓度。低血糖症患者出现精神或神志改变时称为低血糖脑病(hypoglycemic encephalopathy)。严重低血糖症患者可迅速发生低血糖昏迷(hypoglycemic encephalopathy),可作为危重症入院患者的诊断或危重病患者治疗过程中的并发症。严重持续性低血糖可引起不可逆性脑和心血管损伤。低血糖症发生率为5.1% ~ 25%,是危重症患者预后不良标志。

【病因和发病机制】

(一)病因

1. 药物原因

(1)胰岛素过量 是低血糖常见原因,可在数分钟内发生。T1DM患者治疗过程中低血糖死亡可能为胰岛素过量、自主神经病或肾上腺髓质功能低下所致。

(2)降糖药 磺脲类(如甲苯磺丁脲、格列齐特和格列吡嗪等)过量或中毒常引起低血糖,肝、肾损伤的老年糖尿病患者更易发生。

(3)其他药物 β受体阻滞药、水杨酸、保泰松、甲氨蝶呤、磺胺药、胍乙啶、抗凝药(双香豆素)、奎宁、氟哌啶醇等单独或与降糖药合用时可通过不同机制间接增强降糖药作用,发生低血糖。

2. 酒精中毒 空腹过量饮酒可阻止肝释放葡萄糖入血。营养不良的糖尿病患者大量饮酒时尤易发生低血糖。

3. 疾病 引起低血糖的疾病很多,归纳如下:

(1)严重肝疾病(急性重型肝炎、肝癌、晚期肝硬化等)患者,肝细胞合成、储存及分解糖原、灭活胰岛素功能减低。

(2)肾损伤或衰竭时,胰岛素排出能力减低,常规量胰岛素即可发生低血糖。

(3)内分泌疾病(如垂体、甲状腺、肾上腺功能减低等)引起胰岛素拮抗激素分泌减少,即使体内胰岛素水平正常也易发生低血糖。

(4)胰岛B细胞增生或肿瘤患者胰岛素分泌过多。

(5)胰腺外肿瘤,如低分化纤维肉瘤、间皮细胞瘤、平滑肌肉瘤、横纹肌肉瘤和血管外皮细胞瘤(hemangiopericytoma)患者,其肿瘤细胞糖酵解速率高、葡萄糖消耗过多或肿瘤产生胰岛素样生长因子Ⅱ(IGF-Ⅱ)。

(6)胃大部切除术后低血糖又称为反应性低血糖症,常发生于进食后2 h左右。

(7)脓毒症患者低血糖原因可能为内毒素引起休克、乳酸酸中毒、肝肾衰竭及糖异生障碍所致。

(8)自身免疫性疾病,机体产生胰岛素或胰岛素受体抗体,这些抗体具有胰岛素相似生物活性,导致低血糖。

有的患者可同时存在上述数种原因,如糖尿病严重肝肾损伤时,胰岛素用量相对较大可产生致命性低血糖昏迷。

(二)发病机制

🅔 拓展知识

【临床表现】

患者低血糖症病因不同,临床表现各异。平素看来健康的人,糖尿病、严重肝肾及内分泌腺功能低下患者发生低血糖时,症状出现的急缓、轻重程度、对治疗的反应和预后各不相同。

(一)低血糖早期表现

1. 交感神经兴奋症状 急剧发生的低血糖(< 40 mg/dL)刺激肾上腺素大量分泌入血产生症状,患者突发冷汗、心悸、饥饿感、血压升高、手或足颤抖、瞳孔扩大及手指有针刺感。

2. 血胰升糖素升高表现 发生低血糖后,反射性引起血胰升糖素浓度升高,表现为饥饿、肠鸣音活跃、恶心、呕吐、腹部不适和头痛。

（二）低血糖脑病表现

急性低血糖症如未及时治疗，患者迅速出现神志恍惚、癫痫样抽搐或昏迷等低血糖脑病表现，继而瞳孔扩大、心动过缓、呼吸减慢和全身肌肉松弛。更像缺氧-缺血昏迷，结果导致不可逆性脑损伤或死亡，即持续性植物状态（persistent vegetative state）。

缓慢出现的低血糖症可表现记忆和判断力障碍、人格改变、不安、易怒、幻觉、视物模糊、步态不稳、行为异常或呆滞等，常易误认为精神疾病。如未及时发现和治疗，进一步恶化可出现言语障碍、痫性发作、偏瘫和昏迷。有时可发生急性肺水肿、室上性心动过速和室性心动过速、心房颤动。心电图示 T 波低平、QT 间期延长和 ST 段降低。长时间低血糖患者出现体温降低、呼吸衰竭和低血钾、低血磷。

（三）几种特殊原因的低血糖表现

老年人发生低血糖症类似脑卒中表现；胰岛 B 细胞瘤患者多见于中年女性，体胖，清晨空腹反复发生低血糖伴神志障碍，静脉注射葡萄糖后神志即刻恢复为其特征；胃大部切除术患者低血糖常发生在进食后 2 h 左右。

【实验室检查】

（一）诊断性检查

1. 血糖测定 疑有低血糖症状时，立即测定血糖浓度明确诊断。血液标本保存时间过长可引起血糖浓度假性降低，一般每小时血浆葡萄糖减少 7%。血液中白细胞明显增多时，血糖浓度变化较大。

2. 胰岛素或 C 肽测定 可鉴别内源性胰岛素分泌过多（血 C 肽浓度升高）或外源性胰岛素过量（血 C 肽浓度降低）。如为前者，检测尿中磺脲类药物含量过高，则是药物刺激内源性胰岛素分泌；尿中无磺脲类药物，则为胰岛素瘤或胰岛 B 细胞增生引起。

（二）辅助性检查

1. 肿瘤定位 如果怀疑低血糖原因为肿瘤时，应进行定位性检查。

（1）腹部超声 有助于胰腺胰岛 B 细胞瘤或其他引起低血糖的肿瘤诊断。胰岛素瘤较小时，不易发现。

（2）CT 扫描 能发现分泌胰岛素样生长因子（IGF）的肿瘤和其他引起低血糖的肿瘤。

2. 其他检查 根据情况，尚可进行有关脓毒症、肝肾及内分泌腺功能等方面的检查。

【诊断与鉴别诊断】

部分患者血糖低于正常而无症状，也有患者血糖浓度正常而出现低血糖症状。通常应根据病史，特别是用药史（降糖药、胰岛素等）、症状及体征和血糖测定诊断。低血糖症表现无特异性，不能单靠血糖浓度测定，应在怀疑低血糖症状出现时，立即测定血糖浓度，并静脉注射葡萄糖后症状缓解（Whipple 三联征）才可诊断。静脉注射葡萄糖后患者仍不清醒者，考虑以下情况：①低血糖昏迷时间较长，大脑皮质严重损伤；②非低血糖原因昏迷。血糖检测对鉴别意义较大。

服用降糖药的患者出现精神或神经症状时，都应考虑低血糖症。低血糖昏迷应与心脑血管意外、痫性发作和药物过量鉴别。如不预先测定血糖浓度，则不能鉴别。

【抢救与治疗措施】

（一）处理原则

原因不明或低血糖昏迷患者应收住 ICU。迅速提高血糖水平、治疗病因和预防再发性低血糖（recurrent hypoglycemia）。

（二）处理措施

1. 葡萄糖溶液 低血糖昏迷患者，50% 葡萄糖溶液 40~60 mL 静脉注射不少于 3~5 min，症状能迅速缓解。降糖药过量昏迷者，需继续持续静脉输注 5% 或 10% 葡萄糖溶液，每 1~3 h 监测血糖一次，维持血糖在 5.56 mmol/L。症状完全恢复需要 2~3 天。严重营养不良性低血糖患者，静脉给予葡萄糖前应肌注维生素 B₁ 100 mg，以预防发生 Wernicke 脑病。高张葡萄糖液渗入皮下可引起局部组织损伤和疼痛。诊断明确、症状缓解及血糖恢复正常后，可试验性中断葡萄糖输注。

2. 其他药物治疗

（1）糖皮质激素　通过增加糖异生底物升高血糖，抑制胰岛素的外周作用。用于治疗肾上腺皮质功能低下及血管外皮细胞瘤伴低血糖患者。对磺脲类药物过量所致低血糖无效。用法为琥珀酸氢化可的松 100 mg 加入 5% 葡萄糖溶液 1 000 mL 静脉输注。

（2）奥曲肽（octreotide）　能抑制磺脲类药物所致胰岛素分泌，可用于口服降糖药及奎宁所致的低血糖治疗。剂量：1～2 U/kg，8 h 一次。奥曲肽能抑制生长激素和胰升糖素释放，偶可诱发低血糖。

（3）二氮嗪　能直接抑制正常 B 细胞和肿瘤性 B 细胞分泌胰岛素，增加肝糖原输出，减少细胞葡萄糖摄取。用于磺脲类药物中毒和新生儿高胰岛素血症所致低血糖，但治疗价值有限。用法为 200～300 mg 加入 5% 葡萄糖溶液静脉输注 30 min 以上，4 h 一次；或 1 mg/(kg·h) 持续静脉输注。不良反应为低血压。

（4）胰升糖素　外源性胰升糖素能促进糖原分解，有效治疗糖原累积病。用于 T1DM 患者低血糖昏迷。用法为胰升糖素 1 mg，肌内或皮下注射，10～15 min 症状缓解。对酒精中毒所致低血糖昏迷者无效。此外，胰升糖素能刺激胰岛素分泌，促进再发性低血糖症的发生。

（5）雷帕霉素（rapamycin）　通过减少胰岛恶性肿瘤 B 细胞增生和抑制胰岛素生成起作用，治疗转移性胰岛素瘤所致的顽固性低血糖有效。

3. 原发病治疗

（1）替代治疗　合并肾上腺皮质功能减退或 Sheehan 综合征的难治性低血糖患者，应用糖皮质激素长期替代治疗预防低血糖。

（2）手术治疗　合并低血糖的恶性肿瘤和胰岛 B 细胞瘤患者纠正低血糖后，应择机手术切除肿瘤。

（3）肝、肾衰竭　进行支持治疗及应用相关治疗技术，或行肝、肾移植。

【预防】

ICU 中低血糖发生率在 5% 以上。急诊科就诊的严重低血糖患者住院后，1/3 可出现再发性低血糖症。因此，对于危重病患者应预防低血糖发生。伴有 DM 的危重病患者应停用口服降糖药（如磺脲类），静脉输注胰岛素时应用输注泵，严密监测血糖变化。对于脓毒症、严重肝肾损伤、多器官衰竭和营养不良患者是否需要应用胰岛素，应慎重权衡利弊。

课后练习题

1. 低血糖发作的典型表现是什么？
2. 如果怀疑昏迷患者是低血糖引起，首要处理措施是什么？
3. Whipple 三联征的临床表现是什么？

（吴健锋）

数字课程学习

📥 教学 PPT　　📝 自测题

第六章　内分泌急症

第一节　垂　体　危　象

📧 拓展知识

第二节　甲状腺功能亢进危象

📍 **目的要求**

掌握:甲状腺功能亢进危象的概念、诊断性检查及急救处理原则。

熟悉:甲状腺功能亢进危象的临床表现、辅助检查项目及可能结果。

了解:甲状腺功能亢进危象的病因、发病机制及鉴别诊断。

甲状腺功能亢进危象(hyperthyroidism crisis,简称甲亢危象)是一种危及生命的内分泌急症,是在某些诱因(感染、手术、精神刺激等)作用下甲亢病情突然恶化,以高热、大汗、快速性心律失常、呕吐、腹泻和精神症状为主要表现的致命性综合征。弥漫性和结节性甲状腺肿甲亢患者均可发生甲状腺危象。1%~2%甲亢患者可能并发此征,女性与男性比为(3~5):1,尤以中老年人较多见。甲亢危象常发生在未诊断或治疗不彻底的甲亢患者。甲亢危象即使给予及时合理治疗,其病死率仍可达7%~30%,最常见的死因为多器官功能衰竭。

【病因与发病机制】

（一）病因与诱因

1. 内科因素　严重感染、突然中断抗甲状腺药治疗、放射性碘治疗、心力衰竭、DKA、肺梗死、脑血管意外、急腹症、低血糖、妊娠毒血症及分娩等。

2. 外科因素　大手术(甲状腺手术或非甲状腺手术)或严重创伤使甲状腺组织损伤,甲状腺激素大量入血引起发病。

3. 其他应激因素　强烈精神刺激、过度疲劳、高温、饥饿、药物(交感胺类)过量或中毒。

（二）发病机制

📧 拓展知识

【临床表现】

甲亢危象多在原有甲亢症状的基础上突然加重,其特征性表现是由于循环内甲状腺激素水平急骤增高,致使机体代谢率过度增高,引发肾上腺素能相关反应症状,如高热伴大汗等。此特征有别于感染性疾病患者的退热时出汗。此外,常伴有甲状腺毒血症的表现。

1. 甲亢体征　Graves 病眼征和甲状腺肿。

2. 高代谢状态　高热（>39℃）、大汗淋漓、体重锐减。

3. 消化系统表现　恶心、呕吐、厌食、腹痛、腹泻（每日达十余次）和黄疸。

4. 心血管系统表现　收缩压升高、脉压增大、心动过速（160~240 次/分），常为心房颤动伴快速心室率。持续快速性心律失常可诱发心力衰竭或肺水肿。

5. 肌肉和神经精神表现　近端肌无力或肌病，烦躁不安、惊厥、谵妄或昏迷。

6. 淡漠型甲亢危象　多见于病史较长的老年甲亢患者，临床表现为神志淡漠、嗜睡、体温低、心率慢、脉压变小，最后陷入昏迷死亡。

7. 内环境紊乱　脱水、电解质紊乱及酸碱平衡失调。

8. 多器官功能衰竭　甲状腺危象的特征之一是多器官功能障碍或衰竭，也是导致死亡的重要原因。

【实验室检查】

（一）诊断性检查

血 T_3、T_4 浓度测定不能鉴别重度甲亢与甲状腺危象，血 T_3、T_4 浓度升高和血 TSH 浓度明显降低只能证实甲亢存在。甲亢危象患者血清游离 T_4 浓度明显升高，常与重度甲亢大致相同。

（二）辅助检查

1. 生化检查　①肝功能检查：部分甲亢危象患者可有肝功能异常，血谷丙转氨酶升高、血胆红素升高及血碱性磷酸酶升高；②高血糖及低胆固醇血症；③血电解质测定：甲亢危象患者常伴有高血钙、低血钾和低血钠。

2. 其他相关检查　①心电图：常显示心房颤动伴快速心室率；②影像与其他化验检查：怀疑脓毒症时应进行胸片或 CT 及血、尿常规、培养等检查；③必要时部分患者可行甲状腺局部超声检查。

【诊断与鉴别诊断】

（一）诊断

有明确诱因、原有甲亢症状和体征突然加重者，应考虑甲状腺危象：①高热（>39℃）伴大汗，退热措施无效；②迅速出现快速性心律失常，特别是心房颤动伴快速心室率（心率>160 次/分），心率增快与发热不成比例，脉压明显加大和心力衰竭；③频繁呕吐、腹泻或有黄疸；④烦躁不安、谵妄、昏迷。

（二）鉴别诊断

1. 与重症甲亢的鉴别　甲状腺危象与重度甲亢部分临床表现具有相似性，部分患者不易鉴别。所谓重度甲亢只是表示甲亢表现程度的不同，与甲亢危象仍有较大程度上的区别。特别是重度甲亢虽然甲状腺激素较高，但临床很少会出现高热及意识障碍。

2. 对于无甲亢病史和典型体征的患者注意与以下疾病鉴别

（1）重症感染或脓毒症　以高热、大汗、白细胞升高为主要表现的甲亢危象应与重症感染或脓毒症鉴别。前者发病突然，高热为持续性，退热措施无效，甲状腺功能检查和血培养可行鉴别。

（2）器质性心脏病　以心律失常、心力衰竭为主要表现的甲亢危象患者，易误诊为器质性心脏病。甲亢危象患者心衰伴消瘦、体重及血胆固醇明显降低，扩冠药、强心药无效，甲状腺功能异常。

（3）急性胃肠道感染　以呕吐、腹泻为主要症状的甲亢危象，易误诊为急性胃肠道感染。经粪便常规及甲状腺功能检查不难鉴别。

（4）代谢性或感染性脑病　表现高热、烦躁、昏迷的甲亢危象患者应与感染性脑病鉴别，伴有肝功能改变、黄疸和昏迷时需与肝性脑病鉴别。应进行脑脊液和甲状腺功能检查以鉴别。

（5）其他　有时还要与中暑、嗜铬细胞瘤、可卡因中毒或神经阻滞剂恶性综合征（neuroleptic malignant syndrome，NMS）鉴别。

【抢救与治疗措施】

无论在甲亢基础上发病还是以甲亢危象为首发,如临床疑为甲状腺危象,就应立即开始治疗,不应为等待实验室检查结果贻误治疗时机。

(一)降低血甲状腺激素(TH)浓度

1. 抑制 TH 合成　丙硫氧嘧啶(PTU)或甲巯咪唑(他巴唑,MMI)能有效抑制 T_4 和 T_3 合成,不影响其释放和在外周组织中作用。PTU 或 MMI 应至少在给予碘化物前 1 h 用药。停用碘化物后,应继续用药维持正常甲状腺功能。

PTU 首次 600 mg,口服或经鼻胃管注入,继而 250 mg,6 h 一次;或 MMI,首次 60 mg,口服,继而 20 mg,每日 3 次。症状缓解后,改为维持量。

2. 阻断 TH 释放　PTU 治疗 1 h 后,应碘化物(静脉碘化钠、口服碘化钾或复方碘溶液)抑制 TH 释放。复方碘溶液 5 滴,口服 8 h 一次;或碘化钠 1.0 g 加入 10% 葡萄糖盐水,静脉滴注,最初 24 h 可用 1 ~ 3 g。碘化物应与 PTU 或 MMI 合用。血 T_4、T_3 浓度正常后停药。

3. 抑制外周 T_3 生成和(或)抑制 T_3 与细胞受体结合　T_3 是生物活性最强的 TH,T_4 转化成 T_3 才起作用。PTU、碘剂、β 受体阻滞剂和糖皮质激素均有上述抑制作用。β 受体阻滞剂(普萘洛尔、艾司洛尔等)还可迅速阻断儿茶酚胺的作用,改善甲状腺危象患者的心悸、烦躁、大汗等交感系统兴奋症状。静脉用药数分钟后心脏和精神症状会明显缓解。普萘洛尔 1 ~ 5 mg 静脉注射,或每 4 h 口服 20 ~ 60 mg。

β 受体阻滞药与地高辛和利尿药合用能有效控制甲状腺危象患者快速性心律失常引起的心力衰竭。用药过程中宜注意心脏功能,尤其是老年患者,伴哮喘者禁用该类药物。大剂量糖皮质激素(地塞米松)除了抑制 T_4 向 T_3 转化,还可阻滞 TH 释放、降低周围组织对 TH 的反应、增强机体的应激能力。对高热、休克患者可给予氢化可的松 50 ~ 100 mg 加入 5% ~ 10% 葡萄糖溶液静脉滴注,每 6 ~ 8 h 一次,200 ~ 300 mg/d。联合应用 PTU、碘化物和地塞米松能使血 T_3 水平在 24 ~ 48 h 内恢复正常。碘番酸(iopanoic acid)能有效治疗甲状腺危象,抑制 5′- 脱碘酶,减少 T_3 生成,但此类药物使用过久其抗甲状腺作用可脱逸。

4. 清除血 TH　常规治疗药无效者,应用血液透析、血浆置换、腹膜透析或血液灌流移除血 TH。此外,考来烯胺(消胆胺,colestyramine)能增加粪便 TH 排出,降低血 TH 水平。

(二)对症支持治疗

1. 保持气道通畅　昏迷患者应注意保持气道畅通,持续吸入高流量氧气。

2. 降温治疗　高热患者应用降温毯或冰袋降温。体温不降时,可予非水杨酸类解热药(如对乙酰氨基酚)。寒战高热时,使用氯丙嗪 25 ~ 50 mg,肌内注射,4 ~ 6 h 一次。阿司匹林能置换出与甲状腺结合球蛋白(TBG)结合的 T_4,升高血游离 T_4 水平,应禁用。

3. 镇静药　烦躁不安、惊厥不安者,可用地西泮(安定)10 mg,肌内注射;或 10% 水合氯醛 15 ~ 20 mL,保留灌肠;或采用其他镇静剂,详见第九篇第五章危重患者的镇静与镇痛。

4. 营养支持　积极静脉补液,恢复有效血容量,纠正电解质紊乱;供给充分营养和多种维生素。

(三)诱因和病因治疗

1. 去除诱因　积极寻找诱发甲亢危象的原因,给予相应处理。DKA 诱发甲状腺危象患者,应适当加大胰岛素用量。甲状腺危象合并心力衰竭时,地高辛用量是甲状腺功能正常患者的 2 倍。有感染者应用抗生素。

2. 病因治疗　待患者病情稳定后可行甲状腺摄碘率(radioactive iodine uptake,RAIU)检查明确病因,确定手术或 ^{131}I 治疗。需要手术者,在术前、术中和术后给予普萘洛尔、PTU 或 MMI、碘化物。

课后练习题

1. 何为甲亢危象?

2. 甲亢危象的常见病因有哪些？

3. 甲亢危象应与哪些疾病相鉴别？

4. 甲亢危象如何治疗？

（丁　欢　杨艺敏）

第三节　甲状腺功能减退危象

ℯ 拓展知识

第四节　肾上腺危象

ℯ 拓展知识

数字课程学习

⤓ 教学 PPT　　　📝 自测题

理化因素所致急症

掌握：中暑、冻伤、电击伤、淹溺的院前、院内抢救及治疗措施。
熟悉：理化因素所致疾病的临床表现和实验室检查。
了解：理化因素所致疾病的病因及发病机制。

第一节 中 暑

中暑（heat illness）是在高温环境和热辐射作用下引起人体内环境和（或）体温调节功能紊乱所致的相关组织器官功能障碍甚至死亡的一种疾病。中暑是我国夏季临床常见急症，多发生在持续高温、无风和湿度较大的气候、居住环境或无防护条件的高温作业环境中。由于中暑程度不同，其临床表现亦不完全相同，轻者可能仅出现轻微身体不适症状，重者在短时间内就可发生多器官功能障碍甚至死亡。

【诱因】

某些特殊体质或全身性疾病状态（老年、体弱、产妇、肥胖、发热、甲状腺功能亢进等）、应用某些药物（如苯丙胺、阿托品等）、汗腺功能障碍与皮肤局部疾病（如囊性纤维化、硬皮病、先天性汗腺缺乏症、广泛皮肤烧伤后瘢痕形成）等均可成为高温环境时中暑易发因素。

【发病机制】

拓展知识

【临床表现】

中暑根据临床表现的轻重程度分为三级：先兆中暑、轻症中暑和重症中暑。

（一）先兆中暑

人体在高温或高温高湿环境下作业或生活一定时间后，表现为全身疲乏、四肢无力、麻木、头昏、眼花、口渴、大汗、胸闷、心悸、恶心、注意力不集中、体温正常或略高（37.5℃以下）。

（二）轻症中暑

先兆中暑加重，伴有下列表现之一，为轻症中暑。①体温在38℃以上。②面色潮红、皮肤灼热、胸闷等表现。③有早期周围循环衰竭的表现，如面色苍白、恶心、呕吐、皮肤湿冷、血压下降、脉细而快、大量出汗。

（三）重症中暑

先兆和轻症中暑症状加重，伴有意识障碍、痉挛或高热，为重症中暑。重症中暑根据发病机制和临床表现不同可分为热痉挛、热衰竭、热射病三型，此三型可顺序发展，也可交叉重叠。

1. **热痉挛** 此类患者多见于已适应高温环境的青壮年，多发生在剧烈体力劳动过程中，由于大量排汗患者自觉口渴，同时大量饮水而盐分补充不足，造成低钠、低氯血症。主要表现：短暂的间歇对称性四肢骨骼肌疼痛性痉挛,尤以腓肠肌多见,亦可波及腹直肌、肠道平滑肌、膈肌,类似急腹症的临床表现,多可自行缓解;体温正常或仅有低热。

2. 热衰竭　此型最多见,常发生于老年人及未能适应高温环境者,但体内并无过多热量蓄积。主要表现:起病急、眩晕、头痛、晕厥、面色苍白、皮肤出冷汗、脉搏细弱、血压稍低、脉压正常、呼吸浅快。由于大量出汗引起失水失钠,血液浓缩及黏稠度增高,加之血管扩张血容量减少引起周围循环衰竭。失水明显者表现为口渴、虚弱、烦躁,甚至手足抽搐、共济失调,失盐为主者表现软弱无力、头痛、恶心、呕吐、腹泻及肌肉痛性痉挛。但体温无明显变化,处理不及时可致热射病。

3. 热射病　指在高温环境中持续时间较长,机体产热过多、散热不足造成体内热量蓄积过多。可分为非劳力性热射病和劳力性热射病,前者多见于体温调节能力不足的儿童、老年体弱者,后者多见于既往体健的年轻人。以高热、无汗和意识障碍为主要特征。当患者有高温暴露史并满足下列任意一项时,均应考虑为热射病:①意识障碍,包括觉醒程度降低及意识内容改变,如昏迷、嗜睡、谵妄。②体温升高≥40℃。③出现两个及以上器官功能障碍(呼吸、循环、肝、肾、胃肠、凝血)。

【实验室检查】

中暑时,应行紧急血生化检查和动脉血气分析等。对于病史不典型或须与脑型疟疾、中毒性痢疾、脑炎、脑血管意外和急性中毒等疾病鉴别时,可选择部分相关检查项目。

【诊断与鉴别诊断】

在高温或高温高湿环境中,重体力作业或剧烈运动之后甚至过程中出现相应的临床表现即可以考虑诊断中暑。但须注意排除流行性乙型脑炎、细菌性脑膜炎、中毒性细菌性痢疾、脑型疟疾、脑血管意外、脓毒症、急腹症、甲状腺危象、伤寒、抗胆碱能药物中毒等原因引起的高热疾病。鉴别时均要做一些相关化验检查。有时临床上热痉挛、热衰竭、热射病可同时并存,难以截然区分。

【抢救与治疗措施】

中暑虽然类型和病因不同,但基本治疗措施相同。

(一)先兆中暑和轻症中暑

立即脱离高温环境,转移到阴凉通风处休息,环境温度应以不引起患者寒战和感到凉爽舒适为宜。同时给予口服含盐冷饮后大多患者可恢复。有周围循环衰竭倾向者,可静脉滴注葡萄糖生理盐水,能较快恢复。

(二)重症中暑

基本原则:迅速脱离高温环境,快速有效降温,纠正水、电解质紊乱和酸碱平衡失调。

1. 降温　降温速度与预后密切相关。体温越高,持续时间越长,组织损害越严重,预后也越差。降温过程中应监测体温、心电、血压,一般应在1 h内使直肠温度降至38℃左右。

(1)物理降温法　迅速转移至有空调的房间并使用电风扇加强蒸发散热,院前急救可将冷水浇至患者身上并扇动,院内可采用冰水擦浴,应用降温毯、冰帽,颈两侧、腋下、腹股沟区附近放冰袋进行降温。冷水浸浴是有效的降温措施,水温应在15~30℃,长时间4℃冰水浸浴可导致外周血管收缩,不推荐实施。

(2)药物降温法　①氯丙嗪25~50 mg加入5%葡萄糖溶液或生理盐水250~500 mL静脉滴注,在1~2 h内滴完。②冰盐水:用4℃的0.9%氯化钠注射液200 mL进行胃或直肠灌洗。③葡萄糖生理盐水:也可用4℃的5%葡萄糖生理盐水1 000~2 000 mL静脉滴注,开始时滴速控制在30~40滴/分,至少持续5~10 min,以免引起心律失常;或用低温透析液(10℃)进行血液透析;也可用4℃的冰盐水腹腔灌注。④纳洛酮:可静脉滴注0.4~1.2 mg,0.5~1 h重复应用一次,有明显的降温、促醒、升压等效应。

2. 支持疗法　治疗期间应始终保持呼吸道通畅,及时有效供氧,纠正低血容量及电解质酸碱失衡。

3. 对症处理　抽搐时,可缓慢静脉注射地西泮10 mg或肌内注射苯巴比妥钠0.1 g;对心力衰竭者,可使用毛花苷C等强心苷;对有脑水肿者,可使用甘露醇、复方甘油等;对早期急性肾衰竭者,可试用利尿药或行腹膜透析、连续肾脏替代治疗（continuous renal replacement therapy，CRRT）；发生肝细胞损害者，应积极给予保肝治疗；积极治疗休克和控制感染等并发症，同时加强护理。

4. 恢复期的治疗　患者度过急性期后可有 1~3 个月的热过敏状态，其间应避免再度于高温环境下工作和生活。

第二节　冻　　伤

e 拓展知识

第三节　电　击　伤

e 拓展知识

第四节　淹　　溺

e 拓展知识

第五节　动物咬伤或螫伤

e 拓展知识

课后练习题

1. 中暑高热时药物降温法有哪些？
2. 冻伤的常见临床表现有哪些？
3. 高压电引起典型的电接触伤特点有哪些？
4. 淹溺急救措施有哪些？

（吴健锋）

数字课程学习

教学 PPT　　　　自测题

第八章 急诊创伤救治

第一节 火 器 伤

🅔 拓展知识

第二节 创伤性气胸

📍 **目的要求**

掌握:各种创伤性气胸的临床表现及诊断。

熟悉:各种创伤性气胸的抢救与治疗措施。

了解:各种创伤性气胸的发病机制。

创伤性气胸(traumatic pneumothorax)是指胸部创伤累及胸膜、肺或气管,致使空气经破裂口进入胸腔而引发的胸膜腔内积气。根据损伤类型与进入胸膜腔内气体形成的压力变化关系,可将创伤性气胸分为闭合性气胸、开放性气胸和张力性气胸。创伤性气胸可为钝性伤所致,亦可由于暴力作用引起支气管或肺组织损伤,或因气道内压力急剧升高而引起支气管或肺破裂。除此之外,臂丛麻醉、锁骨下静脉穿刺、机械通气、胸外心脏按压、肺穿刺活检等医源性损伤均有可能引起气胸。

一、闭合性气胸

【病因与诱因】

闭合性气胸多见于胸部闭合性损伤,由外伤导致肺或脏层胸膜破裂,气体进入胸膜腔所致。随着胸腔内积气量与肺萎陷程度的增加,肺表面裂口逐渐闭合,气体不再增加,此时胸膜腔的压力仍然低于大气压。随后气胸趋于稳定并逐渐缓慢吸收。

【发病机制】

🅔 拓展知识

【临床表现及诊断】

闭合性气胸的诊断需结合病史、体格检查及辅助检查,单纯依靠病史及临床表现并不能做确定性诊断。

1. 临床表现 主要取决于肺萎陷程度及伤员伤前肺功能的情况。小量气胸患者可无明显的症状,中量或大量气胸患者可出现胸部憋闷、气短及呼吸困难。一般肺萎陷面积越大,患者症状越明显。

(1)小量气胸 肺萎陷在 30% 以内。

（2）中量气胸　肺萎陷在 30% ~ 50%。

（3）大量气胸　肺萎陷超过 50%。

2. 体格检查　肺部听诊呼吸音减弱或消失,叩诊呈鼓音。少数患者可出现皮下气肿,肋骨骨折的患者如合并皮下气肿常提示气胸的存在。

3. 辅助检查

（1）动脉血气分析　表现为氧分压下降,下降程度与肺萎陷程度相关。

（2）X 线胸片　是诊断闭合性气胸的重要手段,可见不同程度肺萎陷和胸腔积气,气管微向健侧偏移。

（3）胸部 CT　可发现在 X 线片上不能被发现的隐匿性气胸。

（4）肺部超声（lung ultrasound,LUS）　对气胸的诊断具有一定价值,尤其是对于不宜搬运的危重症患者。与胸片检查相比具有便捷、可靠、无辐射、低成本的优点。

【抢救与治疗措施】

1. 小量气胸　一般无须特殊治疗,胸腔内气体一般可在 1 ~ 2 周内自行吸收。需机械通气者需警惕气胸量增加的可能性,应根据患者临床症状、体征定期复查,必要时放置胸腔闭式引流。

2. 中量及大量气胸　尽早放置胸腔闭式引流。

3. 手术治疗　对于放置胸腔闭式引流的患者,若闭式引流管内持续有气体引出,需考虑手术治疗。

4. 对症治疗　根据病情给予吸氧、补液、抗感染等治疗。

二、开放性气胸

【病因与诱因】

外伤导致胸壁缺陷时,胸膜腔与外界空气直接相通,外界空气随呼吸自由进出胸膜腔。空气出入量与胸壁伤口大小有关,空气出入量多时,胸腔内压力几乎等于大气压,此时伤侧肺几乎完全萎陷,伤侧肺完全丧失功能。

【发病机制】

🄔 拓展知识

【临床表现】

患者表现烦躁不安、明显呼吸困难、鼻翼扇动、口唇发绀、颈静脉怒张、脉搏细数、血压下降等,胸部伤口疼痛明显,创口通向胸腔,伴有空气随呼吸进出胸腔引起的吸吮样声音,称为胸部吸吮伤口。伤侧呼吸音减低或消失,叩诊呈鼓音。

【临床辅助检查】

1. 胸部 X 线片　可见伤侧胸腔大量积气,肺萎陷,纵隔移向健侧。

2. 胸部超声　LUS 对气胸的诊断具有一定的价值,尤其是在患者病情危重、不宜搬动的情况下。

【诊断与鉴别诊断】

根据临床表现、体格检查,结合胸部 X 线片或超声结果,开放性气胸一般不难诊断,需注意的是开放性气胸一般不单独出现,往往合并血胸、胸腔内脏器损伤,如肺脏、纵隔、心脏大血管等,在诊断开放性气胸时应注意避免遗漏。

【抢救与治疗措施】

1. 急救基本原则　立即将开放性气胸变为闭合性气胸,在给予补液、纠正休克、吸氧及生命支持等基础上尽早清创或手术并放置胸腔闭式引流。

2. 急救措施

（1）院前急救　在患者用力呼气末用大块凡士林纱布或无菌不透气敷料覆盖、包扎伤口使其封闭,将开放性气胸转变为闭合性气胸。经初步处理后,立即转运至医院。转运途中如患者出现呼吸困难加重或有张力性气胸表现时,应在患者呼气时开放密闭敷料,排出胸腔内高压气体。

（2）院内急救

1）立即予以补液、纠正休克、吸氧等对症治疗。存在呼吸衰竭者,立即予以气管插管机械通气。

2）清创、缝合胸壁伤口后放置胸腔闭式引流管,术后给予破伤风抗毒素肌注预防破伤风,抗生素预防感染,鼓励患者咳嗽排痰,促进肺复张。

3）如疑有胸腔内脏损伤、进行性血胸则需行开胸探查手术。

三、张力性气胸

【病因与诱因】

胸部外伤时,气管、支气管或肺创口形成单向活瓣效应,吸气时空气通过创口进入胸腔,呼气时创口闭合,空气不能从创口排出,胸腔内压力不断增高导致胸膜腔压力高于大气压,此时发生的气胸为张力性气胸。

【发病机制】

ℯ 拓展知识

【临床表现】

患者表现为极度烦躁、端坐呼吸、呼吸困难、大汗淋漓、发绀、意识不清,脉搏快而细弱,血压下降。体格检查时可见伤侧胸壁饱满,肋间隙增宽,胸廓活动幅度明显降低,气管显著向健侧偏移,伤侧胸部呈鼓音,呼吸音消失。伴有纵隔及皮下气肿时,可有皮下捻发感。

【临床辅助检查】

1. 胸部 X 线片 患侧肺完全萎陷,纵隔向健侧移位。

2. 胸腔穿刺 可见高压气体外推针筒芯。

【诊断与鉴别诊断】

胸部外伤后患者若出现明显的烦躁、呼吸困难、发绀、大汗等临床表现,伤侧胸壁饱满,肋间隙增宽,则应考虑张力性气胸可能。若患者病情危重,无法进行影像学检查,可进行诊断性穿刺,若胸腔内呈现为正压,并有高压气体排出,也可做出诊断。

【抢救与治疗措施】

1. 急救基本原则 迅速排出胸腔内高压气体,解除对肺和纵隔的压迫。

2. 急救措施

（1）紧急胸膜腔减压 在紧急情况下可在第 2 或第 3 肋间用粗针头穿刺排气减压,然后于穿刺针尾端拴一橡胶指套（可用气球、塑料袋等代替）,其顶部剪一小口,制成活瓣排气针,使胸腔内高压气体可以排出,而外界气体不能进入胸腔。

（2）胸腔闭式引流 患者经急救处理后,应放置胸腔闭式引流管引流。

（3）手术治疗 若胸腔闭式引流持续漏气,疑有严重肺裂伤或支气管断裂时,应行开胸探查,修复破裂口。

（4）对症治疗 予以吸氧、补液纠正休克等对症治疗;存在感染者,予以抗感染治疗;存在呼吸衰竭的患者,及时行气管插管并予以机械通气。

课后练习题

1. 如何诊断闭合性气胸?

2. 简述张力性气胸的急救及治疗。

3. 闭合性气胸与开放性气胸有何区别?

（杨立山）

第三节　创伤性血胸

掌握:各种创伤性血胸的临床表现及诊断。

熟悉:各种创伤性血胸的抢救与治疗措施。

了解:各种创伤性血胸的发病机制。

创伤性血胸是指由外伤导致的胸膜腔内积血,常见于钝性胸部创伤、肋骨骨折及穿透性胸部创伤,常与气胸同时存在。锁骨下静脉、颈内静脉穿刺置管,胸腔穿刺术,肺、胸膜活检等医源性损伤也是常见的原因。

【病因与诱因】

外伤性血胸出血主要来源于肺实质、肺门、心脏、胸腔大血管及肋间血管或胸廓内动脉。肺组织裂伤为血胸最常见的原因,但因肺动脉压力较低,除非是较大的裂伤,出血一般可自行停止。胸壁血管(胸廓内动脉或肋间动脉)出血因其来源于体循环,压力较高,通常为持续性出血,且出血量大,不易自止,常需开胸止血。纵隔内心脏及大血管出血相对少见,但一旦发生,患者常在短时间内死亡。

【发病机制】

🌐 拓展知识

【临床表现】

创伤性血胸的临床表现与胸腔内积血量的大小有关,患者会出现不同程度的面色苍白、脉搏细数等休克表现,并伴有不同程度的胸闷、气短、呼吸困难。伤侧叩诊呈浊音,呼吸音减弱。大量血胸时伤侧肋间隙饱满,气管可向健侧移位(表 5-8-1)。

表 5-8-1　创伤性血胸的临床表现、体格检查及辅助检查

类型	积血量	临床表现	体格检查	辅助检查
小量血胸	500 mL 以下	临床可无明显失血症状	下胸部叩诊呈浊音,呼吸音减弱。出血量小者不明显	X 线胸片:可见肋膈角变钝 血常规:血红蛋白正常或轻度下降 动脉血气分析:氧分压正常或略低
中量血胸	500~1500 mL	面色苍白、脉细而弱、血压下降、胸闷、气短	伤侧呼吸运动减弱,下胸部叩诊呈浊音,呼吸音明显减弱	X 线胸片:积血达肺门平面 血常规:血红蛋白下降明显 动脉血气分析:氧分压降低
大量血胸	1500 mL 以上	出现失血性休克、呼吸衰竭	伤侧呼吸运动减弱,肋间隙增宽,气管向健侧移位,叩诊呈浊音,呼吸音明显减弱或消失	X 线胸片:胸腔积血超过肺门平面 血常规:血红蛋白下降明显 动脉血气分析:氧分压降低明显

【临床辅助检查】

1. 血常规　失血量较大时,可出现血红蛋白下降;感染及脓胸时,白细胞及中性粒细胞比值可增高。

2. 血气分析　中到大量血胸时患者可出现氧分压下降,血乳酸增高往往提示存在循环灌注不足、休克。

3. X 线片检查　血胸时表现为胸腔积液征象,还可同时对肋骨骨折等作出诊断。

4. CT 检查　对少量血胸、出血量的判断敏感性及特异性均优于 X 线片。

5. B超检查 对创伤性血胸患者尤其是不宜搬动的危重患者具有较高的诊断价值,同时还有助于对积血的多少进行判断及穿刺部位的选择。

6. 诊断性穿刺 胸膜腔穿刺若抽出血性液体可明确诊断。

【诊断与鉴别诊断】

结合病史、临床表现及辅助检查一般不难诊断,胸腔穿刺若抽出血液则可明确诊断。对于血胸患者除明确血胸的诊断外,还必须判断是否存在进行性血胸,诊断要点详见要点框5-8-1。感染性血胸患者会出现高热、寒战,甚至部分患者会出现脓毒症休克,血常规检查提示白细胞及中性粒细胞比值明显增高,诊断要点详见要点框5-8-2。由于胸部外伤患者有发生迟发性血胸的可能性,故所有胸部外伤的患者均应密切观察。

要点框5-8-1 进行性血胸诊断要点

1. 脉搏加速、血压下降,经输血、补液等抗休克措施不见好转,或情况暂时好转不久又恶化。

2. 胸腔穿刺抽出的血液很快凝固,提示仍有继续活动性出血。

3. 胸腔穿刺抽出胸腔积血后,很快又见积血增长。

4. 血红蛋白和红细胞进行性下降。

5. 放置胸腔闭式引流,每小时引流血量超过200 mL,持续3 h以上;流出血液色鲜红、温度较高,其血红蛋白测定及红细胞计数与周围血液相近似。

要点框5-8-2 感染性血胸诊断要点

1. 体温及白细胞明显增高,并伴有其他全身中毒症状。

2. 将胸腔抽出液1 mL,放于试管内加蒸馏水5 mL(自来水亦可),混合后放置3 min,如果溶液为淡红色且透明,表示抽出液无感染。如果混浊或出现絮状物,则多已感染。

3. 将抽出的积血涂片,红、白细胞正常比例为500:1。有感染时白细胞数量增多,两者之比达100:1,则可定为已有感染。

4. 将抽出的积血进行涂片及细菌培养,并做抗菌药物敏感试验,为选择抗生素作参考。

【抢救与治疗措施】

1. 急救基本原则 血胸的治疗主要是防治休克(详见第三篇第四章失血性休克);对活动性出血进行止血;尽早清除胸膜腔内积血,防治感染,处理血胸引起的并发症及合并症。

2. 急救措施

(1)出血已停止的血胸 少量血胸主要采取胸腔穿刺,抽出胸腔内的积血。中量以上的血胸,多采用胸腔闭式引流,使积血尽快排出。

(2)进行性血胸 已明确的活动性出血或进行性血胸,应在输液、输血等抗休克治疗同时,开胸探查止血、清除胸腔内积血。

(3)凝固性血胸 应待患者情况稳定后,尽早开胸或胸腔镜手术(video-assisted thoracoscopic surgery, VATS)清除凝血块及附着于肺表面的纤维蛋白膜。

(4)感染性血胸及脓胸 应及时放置胸腔闭式引流,排出积脓。如果发现脓胸粘连、包裹,应尽早开胸手术,清除脓性纤维素块。在上述治疗同时,尽早使用敏感抗生素抗感染治疗。

(5)急诊胸腔镜手术(VATS) 不仅对血胸具有诊断价值,同时具有治疗作用。因其具有创伤小、疗效好、住院时间短、费用低等优点,目前临床上运用广泛。

(6)对症支持治疗 根据出血量大小及患者临床症状体征,予以吸氧、补液、抗感染等对症治疗;存在呼吸衰竭者,予以气管插管机械通气。

3. 抢救治疗应注意的问题　创伤性血胸常合并气胸、肋骨骨折、肺挫裂伤和膈肌损伤等,治疗须综合考虑血胸量、合并损伤、循环情况等而定。出血量较小(小于 300 mL),生命体征稳定的血胸可以观察治疗。在观察治疗过程中应注意患者循环变化情况,动态复查血常规、胸部 X 线片或胸部 CT,一旦出血量进行性增多,应考虑胸腔闭式引流或手术治疗。对于行胸腔闭式引流的患者,若每小时引流量超过 200 mL,持续超过 3 h,则应考虑存在进行性血胸,应在抗休克同时手术剖胸探查。胸部穿透性损伤易造成肌肉血管或肋间血管破裂,应尽快予以相应处理。

课后练习题

1. 简述创伤性血胸的临床表现。
2. 创伤性血胸如何急救?

(杨立山)

第四节　创伤性大出血

目的要求

掌握:创伤性大出血的临床表现及辅助检查。
熟悉:创伤性大出血的抢救治疗措施。
了解:创伤性大出血的发病机制。

创伤性大出血(traumatic haemorrhage)是指由于创伤造成机体大量失血,出血未控制是此类患者的首要死因,失血性休克是此类患者主要的临床特点之一,约 1/3 患者在入院时表现出凝血功能障碍。创伤性大出血导致的凝血功能障碍、代谢性酸中毒及低体温共同构成的"死亡三角",在创伤性大出血的发生发展中起到重要的作用,三者相互影响和促进,是创伤性大出血死亡的主要原因。创伤性大出血患者多病情危重、进展迅速,及时、快速控制出血、纠正失血性休克对此类患者的抢救治疗至关重要。

【发病机制】

🔘 拓展知识

【临床表现】
创伤性大出血首发症状为受伤部位的疼痛不适,即局部症状,大量失血后可出现全身症状。

(一)局部症状

1. 四肢创伤　患肢可表现为局部疼痛、肿胀、畸形、麻木、活动受限,可形成血肿。开放性损伤伤口局部可见出血。

2. 胸部创伤　可出现血胸,表现为胸痛、胸闷、气短、呼吸困难等症状。

3. 腹部创伤　可为腹部实质性器官出血,也可为腹部血管损伤出血。患者表现为持续腹痛,面色苍白,伴压痛及腹肌紧张,反跳痛可不明显,移动性浊音阳性。如时间较短即出现阳性体征,提示出血量较大,而且速度较快。

4. 腹膜后血肿　主要为骨盆骨折及腹膜后位器官损伤出血所致,患者主要表现为腹痛、腰背痛,腹部深压痛,反跳痛不明显。肾损伤主要症状是疼痛、伤侧腰部肌肉强直和腰部肿胀,伴有肉眼血尿,常因合并其他器官损伤而被掩盖。骨盆骨折时,患者除局部疼痛、活动受限外,骨盆挤压与分离试验阳性。十二指肠破裂时,患者可有呕吐,呕吐物含血液,肠蠕动消失。

（二）全身症状

主要为失血性休克的临床表现,根据出血量及休克程度的不同,临床症状也有所不同,具体临床表现见表 5-8-2。随着患者出血量增加,常很快出现周围循环衰竭的改变,并导致休克及多器官功能障碍,危及生命。

表 5-8-2　不同失血量下患者临床表现

	轻度失血	中度失血	重度失血
神志	清楚、躁动	神志淡漠	意识不清
皮肤色泽	正常或略苍白	苍白	呈"花斑样"改变
皮肤温度	正常或发凉	发凉	冰冷
血压	正常或增高	降低,收缩压 70 ~ 90 mmHg	收缩压 < 60 mmHg 或测不到
心率	正常或增快	增快	明显增快, > 120 次/分
尿量	正常	少尿	少尿或无尿
失血量估计(占全身血量)	15% ~ 20%	35%	45%

创伤患者失血量很难精确计算,只能根据患者临床症状、体征及实验室检查粗略估算。临床上常根据受伤部位初步判断出血量,身体各部位出血量见表 5-8-3。

表 5-8-3　不同部位出血量估计

出血部位	出血量估计
骨盆骨折	1 500 ~ 3 000 mL
股骨骨折	500 ~ 2 000 mL
胫骨骨折	500 mL
肋骨骨折(每根)	150 mL
肱骨骨折	250 mL
桡骨与尺骨骨折	150 ~ 250 mL
胸部创伤	500 ~ 2 000 mL
腹部创伤	1 000 ~ 5 000 mL
手掌大小的伤口	500 mL
拳头大小的凝血块	500 mL

【辅助检查】

1. 血、尿、粪便常规检查

（1）血常规　红细胞、血红蛋白、血细胞比容在创伤性大出血早期下降不明显,当下降时,提示已有大量出血;进行性下降时,提示存在活动性出血。白细胞总数及中性粒细胞比值可增高,为机体对创伤的一种应激反应,故其结果仅作参考。

（2）尿常规　肾损伤时有全程血尿,其中 10% ~ 25% 泌尿系损伤的患者可以无血尿。

（3）粪便常规　粪便隐血实验阳性常提示存在胃肠道出血。

2. 动脉血气分析　血清乳酸和(或)碱缺失作为敏感指标,指导患者出血和休克程度的估算和监测。胸部创伤患者可出现不同程度的氧分压下降。

3. 凝血功能　创伤性大出血患者可存在不同程度的凝血功能障碍,早期和重复的凝血功能检测为创伤性大出血患者评估的内容之一。监测措施包括早期连续性凝血功能监测、凝血酶原时间、血小板计数、纤维蛋白原水平测定、国际标准化比率和(或)血栓弹力图(viscoelastic method,VEM)等。

4. X 线检查　主要用于明确受伤部位骨折情况,如四肢骨折、骨盆骨折、肋骨骨折等。

5. CT 检查　可直观了解胸腔及肝、脾、肾等实质器官的损伤和腹腔积血情况,具有重要诊断价值。

6. B 型超声　为胸腹部创伤,尤其是腹部实质器官损伤时常用的检查手段。应用创伤重点超声评估法(focused assessment of sonography for trauma,FAST)可对胸腔、腹腔内实质脏器的形态、大小及出血量等进行快速评估,准确性高,还可重复检查,亦可对伤情进行动态观察。

7. 诊断性穿刺　是明确胸腔、腹腔内是否有出血的简便、快速、安全、可靠的检查方法,准确率达 90%

以上。如胸腔或腹腔内抽出不凝血,提示胸腔或腹腔内脏器破裂出血;如抽出血液迅速凝固,提示出血量大或存在活动性出血,但需排除穿刺针是否误入血管可能。

8. 腹腔灌洗术　早期诊断阳性率大于腹腔穿刺术,还可进行连续的观察而不必反复多次穿刺。一般在脐下中线处作小切口后直接用套管针进行穿刺,并将一多孔塑料管或腹透管插入腹腔 20～30 cm,如能引流出血性物即可诊断有内出血。阴性结果时可注入生理盐水 1 000 mL 后放低导管另一端并连接无菌瓶,如引流肉眼血性液(25 mL 血可染红 1 000 mL 灌洗液)及(或)红细胞计数 > 1 000/mm³ 即可诊断有内出血。

9. 内镜(胸、腹腔镜)检查　不仅可用于诊断,还可在操作过程中进行治疗,操作前应严格把握手术适应证。值得注意的是在内镜检查、治疗过程中,如果碰到困难,应果断改为常规开胸或开腹手术,以免延误治疗。

10. 探查手术　是在诊断困难、病情危急时不得不施行的手术。探查手术虽然是闭合性创伤的一种重要的诊断方法,但更重要的是为了抢救和进一步治疗。

【诊断与鉴别诊断】

创伤性大出血因有外伤史,同时合并失血性休克,因此诊断并不困难。对于创伤性大出血的患者,迅速控制危及生命的出血为治疗的首要任务,因此,明确出血部位为本病诊断的重点及治疗关键。

1. 开放性创伤　四肢开放性创伤伴发的大出血因有伤口,常能得到及时诊断、治疗。胸部及腹部的开放性创伤需注意有无胸腔或腹腔内器官、血管损伤出血可能,根据患者局部及全身症状,结合 B 超或 CT 多可明确诊断。

2. 闭合性创伤　闭合性创伤的大出血诊断相对困难,常需根据临床症状、体征进行必要的辅助检查。单纯颅内出血出血量小,不会导致大出血,故其仅表现为颅内出血导致的神经系统症状、体征。

【抢救与治疗措施】

(一)急救基本原则

迅速评估伤情、必要的生命支持措施、快速控制出血是后续救治的先决条件,在上述抢救治疗的基础上尽早纠正休克,纠正凝血功能障碍、酸中毒和低体温,采取损伤控制的手术策略及其他对症支持治疗。

(二)急救措施

1. 现场急救措施　对于院前发生的创伤性大出血,应按照初级创伤救治程序(ABCDE)进行评估和急救,同时立即进行有效的止血、包扎、固定等急救措施。尽快将患者转送至合适的创伤中心,尽量缩短受伤至出血控制的时间。呼吸心搏骤停的患者,应紧急进行心肺复苏术。

2. 院内急救

(1)初步评估和处理　根据患者的生理状况、解剖损伤类型、致伤机制及对初始复苏的反应,综合评估出血的严重程度。对于有明显出血部位的患者,应立即进行止血操作。

(2)高级生命支持　包括必要的气道保护、人工气道的建立、机械通气等,维持稳定的生命体征,为进一步抢救治疗赢得时间。

(3)限制性容量复苏　立即予以补液、输血等抗休克治疗(详见第三篇第四章失血性休克),采用限制性容量复苏策略以达到目标血压(收缩压 80～90 mmHg)。对于危及生命的低血压,可给予血管升压药以维持目标血压。与此同时,存在手术适应证者,积极准备手术治疗。

(4)纠正凝血功能障碍、代谢性酸中毒、低体温　包括输注新鲜冷冻血浆或冷沉淀凝血因子纠正凝血功能障碍,必要时适当输注碳酸氢钠纠正酸中毒,采取适当的保温措施以纠正低体温,如减少患者的身体暴露、输注血液制品或复苏液体前加热、利用加热毯等设备等。

(5)损伤控制外科(damage control surgery,DCS)　创伤性大出血患者往往伴有凝血功能障碍、代谢性酸中毒、低体温所引起的"死亡三角",难以承受时间较长、创伤较大的外科手术,此时若进行确定性手术治疗,可能会导致病情加重甚至死亡,因此施行简单的外科手术进行损伤控制可有效降低创伤性大出血患者死亡率。

1)损伤控制性手术(damage control operation) 适应证见要点框5-8-3。具体内容包括:①通过简单有效的外科操作控制出血和污染。②重症监护室的复苏。③当患者生理条件允许时实施腹部确定性手术。

2)确定性手术 对于血流动力学稳定且不存在上述情况的,实施确定性手术。

(6)预防感染 根据患者伤情,合理使用抗生素,预防感染。开放性损伤患者,予以破伤风抗毒素肌注预防破伤风。

(7)止血药物的应用 临床上可酌情选用,如氨甲环酸。

(8)综合治疗 包括纠正电解质、酸碱失衡,稳定内环境,保护脏器功能,防止出现MODS。危重症患者应转至ICU加强监护治疗。

要点框5-8-3　损伤控制性手术适应证

1. 严重损伤的患者,如出现严重失血性休克、存在持续出血和凝血功能障碍。

2. 存在低体温、酸中毒、难以处理的严重解剖损伤。

3. 需要接受费时的操作,合并腹外严重损伤。

课后练习题

1. 什么是创伤性大出血?

2. 创伤性大出血后应如何急救?

(杨立山)

第五节　胸腹联合伤

📍 **目的要求**

掌握:胸腹联合伤的临床表现及辅助检查。

熟悉:胸腹联合伤的急救措施与治疗。

了解:胸腹联合伤的发病机制。

胸腹联合伤(thoraco-abdominal combined injuries)是指火器、锐器或强大的钝性暴力等同一致伤因素导致胸腔、腹腔脏器及膈肌同时损伤。胸腹联合伤可同时伴有胸部、膈肌及腹部的多个脏器损伤,包括肺、心脏、大血管、食管、膈肌、腹腔内脏器(如肝、脾、肾、膀胱等),可造成严重的呼吸、循环功能障碍,失血性休克和严重感染,死亡率高达25%~35%。

【病因与发病机制】

ℯ 拓展知识

【临床表现】

胸腹联合伤的症状和体征常相互重叠和掩盖,临床表现严重而复杂,可概括为胸部症状、腹部症状、循环功能障碍。上述表现可相互交叉,也可同时存在。

1. 胸部症状 主要为胸部及肺损伤所致,常有血胸、气胸、血气胸的相应症状,如胸痛、气短、呼吸困难、咳嗽、咯血等。胸部损伤严重者,可迅速出现呼吸衰竭。

2. 腹部症状 主要为腹部脏器损伤所致,患者最突出的表现为腹痛。腹腔内实质脏器破裂时,患者可迅速出现休克,同时伴有腹膜刺激征;腹腔内空腔脏器破裂时,突出的表现是腹膜刺激征,可伴有气腹征。肾、膀胱破裂可出现肉眼血尿。但肾破裂出血在腹膜后,如未穿过腹膜则腹部症状可不明显。

3. 循环功能障碍　无论是血胸、心血管损伤还是腹腔实质脏器破裂,均可导致失血性休克。心包损伤后可出现血性心包积液、心脏压塞,患者迅速出现循环衰竭,甚至心搏骤停。

【临床辅助检查】

1. 血、尿、粪便常规检查

(1)血常规　血红蛋白进行性下降,提示可能存在进行性出血;白细胞及中性粒细胞比率增高,提示可能存在感染。

(2)尿常规　血尿往往提示存在肾或膀胱损伤可能。

(3)粪便常规　粪便隐血试验阳性常提示存在胃肠道损伤。

2. 降钙素原　可提示是否存在感染,以及感染严重程度。

3. X线检查　对肋骨骨折、血气胸有明确诊断的价值,还可发现体内残留金属异物;对心、肺损伤和创伤性膈疝有重要提示意义;如发现膈下游离气体,可诊断腹腔内空腔脏器损伤。

4. B超检查　应用创伤重点超声评估法(focused assessment of sonography for trauma,FAST)可发现胸腔、腹腔内实质脏器(心、肝、脾等)的形态、大小有否异常,胸、腹腔内有否积液、血肿,膈下有无游离气体,可做出快速诊断而且准确性高,还可重复检查,亦可对伤情进行动态观察。

5. 诊断性穿刺　是明确胸腔、腹腔内是否有出血的简便、快速、安全、可靠的检查方法,准确率达90%以上。如胸腔或腹腔内抽出不凝血,提示胸腔或腹腔内脏器破裂出血;如抽出血液迅速凝固,提示出血量大或存在活动性出血,但需排除穿刺针误入血管可能。

6. CT检查　可直观了解胸腔及腹腔内脏器损伤、出血及积气情况,具有重要诊断价值。

7. 内镜(胸、腹腔镜)检查　不仅可用于诊断,还可在操作过程中进行治疗。近年来在胸腹联合伤中的应用也逐步增加,值得注意的是在内镜检查、治疗过程中,如果碰到困难,应果断改为常规开胸、开腹手术,以免延误治疗。

【诊断与鉴别诊断】

胸腹部损伤引起的症状、体征相互掩盖,体表损伤与脏器受损部位往往不对应,容易导致误诊、漏诊,诊断需通过患者症状、体征,结合详细的体格检查及辅助检查综合评定,部分患者需通过探查性手术才能明确诊断。应用创伤严重度评分法(AIS-ISS)有助于对伤情严重程度的判断。诊断要点详见要点框5-8-4。

1. 锐器造成的胸腹联合伤　除胸腹部症状、体征外,应注意检查受伤部位,伤口走行方向、深度,伤道的入口和出口,仔细观察渗出物的色泽、气味和性质,判断有无胃肠内容物、胆汁等,以便估计可能受

要点框5-8-4　胸腹联合伤的诊断

1. 腹部伤合并有胸痛、呼吸困难、发绀等胸部症状、体征者。

2. 胸部外伤之后,腹部渐塌陷,胸部听到肠鸣音者。

3. 经胸部伤口或胸腔引流管流出消化道内容物者。

4. 胸部X线检查,膈肌明显抬高者。

5. 胸部盲管伤,出现腹部症状、体征者。

伤的器官。由于正常呼吸时左侧膈肌可达第五前肋水平,右侧膈肌可达第四前肋水平。因此,左侧第五前肋以下、右侧第四前肋以下的锐器损伤,均有存在胸腹联合伤可能。伤口在胸部而出现腹部症状、体征或伤口在腹部而出现胸部症状、体征时,也应注意是否存在胸腹联合伤可能。

2. 钝性损伤造成的胸腹联合伤　钝性外力造成的脏器损伤与体表受伤部位往往不对应,诊断常需要依靠受伤机制、临床症状体征及辅助检查综合判定。

【抢救与治疗措施】

（一）急救基本原则

胸腹联合伤的救治原则是尽快纠正休克、纠正呼吸衰竭、预防感染,条件允许时,尽早手术治疗。

（二）急救措施

1. 现场急救措施

（1）胸腹联合伤患者往往伤情较重,现场救治可遵循创伤初级救治技术（ABCDE）,初步评估伤情。存在呼吸心搏骤停患者,现场进行心肺复苏。

（2）进行必要的止血、包扎、固定后,尽快转运至医院抢救治疗。

2. 院内急救

（1）高级生命支持　包括必要的气道保护、人工气道的建立、机械通气等,维持生命体征稳定,为进一步抢救治疗赢得时间。

（2）纠正休克　控制出血,输液、输血迅速恢复有效循环血量。存在心脏压塞者,行心包穿刺,解除心脏压迫。酌情应用升压药物。

（3）改善呼吸功能　吸氧,保持呼吸道通畅,封闭胸壁开放性伤口,纠正反常呼吸运动,放置胸腔闭式引流。

（4）手术治疗　根据病情尽早进行损伤控制性手术或确定性手术治疗。

（5）防治感染　存在感染依据者,积极抗感染治疗。存在开放性损伤者,予以破伤风抗毒素肌注,预防破伤风。

（6）危重症伤员的处理　胸腹联合伤病情复杂,对呼吸、循环影响较大,术后易出现 ARDS、脓毒症、MODS 等严重并发症,对危重症患者,术后应在 ICU 加强监护治疗。

课后练习题

1. 什么是胸腹联合伤？胸腹联合伤有何特点？

2. 如何诊断胸腹联合伤？

（杨立山）

第六节　复　合　伤

目的要求

掌握:复合伤的现场急救要点。

熟悉:复合伤的临床表现。

了解:复合伤的发病机制。

复合伤（combined injuries）系指两种或两种以上不同性质的致伤因素,同时或相继作用于机体引起组织、器官连续受到破坏并致功能障碍的损伤,其特点是复杂而严重,死亡率高。日常临床所见到的复合伤多由交通意外或生产活动所致,特别是矿井瓦斯爆炸,生产或运输过程中化学性、有毒性及腐蚀性物体的意外爆炸,高速公路、高速铁路隧道内的重大车祸及航空空难等;偶也可见于地震引起的建筑物倒塌伴大火等意外灾难。另外,复合伤也常见于恐怖袭击、武器库保管或易爆物运输过程中意外爆炸,战争中的核武器、化学武器、高性能及多功能武器引发的爆炸、放射线、热辐射、冲击波、化学毒剂等因素对人体的损害。

【病因及发病机制】

🅔 拓展知识

【临床表现】

依据复合伤形成的原因不同,临床将其具体分为烧冲复合伤、烧冲毒复合伤、放烧冲复合伤、放射复合伤、化学复合伤等不同伤情组合。各种复合伤损伤部位及损伤程度各有不同,临床表现也各不相同。在我国以烧冲复合伤和化学复合伤最为常见。

(一)烧冲复合伤

1. 可见不同程度体表组织烧伤,中重度烧伤者由于大量体液迅速丢失,早期即可发生低血容量性休克。伤者全身情况差,表现为神情淡漠,反应迟钝,乏力,嗜睡;合并颅脑损伤时,可出现意识障碍。

2. 冲击伤引发致命性急性肺损伤,尤其以肺出血和肺水肿的相关表现最为突出,可伴有明显的胸痛、胸闷、呼吸困难、咯血等症状。合并呼吸道烧伤时,呼吸困难更加严重,早期出现呼吸功能障碍,继而心律失常。

3. 冲击伤导致腹腔脏器受损、破裂、出血,常出现腹胀、血尿、少尿、全身严重水肿,以及开放伤口、四肢骨折、听器损伤和眼冲击伤等一系列全身性改变。

(二)化学复合伤

临床表现复杂,除具有冲击伤的全身表现和多处皮肤不同程度烧伤、伤口出血、骨折等一系列改变外,局部腐蚀性化学毒物(如强酸、强碱)可使暴露的身体部位迅速产生红斑、水肿和水疱,并逐步扩大为溃疡、坏死创面。全身性化学毒剂可经皮肤、伤口、呼吸道等部位吸收或吸入,继而出现一系列呼吸困难、急性肺水肿或休克、意识障碍等全身中毒表现;神经毒剂还可以引起全身肌颤,窒息;氰化物中毒可导致凝血功能障碍和严重心律失常,并迅速发生死亡。

【实验室与辅助检查】

除常规、生化等实验室检查外,在伤者病情允许前提下尽可能地采用超声、X线、CT、MRI等辅助检查手段,为进一步确诊、鉴别诊断提供确切依据,以防止漏诊和误诊。

【诊断与鉴别要点】

(一)烧冲复合伤

有引起烧冲复合伤的地点和确切因素,受伤表现符合烧冲复合伤的临床特征,诊断一般多无困难。但有时冲击伤(爆震伤)严重程度分级是诊断难点,大多以单一损伤的伤情分级为基础,或以两种损伤复合后互相影响及叠加的后果为依据。①轻度:指冲击伤后可能没有明显临床症状或轻度胸闷、胸痛,烧伤较轻。②中度:指中度烧伤伴呼吸急促、咳嗽、肺部听诊可及啰音。③重度:指重度烧伤伴呼吸困难、咳嗽、咯血或血丝痰,胸部X线片可以见到肺纹理增粗,出现斑点或片状高密度影,动脉血氧分压下降,不同程度的休克。④极重度:冲击伤后出现口鼻部粉红色泡沫样液体,伴重度烧伤、早期严重休克,多易在1~2天内死亡。

(二)化学复合伤

毒物确定是诊断第一步,病史调查需要明确化学毒剂释放的时间、地点、种类和浓度,对于不明毒剂要了解其性状和特殊气味,或现场伤口分泌物取样行毒物鉴定。同时根据局部伤口、烧伤和冲击伤严重程度、全身中毒表现做出临床诊断。

(三)鉴别要点

复合伤特点具有"外轻内重、伤情变化快"的特点,一般情况下,颅脑损伤、骨折、脏器破裂及出血等情况,多可经临床检查和辅助检查明确诊断。由于此类伤员多发病突然、群体就医、伤情复杂,有时可能会引起临床对某些疾病的漏诊或误诊。因此,临床检查和完善诊断时一定要注意:①对于病情危重或无法表述主诉的伤员,由于病史采集困难或难以获得完整的资料,不要忽略隐匿体征的检查;②空腔脏器在早期缺乏典型的临床症状,病程中需加强观察和查体;③即使早期未发现肺、心、肝、肾及颅脑等存在冲击伤表现,也应给予足够的临床观察时间;④鼓膜对爆炸产生的超压特别敏感,极易穿孔,在全身病情危重时如重视不够易发生漏诊。

【抢救与治疗措施】

治疗原则基本同多发伤。特别强调：①要高度重视伤后黄金抢救时间（1 h）和伤后白金抢救时间（10 min），尽可能防止早期死亡；②现场检伤，分轻重，迅速、安全转运伤员，提高抢救成功率；③接诊医院要迅速成立抢救小组并通力协助；④坚持多方兼顾、多因素并治的救治原则。

（一）现场急救要点

1. 迅速将伤员全部搬离现场，搬运过程中要保持呼吸道的通畅和正确的体位。同时对强酸、强碱等化学毒物沾染者应迅速脱去污染衣物，有条件时即刻用清水局部冲洗。

2. 对心搏、呼吸骤停者应立即实施 CPR 复苏技术。

3. 对连枷胸者应实施胸壁加压包扎，张力性气胸者则应立即穿刺排气；对开放性骨折予以无菌敷料包扎，并使用夹板固定等；控制活动性出血，必要时采用止血带。

4. 按顺序进行体检，或实施现场多部位超声检查，对伤情做出初步判断。

5. 完成初步病史采集和对现场损伤异物的留存采样。

（二）基本生命支持治疗

一般严重的复合伤常死于致伤现场，早期死亡的原因主要是吸入性烧伤和（或）有毒气体引起的窒息、急性肺水肿、多个脏器破裂及出血、严重休克、重度脑干伤等。因此，在现场救治基础上对危及生命的某些全身性问题或局部伤口所采取的积极处理措施，是保证生命体征稳定、为进一步救治创造条件的基础。具体救治方法同本章第七节多发伤。

（三）进一步治疗措施

1. 即使部分伤者可以渡过早期休克的难关，也往往会死于严重感染、ARDS 及 MODS 等后期严重并发症。因此，需对经初步处理后的患者给予更合理的救治方案和补充措施，见本章第七节多发伤。

2. 复合伤治疗中非常困难的问题：①烧冲复合伤患者强调早期根据前 24 h 所需液体进行液体复苏，以维持尿量在 $0.5 \sim 1.5$ mL/（kg·h）。烧伤合并颅脑外伤时，最困难的是抢救烧伤休克与防治脑水肿之间的矛盾。前者需要大量补液，后者则需要限制补液量并进行脱水处理。一般应先补液治疗，将各种抗休克指标控制在低水平，一旦休克被控制，即应适当使用脱水药，根据血压、脉搏、呼吸的变化，作相应的调整。②烧伤合并冲击伤时，后者引起广泛的小血管和淋巴管通透性增加或破裂造成组织间液体潴留，补液会加重组织间和重要脏器的水肿，但仍然需要充足的补液量。因此，治疗中要随时观察心、肺、脑、肾功能变化，给予各种保护性措施。

3. 其他辅助措施：①早期合理运用抗生素，控制及预防脓毒症，及时进行细菌培养和药物敏感试验检测。②防治低血容量性休克或感染性休克。③体表烧伤应由专科医师处理，特别对深Ⅱ度、Ⅲ度烧伤应分期、分批切削痂，自体或异体植皮。白细胞介素 3、重组人粒细胞巨噬细胞集落刺激因子、肿瘤坏死因子 α 对放烧复合伤均有促进造血功能重建的作用；输注骨髓间充质干细胞和皮肤组织多能干细胞，可促进创面愈合及造血功能重建。④复合伤后机体表现出基础代谢增加、营养过度消耗。因此，充分的营养支持以维持代谢调节有利于患者早期恢复，同时减少并发症的发生。⑤此外，应该重视严重复合伤患者在治疗和恢复过程中可能存在一些难以克服的精神压力，个体化的心理疗法应早期进行。

课后练习题

1. 试述复合伤现场急救要点。

2. 矿井瓦斯爆炸会形成何种复合伤？伤后有哪些临床表现？

（王海峰）

第七节　多　发　伤

掌握：多发伤的概念、临床表现、抢救与处理原则。

熟悉：多发伤的一期抢救手术优先原则。

了解：多发伤的诊断和鉴别诊断。

多发伤（multiple injuries）系指在单一致伤因素打击下，机体同时或相继发生两个或两个以上解剖部位（含脏器）的损伤，且至少有一处损伤危及生命或并发创伤性休克。多发伤并不是几处创伤的相加或组合，而是一种伤情既彼此掩盖又相互作用，且应激反应强烈、临床表现复杂的创伤症候群或综合征。多发伤发病率有逐年增多趋势，早期多因休克、大出血、心搏呼吸骤停而引发死亡，而严重并发症、多器官功能不全或衰竭则是晚期死亡的主要因素。

【致伤原因】

多发伤主要见于交通事故、高处坠落、矿山矿井事故、地震、泥石流及人为打击等意外性因素，其中由交通事故引发的占首位，其次见于高处坠落伤或坍塌所致挤压伤。此外，利器伤、火器伤也是多发伤较常见的致伤因素。

【致伤机制】

🅔 拓展知识

【临床表现】

多发伤可导致多个解剖部位的损伤，尤其以颅脑、胸腹腔和四肢同时受损较为常见，临床表现繁杂多变。由某一解剖部位或脏器损伤为主的多发伤临床表现有相对特殊性。

1. 以颅脑为主的损伤　①早期表现为高颅压症状：频繁的呕吐，剧烈的头痛。②意识的改变：烦躁、嗜睡、浅昏迷甚至深度昏迷，对外界刺激反应迟钝或消失，有的昏迷者短暂清醒后再次昏迷。③瞳孔改变：早期瞳孔不等大、直接或间接对光反应迟钝或消失，到后期瞳孔散大，可以合并有眼睑下垂及眼球外斜等。④肢体运动障碍：可以有单侧肢体自主活动减少或消失、双侧肢体运动障碍、四肢肌力减退或间歇性出现头颈后仰、四肢挺直、躯背过伸的角弓反张状。⑤生命体征的紊乱：可出现脉搏慢、呼吸慢、血压高的现象，称为 Cushing 三联征。面色潮红或苍白，大汗淋漓或无汗，体温可以高达 40℃或不升高。上述变化基本都是由于颅内血肿形成或脑水肿致高颅压表现。后期因脑疝导致呼吸、心搏骤停。

2. 以胸部为主的损伤　①持续剧烈胸痛，呼吸时加重，合并肋骨骨折更加明显；②呼吸困难、呼吸频率增快，但呼吸幅度表浅；③如有多根多处肋骨骨折可以出现胸廓塌陷，即所谓连枷胸，表现为特殊的反常呼吸运动，可伴严重的低氧血症；④肺或支气管损伤可以出现痰中带血或咯血；⑤胸腔内大出血可导致血压急剧下降，迅速休克；⑥肺挫裂伤或支气管破裂可以出现因张力性气胸导致早期颈面部、胸部的广泛皮下气肿并迅速出现极度呼吸困难，口唇发绀，端坐呼吸甚至昏迷、窒息；⑦心脏的开放性损伤可见胸部大量鲜血外溢，患者迅速休克，如为心脏闭合伤，可以出现 Beck 三联征（静脉压升高，动脉压降低，心搏微弱、心音遥远）。

3. 以腹部为主的损伤　①腹部开放性损伤可见腹部内脏的外露和创口的溢血；②闭合性腹部损伤首先表现为腹痛，腹胀，肠鸣音减弱或消失；③腹腔实质脏器破裂可迅速出现腹胀，叩诊呈实音，腹腔穿刺为不凝血，很快出现休克；④腹腔实质脏器的迟发性破裂或肠管等空腔脏器的局限性破裂穿孔，早期体征不明显。

4. 颌面颈部损伤 颌面颈部血运丰富,多有上下颌骨骨折变形及动脉性出血。无论清醒或昏迷均可因血液或血凝块引发窒息,颈深部出血肿胀还可压迫气管出现严重的呼吸困难。较大的动脉破裂很快导致失血性休克。

【实验室和辅助检查】

(一)实验室检查

1. 急查血、尿、便三大常规,急查血型和交叉配血及凝血功能。血常规需及时复查。

2. 进一步查动脉血气分析、血电解质、血糖、血尿素氮、血肌酐、血淀粉酶、尿淀粉酶、肝功能、动脉血乳酸、D-二聚体。

3. 脑脊液、胸腹腔穿刺液的实验室检查。

(二)辅助检查

1. 胸、腹腔穿刺 简单、快速、安全,为胸腹腔创伤首选方法,可反复进行。可能有假阳性、假阴性。

2. 腹腔灌洗 用于腹部创伤,可在床边进行,阳性率达95%。

3. 超声 简便,可在床边进行,对胸腹腔积血、实质脏器损伤和心脏压塞的诊断准确率高。

4. X线 头颅、胸部、骨关节伤的首选方法。

5. CT 对实质性脏器可以定性,尤其对颅脑、胸腹腔创伤意义较大。

6. MRI 多用于稳定状态时对颅脑、脊髓的检查。

7. 血管造影 对特殊部位大出血,可同时进行诊断和介入手术治疗。

8. 内镜技术 特定情况下内镜技术用于胸腹腔损伤的诊断和治疗。

【诊断】

1. 对早期严重创伤患者,首诊医师要严格执行首诊负责制,迅速确定有无致命性损伤,如呼吸道是否通畅,有无大出血、休克、血气胸等。抢救生命为第一要素,应当先抢救,后诊断。

2. 通过详细询问病史,了解致伤物体的性质及机体着力部位。按照 CRASHPLAN[C(cardiac,心脏)、R(respiratory, 呼吸)、A(abdomen, 腹部)、S(spine, 脊柱)、H(head, 头部)、P(pelvis, 骨盆)、L(limb, 四肢)、A(arteries,动脉)、N(nerves,神经)]顺序指导检查。依据伤情,进一步行超声、X线、CT、MRI等检查。诊断包括三方面:

(1)损伤诊断

1)按损伤部位分为:①头颈部:头颅,颈部。②面部:五官及面部骨骼。③胸部:纵隔脏器,胸廓,胸腔,膈肌及胸椎。④腹部:腹腔、盆腔脏器,腰椎。⑤四肢:四肢骨骼,骨盆,肩胛骨。⑥体表皮肤。

2)按损伤性质分为:①浅表擦、挫伤,血肿和异物。②开放性伤口。③骨折:闭合或开放。④关节脱位,关节腔积血,韧带撕脱等。⑤神经、脊髓损伤:完全或不完全,出血、震荡、断裂,是否伴神经功能缺失。⑥血管损伤。⑦肌肉、肌腱切割,撕脱,撕裂。⑧挤压伤。⑨内部脏器:震荡,挫伤,裂伤,血肿,钝性伤或穿透伤。

(2)损伤并发症的诊断:包括失血性休克,感染,骨筋膜室综合征,水、电解质及酸碱平衡紊乱和器官功能障碍等。

(3)并存疾病的诊断:是否有高血压、糖尿病等,体内是否有植入物。

3. 对重点部位如颅脑、胸、腹、四肢诊断基本明确后,还应考虑伤情的相互重叠或掩盖。要动态观察完善和补充诊断。

4. 单处伤处理后,伤情、休克仍无改善,应积极寻找其他原因,有可能漏诊或病情出现新的变化,或者主、次要诊断的转化。

5. 多发伤患者病情重,预后差,诊断中还应附加损伤严重程度评分。目前常用的评分方法有创伤评分法(trauma score,TS)、简明损伤量表(abbreviated injury scale,AIS)和损伤严重程度评分(injury severity

score,ISS）。它们都从生理和解剖方面为反映病情、指导治疗、评价救治质量等提供重要依据。同时具有预测存活概率的综合评分有创伤和损伤严重程度评分（trauma and injury severity score,TRISS）。

【抢救与治疗措施】

多发伤的急救需要外科各个专科的协调与协作,需要有创伤专科或有创伤救治经验的医师来组织或指挥多发伤患者的急救和后期救治,以达到快速、有效和准确的治疗。最好在急诊科有创伤专业化救治队伍。

（一）现场急救

医护人员迅速到达急救现场后应立即去除正在威胁生命的致伤因素,并开展现场急救,包括气道开放、心肺脑复苏、创面包扎止血、骨折固定和安全运送等。

（二）多发伤的综合救治

1. 呼吸道管理　多发伤最紧迫的情况是呼吸道梗阻,首先要迅速清除痰液、呕吐物、口中泥土、义齿等,保持呼吸道通畅。昏迷舌后坠者可用舌钳将舌头拉出或放置口咽通气道。口腔颌面部骨折和损伤、咽喉或气管软骨骨折、连枷胸等须紧急建立人工气道,可靠方法是气管插管,可以控制气道、防止误吸、及时供氧、气道给药。颈椎骨折的患者不宜颈部过度后伸,应紧急行环甲膜穿刺或气管切开。

2. 心肺脑复苏　见第二篇第二章心肺复苏术。

3. 抗休克治疗　见第三篇第四章失血性休克。

4. 综合救治与部位伤的救治

（1）颅脑损伤处理　严密观察颅内高压体征,不要在无明显颅内压增高的情况下盲目使用利尿药和脱水药;患者躁动、频繁呕吐、肢体少动或不动、瞳孔对光反应迟钝等要随时复查颅脑CT。在明确颅内血肿的存在合并有颅内压增高后,可以积极使用呋塞米和甘露醇、甘油果糖等利尿脱水药,同时可以使用白蛋白、血浆等提高胶体渗透压,迅速做好开颅减压准备。有指征者可行颅内压监测,以指导临床处置。

（2）胸部损伤处理　早期有反常呼吸者用纱垫加压固定,明显胸廓塌陷者需要临时性胸廓复位成形（如布巾钳固定悬吊）,积极纠正循环、呼吸和其他生理紊乱,尤其"死亡三联征",对连枷胸可行多根多处肋骨骨折内固定术。有血气胸者,立即行胸腔闭式引流,当一次引流血量在1 500 mL以上或连续3 h引流超过每小时200 mL时,应立即剖胸探查。心脏破裂者要立即开胸修补。

（3）腹部损伤处理　开放的腹部损伤需要立即剖腹探查;闭合性损伤容易漏诊和误诊,腹腔穿刺是早期诊断的首要方法,简单而快捷,可反复或多点穿刺。床旁超声可准确判断腹腔内出血,结合CT对实质脏器破裂多数可作出诊断。对诊断不明确的腹腔出血,病情不平稳的情况下应及时手术探查,不可无限期等待观察。

（4）四肢骨盆和脊柱损伤的处理　多发伤绝大部分合并有骨折。四肢开放骨折及早实施清创术,在全身情况稳定时有选择地进行一期内固定术;闭合性骨折可以先外固定,病情稳定后进一步处理;长骨骨折可能导致脂肪栓塞者尽可能早做内固定;稳定的骨盆骨折无需特殊处理,严重不稳定骨盆骨折应用骨盆外固定支架固定,合并血管、神经和盆腔内脏损伤需尽早手术;脊柱骨折合并脊髓受损或脊柱不稳需要及早减压探查、内固定以恢复脊柱的稳定性。

（5）血管损伤的处理　开放伤口中可见的血管大多可结扎、烧灼,重要血管须吻合或重建。深部血管损伤如颅底、胸腔、腹腔、盆腔等,普通检查不易明确,手术探查不易到位,应当实施介入方法,不但可以明确出血部位,还可同时对出血血管进行栓堵,对复合伤降低死亡率有事半功倍之效。

（6）一期抢救手术治疗原则和手术顺序　①严重创伤患者伴重度失血性休克,进行性出血及凝血功能障碍,低体温、酸中毒,或失去解剖结构无法手术的患者,应遵循损伤控制外科（damage control surgery,DCS）原则。其概念是:在基本复苏的条件下,使用最简单的手术方式,如简化剖腹手术、填塞止血,或用最快的速度修补损伤脏器,降低较长时间彻底修复手术带来的一系列严重并发症。待凝血功能正常、一般情况好转后延期手术修复。②全身情况基本稳定的患者应采用优先手术原则,见要点框5-8-5。③如果出现两个部位同等优先的情况则分组同时手术。针对四肢开放性骨折需要急诊清创术,则在头、胸、腹抢救性手术完成后实施。

5. **防止感染**　严重的多发伤可以导致全身多种防御功能下降,合并有严重污染的创口,极易发生感染。因此,除了早期创口的彻底处理外,必须使用适当的抗生素,以预防感染发生。

6. **营养支持**　创伤后机体处于高代谢状态,能量消耗增加,大量蛋白质分解,负氮平衡,如不能及时纠正,患者易发生感染和多器官功能衰竭。因此创伤后的营养支持是一个非常重要的问题。一般来讲,消化道功能正常者,以口服为主;昏迷患者或不愿进食的患者,可用鼻饲或胃造瘘;不能从消化道进食者,可采用短期全胃肠外营养。

要点框5-8-5　一期抢救手术优先原则

1. 优先开颅原则

(1) 有意识障碍逐渐加重的颅脑损伤合并颅内血肿(硬膜外、硬膜下或脑内血肿),尤其是有脑疝形成的。

(2) 影像提示脑中线结构明显移位、脑室明显受压。

2. 优先开胸原则

(1) 心脏大血管损伤。

(2) 进行性血胸、张力性气胸或胸部穿透伤。

(3) 气管支气管裂伤。

3. 优先剖腹原则

(1) 腹部开放或穿透伤。

(2) 实质器官或大血管损伤引起的腹腔内大出血。

课后练习题

1. 简述多发伤的概念和临床表现。
2. 简述多发伤的一期抢救手术优先原则。
3. 简述多发伤的抢救与处理原则。

（王海峰）

第八节　挤压综合征

目的要求

掌握:挤压综合征的概念、现场处理和抢救治疗原则。

熟悉:挤压综合征的诊断要点。

了解:挤压综合征的发病机制。

挤压综合征(crush syndrome)系指机体肌肉丰富的四肢或躯干部位遭受重物碾锉或长时间挤压后出现以肌红蛋白尿、高血钾、高血磷、酸中毒和氮质血症等为特点的肾衰竭症候群。广义的挤压伤是指机体任何一个部位受到挤压,使组织结构的连续性受到破坏和功能障碍,挤压综合征是其最复杂而严重的表现。

【致病因素】

主要的致伤因素为:①地震、泥石流等自然灾害;②工程事故、建筑物坍塌所致的创伤;③交通事故所致的创伤;④超时使用止血带导致的肢体缺血;⑤醉酒、昏迷、冻僵、麻醉和药物中毒等造成机体局部肌肉长时间受压。

【发病机制】

💡拓展知识

【临床表现】

(一)伤肢的局部表现

肢体表面有受压痕迹、水疱和红斑,或皮肤坏死肿胀,远端肢体皮肤发白,皮温降低,肿胀僵硬,血管搏动减弱或消失。伤肢运动和感觉障碍,可伴有骨折、肌肉无力,并有局限性压痛,被动活动伤肢可以引起剧痛。同样致病因素,小腿的损伤要比大腿严重。

(二)休克为主的全身表现

首先出现脉搏增快、血压下降等休克先期征象;随着受压肢体肿胀加重,血浆外渗和毒素的吸收,发生低血容量性休克,血压迅速下降,脉搏细速,皮肤湿冷,神志恍惚,意识淡漠。

(三)急性肾衰竭征象

随着病情的加重可以出现酱油色尿、进行性少尿(<400 mL/24 h)甚至无尿(<100 mL/24 h)等急性肾衰竭征象。

【实验室检查】

(一)尿常规

尿液呈酱油色或棕褐色,尿常规提示含有大量肌红蛋白或血红蛋白,红细胞及色素管型,少尿期尿相对密度增高,进入多尿期尿相对密度下降,逐渐固定在 1.010 左右,尿 pH 呈酸性。

(二)血常规及生化检查

1. 血常规提示红细胞、血红蛋白进行性降低。

2. 血钾常明显高于 5.5 mmol/L,高血磷,低血钙。

3. 血 pH <7.35。

4. 尿素氮及肌酐进行性升高,白蛋白降低。

5. 血清酶学检查提示肌酸磷酸激酶(CPK)$>10\ 000$ U/L。

(三)内生肌酐清除率

正常值为 $80\sim120$ mL/min,平均为 100 mL/min。低于正常值80%时表示肾小球滤过功能已经开始减退,$70\sim51$ mL/min 表示功能轻度降低;$50\sim31$ mL/min 为中度降低;<30 mL/min 为重度降低,即可出现尿毒症临床症状。

【诊断和鉴别诊断】

(一)诊断

1. 仔细询问病史一般都有四肢或躯干肌肉丰富部位遭受长时间重物挤压史,使用止血带史,昏迷或醉酒导致的长时间固定体位造成自身肢体压迫史。

2. 受损肢体肿胀、红斑、水疱、瘀斑、硬而压痛明显等缺血表现,受累肌肉收缩无力,关节活动受限,被动牵拉剧痛,神经分布区域感觉减退。

3. 伤者出现乏力、腹胀、恶心呕吐、烦躁或意识淡漠,进行性少尿或无尿;辅助检查出现肌红蛋白尿、代谢性酸中毒、高钾血症、氮质血症等即可做出诊断。多发伤合并有脑外伤、胸腹外伤等伤情较重时,不可忽略挤压综合征的可能。

(二)鉴别诊断

1. 创伤性急性肾衰竭　多发伤或严重创伤也可合并急性肾衰竭,但多无肌肉缺血坏死、肌红蛋白尿,以资鉴别。

2. 骨筋膜室综合征　以急性缺血为特征,早期无急性肾衰竭表现。但合并损伤或多室性骨筋膜室综合征,鉴别比较困难。

【抢救与治疗措施】

（一）现场早期治疗

1. 迅速解除压迫,移除或松解挤压物。

2. 有开放性伤口和活动性出血时应当止血,伤肢不宜加压包扎和使用止血带;可使用夹板包扎和固定伤肢避免进一步损伤,随着肢体的肿胀必须随时检查包扎绷带的松紧度;伤肢制动且不宜抬高,也不宜按摩及热敷,以减少毒素吸收。酌情止痛、镇静。

3. 尽早液体复苏,肌红蛋白在碱性尿中溶解度高,可给予5% $NaHCO_3$ 250 mL快速滴注或7 mL/(kg·d)维持静脉滴注以碱化尿液。

（二）正确处理患肢

1. 病情较轻,肢体肿胀不明显,严密观察血液循环。

2. 肿胀明显出现循环障碍时,应在伤后6~12 h内及时彻底对周围筋膜切开减张。可利用负压封闭引流术(vacuum sealing drainage,VSD),该方法利用医用泡沫(VSD材料)覆盖全创面,然后密封伤口,持续负压引流可有效隔绝外界污染,清除渗出物及坏死有害物质,还有助于改善局部血流,减轻水肿,促进创面组织生长。

3. 严格掌握截肢适应证,见要点框5-8-6。

4. 有伤口的要尽快彻底清创,及早使用抗生素控制感染,同时要预防特异性感染,如破伤风和气性坏疽。

要点框5-8-6　挤压综合征截肢适应证

1. 损伤面积在伤肢40%以上,时间超过4 h。

2. 伤肢周径全部受损,无血运。

3. 充分减张术后,全身中毒症状不缓解或加重,考虑为伤肢毒素持续吸收所致。

4. 伤肢伴发特异性感染,如气性坏疽。

（三）抗休克治疗

早期及时有效补充血容量可降低死亡率,原则为先晶体后胶体,晶体选用平衡盐溶液,以10~15 mL/(kg·h)的速率静脉输注,使尿量达到300~400 mL/h。胶体选用血浆或右旋糖酐等,但不宜输血,尤其库存血,应监测中心静脉压。血压平稳后可用山莨菪碱解除肾血管痉挛。

（四）急性肾衰竭的治疗

1. 判定肾功能状况,使用20%甘露醇注射液250 mL快速静脉滴注,如果尿量达到40 mL/h,说明肾功能尚好,可以增加补液扩容并利尿;如没有尿量的明显增加说明急性肾衰竭已经存在,需要严格控制进液量、记24 h出入量,遵循"量出为入"的原则。复查肾功能,准备血液透析。

2. 避免使用肾毒性药物,碱化尿液,纠正酸中毒。

3. 积极防治高血钾。可用10%葡萄糖酸钙10 mL,缓慢静脉注射,以拮抗钾离子对心肌及其他组织的毒性作用,也可使用25%葡萄糖液300 mL加普通胰岛素15 IU,静脉滴注,可促进糖原合成,使钾离子向细胞内转移。

4. 当少尿3天,BUN≥28.56 mmol/L,肌酐≥707.2 μmol/L,血钾≥6.5 mmol/L时,应当进行血液透析或血液滤过治疗,以治疗高血钾和氮质血症,还可清除体内过多的水分、毒素。对于重症患者且血流动力学不稳定时可采用连续肾脏替代治疗(CRRT)技术,该技术应用得当,不仅可以有效清除体内存在的一些致病性介质,而且可通过调节免疫细胞、内皮细胞和上皮细胞功能,重建水、电解质、酸碱和代谢平衡,有效维护机体内环境稳定。

课后练习题

1. 挤压综合征的概念及手术切开指征是什么?

2. 挤压综合征截肢适应证是什么？

（王海峰）

第九节 骨筋膜室综合征

目的要求 ··

掌握:骨筋膜室综合征的概念、早期诊断依据及手术治疗方法。

熟悉:骨筋膜室综合征的临床表现。

了解:骨筋膜室综合征的发病机制。

骨筋膜室综合征（osteofascial compartment syndrome）系四肢骨与筋膜封闭区域内由于不同原因所致压力增高而发生肌肉和神经急性缺血的一系列迅速发展的早期症状和体征;中期将发展为肌肉和神经的坏死,影响患肢的功能;晚期将导致室内组织或肢体的坏疽,甚至危及生命。此三期是同一病理的不同阶段,由于预后不同,才将其截然分开。

【病因】

由于骨筋膜室血液供应突然受阻导致缺血及再灌注损伤,骨筋膜室内压力增高,继而出现组织水肿,形成缺血—水肿恶性循环,最终发生骨筋膜室综合征。

（一）骨折

骨折继发性出血流入骨筋膜室内是最常见的原因,无论是闭合性骨折还是开放性骨折均可发生本综合征,其中以胫骨骨折的发生率较高,其次是前臂骨折。而在高能量损伤引起的粉碎性骨折和一干多段骨折中此综合征的发生率更高。

（二）血管损伤

动静脉损伤、其他部位大出血流入骨筋膜室内,或骨筋膜室内血栓形成及缺血再灌注损伤。

（三）软组织损伤

烧伤致广泛毛细血管损伤,炎性反应,使肌肉发生严重水肿;吸毒、酗酒等导致意识障碍,使肢体长期受压引起软组织损伤。

（四）医源性损伤

外用石膏或小夹板固定过紧;不正确的筋膜缺损缝合;截石位手术时双小腿置于托架上,小腿三头肌压迫超过 5 h;前臂及手部输液渗出;在低血压的状态下使用抗休克裤超过 30 min。上述几点均有可能发生骨筋膜室综合征。

（五）其他

蛇咬伤,长跑、军训等肌肉过度活动等情况,也偶尔会导致骨筋膜室综合征。

【发病机制及病理生理】

（一）发病机制

e 拓展知识

（二）病理生理

1. 濒临缺血性肌挛缩　严重缺血早期,经积极抢救,及时恢复血液供应,可尽量减少肌肉坏死,保留伤肢的功能。

2. 缺血性肌挛缩　时间较短的完全缺血,或程度较重的不完全缺血,虽积极恢复血供,但终因部分肌肉坏死,纤维组织修复,瘢痕挛缩而严重影响患肢功能。

3. 坏疽 范围广、时间久的完全缺血,会导致大量肌肉坏疽,引发严重的全身反应,甚至危及生命。

本综合征主要指缺血的早期,成功救治只能在这一期,要充分认识到病情发展快,治疗时机稍纵即逝。

【临床表现】

(一)症状

病变部位的疼痛及活动障碍是主要症状。早期麻木、异样感,继而是进行性加重的剧烈灼痛,直至感觉消失。由于肌肉缺血、肿胀,而导致自主活动受限。

(二)体征

肿胀、压痛及肢体被动牵拉痛是本综合征的重要体征。

1. 肢体肿胀 是最早的体征,在小腿、前臂等处,由于有较坚韧的筋膜包绕,肿胀不甚严重,但皮肤肿胀明显,表面略红,温度稍高,常起水疱。

2. 肌腹处明显压痛 是骨筋膜室内肌肉缺血的重要体征。在肢体末端牵拉该肌肉,如前臂掌侧骨筋膜室综合征时被动牵拉伸直手指,则引起屈指肌的严重疼痛。

3. 肢体末端颜色 大多正常,微血管充盈时间基本正常,但脉搏常减弱。

4. 神经干对缺血的反应 很敏感,较早期两点分辨觉的消失和轻触觉的异常意义较大。进一步表现为所支配的肢体末端的感觉减退、肌力减弱,感觉丧失则提示支配区的神经传导功能丧失。

5. 晚期体征 主要是肢体挛缩及神经干损伤。

【实验室和辅助检查】

(一)实验室检查

肌酸磷酸激酶(CPK)升高提示严重的肌肉损伤或缺血,但缺乏特异性,需结合临床情况进行分析。

(二)超声

检查血液循环情况,协助诊断。

(三)骨筋膜室压力测定

测量骨筋膜室内的压力对明确诊断和手术指征有重要参考意义,多用于临床体征不明确及有意识障碍的患者。目前常采用的测压方法有连续输液测压或芯导管、裂隙导管测压法。正常骨筋膜间隙压力前臂为 9 mmHg,小腿为 15 mmHg,> 30 mmHg 为明显增高,是切开减压的指征。

【诊断和鉴别诊断】

(一)诊断

早期诊断的依据见要点框 5-8-7。对于临床体征不明确或有意识障碍的患者可测量筋膜间隙压力。

(二)鉴别诊断

本病主要与挤压综合征鉴别,挤压综合征除表现为受损肢体的局部症状外,同时合并有早期肾功能障碍;严重的骨筋膜室综合征后期才出现肾损害。

【治疗和急救措施】

骨筋膜室综合征的后果十分严重,神经干及肌肉坏死导致肢体畸形及神经麻痹,且修复困难。避免此种后果的唯一方法,就是早期诊断、早期治疗。应按急症争分夺秒不可拖延,关键是不失时机地进行切开减压。

(一)手术治疗

急诊深筋膜切开减压术是最有效的方法,切开指征:①间隙内压力超过 30 mmHg 者;②患者主诉

要点框 5-8-7 早期诊断依据

1. 伤肢受压挤等伤史,普遍肿胀伴有剧烈疼痛。

2. 筋膜间隙张力增高,明显压痛。

3. 肌肉活动障碍,前臂表现为手指伸屈障碍,小腿表现为足趾背屈及跖屈障碍。损伤面积在伤肢 40% 以上,时间超过 4 h。

4. 筋膜间隙内的肌肉被动牵拉疼痛。

5. 通过间隙的神经干功能障碍,感觉障碍早于运动障碍。

疼痛和被动牵拉痛有增无减;③肌腹处严重压痛,可触及骨筋膜室压力增高。切开要达到一定范围,切开时间越早越好。术后可采用负压封闭引流辅助治疗,进以改善微循环、降低血管通透性和消除炎性渗出物、减轻水肿,达到较满意的恢复。错过手术时机的晚期且抢救无效者须采用截肢的方式以保全生命。

(二)综合治疗

1. 纠正水、电解质及酸碱平衡紊乱,防治休克,纠正肾功能不全。

2. 20% 甘露醇注射液静脉快速输入,有促进血管外液向血管内转移、降低组织内压及扩充血容量并改善微循环的作用。伤后早期用药,可起到预防和治疗效果。

3. 有针对性地使用抗生素。

(三)高压氧治疗

高压氧治疗可明显促进筋膜切开术后创口愈合。

课后练习题

1. 简述骨筋膜室综合征的概念及手术切开指征。

2. 简述骨筋膜室综合征早期诊断依据。

(王海峰)

第十节　脂肪栓塞综合征

目的要求

掌握:脂肪栓塞综合征的概念、诊断标准中确诊和拟诊的内容。

熟悉:脂肪栓塞综合征的临床表现和治疗原则。

了解:脂肪栓塞综合征的发病机制。

脂肪栓塞综合征(fat embolism syndrome,FES)是严重创伤性骨折等因素引起脂肪小滴进入血液循环,出现以意识障碍、皮肤瘀斑、进行性低氧血症和呼吸窘迫为突出表现的综合征。FES 起病急、病情重、病死率高。骨折死亡病例尸检表明,FES 发病率高达 90% ~ 100%。在急诊急救时应引起足够的重视。

【病因】

(一)创伤因素

1. 骨折　严重创伤后的股骨、胫骨或骨盆等处骨折,其中股骨脂肪含量丰富,FES 发病率最高。在高能量损伤基础上,同时伴有低血容量性休克的多发性骨折患者为高危人群。

2. 骨科手术　全髋关节置换术、全膝关节置换术、髓内钉内固定术发生率也较高。

3. 其他因素　少数 FES 见于大面积软组织损伤、烧伤、体外循环、心脏直视手术、骨髓移植术、吸脂术等。

(二)非创伤因素

急性胰腺炎、糖尿病合并高脂血症、输注脂肪乳、酒精中毒、长期使用类固醇激素等亦可引起 FES。

【发病机制及病理生理】

(一)脂肪栓子的来源

1. 血管外源　传统的观点认为脂肪栓子来源于骨折处的骨髓脂肪。在做髓内钉操作和假体置换过程中,静脉血内也可见大量的脂肪栓子。

2. 血管内源　正常时血液中的脂类呈直径 0.5 ~ 1.25 μm 的乳糜微粒,当机体受到严重创伤后,应激反应使交感神经兴奋,在神经、内分泌作用下儿茶酚胺在血中浓度增高,儿茶酚胺既可激活脂肪酶,又可动员机体周围脂肪入血,活化的脂肪酶使正常血脂乳化且状态不稳定,导致乳糜微粒凝结形成直径 10~20 μm 的脂肪栓子,足以阻塞肺毛细血管。

(二)脂肪栓塞形成的时间及循环途径

1. 形成时间　一般在创伤后 24 h 内发生明显的肺脂肪栓塞,1~2 天后栓子数量减少,5 天后明显从肺内消失。

2. 循环途径　①栓子经右心到肺,未滤过者形成肺栓塞,滤过者进入体循环。部分栓子还可能经肺循环受阻时开放的动、静脉交通直接进入体循环,引起脑、心、肾、肝等的栓塞。②在胸、腹腔压力增高时,先天性心脏病患者,栓子可不经肺而直接进入体循环。③进入体循环的栓子,极少量可经肾小球滤过排出。

(三)发病机制

e 拓展知识

【临床表现】

(一)症状和体征

典型表现包括呼吸功能不全、神经功能障碍及皮肤瘀斑三联征。

1. 呼吸系统　胸闷、胸痛、咳嗽、气促、发绀、呼吸困难进行性加重等症状。由于脂肪栓塞引起的呼吸困难是以肺小动脉痉挛引起肺动脉高压为特点,所以很少闻及湿啰音。

2. 神经系统　神经功能障碍常出现于呼吸功能障碍之后。由于脑脂肪栓塞多呈弥漫性,因此极少出现定位体征。可有意识状态改变、烦躁、惊厥,甚至呈现去大脑强直、偏瘫(内囊)、瞳孔改变、对光反射消失(中脑)、体温调节功能障碍(脑干)、消化道出血和穿孔(下丘脑)、括约肌麻痹(脊髓)等中枢神经局部损害表现,脑脂肪栓塞死亡多因脑干发生严重脂肪栓塞。

3. 循环系统　常有脉搏增快继而心律不齐的改变,以及心绞痛和心电图显示心肌缺血的表现。

4. 泌尿系统　肾脂肪栓塞可在尿中出现直径 10~20 μm 的脂肪滴,由于脂肪比重小具有悬浮性,故应留取终末尿提高阳性率。

5. 发热和出血　发热和出血点是诊断 FES 的两个重要依据,发热多在 38℃ 以上。出血点可在伤后 2~8 天内发生,典型的瘀斑在眼睑结合膜和眼底显见,也常出现在头颈部、前胸及腋下。

(二)分型

1. 暴发型 FES　表现为伤后数小时出现急性肺水肿、严重低氧血症、低血压,很快进入昏迷。常常伴有全身痉挛,四肢抽搐等。多数由于出血点及肺部 X 线表现等尚未出现,临床诊断困难,通常在 1~3 天内死亡。此型常由尸检证实。

2. 完全型 FES　又称典型 FES,伤后 12~48 h 出现典型的意识障碍,进行性低氧血症、呼吸窘迫及皮肤黏膜瘀斑三联征。胸片示双肺中下野多发斑片状实变影,呈"暴风雪"样改变。

3. 不完全型 FES　又称非典型 FES,多数 FES 属于此型。多出现于伤后 24~72 h 内,一般无症状或症状无特异性,病情轻微,不注意时易被忽略。表现为呼吸急促、心动过速、发热,可有轻度低氧血症。处理不当、搬动患者或伤肢活动时可诱发转变成暴发型或完全型。

【实验室和辅助检查】

(一)实验室检查

1. 血液检查　部分患者血细胞比容、血红蛋白和血小板降低,血中游离脂肪酸、脂肪酶升高,血沉增快,血钙降低、血脂增高。

2. 尿液检查　尿中发现脂肪滴。

3. 血气分析　是早期诊断 FES 的必要手段,多有低氧血症($PaO_2 < 60$ mmHg),患者早期有低碳酸血症,后期 $PaCO_2$ 增高。

（二）辅助检查

1. 心电图　无特异性，常出现窦性心动过速、非特异性 T 波倒置或右束支传导阻滞。

2. 影像学检查

（1）胸部 X 线检查　早期可以正常；之后 72 h 内逐渐出现肺间质改变及肺泡渗出，但无胸膜渗出；典型表现为两肺中下肺野多发斑点状实变影，似"暴风雪"样改变。若无并发症，肺部阴影约 1 周后消失。

（2）胸部 CT　可出现双肺毛玻璃样阴影，小叶间隔增厚，局限性斑片状、结节状影。

（3）颅脑 CT　可见脑水肿和点状高密度影，无特异性，但有助于排除颅脑外伤。

（4）颅脑 MRI　T_2 加权像是目前诊断 FES 最为敏感的手段，能准确显示脑损害的严重程度。在 FES 神经系统症状出现 4 h 后可见白质深层、基底神经节、脑干及小脑弥漫性小斑片状高信号改变，呈"星空征"样，很少累及皮质，FLAIR 像更为明显。

3. 支气管肺泡灌洗液（BALF）检查　创伤患者 BALF 中巨噬细胞含脂肪颗粒并不提示有 FES，若含脂肪颗粒的巨噬细胞比例大于 5% 则对 FES 有诊断意义。

【诊断和鉴别诊断】

（一）诊断

临床检查仍是诊断 FES 的主要方法。诊断标准分为主要标准、次要标准和参考标准。

1. 主要标准　皮肤黏膜出血点，呼吸系统症状及肺部 X 线病变，除外颅脑外伤的神经症状。

2. 次要标准　动脉血氧分压低于 60 mmHg（8.0 kPa），血红蛋白下降（100 g/L 以下）。

3. 参考标准　体温 > 38℃，心动过速（120 次/min 以上）可伴心律失常，血小板减少，尿中脂肪滴及少尿，血沉加快 > 70 mm/h，血清脂肪酶上升，血中有游离脂肪滴。

凡临床症状符合主要标准 2 项以上；或主要标准 1 项，次要标准或参考标准 4 项以上者，可以确诊为 FES。对于无主要标准，而次要标准 1 项及参考标准 4 项以上者，可拟诊为不完全型 FES。

（二）鉴别诊断

1. 颅脑外伤　根据受伤机制及头部表面异常，受伤当时有无意识障碍及头颅 CT 可做出鉴别。但应注意颅脑外伤和 FES 同时存在。

2. 呼吸窘迫综合征　FES 是导致呼吸窘迫综合征的原因之一，两者临床鉴别困难。

【抢救与治疗措施】

目前尚无一种药物可以直接溶解、消除脂肪栓塞，主要的治疗措施是保护重要脏器功能、纠正缺氧和酸中毒，防止各种并发症，尤其是纠正低氧血症和呼吸功能支持。

（一）一般治疗

1. 正确的骨折处理　在骨折患者搬动时强调有效的制动和复位时轻柔的操作，以防止局部脂肪滴不断和再次入血的可能。肢体肿胀期应抬高患肢，暂缓手法复位，可持续牵引达到制动。基本消肿且血压稳定后行切开复位内固定，且尽量采取髓外固定系统。可减少或杜绝 FES 的发生。

2. 纠正休克　合并休克时要及时补充血容量，维持呼吸、循环功能，有效地纠正微循环缺血缺氧以维护肺、脑、心、肾的功能。但扩容时应警惕再灌注损伤。低分子右旋糖酐有扩容、改善微循环、防止弥散性血管内凝血的作用。

3. 抑肽酶的预防使用　抑肽酶可治疗创伤后的一过性高脂血症，防止创伤后血液的高凝状态，且能稳定血压。

4. 镇静镇痛　早期适当镇静、镇痛能减少创伤后的拟交感神经反应，这有助于降低血游离脂肪酸的水平。

5. 脑保护措施　高热者行头部降温以减少耗氧量保护脑组织，脱水疗法降低颅内压治疗脑水肿，镇静安眠及高压氧治疗对改善脑功能也有一定的意义。

（二）呼吸支持疗法

目前认为治疗呼吸功能障碍、纠正低氧血症是最基本的治疗措施。一旦患者出现呼吸急促或呼吸困难,动脉血氧分压低于 60 mmHg（8.0 kPa）,即应鼻导管或面罩给氧,使动脉血氧分压维持在 70 mmHg 以上。若给氧后动脉血氧分压持续低于 60 mmHg、呼吸困难进行性加重且发生意识改变,应及时给予机械通气。使用机械辅助呼吸的要点是：①镇静药,地西泮 10 ~ 15 mg 或吗啡 10 ~ 15 mg 静脉注射。②带气囊的气管内插管。③呼吸机选容量控制,频率 12 次 / 分,潮气量 6 ~ 8 mL/kg,给氧浓度 40%。应用 PEEP,并控制在 10 cmH$_2$O（0.98 kPa）以内。④利尿药,依他尼酸 50 mg 或呋塞米 40 mg 静脉注射。⑤维持 PaO$_2$ > 70 mmHg。若治疗 4 天仍需控制呼吸,应改为气管切开。

（三）药物治疗

肾上腺皮质激素早期应用能降低血浆游离脂肪酸水平、对抗游离脂肪酸所引起的肺部"生物化学性"炎症反应、降低血小板黏附、稳定溶酶体膜、降低毛细血管通透性、减少间质性肺水肿和脑水肿,从而缓解脂肪栓塞的严重程度、提高动脉血氧分压。可采用甲泼尼龙,每天 80 ~ 160 mg 或每天 1 g 冲击,连续使用 3 ~ 5 天。

课后练习题

1. 简述 FES 的诊断标准。
2. 简述 FES 的临床表现和治疗措施。
3. 简述 FES 的临床分型。

（王海峰）

数字课程学习

📥 教学 PPT　　　✍ 自测题

第六篇　急性中毒

第一章

急性中毒总论

目的要求

掌握:急性中毒的诊断原则及抢救治疗措施。

熟悉:急性中毒的临床表现。

了解:毒物的体内代谢过程及急性中毒的中毒机制。

急性中毒(acute poisoning)是指具有毒性作用的物质在短时间内超量进入人体造成组织器官功能紊乱、器质性损害,甚至危及生命的全身性或局限性疾病。一般将能引起中毒的物质称为毒物,但具有毒性作用的物质并非都是毒物,而是在一定的条件下才能成为毒物。从临床角度可将毒物分为以下几类:①工业性毒物。②农药。③药物。④日常生活性毒物。⑤动植物性毒物。根据接触毒物的剂量和时间,通常将中毒分为急性中毒和慢性中毒两大类。急性中毒是急诊急救中常见的一类特殊疾病,也是急诊医学的一个重要组成部分,主要特征为发病急、症状重、病情复杂、变化快,如诊断失误或抢救不及时可危及生命。慢性中毒起病缓慢、病程长、多缺乏特异性指标,容易漏诊和误诊。

在西方发达国家,急性中毒和临床毒理学早已成为一个独立的医学专业,有专门的课程及专业医师职称,有国家和世界范围的临床毒理学医学会。临床毒理学医学会与联合国劳工组织、环境保护组织和世界卫生组织的化学品保护机构一起,在全球范围内积极地进行着以减少中毒、加强环境保护和化学品使用安全为目标的科学和临床研究。我国虽起步较晚,但也在 1995 年于郑州成立了中华医学会急诊医学分会急性中毒防治专业组,并提出了远期任务:①加强急性中毒的流行病学调查。②识别与提高少见及新型品种毒物急性中毒的诊治水平。③创造条件开展毒物检测技术的普及与提高。④积极加强急性中毒的防治措施,提高重症中毒患者抢救成功率。

【流行病学】

尽管中毒事件在人们的日常生活中经常发生,但急性中毒的流行病学研究却很有限。特别是在没有中毒控制和咨询中心的国家和地区,大众和医疗行政部门对急性中毒的发生率及造成的并发症和对社会、经济的影响了解甚少。世界上约有上千万种天然和合成的化学物,其中至少 6 万~7 万种制品与人们的日常生活密切相关,发生中毒者所用的化学物常见的有 3 000 多种。每年各国要开发共计 2 万多种新的化学产品,而其中 1 000 多种流通于市场,化学合成品产量也由 20 世纪 50 年代的每年 700 万吨达到目前的 3 亿吨以上。同时世界经济的发展及对化学制品和药品的广泛应用也导致急性中毒患者及事件的急剧上升。

随着中国经济的发展,人们接触各种化学品与药物的机会越来越多。国内流行病学调查和有关部门的统计显示:农村主要以农药中毒为主,每年不少于 10 万例。城市药物中毒大幅度增加,重大群体食物中毒事件常有发生。2008 年 4 月 29 日卫生部发布了第三次全国死因调查结果,显示在我国城市和农村,损伤与中毒是继恶性肿瘤、脑血管病、心脏病、呼吸系统疾病后的第五大死亡原因,两者的死亡人数总和占总病死率的 10.7%。在我国中毒患者中,仅职业病中毒患者就达 370 万,且正以每年 100 万人次的速度递增。中毒的化学品中最常见的是酒精,其次是一氧化碳,第三是毒品。我国南部、西部酒精中毒最多;北部、中部以一氧化碳中毒最多;南部毒品中毒最多;酒精和毒品中毒以青壮年(18~48 岁)居多,农民、无业人员和学生是主要的中毒职业分布。男性以意外中毒(73.01%)、女性以服毒自杀为主(56.11%)。

【病因和发病机制】

（一）病因

急性中毒大多数是由于非正常接触毒物所致,按接触毒物方式不同可分为:

1. 职业性中毒　在生产过程中某些原料、中间产物、成品具有一定毒性或为有毒物质,如接触毒物密切、防护不当,即可发生急性中毒。

2. 生活性中毒　生活因素所致的中毒多因误食、意外接触有毒物、用药过量、自杀或谋害引起。

（二）毒物的体内过程

1. 毒物的吸收

（1）经皮肤吸收　人体皮肤组织中类脂质层对水溶性毒物有很好的屏障作用,而易吸收的脂溶性毒物则可通过完整的皮肤进入血液循环而引起急性中毒。

（2）经胃肠道吸收　毒物进入消化道后主要在小肠吸收,脂溶性毒物及酒精易被胃黏膜吸收。

（3）经呼吸道吸收　以粉尘、烟雾、气体等形态为主的毒物由呼吸道吸收。由于肺泡表面积大、肺泡膜薄、供血丰富,进入肺泡的毒物可迅速吸收进入血液循环,未经肝解毒直接作用于各组织器官,以致毒物作用往往出现早且严重。

（4）注射吸收　多发生于医疗事故或犯罪行为中,毒性作用迅速而强烈。

（5）创面吸收　如毒蛇咬伤或毒蜂蜇伤。

2. 分布和代谢　毒物吸收入血后,可分布至全身各组织器官而产生毒性作用。主要在肝通过氧化、还原、水解、结合等作用进行代谢。大多数毒物经代谢后毒性降低,称为解毒过程。但有少数毒物经代谢后转化为另一种毒性增强的物质。

3. 毒物的排泄　大多数毒物由肾排出;气体和挥发性毒物可由肺排出;某些重金属如铅、汞,以及生物碱由消化道排出;铝、汞、砷等可由乳汁排出,婴儿食用含毒物的母乳,可发生急性中毒。

（三）中毒机制

🄔 拓展知识

【临床表现】

急性中毒临床表现复杂多样,病情变化快,常在短时间内出现昏迷、惊厥、发绀、呼吸困难、休克及多脏器损伤等严重症状。临床上常可根据中毒症状来判断毒物种类(表 6-1-1)。

表 6-1-1　急性中毒临床表现与毒物种类判断

	临床表现	常见毒物
皮肤黏膜	皮肤及口腔黏膜灼伤	强酸、强碱、甲醛、苯酚、甲酚皂溶液等腐蚀性毒物。硝酸使皮肤、黏膜痂皮呈黄色,盐酸痂皮呈棕色,硫酸痂皮呈黑色
	发绀	可引起氧合血红蛋白不足的毒物(麻醉药、有机溶剂、阿片类等呼吸中枢抑制剂,刺激性气体、有机磷杀虫剂等引起肺水肿);高铁血红蛋白生成的毒物(亚硝酸盐、硝基苯、苯胺、大量亚甲蓝),非那西丁,发芽马铃薯,腌渍不好的蔬菜
	樱桃红色	一氧化碳、氰化物
	黄疸	中毒性肝损害(磷、四氯化碳、对乙酰氨基酚、蛇毒、毒蕈、鱼胆),溶血(苯胺衍生物,硝基苯)
眼	瞳孔散大	抗胆碱药(阿托品、莨菪碱类、颠茄),肾上腺素类(肾上腺素,去甲肾上腺素、麻黄碱等)

续表

	临床表现	常见毒物
神经系统	瞳孔缩小	阿片类(吗啡、可待因、樟脑酊、海洛因),有机磷杀虫剂,氨基甲酸酯类杀虫剂,毒扁豆碱,毛果芸香碱,毒蕈、巴比妥、氯丙嗪
	失明	甲醇、硫化氢
	昏迷	镇静催眠药,麻醉药,有机溶剂(乙醇、苯、汽油、煤油),窒息性毒物(一氧化碳、硫化氢、氰化物),高铁血红蛋白生成性毒物,降糖药(格列本脲、胰岛素),农药(有机磷杀虫剂、有机汞杀虫剂、拟除虫菊酯杀虫剂、溴甲烷等)
	惊厥	中枢兴奋药(尼可刹米、贝美格、二甲弗林等),异烟肼,窒息性毒物,农药(上述杀虫剂)
	肌纤维颤动	有机磷杀虫剂、异烟肼、氨基甲酸酯类杀虫剂
	谵妄	阿托品、乙醇、汽油、煤油
	瘫痪	箭毒、蛇毒、可溶性钡盐、三氧化二砷(砒霜)、磷酸三邻甲苯酯、正乙烷
呼吸系统	呼吸加快	中枢兴奋剂,可引起酸中毒的毒物(水杨酸类、甲醇);刺激性气体(氨、氯、光气、二氧化碳)
	呼吸减慢	镇静催眠药、麻醉药、阿片类、一氧化碳、可引起呼吸肌无力的毒物(蛇毒、镁、铊等)
	肺水肿	刺激性气体、有机磷杀虫剂、百草枯、磷化锌
循环系统	心律失常	抗心律失常药、洋地黄类、拟肾上腺素类、三环类抗抑郁药、氨茶碱、有机磷农药
	心搏骤停	洋地黄、奎尼丁、氨茶碱、锑剂、吐根碱、窒息性毒物、引起低钾的毒物(排钾利尿药)
	休克	降压药、氯丙嗪、镇静催眠药、硝酸甘油、三氧化二砷、亚硝酸盐类、锑剂、吐根碱
泌尿系统	急性肾衰竭	氨基糖苷类、头孢类、磺胺类抗生素、毒蕈、生鱼胆、蛇毒、四氯化碳、升汞、砷化氢、引起休克的毒物可因肾缺血而导致急性肾衰竭
	血尿	磺胺类、毒蕈、酚
消化系统	腹痛	腐蚀性毒物、食物中毒、铅、钡、砷、磷、有机磷杀虫剂、毒蕈、巴豆
	呕血	腐蚀性毒物、水杨酸类、抗凝剂
	中毒性肝病	扑热息痛、砷、汞、磷、锑、硝基苯类、四氯化碳、毒蕈、抗肿瘤药、抗结核药
血液系统	溶血性贫血	砷化氢、苯胺、硝基苯
	白细胞减少	氯霉素、抗癌药、苯
	出血	水杨酸类、氯霉素、抗癌药、肝素、敌鼠、杀鼠灵、多香豆素

【诊断】

急性中毒发病急骤、病情危重,应尽早明确诊断。主要根据毒物接触史、临床表现、结合实验室检查综合分析做出诊断。在诊断过程中应注意除外有类似症状的其他疾病。

(一)毒物接触史

毒物接触史是诊断的重要环节,患者本人或知情者常可提供明确的毒物接触史,同时结合临床表现多不难做出诊断。但有一部分患者由于主观原因(隐瞒、伪造中毒史)或客观原因(受害、误服或误食不知名药物或食物、昏迷者)常使医务人员无法肯定是否有毒物接触史,此时应仔细寻找接触毒物的相关证据,例如,怀疑服毒可能时,应了解患者的工作生活情况、精神状态、有无悲观厌世情绪,经常服用药物的种类,身边有无药瓶、药袋,家中药物有无缺少等;怀疑一氧化碳中毒时应了解有无煤气泄漏,室内煤炉排烟情况及同室其他人是否有类似症状;对职业中毒,应询问工种、生产过程、接触毒物种类和时间、同伴发病情况。

（二）临床表现

就诊的患者既往健康,突然出现某一系统或多系统功能损害,以及突发昏迷、惊厥、发绀、呼吸困难、休克、少尿等症状,原因不明时应考虑急性中毒的可能性。

（三）实验室检查

1. 毒物分析　是最可靠的诊断方法,有条件时应收集剩余的毒物或患者呕吐物、尿、大便、血及抽取胃内容物或第一次洗胃液等,进行化验或毒物鉴定,进一步明确毒物种类。

2. 化验检查　很多毒物、药物中毒患者急诊一些常规辅助检查可出现异常,如血生化（电解质）、血气分析（酸中毒）、血渗透压、心电图、X 线等。有机磷农药中毒时,血胆碱酯酶活力降低;一氧化碳中毒时,血液可检测出碳氧血红蛋白;亚硝酸盐中毒时,血液可检出高铁血红蛋白。

【抢救与治疗措施】

急性中毒具有以下四方面的特点:①早期无症状的急性中毒可以是非常严重的中毒。②任何中毒的治疗都有其特殊性,不应单一化。③急性中毒的治疗应该以对症治疗为先、为主。④对有些中毒的经验性治疗是完全没有科学根据甚至是有害的。

急性中毒的救治原则:①立即终止毒物接触。②彻底清除进入体内的毒物。③尽早使用特效解毒剂。④积极给予对症支持治疗。其中最关键的是对症支持治疗,首先保证患者生命、维持重要脏器功能。

（一）立即终止接触毒物

毒物由呼吸道或皮肤侵入时,应将患者立即撤离中毒现场,转到空气新鲜的地方,脱去污染的衣服,清洗接触部位的皮肤。口服的毒物应立即停止服用。

（二）清除尚未吸收的毒物

1. 清除胃肠道尚未吸收的毒物

（1）催吐　适用于神志清醒且能合作的患者,但部分患者应将催吐方法列为禁忌,见要点框 6-1-1。方法:①机械催吐:让患者饮温水 300 ~ 500 mL,然后用手指或压舌板刺激咽后壁或舌根部诱发呕吐,可反复进行,直到胃内容物完全呕出为止。②药物催吐:口服吐根糖浆 15 ~ 20 mL,用少量水送服,15 ~ 30 min 后发生呕吐。

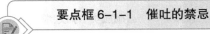

要点框 6-1-1　催吐的禁忌

1. 昏迷、惊厥患者。

2. 腐蚀性毒物中毒。

3. 食管静脉曲张。

4. 汽油、煤油中毒,催吐易致吸入性肺炎。

5. 孕妇慎用。

（2）洗胃　如催吐无效,患者神志清醒,毒物是水溶性,洗胃最为适宜。服毒时间在 6 h 以内洗胃效果最好,对于服毒量大、有机磷农药中毒、可嵌入胃黏膜皱襞的小颗粒毒物中毒,即使服毒时间超过 6 h,胃内仍可能有毒物存在,应给予洗胃,可最大限度地减少毒物吸收。方法见第九篇第七章急诊洗胃术。

（3）导泻及灌肠　多数毒物可经小肠及大肠吸收,除了催吐及洗胃外,还可采用导泻和灌肠方法促使已进入肠道的毒物尽快排出。导泻常在洗胃和（或）灌入药用炭等吸附剂后使用,药用炭可以有效地结合多种药物和毒物,只有少数明显的例外（如铁、锂、钾和乙醇）。当腐蚀性毒物中毒或患者极度虚弱时,导泻和灌肠是禁忌的。常用药物有 25% 硫酸钠注射液 50 mL、50% 硫酸镁注射液 50 mL、20% 甘露醇注射液 100 mL,口服或由胃管灌入。镁离子对中枢神经系统有抑制作用,肾功能不全或昏迷患者不宜使用硫酸镁。灌肠适用于毒物已服用数小时,而导泻尚未发生作用时。对抑制肠蠕动的毒物（如巴比妥类和吗啡类）摄入或重金属所致的中毒,灌肠尤为重要。灌肠可用 1% 微温肥皂水。

2. 清除皮肤上的毒物　脱去污染的衣服,用肥皂水或大量清水彻底清洗皮肤和毛发,不必用药物中和。如毒物溅入眼内,应立即用清水彻底冲洗,时间至少 20 min。局部一般不用化学拮抗药。目前很多国内外大医院急诊科都设有化学中毒患者洗消室,有穿好防护服的医护人员给患者清洗。

（三）促进已吸收的毒物排出

1. 利尿 ①积极补液可稀释血中毒物浓度,促进排尿,常用5%～10%葡萄糖溶液及生理盐水。②呋塞米(速尿)20～40 mg+25%葡萄糖溶液20～40 mL静脉注射。③20%甘露醇250 mL静脉注射,促进毒物从尿中排出。

2. 人工透析 包括血液透析和腹膜透析。适应证:①可透析性毒物中毒:毒物相对分子质量在350以下,水溶性,在体内分布比较均匀,可经透析排出体外。如毒物与血浆蛋白结合,透析效果差,故急性中毒时应争取在8～16 h内施行透析。可行透析治疗的毒物见要点框6-1-2。②血中毒物浓度高、病情严重,一般治疗无效。③中毒后发生肾功能不全。

3. 血液灌流 血液流经装有药用炭或树脂的灌流柱,毒物被吸附后,血液再输回患者体内。适用于可吸附的毒物中毒。对相对分子质量大、脂溶性、与蛋白结合的毒物可通过吸附作用排出体外。理论上

要点框6-1-2 理论上可行透析治疗的毒物

巴比妥类药物、格鲁米特、甲丙氨酯、甲苯喹唑酮、抗组胺类药、氨茶碱、水杨酸类、氨基糖苷类、磺胺类、呋喃坦啶、四环素、樟脑、奎尼丁、甲醇、乙醇、乙二醇、甲醛、锂、氟、氯、溴、碘、氨、砷、汞、四氯化碳、硼酸盐、铋、苯胺、奎宁、异烟肼、非那西丁、水合氯醛、环磷酰胺、氟尿嘧啶、海洛因、苯妥英钠、多黏菌素、对氨基乙酚、毒蕈碱

可被吸附的毒物有:各类镇静催眠药、氯丙嗪、奋乃静、苯海索、氯普噻吨、多塞平、解热镇痛类药、吗啡、奎尼丁、氨茶碱、洋地黄、阿托品、醇类、抗结核药、吩噻嗪类、有机磷农药、有机氯农药、百草枯、毒鼠强、抗癌药、酚类。在血液灌流中血液的正常成分如血小板、白细胞、凝血因子、葡萄糖、二价阳离子也可被吸附排出,应注意监测和补充。

（四）应用特效解毒药

临床常用特效解毒药的使用方法见表6-1-2。

表6-1-2 临床常用特效解毒药的使用方法

毒物	解毒剂	剂量与用法
苯二氮草类	氟马西尼	0.2 mg静脉注射,可重复使用,总量达2 mg
阿片类药物	纳洛酮	0.4～0.8 mg静脉注射,可重复使用
有机磷农药	解磷定、阿托品	见本篇第四章第一节
氰化物	亚硝酸异戊酯	立即吸入
	3%亚硝酸钠溶液	10 mL,缓慢静脉注射
	25%硫代硫酸钠	50 mL,缓慢静脉注射
亚硝酸盐、苯胺、硝基苯	1%亚甲蓝(美蓝)	1～2 mg/kg,稀释,静脉注射
铅中毒	依地酸二钠钙	每日1 g,稀释后静脉点滴,3天为一疗程,休息3～4天重复用药
汞、砷、锑、铜及其他化合物	二巯丙醇	2～3 mg/kg,肌内注射,每日2～4次
	5%二巯基磺酸钠	5 mL,肌内注射,每日1次
	二巯基丁二酸	1.5 g/d,分3次服用
异烟肼	维生素B$_6$	见本篇第二章第五节
对乙酰氨基酚	N-乙酰半胱氨酸	首次140 mg/kg口服,每4 h服70 mg/kg,共需68 h(17次剂量)
敌鼠及其钠盐	维生素K$_1$	首次50 mg,肌内注射或静脉注射,以后10～20 mg,每日3次
氟乙酰胺、氟乙酸钠	乙酰胺(解氟灵)	2.5～5.0 g/次,每日2～4次,疗程5～7天

（五）对症支持治疗

急性中毒常见严重并发症有心搏骤停、呼吸衰竭、肺水肿、脑水肿、休克、急性肾衰竭、多系统器官功能衰竭、继发感染等。许多急性中毒无特效解毒药，对症支持治疗在保护重要器官并使其恢复功能方面显得尤为重要，可帮助危重患者渡过难关。例如，体外生命支持系统（extracorporeal life support，ECLS）已成为治疗心脏毒性药物过量引起的难治性心源性休克和心搏骤停的常用技术。

课后练习题

1. 急性中毒的诊断原则是什么？
2. 急性中毒常见临床表现有哪些？毒物种类应如何判断？
3. 简述急性中毒的基本救治原则。
4. 简述急性中毒立即终止接触毒物的基本方法。
5. 对口服毒物的洗胃时间应如何把控？
6. 促进已吸收的毒物排出的方法有几种？

（陈德昌）

数字课程学习

📥 教学 PPT　　📝 自测题

第二章

急性常见药物中毒

目的要求

掌握:急性镇静催眠药物中毒的临床表现及抢救治疗措施。

熟悉:急性解热镇痛药物中毒的临床表现及抢救治疗措施。

了解:急性抗精神病药、抗躁狂药、抗结核药异烟肼中毒的机制、临床表现及抢救治疗措施。

第一节　急性镇静催眠药物中毒

急性镇静催眠药物中毒(acute sedative hypnotics poisoning)是指一次或短时间内使用大剂量具有镇静、催眠作用的药物而引起的中枢神经系统抑制状态;严重者可抑制延髓中枢,导致呼吸、循环衰竭而死亡。急性镇静催眠药物中毒是目前临床急诊急救中最常见的急性中毒性疾病之一,城市人口发病率明显高于农村人口。其临床表现因中毒的药物、服用剂量、方式及就医时间不同而异,特别是对于服药时间短而就医的神志清醒患者要给予高度警惕。

【分类】

20世纪50年代以前常用的镇静催眠药是巴比妥类;50年代以后开始使用非巴比妥类药,但不良反应较多。60年代开始使用苯二氮䓬类,目前此类药物几乎取代了大部分其他镇静催眠药。

(一)巴比妥类

巴比妥类是常用的催眠、抗惊厥药物。根据药物的脂溶性及作用时间长短不同,分为以下几类:

1. 长效类　巴比妥、苯巴比妥。

2. 中效类　戊巴比妥、异戊巴比妥、异丁巴比妥。

3. 短效类　司可巴比妥、硫喷妥钠。

(二)苯二氮䓬类

苯二氮䓬类是临床常用的抗焦虑、镇静、催眠及抗惊厥药物。此类药物可稳定情绪,缓解焦虑和紧张状态,改善睡眠,并可使横纹肌松弛。根据药物的脂溶性不同、起效快慢及作用时间长短分为3类,见表6-2-1。

表6-2-1　苯二氮䓬类镇静催眠药

分类	半衰期	代表药物
长效类	>30 h	地西泮、氟西泮、氯氮䓬
中效类	6~30 h	艾司唑仑、阿普唑仑、奥沙西泮、替马西泮
短效类	<6 h	三唑仑

（三）非巴比妥非苯二氮䓬类

此类药物包括水合氯醛、格鲁米特（导眠能）、甲喹酮、甲丙氨酯（眠尔通）。

【中毒机制】

📧 拓展知识

【临床表现】

（一）巴比妥类中毒

1. 中枢神经系统症状　轻度中毒时,有眩晕、头痛、语言迟钝、动作不协调、神志模糊,嗜睡、感觉障碍、肌肉颤动、眼球震颤、视物模糊、色觉障碍、瞳孔缩小（偶有扩大）。重度中毒可有一段兴奋期,表现为躁狂、谵妄、四肢强直、腱反射亢进、踝阵挛和病理反射阳性;后期进入抑制状态,瞳孔早期缩小,晚期因缺氧而扩大,全身松弛,角膜、咽、腱反射均消失,瞳孔对光反射消失,昏迷逐渐加深。

2. 呼吸系统症状　轻度中毒时,呼吸正常或略减慢;短效巴比妥类中毒早期,因血管通透性增加可导致肺水肿发生,影响呼吸;重度中毒时,呼吸中枢受抑制,呼吸减慢变浅、不规则,或潮式呼吸,发绀,甚至呼吸衰竭。可因呕吐物和口、咽部分泌物吸入而发生吸入性肺炎。

3. 循环系统症状　轻度中毒时,血压正常或略降低。重度中毒时,脉搏细速,血压明显降低,甚至发生休克。

4. 泌尿系统症状　重度中毒可有少尿、尿闭、尿毒症等。

5. 消化系统症状　轻度中毒可有恶心、呕吐;重度中毒可发生中毒性肝炎,出现黄疸、出血及肝功能损害。

6. 皮肤症状　对本类药物有过敏反应者,可出现各种形态的皮疹,如猩红热样疹、麻疹样疹、疱疹等,偶有剥脱性皮炎。

7. 体温过低（31～36℃）　常见于深昏迷者。

8. 其他　本类药物中毒偶可发生类似传染性单核细胞增多症现象。

（二）苯二氮䓬类中毒

轻、中度中毒者,表现为头晕、嗜睡、皮疹、乏力等症状,对血压、心率、呼吸无明显影响。服用较大剂量苯二氮䓬类后第1、2日可有嗜睡和酒醉样状态,老年人易出现共济失调;重度中毒可引起血压下降,呼吸抑制,出现窒息、发绀、幻视甚至昏迷,角膜反射减弱。偶可引起粒细胞减少。

（三）非巴比妥非苯二氮䓬类中毒

症状与巴比妥类中毒相似,但有其各自特点。

1. 水合氯醛中毒　可有心律失常,肝、肾功能损害,口服中毒后可有恶心、呕吐及消化道出血。

2. 格鲁米特中毒　意识障碍有周期性波动,有抗胆碱能症状,如瞳孔散大。

3. 甲喹酮中毒　可有明显的呼吸抑制,出现锥体束征如肌张力增强,腱反射亢进,抽搐等。

4. 甲丙氨酯中毒　常有血压下降。

【实验室检查】

1. 血液、尿液、胃液中药物浓度测定。

2. 血液生化检查,如肝功能、肾功能、电解质检查。

3. 动脉血气分析。

【诊断和鉴别诊断】

（一）诊断依据

1. 有明确的药物接触史。

2. 有意识障碍、呼吸抑制、血压下降等临床症状。

3. 胃液、血液、尿液中检出镇静催眠药。

（二）鉴别诊断

对于有意识障碍,但不能提供药物接触史的患者应与下列疾病鉴别。

1. 精神抑制状态　常见于癔症或强烈精神刺激后,患者不动、不语、双目紧闭、屏气、对轻度刺激无反应,但翻开眼睑可见眼球转动、眼颤,生命体征平稳,强刺激有反应。

2. 昏迷　常需与各种原因所致的昏迷(要点框 6-2-1)相鉴别,不同之处在于各种其他因素所致昏迷除意识障碍外均伴有原发病的临床表现,通过详细询问病史、认真查体,进一步做有关辅助检查,常不难诊断。

要点框 6-2-1　可引起昏迷的疾病

1. 糖尿病。
2. 低血糖。
3. 肝性脑病。
4. 尿毒症脑病。
5. 肺性脑病。
6. 脑血管意外。
7. 一氧化碳中毒。
8. 酒精中毒。

【抢救与治疗措施】

（一）维持昏迷患者的生命功能

抢救重点在于保护多个受抑制的器官,使其维持正常功能,直到机体将药物代谢和排出。

1. 保持气道通畅　对深昏迷患者要行气管插管,及时清除分泌物,必要时给予正压通气辅助呼吸,以保证吸入足够的氧气和排出二氧化碳。

2. 维持血压　急性中毒出现低血压多由血管扩张所致,应首先输液补充血容量,如无效,可给予多巴胺、间羟胺等升压药,维持收缩压在 90 ~ 110 mmHg 为宜。

3. 心脏监护　心电图监护,如出现心律失常,给予抗心律失常药。

4. 促进意识恢复　可应用纳洛酮,此药为阿片受体拮抗剂,目前已广泛应用于各种呼吸抑制及昏迷患者。目前研究认为,昏迷患者血浆内阿片肽含量明显增多,并参与临床各种脑功能障碍的发生和发展。镇静催眠药物中毒引起的呼吸抑制也与内源性阿片肽大量释放有关。纳洛酮可迅速拮抗内源性阿片肽所致的意识障碍及呼吸抑制,促进苏醒,改善脑代谢。剂量:0.4 ~ 0.8 mg 静脉注射,可反复使用,直到呼吸抑制解除或清醒。

5. 中枢兴奋药　可选用贝美格(美解眠)、尼可刹米。

（1）应用指征　患者深昏迷,有呼吸衰竭、呼吸表浅或不规则。

（2）注意事项　此类药物既不是解毒剂,也不是拮抗剂,反复大量使用可发生惊厥,增加机体耗氧量,加重中枢衰竭,所以不作常规用药。

（二）清除毒物

1. 口服中毒者,立即用温清水或 1 : 2 000 高锰酸钾溶液反复洗胃,然后用硫酸钠导泻,忌用硫酸镁,以免镁离子吸收后加重中枢神经系统抑制。另需注意:水合氯醛对胃黏膜有腐蚀作用,故洗胃时应小心,防止胃穿孔。

2. 药用炭　可吸附各种镇静催眠药,促进药物排出体外。

3. 利尿、补液促进药物排泄　①静脉滴注 5% ~ 10% 葡萄糖溶液及 0.9% 氯化钠溶液,每日 2 000 ~ 3 000 mL;②快速滴注渗透性利尿剂甘露醇(0.5 g/kg),每日 1 ~ 2 次,亦可给予呋塞米(速尿)静脉注射,每次 20 ~ 40 mg;③静脉注射 5% 碳酸氢钠 200 mL 以碱化尿液,促进巴比妥类药物由肾排泄。

4. 血液透析或血液灌流　适用于下列情况:①中枢抑制状态逐渐加重,表现为昏迷、呼吸缓慢;②摄入已达致死量的毒物,且估计大部分药物已吸收,病情危重者;③合并肾功能不全者。血液透析对苯巴比妥有效,对苯二氮䓬类效果较差。

（三）特效解毒疗法

巴比妥类中毒无特效解毒药。氟马西尼（flumazenil，安易醒）是苯二氮䓬类拮抗剂，通过竞争性置换苯二氮䓬类中枢神经受体，逆转其中枢镇静作用，故用于苯二氮䓬类中毒的解救，对于改善患者的意识障碍、呼吸抑制均有显著效果。用法：1.0 mg（10 mL）以等量生理盐水或 5% 葡萄糖溶液稀释，静脉推注，首次推0.2 mg（15 s），隔 1 min 后，如未达到效果，可再推 0.3 mg；以后依次每分钟推注 0.2 mg 或 0.3 mg，最大总量可用至 2 mg，一般总用量达 0.5 ~ 1.0 mg 时即可见效。因本药半衰期短，约 1 h，故对有效者每小时应重复给药 0.1 ~ 0.4 mg，以防症状复发。

（四）防治并发症

急性镇静催眠药物中毒时，常可出现感染（肺、尿路、皮肤）、脑水肿、呼吸衰竭、休克等并发症，应及时给予纠正。

第二节　急性解热镇痛药物中毒

e 拓展知识

第三节　急性抗精神病药物中毒

e 拓展知识

第四节　急性抗躁狂药物中毒

e 拓展知识

第五节　急性抗结核药物异烟肼中毒

e 拓展知识

课后练习题

1. 急性镇静催眠药物中毒的主要临床表现是什么（以巴比妥类中毒为例）？
2. 急性镇静催眠药物中毒的抢救治疗方案有哪些？

（张　丹）

数字课程学习

⬇ 教学 PPT　　　🖋 自测题

第三章　急性食物中毒

第一节　急性细菌性食物中毒

急性细菌性食物中毒(acute bacterial food poisoning)是指进食被细菌或细菌毒素污染的食物后引起的以急性呕吐与腹泻为主要临床症状的中毒性疾病。

急性细菌性食物中毒的主要特征为:①有明确的进食相关食物后发病史;②多突然爆发,潜伏期多为进食后数小时之内;③多人同时发病,且临床症状相似。

临床上引起急性细菌性食物中毒的病原体常见的有:沙门氏菌、副溶血性弧菌(嗜盐菌)、大肠杆菌、变形杆菌等,其中进食含有可产生细菌毒素的葡萄球菌、产气荚膜杆菌及肉毒杆菌的食物所致的中毒为毒素性食物中毒。根据发病后临床表现的不同,又可将急性细菌性食物中毒分为胃肠型食物中毒及神经型食物中毒。

一、葡萄球菌食物中毒

葡萄球菌食物中毒(staphylococcal food poisoning)是食用含有金黄色葡萄球菌(简称金葡菌)产生的肠毒素所致的中毒性疾病,现已知金葡菌有 A、B、C(C_1、C_2)、D、E 5 种血清型,以 A 型毒素引起的食物中毒最为常见,约占 50%;此类毒素耐热力很强,经加热煮沸 30 min 仍可保持毒性而致病;以夏秋两季发病为多,各年龄组均可患病。

【中毒机制】

📖 拓展知识

【临床表现】

1. 发病时间　该病潜伏期短,一般多在进食被污染的食物后 2~6 h 发病。多数患者病程短暂,可在数小时至 1~2 日内恢复。

2. 恶心、呕吐　最为突出而常见的临床症状,几乎所有患者都有明显的恶心,且呕吐较为频繁、剧烈;严重者呕吐物可伴有胆汁、血液或大量黏液。

3. 腹痛、腹泻　多数患者可有明显的阵发性中上腹疼痛及腹泻,腹泻严重者可排便数十次,量少,多为黄水样或黏液样稀便,常伴有恶臭味。

4. 失水与休克　由于患者频繁、剧烈呕吐、腹泻,常引起严重失水,甚至低血容量性休克;少数患者可伴有低热、乏力等全身症状。

【诊断及鉴别诊断】

根据可疑食物进食史,典型临床胃肠道症状,家人或集体共同发病,病程短暂等特点可初步作出临床诊断。辅助检查如在残留食物或呕吐物中能培养出大量金黄色葡萄球菌则更有助于明确诊断。本病需与其他病因所致的急性胃肠炎相鉴别,见表6-3-1。

表6-3-1　常见急性细菌性食物中毒鉴别表

症状及鉴别要点	金黄色葡萄球菌	嗜盐菌	变形菌	沙门菌
病史	高淀粉类食物	海物及腌渍品	动物性熟食品	食物及饮料
潜伏期	2～5 h	3～10 h	5～12 h	8～24 h
腹痛	有	显著	显著	有
腹泻	黄水样,恶臭,量不多	水样或息肉水样	水样	黄水样,量多
呕吐	明显,较腹泻重	有	腹泻较呕吐明显	明显,较腹泻重
病程	1～2 天	1～3 天	2 天	2～4 天
便培养	金黄色葡萄球菌	嗜盐菌	变形杆菌	沙门菌

【抢救与治疗措施】

1. 注意饮食　暂禁食,卧床休息,症状缓解后可进易消化流质饮食,多饮水。
2. 补液　静脉补液,纠正水、电解质失衡,亦可口服补液。
3. 药物治疗　一般不用抗菌药物,避免肠内菌群失调。有明显菌血症时,给予有效的肠道抗菌药。
4. 对症处理　口服颠茄合剂或肌内注射阿托品缓解胃肠痉挛。

二、副溶血性弧菌食物中毒

副溶血性弧菌(嗜盐菌)食物中毒也称嗜盐菌食物中毒,是一种临床上常见的以胃肠道症状为主的食物中毒。多由于进食被副溶血性弧菌(嗜盐菌)污染的海产品(如蟹类、海蜇、乌鱼等)、盐腌渍品(如蔬菜、蛋或肉类)而发病。临床上以急性起病、腹痛、呕吐、腹泻及水样便为主要症状。本病多发生于夏秋沿海地区,常造成集体发病,近年来发病有增多的趋势。

副溶血性弧菌是革兰阴性多形态杆菌或稍弯曲弧菌。本菌嗜盐畏酸,在无盐培养基上不能生长,在3%～6%食盐水中繁殖迅速,每8～9 min为一周期,在低于0.5%或高于8%盐水中停止生长。在食醋中1～3 min即死亡,加热56℃ 5～10 min灭活,在1%盐酸中5 min死亡。

已知副溶血性弧菌有12种O抗原及59种K抗原,据其发酵糖类的情况可分为5个类型。各种弧菌对人和动物均有较强的毒力,其致病物质主要有相对分子质量42 000的致热性溶血素(TDH)和相对分子质量48 000的TDH类似溶血毒(TRH),具有溶血活性、肠毒素和致死作用。

【中毒机制】

🄔 拓展知识

【临床表现】

副溶血弧菌食物中毒临床表现不一,可呈胃肠炎型、菌痢型、中毒性休克型或少见的慢性肠炎型。

1. 起病急骤　潜伏期短者可为1 h,长者可达4天,大多数在10 h左右发病。
2. 腹痛、腹泻　多呈阵发性腹痛,较其他肠道感染为重,部位以上腹部及脐周明显,并每日排黄水样稀便或黄色糊状便数次至十几次,但一般每日排便次数超过 10 次者少见。少部分患者可排血水或洗肉水样便,偶尔也可为黏液样便或脓血便,一般无里急后重感。

3. 伴随症状　常有明显恶心、呕吐,伴畏寒及轻、中度发热;大多数患者由于呕吐、腹泻导致脱水,重度失水者可伴有声音嘶哑、肌肉痉挛、血压下降,甚至休克。

【实验室检查】

1. 白细胞计数　中性粒细胞偏高,但总数多在 $10 \times 10^9/L$ 以下。

2. 便常规检查　镜下可见白细胞、脓细胞或红细胞,与细菌性痢疾镜下变化相似,易引起误诊。

3. 便培养　患者排泄物中可培养出副溶血性弧菌(嗜盐菌)。仅少数持续阳性 2~4 天。

【诊断与鉴别诊断】

诊断多不困难,依患者有进食腌渍食品、海产品等可疑食物史,并在短时间内以明显呕吐、腹泻、腹痛为特征性起病,同时伴失水或发热,尤其是在群体性发病时多可明确临床诊断。对诊断可疑的患者有条件时可进行便培养或寻残留食物培养。

本病需与葡萄球菌食物中毒、沙门菌属食物中毒、急性细菌性痢疾及霍乱等肠道疾病及胃肠型感冒相鉴别。

【抢救与治疗措施】

1. 补液　可根据失水的具体情况适当补充生理盐水、平衡盐溶液或葡萄糖生理盐水,并注意调整、补充电解质。

2. 血管活性药物　对经大量补液血压仍低的休克患者,可在短时间内使用血管活性药物,以保证重要脏器的血供。

3. 抗生素的应用　本病具有一定的自限性,轻症患者可不使用抗生素;对病情较重或合并其他细菌感染者,可应用磺胺类或喹诺酮类的抗生素,亦可应用阿米卡星、庆大霉素等。

4. 对症治疗　对腹痛者,可给予口服或肌注阿托品、颠茄或莨菪碱类药物;对恶心、呕吐明显者,可肌内注射甲氧氯普胺(胃复安、灭吐灵)或溴米那普鲁卡因(爱茂尔)。对伴有严重酸中毒者,可适当补充碱性液体。

三、肉毒杆菌食物中毒

肉毒杆菌食物中毒是因进食含有肉毒杆菌外毒素的食物而引起的中毒性疾病。临床上以神经系统症状(如眼肌及咽肌瘫痪)为主要表现,本病发病率低,但病死率较高。主要通过被肉毒杆菌外毒素污染的食物传播,多见于罐头及瓶装食品、腊肠、腊肉、鱼制品、火腿等密封性食品及豆制品等。

【中毒机制】

🔖 拓展知识

【临床表现】

1. 潜伏期　一般为 12~36 h,最短为 2~6 h,长者可达 8~10 天。中毒剂量愈大则潜伏期愈短,病情愈重。

2. 神经系统症状　起病突然,以神经系统症状为主,其中眼肌与延髓相继麻痹是本病的特异性表现。本病常见的首发症状是全身无力、疲乏、头晕、头痛及视力模糊等;进而发展为眼内外肌瘫痪,如视力模糊、复视、眼睑下垂、瞳孔扩大,对光反射消失;随后迅速出现吞咽、咀嚼、发音困难,呼吸困难等延髓麻痹症状;继之出现颈肌无力、抬头困难、上肢无力,下肢受损较轻,此类患者一般无感觉系统障碍,直到死亡前意识都可以保持清醒状态。

3. 胃肠道症状　多数患者胃肠道症状不明显,偶有恶心或呕吐,可伴有腹胀,部分患者可有低热。

4. 预后　轻症患者多于 4~10 天逐渐恢复正常,危重者多死于呼吸衰竭、心力衰竭或吸入性肺炎。

【诊断及鉴别诊断】

1. 诊断　本病的主要诊断依据是发病前有进食可疑肉毒杆菌污染的罐头类食品史,多有集体性或群体性的散在发病特点;出现急性进行性眼肌、延髓、颈肌相继麻痹的表现;发病后神志清楚,胃肠道症状不明显。对可疑食物做细菌学检查有助于明确诊断。

2. 鉴别诊断 本病应注意与毒蕈或河豚食物中毒、脊髓灰质炎、重症肌无力等疾病相鉴别。

【抢救与治疗措施】

1. 催吐、洗胃与导泻 清醒者应首先用催吐法清除胃内毒物;对发现较早的患者应及时给予 1∶5 000 高锰酸钾溶液、2% 碳酸氢钠溶液或药用炭混悬液洗胃,同时给予 30%~50% 硫酸钠或硫酸镁导泻,必要时高位灌肠。

2. 抗毒素治疗 肉毒抗毒素为本病特异性治疗药物,能确定毒素类型用同型抗毒素,不能确定用多价抗毒素。应尽早给药,在中毒后 24 h 内或发生肌肉瘫痪前使用效果最好。剂量:多价抗毒素(A、B、E 型)5 万~10 万 U 静脉注射或肌内注射,必要时于 6 h 后同量重复 1 次,儿童用量同上。对可疑中毒患者,应注射 5 000~10 000 U 防治。用药前应做皮肤过敏试验,阳性者应作脱敏处理后方可使用。

3. 对症支持治疗 在无抗毒血清时对症支持治疗是本病的重要治疗措施。具体措施包括:保持呼吸道通畅、吸氧,必要时行人工机械通气;预防性应用抗生素,防治肺炎等;积极补液,维持水、电解质平衡;忌用麻醉药、镇静药。

第二节 急性酒精中毒

急性酒精(乙醇)中毒(acute alcoholic intoxication)是由于一次饮入过量酒精或酒类饮料而引起的以神经精神症状为主要表现的中毒性疾病。严重者不经救治可累及呼吸、循环及中枢神经系统而出现意识障碍,呼吸、循环衰竭,甚至危及生命。临床上急性酒精中毒多由过量饮酒所致,但部分自杀或类自杀者可能同时服用其他毒物,救治过程中应高度警惕。

【中毒机制】

🄮 拓展知识

【临床表现】

急性酒精中毒一般表现为先兴奋后抑制,临床表现与患者饮酒量、血酒精浓度和耐受性有关。急性酒精中毒的不同阶段及表现见表 6-3-2。

表 6-3-2 急性酒精中毒的不同阶段及表现

阶段	血酒精浓度(%Wt/vol)	临床表现
清醒期	0.01~0.05	行为基本正常
欣快期	0.03~0.12	轻度精神愉快、好交际、健谈、自信增强、反射下降,注意力、判断力、自控力下降
兴奋期	0.09~0.25	情绪不稳、反射降低、重要的判断力丧失、记忆与理解力减退,感觉反射下降,反应时间延长,部分肌肉不协调
意识模糊期	0.18~0.30	定向力障碍、精神错乱、头昏、情感夸大状态(恐惧、愤怒、悲痛等),感觉失调(复视等),对颜色、形态、运动、大小的知觉失调,痛觉减退,平衡及肌肉运动失调,步态蹒跚、言语含糊
木僵期	0.27~0.40	情感淡漠、全身乏力、接近瘫痪、对刺激反应显著降低、肌肉明显不协调、不能站立行走、呕吐、尿便失禁,清醒程度下降,睡眠时呈木僵状态
昏迷期	0.35~0.50	意识完全丧失、昏迷,感觉丧失,反射抑制或消失,体温低于正常,尿便失禁,呼吸、循环抑制,可能死亡
死亡	>0.45	死于呼吸麻痹

【辅助检查】

1. 血乙醇浓度测定 由于酒精耐受现象,血酒精浓度与中毒程度无明显相关性。无酒精成瘾者,血酒精浓度 4 000~5 000 mg/L 可抑制呼吸致死;嗜酒者,血酒精浓度 4 000 mg/L 仅有轻度中毒症状。

2. 血液生化检查 急性中毒可出现低血糖、低钾血症、低镁血症、低钙血症和肝功能异常等。

3. 动脉血气分析 急性中毒者表现为不同程度的代谢性酸中毒。

4. 心电图检查 酒精中毒性心肌病可见心律失常和心肌损害。

【诊断与鉴别诊断】

1. 诊断 根据饮酒史、呼出气体、不同程度神志障碍和血酒精浓度的测定可做出诊断。

2. 鉴别诊断 急性酒精中毒应与伴有意识障碍或昏迷的其他疾病鉴别,如镇静催眠药中毒、一氧化碳中毒、低血糖昏迷、肝性脑病、中枢神经系统感染、脑血管意外和颅脑外伤等。

【抢救与治疗措施】

轻者无需特殊处理,休息后可自行康复;重者应迅速处理,大多数患者在经过治疗后数小时内可缓解。

1. 一般支持治疗 注意休息、保暖,给予足够热量、复合维生素 B 等。

2. 维持呼吸、循环功能 给予心电监护,严密观察生命体征;保证呼吸道通畅、供氧,必要时行气管内插管或机械通气辅助呼吸;监测血压、心率和心功能状态,适当补液维持有效循环血容量。

3. 洗胃或导泻 大量饮酒且清醒者迅速给予催吐清除体内过量的酒精;神志障碍或昏睡者,可行气管内插管后洗胃,由于摄入酒精后机体很快吸收,洗胃和导泻效果不佳。若同时服用其他毒物,应予药用炭吸附或导泻。

4. 纳洛酮 非特异性催醒药,能使血酒精浓度明显下降,逆转急性酒精中毒对中枢神经系统的抑制作用。此外,纳洛酮还可能有减少氧自由基介导的脂质过氧化反应和肝 NAD 氧化代谢的作用。

5. 脱水利尿 有脑水肿者,可给予 20% 甘露醇、高渗葡萄糖溶液等脱水药;适当给予呋塞米等利尿药促进酒精排泄。

6. 血液透析 当血酒精浓度超过 4 000 mg/L 时,考虑血液透析。

7. 抗生素 预防性应用抗菌药物。

第三节　急性亚硝酸盐中毒

急性亚硝酸盐中毒(acute nitrite intoxication)是指误食或误服含有亚硝酸盐或代谢后产生亚硝酸盐的食物或药物而引起的血红蛋白携氧障碍的一组病症,由于亚硝酸盐多从消化道吸收引起中毒,因此本病又称肠源性发绀。一般临床所见患者多因误食亚硝酸盐,或饮用亚硝酸盐含量高的井水,或摄入含大量硝酸盐及亚硝酸盐的蔬菜而引起。其临床主要表现为因全身性乏氧和高铁血红蛋白增多所致的皮肤、黏膜、甲床发绀。

【病因与发病机制】

ℯ 拓展知识

【临床表现】

发病常急骤,多在食后 0.5~3 h 发病(短者仅 10~15 min,长者达 20 h)。

1. 发绀及缺氧表现 突出表现为皮肤、黏膜呈青紫色,严重者出现呼吸困难,甚至窒息死亡。典型表现是发绀程度与呼吸困难不成比例。

2. 胃肠道刺激症状 可有恶心、呕吐、腹痛等症状,但无腹胀及腹泻,这是与细菌性食物中毒不同之处。

3. 神经系统症状 可有不同程度的头晕、头痛、抽搐、晕厥、意识障碍,严重者昏迷。

4. 心血管系统症状 轻者周围血管扩张,面部潮红、头部胀痛并有搏动感,眼睛发黑、心悸等;重者血压下降、四肢厥冷;严重者心律失常甚至死亡。

【辅助检查】

高铁血红蛋白检测有助于诊断。

【诊断及鉴别诊断】

1. 诊断 ①有进食含硝酸盐及亚硝酸盐食物史。②有高铁血红蛋白血症所致发绀的临床表现。③需排除苯的氨基和硝基化合物、农药杀虫脒等所引起的高铁血红蛋白血症。

2. 鉴别诊断 针对病史不清者,须与高还原血红蛋白血症及硫化血红蛋白血症鉴别。

鉴别方法主要采用患者血样检测:取静脉抗凝血 3～5 mL,血呈蓝紫色,经离心沉淀,血浆若为黄色,说明紫色为血细胞本身异常所致,并非血浆中存在蓝色成分(静脉应用亚甲蓝后血浆可呈蓝色)。然后在空气中摇混 15 min,若为高还原血红蛋白血症,则血红蛋白与氧结合,血液呈猩红色,否则血液呈蓝紫色。用分光光度法测定高铁血红蛋白,高铁血红蛋白在 620 nm 处有吸收峰,当加入氰化物后此吸收峰消失;当 620 nm 处的吸收峰加入氰化物后不消失,则证明其为硫化血红蛋白。高还原血红蛋白血症常见于乏氧性疾病,硫化血红蛋白血症常见于某些农用杀菌剂如亚乙基双二硫代氨基甲酸类(代森锌等)中毒。

【抢救与治疗措施】

1. 停止接触毒物 脱离污染的环境,脱去污染的衣物;停止进食有毒的食物或药物。

2. 清除残留毒物 彻底清洗污染的皮肤、洗胃、催吐、导泻、大量饮水。

3. 治疗高铁血红蛋白血症 ①亚甲蓝:可迅速将高铁血红蛋白还原为亚铁血红蛋白。常用亚甲蓝 1～2 mg/kg,加入 25% 葡萄糖溶液 20 mL 中缓慢静脉注射,1～2 h 后如发绀不退或再现,可重复以上剂量或半量。亚甲蓝注射要慢,剂量不可过大,若超过 10 mg/kg,则效果相反,这是因为亚甲蓝快速进入血液可成为氧化剂,反而使高铁血红蛋白增加。此外剂量过大可增加红细胞脆性,造成心肌损害、神经系统兴奋。亚甲蓝也可口服 3～5 mg/kg,每 6 h 一次或每日 3 次。②维生素C:也是一种还原剂,但需较大剂量,而且作用缓慢。常用 0.5～1.0 g 加入 25%～50% 葡萄糖溶液 20～40 mL 中静脉注射或维生素 C 2～5 g 加入 10% 葡萄糖溶液 500～1 000 mL 中静脉滴注,每日 2 次,最好与亚甲蓝同时使用。

4. 高压氧治疗 高压氧对本病有特效。轻、中度中毒患者经 1～3 次高压氧治疗即可治愈,大多数昏迷患者经 1 次治疗即可清醒,重度中毒经 3～5 次可治愈。

(1)治疗原理 ①高压氧可以迅速改善机体缺氧状态。300 kPa 下吸纯氧,血浆内溶解氧可达 6.4 mL/100 mL(组织利用氧气为 5.6 mL/100 mL)。此时即使没有血红蛋白,仅靠溶解氧也能满足机体的需要。因此,高压氧治疗可以迅速纠正缺氧状态,打破恶性循环,使机体逐渐恢复。②血氧分压增高可以加速置换出与高铁血红蛋白结合的亚硝酸盐,恢复亚铁血红蛋白。③可有效控制肺水肿、脑水肿。④增加各器官供氧,改善各器官功能。

(2)治疗方法及注意事项 见要点框 6-3-1。

5. 对症支持治疗 保证呼吸、脉搏、血压等生命体征的平稳;呼吸抑制者使用呼吸兴奋

> **要点框 6-3-1 高压氧治疗方法及注意事项**
>
> 1. 凡亚硝酸盐中毒有缺氧表现又无禁忌证者均可进行高压氧治疗。
>
> 2. 缺氧严重伴肺水肿、脑水肿、休克者应尽早行高压氧治疗。
>
> 3. 高压氧治疗前后及氧舱内不应停止常规治疗。
>
> 4. 重症患者应有医护人员陪同。
>
> 5. 正常治疗压力 200～250 kPa,吸氧时间可酌情稍延长。
>
> 6. 病情严重者可延长加压减压时间,全程吸氧。
>
> 7. 出舱后症状控制不满意或肺水肿又复发者,在第一个 24 h 内可再进行第 2 次高压氧治疗,待病情稳定,再改为每日 1 次。

剂,维持水、电解质及酸碱平衡,应用肾上腺皮质激素,必要时输新鲜血 300～500 mL 或血浆置换,积极防治肺水肿、脑水肿、缺氧性脑病、中毒性心肌炎、休克、高热等,注意预防感染。

第四节　急性毒蕈中毒

急性毒蕈中毒(acute mushroom poisoning)是指因误食含有毒素的蕈类所致的中毒性疾病。"蕈"俗称蘑菇,毒蕈也称毒蘑菇、毒茸等。我国目前已鉴定的蕈类中毒蕈有 100 余种,其中能威胁人类生命的有 20 余种,含剧毒可致死的大约有 10 种,常见的主要有褐鳞小伞、白毒伞 A、鳞柄白毒伞、毒伞、残托斑毒伞、毒粉褶蕈、秋生盔孢伞、包脚黑褶伞、鹿花蕈等,在全国各地均有分布。毒蕈所含有毒成分复杂,一种毒蕈可含有几种毒素,而一种毒素又可存在于数种毒蕈中,因此,急性毒蕈中毒临床表现较为复杂。中毒轻者以胃肠炎症状为主,重者可由于多器官衰竭死亡。

【中毒机制】

📧 拓展知识

【临床表现】

1. 胃肠毒型　常由毒粉褶蕈、牛肝蕈等引起,潜伏期为 0.5～6 h。轻者可有剧烈恶心、呕吐、腹痛及腹泻,预后较好。重者因严重脱水及电解质紊乱造成血容量不足,甚至休克。一般病程 2～3 天,死亡率低。

2. 神经精神型　多由捕蝇蕈、斑毒蕈等引起,潜伏期为 1～6 h,除胃肠道症状外,主要出现流涎、流泪、多汗、瞳孔缩小、脉缓、幻觉、谵妄、昏迷、抽搐等副交感神经兴奋的症状,严重者还可发生肺水肿和昏迷。

3. 溶血反应型　鹿花蕈所致的急性中毒,潜伏期多为 6～12 h,先以恶心、呕吐、腹泻等胃肠道症状为主,发病 3～4 天后出现急性溶血性贫血、黄疸、肝脾大,少数患者还可出现血红蛋白尿。肾上腺皮质激素可控制病情进展,一般病程 2～6 天,死亡率一般不高。

4. 肝肾损害型　死帽蕈、粟耳蕈中毒表现复杂,引起的临床症状也最严重,按其病情发展可分为 6 期。

(1)潜伏期　一般于误服毒蕈后 10～24 h 发病,但也可短至 6～7 h。

(2)胃肠炎期　表现为恶心、呕吐、脐周部腹痛、水样便腹泻,多在 1～2 天后缓解。

(3)假愈期　胃肠炎症状缓解后,患者暂时无症状,或仅感乏力、食欲差等,但此时毒素已逐渐进入内脏,并引起肝损害;轻中度者肝损害并不严重,可由此进入恢复期。

(4)内脏损害期　严重中毒患者在发病 2～3 天出现肝、肾、脑、心等内脏损害,以肝损害最严重,可出现肝大、黄疸、肝功能异常;严重者可发生肝坏死,甚至出现肝性脑病。肾实质受损可出现少尿、无尿或血尿,以至发生肾衰竭。

(5)精神症状期　多数患者继内脏损害后出现烦躁不安、表情淡漠、嗜睡,继而出现惊厥、昏迷,甚至死亡。

(6)恢复期　经及时治疗后的患者可在 2～3 周后进入恢复期,临床症状好转并痊愈。

5. 精神失常型　此型主要表现为误食毒蕈后产生精神症状,出现幻觉、视物模糊、色觉异常、手舞足蹈、狂笑等症状,1～2 天可自行恢复。

【诊断及鉴别诊断】

根据确切的食用野蕈史,结合典型临床表现可明确诊断。少数不典型病例若不详细询问食用蕈类史,易被误诊为胃肠炎、菌痢或一般食物中毒等,因此当遇到此类患者,尤其在夏秋季呈一户人同时发病时特别应注意到毒蕈中毒的可能。

【抢救与治疗措施】

(一)清除毒物

1. 催吐　刺激咽喉部诱发呕吐反射,但昏迷患者不宜应用,以免误吸窒息。

2. 洗胃　30℃左右温清水洗胃至水清为止,或采用1:4000高锰酸钾液反复洗胃。

3. 减少吸收与导泻　洗胃后可常规口服或经胃管注入药用炭,以吸附毒素减少其吸收。常用药用炭0.5~1 g/kg,发病6 h以内口服;超过6 h采用硫酸镁20 g灌肠导泻;但中枢神经系统受抑制及低血压者慎用镁剂。

4. 补液利尿　患者可因呕吐和腹泻而脱水,需要大量补液同时保证足够尿量排除毒素,但应注意监测心功能和纠正电解质紊乱。

(二)解毒剂的应用

1. 阿托品　拮抗毒蕈碱样作用,适用于含毒蕈碱(主要存在于丝盖伞属和杯伞属的毒蕈中)的毒蕈中毒。

使用方法:0.5~1 mg肌内注射(儿童0.03~0.05 mg/kg),可重复用药。

2. 二硫丙磺酸钠　作用机制可能是与毒伞毒素结合,打断毒素分子中的硫醚键,使其毒性减弱,从而保护体内含巯基酶的活性。

使用方法:5% 二硫丙磺酸钠5 mL肌内注射,或用5% 葡萄糖溶液20 mL稀释后静脉注射每日2次,一般用5~7天。

3. 青霉素G和水飞蓟宾　通过由OATP-1B3转运体(OATP,有机阴离子转运多肽)介导抑制肝细胞对鹅膏毒素(amatoxin)的摄取。

使用方法:青霉素G大剂量,静脉给予30万~100万U/(kg·d),水飞蓟宾静脉注射或口服30~40 mg/(kg·d)。

4. N-乙酰半胱氨酸(NAC)　具有抗氧化和谷胱甘肽再生作用。

使用方法:可参照对乙酰氨基酚中毒的治疗,首先静脉给予初始负荷剂量150 mg/kg,给药时间为15~60 min,随后以每小时12.5 mg/kg的速度静脉滴注4 h。最后以每小时6.25 mg/kg的速度静脉滴注16 h。

5. 中草药及制剂　可使用灵芝煎液以助解毒。

使用方法:取灵芝干品30 g捣碎磨粉,加水煎并浓缩至100 mL,分3次口服,连用数日,效果良好。

(三)糖皮质激素

肾上腺皮质激素可用于溶血型毒蕈中毒治疗。

使用方法:地塞米松20~40 mg/d或氢化可的松400~800 mg/d,静脉滴注,连续使用3~5天,同时口服碳酸氢钠片碱化尿液。

(四)血液净化治疗

中毒早期可以选择血液透析和血浆置换清除毒素治疗,严重肝衰竭患者在等待肝移植前可以选择双重血浆分子吸附系统(double plasma molecular adsorption system,DPMRAS)、血浆置换、人工肝技术如分子吸附再循环系统(molecular adsorbent recirculating system,MARS)等暂时性的血液净化措施。

第五节　急性鱼胆中毒

🅔 拓展知识

第六节　急性河豚毒素中毒

🅔 拓展知识

课后练习题

1. 金黄色葡萄球菌食物中毒的临床表现及治疗措施有哪些？
2. 副溶血性弧菌食物中毒的实验室检查及治疗措施有哪些？
3. 急性酒精中毒的抢救与治疗措施有哪些？
4. 急性亚硝酸盐中毒的临床表现及救治措施有哪些？
5. 急性毒蕈中毒的临床表现及治疗措施有哪些？

（李　岩）

数字课程学习

⬇ 教学 PPT　　　　✏ 自测题

第四章 急性农药中毒

第一节　急性有机磷农药中毒

目的要求

掌握:急性有机磷农药中毒的临床表现、诊断和鉴别诊断、急诊抢救原则和具体救治方法。

熟悉:急性有机磷农药中毒的发病机制。

了解:急性有机磷农药中毒的治疗进展。

急性有机磷农药中毒(acute organophosphorus pesticide poisoning,AOPP)是指非正常接触有机磷农药致使机体乙酰胆碱蓄积,引起胆碱能神经持续冲动而产生的器官功能紊乱综合征。临床以毒蕈碱样、烟碱样及中枢神经兴奋或抑制症状为主要表现,严重中毒者可在短时间内死亡。近年来其发生率和病死率虽有明显下降,但仍占各类农药中毒的首位。

【病因与诱因】

1. 生活性中毒　是临床所见中毒最常见的原因,主要由自服或误服所致。

2. 使用性中毒　在农药使用过程中药液不慎污染皮肤或衣服引起中毒,发生率较前已明显下降。

3. 生产性中毒　由于不注意防护、防护不当或农药泄漏所致,多见于群体性发病,但此种因素所致发病率较低。

【临床表现】

(一)接触毒物剂量、时间与发病关系

急性有机磷农药中毒的临床表现与毒物种类、剂量、侵入途径及机体状态(空腹或进餐)等密切相关。口服中毒在 10 min ~ 2 h 发病,而且病情发展迅速,吸入者在数分钟至半小时内发病,皮肤吸收者 2 ~ 6 h 发病。

(二)胆碱能神经兴奋

1. 毒蕈碱样症状　又称 M 样症状,是副交感神经末梢过度兴奋的表现,也是急性有机磷农药中毒最早出现的一组症状。主要表现为瞳孔缩小、视力模糊、流泪、流涕、流涎、大汗,发绀、咳嗽、气短、胸闷、呼吸困难、肺水肿或两肺大量湿啰音、心率减慢,恶心、呕吐、腹痛、腹泻、尿频、大小便失禁。

2. 烟碱样症状　又称 N 样症状,是由乙酰胆碱在横纹肌神经肌肉接头处蓄积过多所致,主要表现为肌纤维颤动(面、眼睑、舌、四肢和全身骨骼肌肌束震颤),甚至全身肌肉强直性痉挛,也可出现肌力减退或瘫痪,严重者因呼吸肌麻痹可引起呼吸衰竭。交感神经节后纤维末梢释放儿茶酚胺,可表现为血压增高和心律失常。

3. 中枢神经系统症状　轻者可表现为头晕、头痛、疲乏、烦躁不安、共济失调;重者可出现惊厥、抽搐、不同程度的意识障碍;当血管运动中枢发生麻痹时常出现休克的表现,呼吸中枢受抑制者出现中枢性呼吸衰竭。

(三)中间综合征

中间综合征(intermediate syndrome,IMS)又称为中间期肌无力综合征,是在胆碱能神经兴奋症状消失后,迟发性多发性神经病发生前的一组征候群。在急性有机磷农药中毒后1~4天,个别7天后出现的以屈颈肌、四肢近端肌肉、第3~7和第9~12对脑神经所支配的部分肌肉及呼吸肌麻痹为特征性临床表现的综合征。患者可表现为转颈、耸肩、抬头、咀嚼无力、睁眼、张口、四肢抬举困难,腱反射减弱或消失,不伴感觉障碍。严重者出现呼吸肌麻痹,表现为胸闷、气短、呼吸困难,迅速出现呼吸衰竭,如无呼吸支持很快死亡。

(四)迟发性多发性神经病

少数患者在急性中毒症状消失后1个月左右出现感觉及运动型多发性神经病,主要累及肢体末端,出现进行性肢体麻木、无力,呈迟缓性麻痹,表现为肢体末端烧灼、疼痛、麻木及下肢无力,严重者呈足下垂及腕下垂,四肢肌肉萎缩。

(五)反跳

部分中毒者经积极抢救,在病情好转或稳定数日后又重新出现胆碱能神经兴奋症状,严重者可突发肺水肿甚至死亡,这种现象被称为反跳。多以乐果、氧化乐果、马拉硫磷和剧毒类农药中、重度中毒者为多见。

【辅助检查】

1. 全血胆碱酯酶(ChE)活力 是诊断急性有机磷农药中毒的特异性实验指标,ChE活力(包括血清胆碱酯酶活力)测定可作为急性有机磷杀虫药中毒诊断、分级及病情判断的重要指标。正常范围:80%~100%。评估时需注意:①除外假阳性结果的可能;②除外缺铁性贫血、肝功能不全及营养不良等基础疾病对全血胆碱酯酶活力的影响;③如临床病情严重而血清胆碱酯酶活力正常或轻微偏低,需除外混合性农药(含有少量有机磷酸酯类杀虫剂)中毒的可能。

2. 尿中有机磷农药分解产物测定 对硫磷和甲基对硫磷中毒者尿中可检测到对硝基酚,美曲膦酯中毒者尿中可检测到三氯乙醇。

3. 毒物检测 近年来新型色谱、质谱仪等被较广泛应用于有机磷农药中毒的早期快速检测,可通过呕吐物、洗胃抽出液或进食残留物等标本直接测定出具体毒物种类。特别适于病史不详、症状不典型、不明原因昏迷等急诊患者的诊断和鉴别诊断。

【诊断与鉴别诊断】

一般依据有机磷农药(organophosphorus pesticides,OP)的接触史、临床表现及ChE活力测定,临床急性有机磷杀虫药中毒诊断通常不难。需要注意的是,即使患者或家属不能提供明确的OP接触史,但患者出现胆碱能兴奋临床表现及ChE活力下降,也需考虑本病,但要除外其他毒物(如氨基甲酸酯类)中毒及疾病。

(一)诊断

1. 病史 明确的OP接触史,有自服、误服,皮肤涂抹外用,喷洒农药污染皮肤,呼吸道吸入等接触史,最好要求家属提供残留的农药瓶等直接证据。

2. 临床表现及体格检查 具备或不完全具备胆碱能神经兴奋症状和非胆碱酯酶抑制的毒性表现。

3. 辅助检查 ChE活力明显降低。血、尿、粪便或胃内容物中检测到OP或其特异性代谢产物成分。

(二)鉴别诊断

急性有机磷农药中毒应与中暑、急性胃肠炎或脑炎、脑血管意外、阿片类中毒等鉴别,尚需与氨基甲酸酯类杀虫剂、沙蚕毒素类、毒蕈等中毒鉴别。除此之外,在诊断过程中应注意合并症的鉴别诊断,如吸入性肺炎、外伤、合并其他毒物中毒等。氨基甲酸酯类杀虫剂中毒与有机磷农药中毒临床症状、体征相似,胆碱酯酶活力也明显下降,与OP抑制胆碱酯酶不同的是其作用快、恢复快。依据毒物接触史及毒物检测结果可明确诊断。多数杀虫剂无典型的胆碱能神经兴奋表现,胆碱酯酶活力正常。依据毒物接触史、临床表现及实验室检查一般不难鉴别。

【抢救与治疗措施】

现场救治时应注意评估患者的生命体征,维持生命体征稳定,迅速清除毒物,有条件时应尽早给予解毒药物治疗并尽快转运至有治疗条件的医疗机构。

(一)阻止毒物吸收

应立即脱去污染的衣物,用清水或肥皂水彻底清洗污染的皮肤、毛发和指甲,以终止与毒物的接触,避免毒物继续经皮肤黏膜吸收。眼部接触者应立即用清水或生理盐水冲洗。口服中毒者,应尽快予以洗胃、吸附等肠道去污措施。吸入性中毒或发生昏迷者要立即搬离现场。

1. 洗胃与催吐 洗胃应在中毒后尽早进行,早期、彻底的洗胃是抢救成功的关键。而催吐仅在不具备洗胃条件时进行,不主张药物催吐。对明确有机磷农药中毒的患者宜用温清水、2% 碳酸氢钠(敌百虫禁用)或 1∶5 000 高锰酸钾溶液(对硫磷禁用)洗胃。当无法立即明确患者中毒药物的种类时,临床救治中多应用清水洗胃。对于意识障碍的患者,在洗胃前应做好气道保护,必要时可行气管插管后再洗胃。除非有明确证据提示胃内尚有大量OP残留,不主张反复洗胃。凡口服中毒者,在中毒后 4~6 h 均应洗胃。口服 OP 量大,中毒程度重的患者,若就诊时已超过 6 h,仍可考虑洗胃。

2. 吸附剂 洗胃后以每次 50~100 g 的药用炭可增强肠道毒物清除效果,肠梗阻是禁忌证。

3. 导泻 在洗胃或催吐后以硫酸钠(15~30 g)、硫酸镁(20~30 g)、20% 甘露醇(250 mL)或复方聚乙二醇电解质散经口服或经胃管注入进行导泻。

(二)解毒药物的使用

1. 复能剂 使用原则:早期、联合、足量、重复。抗胆碱酯酶复能剂应用愈早疗效愈好,抢救成功率也愈高。最好能在 24 h 内给药,对中毒已超过 72 h 者抗胆碱酯酶复能剂应用效果差。

复能剂可复活被 OP 抑制的胆碱酯酶,直接与有机磷化合物结合使其失去毒性,并具有较弱的类似阿托品的抗胆碱作用,对横纹肌神经肌肉接头阻断有直接对抗作用。目前常用抗胆碱酯酶复能剂适应证与应用剂量见表 6-4-1,其中由于具有简单、安全、高效等优点,临床上大多推荐使用氯解磷定。氯解磷定的半衰期为 1.0~1.5 h,有效血药浓度为 4 mg/L 以上,因此,氯解磷定一般宜肌内注射,不宜采用静脉滴注方式给药。为维持有效血药浓度应重复给药,但每日用药总量不宜超过 12 g。当肌纤维颤动等烟碱样症状消失,血胆碱酯酶活性恢复至 50% 以上时,可暂停用药并临床密切观察,严重病例可适当延长用药时间。常见不良反应有头晕、视物模糊、血压升高,剂量过大也可引起神经肌肉传导阻断及抑制胆碱酯酶活力。

表 6-4-1 常用抗胆碱酯酶复能剂适应证与应用剂量

药物名称	适应证	轻度中毒	中度中毒	重度中毒
氯解磷定	对硫磷、内吸磷、甲胺磷、甲拌磷中毒	负荷量 0.5~1.0 g,静推,维持量 0.5 g,每 2 h 一次	负荷量 1.0~2.0 g,静推,维持量 0.5 g,每 2 h 一次	负荷量 1.5~2.0 g,静推,维持量 0.5 g,每 0.5 h 一次,6 h 后调整
碘解磷定	对硫磷、内吸磷、甲胺磷、甲拌磷中毒	负荷量 0.4~0.8 g,静推,维持量 0.4 g,每 2 h 一次	负荷量 0.8~1.2 g,静推,维持量 0.4~0.8 g,每 2 h 一次	负荷量 1.0~1.6 g,静推,维持量 0.4 g/h,静脉滴注,6 h 后调整
双复磷	敌敌畏、美曲膦酯中毒	0.25~0.5 g	0.5~0.75 g	0.75~1.0 g

2. 抗胆碱药　此类药物通过阻断乙酰胆碱的 M 样作用,减轻或消除有机磷中毒的 M 样症状,对抗 OPs 所致的呼吸中枢抑制、肺水肿、循环衰竭等,对 N 样症状及胆碱酯酶活力的恢复无效。使用原则为早期、适量、反复、个体化,直至 M 样症状明显好转或达到"阿托品化"后维持。目前临床上应用最多的抗胆碱药是阿托品。

(1)阿托品　是 M 胆碱能受体拮抗剂,通过可逆性阻断节后胆碱能神经支配的效应器上的 M 受体,阻断过多乙酰胆碱作用于胆碱受体而出现毒蕈碱样症状,并可有效对抗急性有机磷农药中毒所致的呼吸中枢抑制、肺水肿、循环衰竭等。根据临床病情每 10 ~ 30 min 或 1 ~ 2 h 给药一次,直至患者 M 样症状消失或出现阿托品化,具体用药方法见表 6-4-2。阿托品化是指阿托品使用达到一定剂量后,急性有机磷农药中毒者的毒蕈碱样(M 样)症状有所减轻或逐渐消失,同时出现口干、皮肤干燥、瞳孔扩大、面色潮红、心率加快(90 ~ 100 次 /min)等轻度阿托品反应的表现。当救治达到阿托品化后应开始逐渐减少阿托品使用剂量。一般情况下阿托品静脉注射 1 ~ 4 min 即可发挥作用,8 min 即达高峰,全身性作用维持 2 ~ 3 h。抢救时多采用早期重复静脉注射方式给药,达阿托品化之后的维持治疗可根据需要选择微量泵或直接静脉注射、皮下注射及肌内注射。

阿托品使用注意事项:①阿托品用量不足或过量均影响预后,特别在胆碱能神经兴奋症状开始阶段不能因怕阿托品药物中毒而用量不足,尽早达阿托品化可明显降低病死率。②阿托品中毒与有机磷农药中毒难以判断,严重的阿托品中毒可在未出现典型的阿托品中毒表现时即直接出现中枢性抑制。③应积极纠正明显低氧血症、低钾血症,否则有引起心室颤动的危险。④早期足量的胆碱酯酶复能剂应用可以明显减少阿托品用量。⑤对心动过速或高热的患者在使用中等以上剂量阿托品时应特别慎重,并注意观察。⑥不纠正酸中毒很难达到阿托品化的目标。⑦阿托品停用宜逐渐减量或延长给药时间、改变给药方法,直至全血胆碱酯酶活力达正常 60% 以上,临床症状和体征消失时才可停药。⑧对乐果、氧乐果中毒者停药后仍需密切观察一定时间。

(2)盐酸戊乙奎醚　是一种新型选择性抗胆碱药,能通过血脑屏障阻断乙酰胆碱对脑内毒蕈碱受体(M 受体)和烟碱受体(N 受体)的激动作用,较好地拮抗有机磷药中毒引起的中枢中毒症状。同时,对外周神经也能较强地阻断乙酰胆碱对 M 受体的激动作用,但对心脏或神经元突触前膜 M2 受体无明显作用,故对心率无明显影响;对瞳孔无明显作用或作用较弱,对外周 N 受体无明显拮抗作用。与阿托品相比,盐酸戊乙奎醚救治有效剂量小,抗胆碱作用强而全面,不良反应小;一般常与氯解磷定合用。具体用药方法见表 6-4-2。足量标准为:口干、皮肤干燥、肺部湿啰音减少或消失,此时应逐渐减量至停用,心率和瞳孔不作为其判断指标。

表 6-4-2　常用抗胆碱药治疗急性有机磷杀虫药中毒剂量推荐

药物名称	轻度中毒	中度中毒	重度中毒
阿托品	负荷量 2 ~ 4 mg,皮下注射 维持量 1 mg,每 1 ~ 2 h 重复一次 阿托品化后 0.5 mg 皮下注射,每 4 ~ 6 h 重复一次	负荷量 5 ~ 10 mg,静脉注射 维持量 1 ~ 2 mg,每 0.5 h 静脉注射 阿托品化后 0.5 ~ 1 mg 皮下注射,每 4 ~ 6 h 重复一次	负荷量 10 ~ 20 mg,静脉注射 维持量 2 ~ 5 mg,10 ~ 30 min 静脉注射 阿托品化后 0.5 ~ 1 mg 皮下注射,每 2 ~ 6 h 重复一次
盐酸戊乙奎醚	负荷量 1 ~ 2 mg,肌内注射 重复量每次 1 mg,间隔 8 ~ 12 h	负荷量 2 ~ 4 mg,肌内注射 维持量每次 1 ~ 2 mg,间隔 8 ~ 12 h	负荷量 4 ~ 6 mg,肌内注射 维持量每次 2 ~ 3 mg,间隔 8 ~ 12 h

(三)血液净化

首选血液灌流,应在中毒后 24 h 内进行,对重度急性有机磷农药中毒患者应尽早行血液灌流治疗,一般 2 ~ 3 次即可。若合并肾功能不全、MODS 等情况时,应考虑联合血液透析或 CRRT 治疗。

（四）脂肪乳剂

脂肪乳剂可减轻多种亲脂类物质的毒性，从而起到辅助解毒作用。

（五）并发症的治疗

1. IMS（或呼吸肌麻痹）　治疗以对症支持治疗为主，早期识别，及时、正确的高级生命支持（特别是呼吸支持）为救治的关键。

2. 迟发周围神经病变　尚无特效的治疗方法，早期、及时应用糖皮质激素、维生素 B 族及神经生长因子，中药调理，并配合针灸、理疗及肢体功能训练，有助于神经功能恢复。

3. 反跳　发生反跳后应积极寻找可能导致反跳的原因并予以去除，同时可重新按照胆碱能危象予以解毒剂治疗。

（六）支持治疗

全身及脏器功能支持治疗为急性有机磷农药中毒救治的关键环节之一，维持和尽早恢复机体正常的生理功能为治疗的重点，主要包括氧疗、呼吸功能支持、营养支持、防止感染和脏器功能支持等。

（七）监测与评估

⊖ 拓展知识

课后练习题

1. 急性有机磷农药中毒的临床表现有哪些？
2. 简述急性有机磷农药中毒的发病机制。
3. 有机磷农药中毒的抢救原则是什么？

（张　玮）

第二节　急性百草枯中毒

⊖ 拓展知识

第三节　临床常见的非有机磷杀虫剂中毒

⊖ 拓展知识

数字课程学习

⬇ 教学 PPT　　　✍ 自测题

第五章

急性灭鼠剂中毒

目的要求

掌握:灭鼠剂中毒的临床表现、诊断及鉴别诊断。

熟悉:灭鼠剂中毒的急救措施。

了解:灭鼠剂的分类。

急性灭鼠剂中毒(acute rodenticide intoxication)多是由于自服或误服灭鼠剂引起的一类急性中毒。速效制剂毒性强,起效快,多于食入后短时间出现中毒表现,是引起人畜急性中毒的主要类型。其中,毒鼠强曾经由于滥用而致中毒的事件十分常见,目前仍时有发生,中毒后病死率较高。缓效制剂导致的中毒起效缓慢,症状出现前多有一段潜伏时间,易误诊为内科其他疾病。

【灭鼠剂分类】

(一)按灭鼠剂起效缓急分类

1. 速效灭鼠剂 鼠食后 24 h 内死亡,包括磷化锌、毒鼠强(tetramine)、氟乙酰胺(fluoroacetamide)、氟乙酸钠、安妥、普罗米特、氯化苦、灭鼠宁、氰化物和亚砷酸。

2. 缓效灭鼠剂 鼠食后数天内死亡,包括凝血类敌鼠钠盐(diphacinone-Na)和灭鼠灵等。

(二)按毒鼠剂的毒理作用分类

1. 抗凝血类灭鼠剂 ①第一代抗凝血类高毒灭鼠剂:灭鼠灵即华法林(warfarin),也称为克灭鼠、敌鼠钠盐、氯敌鼠。②第二代抗凝血类剧毒灭鼠剂:溴鼠隆和溴敌隆。

2. 兴奋中枢神经系统类灭鼠剂 毒鼠强、氟乙酰胺和氟乙酸钠。

3. 其他类灭鼠剂 有增加毛细血管通透性的灭鼠剂安妥,抑制细胞色素氧化酶的灭鼠剂氰化物,OPI 如毒鼠磷,抑制烟酰胺代谢的灭鼠剂杀鼠优,维生素 B_6 的拮抗剂鼠立死。

【中毒机制】

1. 毒鼠强(四亚甲基二枫四胺) 可拮抗 γ- 氨基丁酸(GABA)受体,使 GABA 失去对中枢神经系统的抑制作用,导致中枢神经系统过度兴奋而引起惊厥。

2. 溴鼠隆(大隆) 化学结构与维生素 K 相似,可干扰肝对维生素 K 的利用,抑制凝血因子及凝血酶原合成,同时其代谢产物苄叉丙酮能损伤毛细血管,使毛细血管通透性增加,导致严重出血。

3. 氟乙酰胺(敌牙胺) 进入体内后生成氟柠檬酸。氟柠檬酸能抑制乌头酸酶,使柠檬酸向异柠檬酸转化,导致正常代谢途径中断,三羧酸循环受阻,三磷酸腺苷合成障碍。氟柠檬酸还可直接兴奋中枢神经系统,导致抽搐发作。

4. 磷化锌 口服在胃酸作用下分解产生磷化氢和氯化锌。磷化氢可抑制细胞色素氧化酶,阻断电子传递,抑制氧化磷酸化,造成组织缺氧,导致意识障碍并诱发惊厥。氧化锌对胃黏膜有强烈刺激和腐蚀作用,可引起胃黏膜溃疡、出血。

【临床表现】

（一）消化系统表现

恶心、呕吐、腹痛、腹泻为灭鼠剂中毒常见的早期症状,特别是氟乙酰胺、安妥等灭鼠剂由于对胃肠道具有刺激性作用,口服急性中毒者多伴有上腹部灼痛,临床上易被误诊为急腹症。

（二）呼吸系统表现

氯化苦急性中毒后可有明显的呼吸道局部刺激症状,表现为明显的咳嗽、胸痛、气短、发绀,以及急性呼吸困难,严重者可发生急性肺水肿、急性呼吸衰竭,甚至窒息死亡。

（三）心血管系统表现

急性灭鼠剂中毒可发生心动过速、节律不齐、心室颤动等心律失常,也可表现为低血压甚至休克,严重者死于急性心力衰竭。多见于氟乙酰胺、毒鼠强中毒。

（四）神经系统表现

头痛、烦躁不安、痉挛、抽搐,或出现感觉异常、全身肌肉松弛、瞳孔散大;氟乙酰胺、氟乙酸钠和含有机磷类灭鼠剂中毒时常有瞳孔缩小;严重者出现持续性角弓反张、强直性惊厥、意识完全丧失、昏迷,大小便失禁;特别是毒鼠强(tetramine,又名没鼠命、三步倒、气死猫),属剧毒类杀鼠剂,易造成二次中毒。一般抽搐症状需 3～10 天后方能缓解,部分患者间隔一段时间可以再次发作,临床主要死亡原因为剧烈抽搐致呼吸衰竭,也可死于心力衰竭和脑水肿。

（五）血液系统表现

全身皮肤淤血形成紫癜,重要脏器可发生广泛出血,临床表现为大咯血、呕血、血便、血尿,部分伴有发热、关节痛易与血友病混淆。常见于溴鼠隆中毒。

【诊断与鉴别诊断】

（一）诊断依据

1. 有明确的灭鼠剂接触史。

2. 临床上有突然发生的与急性灭鼠剂中毒相关的各种临床症状和体征。

3. 有条件的单位可对留取的剩余毒物或可能含毒的标本(如呕吐物、胃内容物、尿、便、血标本等)进行毒物检测与分析,以明确是否存在灭鼠剂或其代谢产物。

（二）鉴别诊断

当毒物接触史明确时诊断多不困难,但因灭鼠剂种类较多且作用机制不同,因此临床救治需要根据不同毒物进行处理,急性中毒患者就诊大多主诉"鼠药中毒",但具体药物名称不详。通过临床仔细问诊,认真查体,结合发病的症状与特点可做大致判断;当毒物接触史不明确时,还需进一步除外癫痫、中暑、脑炎等中枢神经系统病变;若能查找到药瓶或药袋则有助于鉴别诊断,若从患者血、尿、呕吐物或胃液检测出被怀疑的具体灭鼠剂则可明确诊断。

在临床上混合灭鼠剂中毒并不少见,诊断与鉴别诊断过程中也应加以注意。

【急救措施】

（一）清除毒物

1. 口服中毒者常规催吐、洗胃、导泻。

2. 灭鼠剂种类不明时宜用温清水彻底洗胃。

3. 磷化锌、氟乙酰胺、氰类、安妥、普罗米特等可用 1∶2 000 高锰酸钾溶液洗胃,直至洗出液清澈透明,无特殊毒味为止。

4. 磷化锌急性中毒者禁止吐石或阿扑吗啡催吐;禁用硫酸镁导泻(与胃内磷化锌反应生成卤盐,加重毒性),禁用油类泻剂,也不宜使用蛋清、牛奶、动植物油导泻,以避免促进磷的吸收。

5. 氟乙酰胺、敌鼠钠急性中毒者忌用碳酸氢钠溶液,前者可应用 0.5% ~ 2% 氯化钙溶液洗胃,或口服蛋清液、牛奶保护胃肠道黏膜。

(二)解毒剂的应用

1. 乙酰胺(解氟灵) 具有干扰氟乙酸的作用,故可减轻含氟灭鼠剂的中毒症状。

使用方法:每次 2.5 ~ 5.0 g,肌内注射,每日 2 ~ 4 次,维持 5 ~ 7 天。剂量过大时可出现血尿,宜减量并加用肾上腺皮质激素。

2. 乙二醇乙酸酯(甘油乙酸酯、醋精) 进入机体后能分解生成乙酸,具有对抗氟乙酸的作用,故能拮抗含氟灭鼠剂的毒性。

使用方法:成人用量 6 ~ 30 mg/次,肌内注射,必要时 1 h 后可重复。

3. 维生素K 敌鼠钠和杀鼠灵急性中毒者可使用维生素 K_1 拮抗其毒性。

使用方法:维生素 K_1 10 ~ 30 mg 加入 5% ~ 10% 葡萄糖液中静脉滴注,每日 1 ~ 3 次;亦可首先应用维生素 K_1 50 mg 静脉注射,然后改为 10 ~ 20 mg 肌内注射,每日 1 ~ 4 次;严重出血者,每日总量可用至300 mg。维生素 K_3、K_4 对此类中毒出血无效。大剂量维生素 C 可减少血管的通透性而促进止血。出血严重者可输入新鲜全血。

4. 亚硝酸异戊酯与硫代硫酸钠 氰类灭鼠剂急性中毒时,立即给予亚硝酸异戊酯吸入,每 3 ~ 5 min一次;同时应用 3% 亚硝酸 10 ~ 15 mL 缓慢静脉注射,然后随即在同一部位从同一针头注入 25% ~ 50% 硫代硫酸钠 25 ~ 50 mL,必要时 40 ~ 60 min 后再给予半量。恢复期可用大剂量维生素 C 加 10% 葡萄糖注射液静脉滴注,或静脉滴注 1% 亚甲蓝(其中含 1.8% 硫代硫酸钠)50 mL,以促进高铁血红蛋白还原为亚铁血红蛋白。

5. 氯化苦 急性氯化苦中毒时可静脉注射 25% ~ 50% 葡萄糖溶液 20 ~ 40 mL 加入维生素 C 0.5 ~ 1.0 g或 10% 氯化钙 10 mL,也可两者交替使用。

6. 二巯基丙酮酸钠与维生素 B 急性毒鼠强中毒无特效解药,二巯基丙酮酸钠和大剂量维生素 B_6 可能有效。

(三)生命支持和血液净化治疗

急性灭鼠剂中毒救治原则为尽快清除毒物,迅速控制抽搐;同时对症支持治疗是救治中的一个重要环节,见要点框 6-5-1。血液净化清除毒物采用药用炭为吸附材料的血液灌流疗效确切,即使超过 48 h 仍然有效,一般应实施 2 ~ 3 次;血液透析和血浆置换也可应用。

要点框 6-5-1 急性灭鼠剂中毒支持治疗与注意事项

1. 急性呼吸困难、发绀者应保持呼吸道通畅、给予氧疗、应用支气管平滑肌解痉剂,严重者可选用纳洛酮、尼可刹米等呼吸中枢兴奋剂。必要时及时建立人工气道予以机械通气治疗。

2. 有机磷灭鼠药中毒者不宜应用氨茶碱和吗啡等药物。

3. 氯化苦急性中毒救治过程中禁用人工呼吸及吗啡,忌用含酒精饮料。

4. 有急性肺水肿及心脏功能障碍者应及早选用非洋地黄类强心剂。

5. 有频发室性早搏或室颤时可给予利多卡因或普鲁卡因胺,同时给予心肌保护剂;有心肌损害时禁用钙剂。

6. 低血压或休克者应积极输液、应用血管活性药物,以保证全身重要脏器的供血。

7. 纠正水、电解质紊乱及酸碱平衡失调,严格掌握输液量及速度,防止诱发或加重肺水肿。

8. 有抽搐、惊厥、腹痛时酌情对症处置。

9. 预防感染及注意全身营养、热量、微量元素的补充,防治并发症。

10. 若患者中毒药物的剂量较大、症状严重或昏迷,可选用血液透析、腹膜透析等透析治疗。

课后练习题

    1. 灭鼠剂中毒的常见临床表现有哪些?

    2. 灭鼠剂中毒的诊断标准是什么?

（李　岩）

数字课程学习

⬇ 教学PPT　　　📝 自测题

第六章　急性一氧化碳中毒

目的要求

掌握:急性一氧化碳中毒的临床表现及诊断。

熟悉:急性一氧化碳中毒的急救措施。

了解:急性一氧化碳中毒的常见并发症。

急性一氧化碳中毒(acute carbon monoxide poisoning,ACOP)是机体在短时间内吸入较高浓度的一氧化碳(CO)导致组织缺氧、意识障碍,甚至死亡的一类有害气体中毒。急性 CO 中毒在南北方均有发病,特别是北方冬季更为常见。

【病因】

CO 是最常见的窒息性气体,在生产和生活中,含碳物质燃烧不完全时,都可产生 CO,导致 CO 中毒的原因有以下两大类。

(一)工业生产性中毒

某些职业在生产过程中接触 CO,如炼铁、炼焦、煤矿瓦斯爆炸、内燃机排出的废气等均可产生 CO,在合成氨、甲醇及丙酮的生产过程中需用 CO 做原料。如防护不周或通风不良,可发生 CO 中毒。

(二)生活性中毒

家庭用煤炉排烟不畅是 CO 中毒最常见的原因。此外,煤气管道泄漏,在通风不良的浴室内用燃气加热淋浴也可导致 CO 中毒。

【发病机制】

🌐 拓展知识

【临床表现】

(一)急性中毒

正常人血液中碳氧血红蛋白(COHb)浓度为 1%~2%,一些人群如吸烟者可达 5%~10%。急性 CO 中毒的症状与血液中 COHb 浓度有密切的关系,而 COHb% 又与空气中 CO 浓度及吸入时间紧密相关,同时也与患者中毒前的健康情况有关。根据中毒程度可分 3 级。

1. 轻度中毒　血液中 COHb 浓度在 10%~30%。患者表现为头痛、头晕、恶心、呕吐、心悸、四肢乏力等。如能及时脱离中毒现场,呼吸新鲜空气,症状可迅速消失。

2. 中度中毒　血液中 COHb 浓度在 30%~50%,患者出现胸闷、气短、呼吸困难、视物不清、意识模糊或浅昏迷,面色潮红,口唇呈樱桃红色。若能及时脱离中毒环境,经治疗可恢复正常,一般无并发症及后遗症。

3. 重度中毒　血中 COHb 浓度在 50% 以上。患者可迅速出现昏迷、抽搐、呼吸衰竭、心律失常等,并出现严重并发症,病死率高,抢救后存活者,常有不同程度的后遗症。常见严重并发症见要点框6-6-1。

(二)急性 CO 中毒迟发性脑病

3%～30% 严重中毒患者经抢救苏醒后,经过2～60天的假愈期,可出现迟发性脑病。其中40岁以上、脑力劳动、暴露 CO 时间长、昏迷时间长、有高血压等基础疾病及中、重度中毒过早停止治疗的患者更易发病。迟发性脑病的主要临床表现:

1. 精神意识障碍　呈现痴呆状态、谵妄状态或去大脑皮质状态。

2. 锥体外系神经障碍　出现震颤麻痹综合征。

3. 锥体系神经损害　如偏瘫、病理反射阳性或大小便失禁等。

> **要点框 6-6-1　重度中毒常见并发症**
>
> 1. 吸入性肺炎和肺水肿。
> 2. 心肌损伤,可出现心律失常,偶尔发生心肌梗死。
> 3. 皮肤水疱,多见于昏迷时肢体受压部位。
> 4. 急性肾衰竭,坏死肌肉释放的肌球蛋白可引起急性肾小管坏死。
> 5. 脑局灶损害,出现锥体系或锥体外系损害体征。
> 6. 上消化道出血。

4. 大脑皮质局灶性功能障碍　如失语、失明等,或出现继发性癫痫。

5. 周围性神经炎　表现为皮肤感觉障碍,有时发生球后神经炎或其他脑神经麻痹。

【辅助检查】

1. COHb 测定　血中 COHb 浓度是诊断急性 CO 中毒的特异性指标,无创脉搏 COHb 测定不用于诊断。

2. 头部 CT 检查　有助于除外合并脑血管病、脑水肿等。

3. 对于重症患者应完善血常规、肝肾功能、心肌酶学、血气分析、心电图、胸部影像学等检查以评估器官功能。

【诊断与鉴别诊断】

(一)诊断

1. 根据 CO 接触史,职业性 CO 中毒多为意外事故,接触史比较明确。疑似生活性中毒者,应询问发病时环境情况,如炉火烟窗有无通风不良或外漏现象及同室人有无同样或类似症状等。

2. 急性发生的中枢神经损害的症状与体征,皮肤黏膜呈樱桃红色仅见于20%的患者。

3. 血中 COHb 测定有确定诊断价值,非吸烟者大于 3%～4%,吸烟者大于10%,但早期获取血标本测定 COHb 才能提供与临床之间的准确关系,停止接触 CO 超过 8 h,COHb 可降至正常。

(二)鉴别诊断

急性一氧化碳中毒引起的昏迷主要应与脑血管意外、脑震荡、脑膜脑炎、糖尿病酮症酸中毒及其他中毒引起的昏迷相鉴别。既往史、体检、实验室检查有助于鉴别诊断。

【抢救及治疗措施】

(一)治疗原则

迅速使患者脱离中毒现场,积极纠正缺氧,防治脑水肿,促进脑细胞恢复,重要器官功能支持,预防迟发性脑病,防治并发症。

(二)具体措施

1. 终止 CO 吸入　迅速将患者移到空气新鲜处,终止 CO 继续吸入。卧床休息,保持呼吸道通畅。

2. 纠正缺氧　吸入氧气能加速血液 COHb 解离和 CO 排出,是治疗 CO 中毒最有效的方法。

(1)普通吸氧　中毒者应给予吸氧治疗,如鼻导管和面罩吸氧。

(2)高压氧治疗　高压氧下可加速 COHb 解离,促进 CO 排出,不仅能够缩短中毒的病程,降低病死率,还可以减少迟发性脑病的发生。适用于轻度中毒持续存在头痛、头晕、乏力,中、重度中毒,昏迷或有昏迷病史,出现精神神经、心血管系统症状,血液 COHb 浓度≥25% 等患者。尤其老年人、妊娠期妇女 CO 中毒应首选高压氧治疗。高压氧治疗压力一般选择 2~2.5 个大气压（ATA），舱内吸氧时间 60 min，治疗次数可根据患者病情决定，但连续治疗次数一般不超过 30 次。

3. 防治脑水肿　严重中毒后 2~4 h 即可发生脑水肿，24~48 h 达高峰。可采取以下措施减轻脑水肿：① 20% 甘露醇 125~250 mL 快速静脉滴注，6~8 h 一次，症状缓解后减量。②呋塞米（速尿）20~40 mg，稀释后静脉注射。③地塞米松 10~30 mg 或氢化可的松 200~300 mg，静脉滴注，疗程 3~5 天，可与甘露醇合用。④对昏迷时间长，伴有高热的患者给予头部物理降温或冬眠药物。⑤对于频繁抽搐者，可选用地西泮 10~20 mg 静脉注射，也可用水合氯醛灌肠。

4. 促进脑细胞恢复　可选用三磷酸腺苷（ATP）、辅酶 A、细胞色素 C、大剂量维生素 C、依达拉奉、神经生长因子、胞磷胆碱等。

5. 重要脏器功能支持　发生心、肺、肾等重要脏器功能损害时，应注意早期给予相应的支持治疗。

6. 预防迟发性脑病　中、重度中毒患者有条件应尽早采取高压氧治疗，减少或预防迟发性脑病发生。昏迷患者经抢救苏醒后，应密切观察，及时发现并治疗迟发性脑病。

7. 防治并发症　昏迷患者应加强护理，保持呼吸道通畅，必要时气管插管或气管切开，定时翻身以防压疮及肺部感染的发生。

【预后】

轻度中毒可完全恢复，中度中毒经积极治疗一般不留有后遗症，重度中毒昏迷时间过长者多提示预后不良。出现迟发性脑病者恢复较慢，部分可留有持久性症状。

课后练习题

1. 急性一氧化碳中毒的诊断要点是什么？
2. 急性一氧化碳中毒的常见临床表现有哪些？
3. 急性一氧化碳中毒的急救治疗措施有哪些？

（孙明莉）

数字课程学习

⬇ 教学 PPT　　　📝 自测题

第七章	急性强酸、强碱中毒

目的要求

掌握:常见强酸、强碱中毒的急救措施。

熟悉:强酸、强碱中毒的机制及临床表现。

了解:强酸、强碱中毒的支持治疗措施。

急性强酸、强碱中毒属于化学烧伤范畴,此类化学物质对机体造成的伤害分为两种,一是接触后直接损伤;二是直接损伤后的继续损伤,导致局部或全身中毒加重。中毒后损伤程度取决于毒物的剂量、浓度、接触面积、接触时间、接触部位及处理是否及时有效等。

第一节　急性强酸中毒

强酸类物质主要有硫酸、硝酸、盐酸、高氯酸、氢碘酸、氢溴酸等,具有强烈的刺激性及腐蚀性,对皮肤、黏膜等机体组织破坏性极大。醋酸、氢氟酸、草酸虽然属于弱酸,但接触后仍然会有较大可能对组织造成破坏。中毒途径包括:口服、体表接触及呼吸道吸入。近年来小儿、老人因误服误吸而导致中毒的报道屡见不鲜,因强酸而毁容的情况也时有发生,因而对医院及医生处理这种紧急事件的能力有着新的要求。

【病因与诱因】

强酸中毒主要是经口误服、呼吸道大量吸入酸雾、皮肤直接或间接接触而致腐蚀性灼伤。含有强酸的日化用品在日常生活中时常可见,在工业生产中也会直接接触或间接吸入酸雾导致损伤。当接触发生时,大多数人对强酸摄入后的症状知之不多,身体部位可能因瞬间的腐蚀而导致神经麻痹,往往没有在中毒发生后的第一时间进行处理,导致后期严重的不良后果。

【临床表现】

（一）皮肤灼伤

皮肤灼伤见于接触性中毒,皮肤接触强酸后即发生接触部位剧烈烧灼痛,轻者红肿,部分严重患者可见皮肤充血、水肿、糜烂,开始为白色,后变为红色或棕色,并可出现坏死及溃疡形成,其程度因接触的时间、面积和强酸液的数量而不同。因强酸与皮肤接触后引起细胞脱水,蛋白凝固,故灼伤后局部呈凝固性坏死,与正常皮肤界限清楚,形成溃疡或结痂。不同种类的强酸与皮肤发生反应后形成不同的蛋白复合物,所形成的痂的颜色也各不相同。硫酸形成的结痂为黑色,硝酸为黄色,盐酸为棕色,氢氟酸为灰白色。其后瘢痕形成,甚至导致颜面、躯干或肢体的畸形和功能障碍。大面积接触强酸时可出现全身中毒症状。

（二）呼吸道灼伤

呼吸道灼伤见于吸入中毒,吸入强酸类烟雾后主要表现为呼吸道刺激症状,呛咳、胸痛、流泪、喉头痉挛或水肿、心悸等。由于强酸对肺泡的损伤,其通透性增加,渗出增多加之血液和淋巴回流障碍,极易发生急性肺水肿,表现为呼吸困难、发绀、端坐呼吸、咳粉红色泡沫痰、双肺可闻及湿性啰音。严重时引起急性呼吸窘迫综合征,甚至危及生命。发生急性喉头水肿时,患者可因窒息而昏迷、休克,短期内就会死亡。

(三)消化道灼伤

消化道灼伤见于口服中毒,口服强酸后,可有口唇及口腔、咽部、食管、胃壁等消化道黏膜糜烂、溃疡和水疱,形成痂皮。同时伴有胸骨及腹上区剧烈的烧灼样疼痛,并有恶心、呕吐、腹泻等症状。呕吐物呈咖啡色,有酸味,含有脱落的消化道黏膜碎片。严重时可发生胃穿孔,表现为腹膜炎累及全腹体征,腹部有压痛、反跳痛及肌紧张,肠鸣音减弱或消失。经治疗痊愈后的患者,可能因为瘢痕组织挛缩发生食管狭窄、幽门梗阻等远期并发症。小儿或老人因误服草酸和草酸盐中毒时,可引起低血钙及手足搐搦;若肾小管被草酸钙等结晶体堵塞,则可引起尿路闭塞。

(四)眼球灼伤

眼部接触者,常出现化学性结膜炎,眼痛、灼热感或有异物感,流泪,结膜充血,角膜上皮脱落、溃疡,甚至可出现角膜混浊、穿孔,严重者完全失明。治愈后患者可能会出现眼睑畸形、视力不同程度下降等。

(五)全身症状

局部疼痛引起反射性神经精神症状或痛性休克。大量强酸引起机体全身症状多由消化道进入,常发生酸中毒及多器官功能损害,以肝肾功能损害为主,甚至发生急性肾衰竭。临床可见全身水肿,多发浆膜腔积液,胆红素、转氨酶、肌酐及尿素氮升高,低蛋白血症等,严重时发生多器官功能衰竭死亡。可并发全身感染,发生严重脓毒症时患者多预后不佳。

【诊断与鉴别诊断】

根据强酸损伤史和损伤后的临床表现即可做出诊断。尽可能了解损伤化学物的种类、接触途径、浓度、剂量及接触时间。痂皮等损伤特征有助于分析损伤物的种类。了解皮肤接触的面积及有关症状发生的时间。在现场处理时,应注意收集患者的呕吐物、排泄物等标本用作化学毒物分析。

【抢救与治疗措施】

(一)现场急救

抢救者首先要做好自身防护,如穿戴防护衣、防护手套、防护眼镜、防护面罩等。立即将伤者救离现场,放置于空气通风良好的地方。

1. 急性皮肤损伤的处理　迅速脱除污染衣物,清洗毛发皮肤。先用纱布或干净布料蘸去残留强酸,然后用大量流动清水反复清洗污染皮肤至少30 min(注意浓硫酸在稀释时会产生大量热量,应少量逐步清洗,防止热烧伤使病情进一步加重),再用4% 碳酸氢钠溶液、10% 氨水或肥皂水冲洗、湿敷或浸泡患处,使酸碱中和。最后再用清水冲洗,冲洗后创面用无菌或干净敷料包扎。氢氟酸灼伤时,可用硫酸镁溶液或2.5% 葡萄糖酸钙凝胶湿敷灼伤部位,忌用氯化钙。

2. 急性呼吸道损伤的处理　及早行气管切开,清除气管腔内的分泌物,加压给氧,间断气管内滴入异丙肾上腺素、糖皮质激素、麻黄碱及普鲁卡因,用以减轻局部炎症反应,松弛支气管平滑肌,并以2% ~ 4% 碳酸氢钠溶液雾化吸入。对于出现中毒性肺水肿的病人,在给予高浓度吸氧或正压呼吸给氧的同时,给予大量糖皮质激素,可用氢化可的松200 ~ 400 mg 或地塞米松30 ~ 40 mg 静脉滴注,一般短期应用,3 ~ 5 天逐渐减量停药,严重者用呼气末正压通气以维持呼吸功能。呼吸衰竭者行气管插管术后辅助呼吸,心搏骤停者立即行 CPR 术。

3. 急性消化道损伤的处理　严禁催吐、胃管洗胃及导泻,以免加重食管和胃损伤或导致穿孔,立即口服蛋清、豆浆、牛奶及植物油等,每次 100 ~ 200 mL,以保护食管及胃黏膜。口服中和剂可选用2.5% 氧化镁溶液、7.5% 氢氧化镁混悬液或者10% 氢氧化铝凝胶 60 mL。严禁口服碳酸氢钠,以免与酸中和产生大量二氧化碳气体引起急性胃肠道扩张,导致消化道穿孔。可给予止痛等对症治疗。消化道损伤处理后第二天起可给予泼尼松口服,10 mg/ 次,3 次 / 日,共 2 周,以预防消化道瘢痕形成,对已形成瘢痕者可考虑外科治疗。

4. **急性眼球损伤的处理** 处理同皮肤灼伤,冲洗时最好使用生理盐水,禁用碱性液体冲洗,冲洗后要用氢化可的松或氯霉素眼药水点眼,疼痛明显的可给予 0.5% 丁卡因溶液点眼,并包扎双眼。

(二)院内支持治疗

1. 中毒患者应留院严密观察病情,及时对症处理剧痛、恶心、呕吐、呼吸困难,疼痛剧烈者可予以止痛剂。

2. 积极处理酸中毒、休克、肺水肿等并发症、合并症,给予保肝治疗。

3. 维持水、电解质及酸碱平衡,并给予抗生素预防感染。

4. 不能进食者应进行静脉高营养。

5. 对中毒所致的消化道穿孔、狭窄或畸形应给予手术治疗。

6. 重度患者宜收住 ICU,监护心、脑、肺、肾等重要脏器功能。

7. 草酸及氢氟酸中毒应补钙,可静脉注射 10% 葡萄糖酸钙;铬酸中毒应静脉注射硫代硫酸钠。

第二节 急性强碱中毒

碱类化学物质用途广泛,常见的强碱性物质有氢氧化钠、氢氧化钾、氧化钠、氧化钾等,弱碱性物质有碳酸钠、碳酸钾、氢氧化钙、氧化钙和氢氧化铵等。碱性物质造成的液化性坏死不同于强酸所致的凝固性坏死,可深入组织层,破坏易扩散,故强碱损伤常常较深,对人体组织破坏作用巨大。发生率较强酸损伤高。

【病因与诱因】

中毒原因主要是在生产、包装、运输和使用过程中,直接接触或被溅洒的碱液灼伤和腐蚀,导致皮肤、黏膜和眼睛受到损伤。还有可能是误服或人为投放及口服强碱自杀。

【临床表现】

(一)皮肤灼伤

皮肤接触者,创面发生灼痛、充血、水肿、糜烂且有水疱。坏死灶初为白色,后逐渐变为深红色或棕色。痂皮黏滑,创缘发红,痂皮脱落后形成溃疡,溃疡会向正常组织继续潜行,易出血、难愈合,最后形成瘢痕。皮肤烧伤可达Ⅱ度以上,严重者可因体液丢失而发生休克。氧化钙烧伤时创面较干燥,呈褐色;氨水烧伤后,焦痂呈黑色皮革样。

(二)呼吸道灼伤

呼吸道灼伤主要原因为吸入强碱蒸汽,刺激呼吸道黏膜,出现剧烈呛咳、咳痰、咯血甚至咳出坏死组织碎片,严重者可致喉头水肿、声门狭窄及呼吸道黏膜脱落,造成气管阻塞导致窒息,少数病例因反射性声门痉挛直接导致呼吸骤停。当吸入高浓度碱气时可直接造成肺水肿,引起低氧血症,可迅速发生休克和昏迷。

(三)消化道灼伤

口服强碱后,口腔、咽喉、食管及胃肠等部位黏膜受损,出现剧烈烧灼样绞痛;患者有流涎、恶心、呕吐,呕出物为血性,伴吞咽困难、声嘶、腹泻及黏液血便;口咽黏膜可见糜烂创面,初为白色,后变为红色或棕色;严重时可致食管或胃穿孔,并发腹膜炎、脱水甚至休克。食入固体强碱时,口腔可无明显损伤,而食管与胃腐蚀很重。固体碱颗粒黏附于口腔及食管黏膜表面时,可引起环形烧伤,局部穿孔。后期可出现消化道狭窄。

(四)眼球灼伤

强碱进入眼内可破坏角膜、结膜乃至虹膜,造成充血、水肿、溃疡、穿孔等损伤,严重者可致失明。

(五)全身症状

大量强碱类物质进入机体后可发生碱中毒,轻度者,有恶心、呕吐和腹痛;中度者,出现剧烈头痛、头晕,可因血中游离钙浓度降低而致手足搐搦症等;重症则可对肝、肾造成损害,出现肝、肾衰竭,昏迷,甚至危及生命。中毒早期死亡是由于休克和出血性胃肠道腐蚀及喉头水肿,后期可因继发感染、胃肠道出血及急性肾衰竭而危及生命。食管和胃黏膜病变较深,后遗狭窄很常见,中毒数星期后多死于迁延性支气管肺炎或胃、食管狭窄。

【诊断与鉴别诊断】

根据强碱接触或误服史,结合皮肤黏膜腐蚀特点,全身中毒症状,基本可以确诊。鉴别损伤的注意事项与强酸中毒类似。

【抢救与治疗措施】

(一)现场急救

急救人员做好防护进入现场,立即将患者转移至未被毒物污染的地方,脱去患者的衣服,防止继续损伤,同时给予止痛等对症处理,对于已有休克症状的患者进行液体复苏。

1. 急性皮肤损伤的处理　先去除皮肤外肉眼可见的残留强碱,然后立即用大量流动清水反复清洗至少 30 min,确保皂样物质消失、创面无滑腻感。然后使用 1%～2% 醋酸或 3% 硼酸溶液冲洗或湿敷,无菌敷料包扎创面。切勿在冲洗前直接用弱酸中和剂,否则中和反应产热,加重灼伤。被石灰灼伤时,应先将石灰粉末擦拭干净,再用大量流水冲洗,以免石灰遇水生热,加重灼伤,同时要注意严禁换用生理盐水冲洗,以免反应生成碱性更强的氢氧化钠。

2. 急性呼吸道损伤的处理　立即吸氧、镇咳,静脉注射或气管滴入或雾化吸入激素及抗生素,防止感染及症状加重。有呼吸困难者及早气管切开,维持气道通畅,通气管切口可冲洗气管或吸出坏死组织。呼吸停止时可给予人工辅助呼吸。

3. 急性消化道损伤的处理　经消化道中毒者,禁忌洗胃及催吐,避免发生消化道穿孔及反流的胃液再度腐蚀食管黏膜。应立即口服弱酸性溶液以中和碱类物质,如食醋、1% 稀盐酸等。如无酸性液可口服 1 000～1 500 mL 清水稀释毒物。亦可口服牛奶、蛋清、植物油等,每次 200 mL,以保护胃黏膜。碳酸盐(如碳酸钠、碳酸钾)中毒时只用清水稀释,禁止用酸类中和,但可口服硫酸镁,以免胃肠内胀气引起穿孔。有抽搐时静脉推注 10% 葡萄糖酸钙溶液。为预防食管狭窄,当穿孔危险期过后,应尽早做食管扩张术,如吞咽困难发生较早,可先放置胃管,以阻止食管完全狭窄。早期应用 1～2 周糖皮质激素,可减少食管瘢痕狭窄的发生。

4. 眼球灼伤者　立即用大量清水或生理盐水彻底冲洗,禁用酸性液体中和,以免产热对眼睛造成更大的热力灼伤。然后滴入 1% 阿托品包扎。眼内有石灰粒者,可用 1%～2% 氯化铵溶液冲洗,使之溶解。眼部剧痛者,可用 2% 丁卡因滴眼缓解。

(二)院内支持治疗

参考强酸类中毒的院内支持治疗。

课后练习题

1. 简述强碱口服中毒的抢救治疗。
2. 强酸吸入中毒有哪些临床表现?
3. 如果发生严重的强酸中毒可能会有怎样的全身症状?
4. 口服强酸中毒的急救处理有哪些?

(张　玮)

数字课程学习

⤓教学 PPT　　📝自测题

第八章　常见毒品中毒

目的要求

掌握：急性毒品中毒的临床表现。

熟悉：急性毒品中毒的抢救与治疗措施。

了解：急性毒品中毒的机制。

毒品（narcotics）是指国家规定管制的能使人成瘾的麻醉（镇痛）药（narcotic analgesics）和精神药（psychotropic drugs），该类物质具有成瘾（或依赖）性、危害性和非法性。毒品是一个相对概念，临床上用作治疗目的即为药品，如果非治疗目的的滥用就成为毒品。目前我国的毒品不包括烟草和酒类中的成瘾物质。国际上通称的药物滥用（drug abuse）即我国俗称的吸毒。在短时间内滥用、误用或故意使用大量毒品超过个体耐受量产生相应临床表现时称为急性毒品中毒（acute narcotics intoxication）。急性毒品中毒者常死于呼吸或循环衰竭，有时发生意外死亡。全球有200多个国家和地区存在毒品滥用。主要吸食的毒品有大麻、苯丙胺类、海洛因、可卡因和氯胺酮等。我国吸毒者吸食的主要毒品是海洛因和苯丙胺类毒品。

第一节　急性阿片类毒品中毒

急性阿片类毒品中毒（acute opioid poisoning）是指多由过量食用或注射阿片类毒品引起的以精神欣快及呼吸中枢抑制为特征的临床综合征，是急性毒品中毒最常见的类型之一。阿片类毒品主要包括：鸦片、吗啡、海洛因、可待因及人工合成镇痛药哌替啶（度冷丁）、美沙酮、阿法罗定（安依痛）、芬太尼、盐酸二氢埃托啡等。此类毒品多为临床使用的强镇痛药物，正常剂量应用并无明显的毒性，但由于具有依赖性和成瘾性故具有一定的危害，急性中毒多由于滥用所致。

阿片是由未成熟的罂粟果浆汁风干获取的干燥物，即为生鸦片；生鸦片经过提炼即为吗啡，吗啡再经过化学药物提炼才能形成海洛因（图6-8-1），海洛因为目前社会上最具代表性的阿片类毒品（图6-8-2）。

【临床表现】

昏迷、针尖样瞳孔、高度呼吸抑制是阿片类毒品中毒的三大特征，中毒后临床过程因应用毒品剂量不同可分为四期。

1. 前驱期　头晕、欣快、颜面潮红、脉搏增快。

2. 中毒期　口唇发绀、口腔干燥、面色苍白，恶心、呕吐，四肢乏力、感觉迟钝、嗜睡，呼吸深慢、瞳孔缩小、对光反射存在。

3. 麻痹期　深昏迷状态呈潮式呼吸或出现呼吸衰竭，瞳孔对光反射及腱反射消失，锥体束征阳性；皮

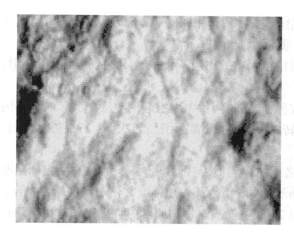

图 6-8-1　高纯度的粉末状海洛因

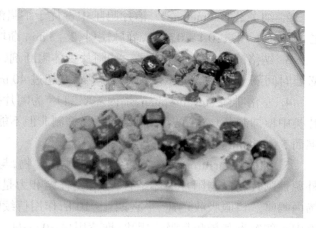

图 6-8-2　手术取出的肠道内走私隐藏的海洛因

肤冰冷、体温降低;血压下降、脉搏细速,偶尔发生非心源性肺水肿。

4. 恢复期　便秘、尿潴留,疲劳、四肢乏力。

【诊断】

1. 阿片类接触史　一般毒品中毒大多有吸毒史或发病前静脉注射、服用阿片类毒品史。尤其应该注意的是有部分贩毒者以体内藏毒方式携带毒品转运,多采用吞服大量以防水膜分装的海洛因,至目的地后以导泻方式排出体外,一次携带量可由数百克至数千克不等,若毒品包装不慎在体内破裂可出现骤发的海洛因中毒症状,而无静脉注射史。腹部立位 X 线检查有助于诊断。

2. 特征性表现　有昏迷、瞳孔缩小、呼吸抑制的特征性表现,沿静脉走行分布的注射瘢痕是吸毒者的特有体征。

3. 血、尿样检测　血、尿中阿片类代谢产物检测呈阳性反应。

【抢救与治疗措施】

(一)复苏支持治疗

1. 呼吸支持　呼吸衰竭者应采取以下措施:①保持呼吸道通畅,必要时行气管内插管或气管造口。②应用阿托品兴奋呼吸中枢,或应用中枢兴奋药安钠咖、尼可刹米。禁用士的宁或印防己毒素,因其能协同吗啡引起或加重惊厥。③呼吸机辅助呼吸,采用呼气末正压(PEEP)可有效纠正海洛因和美沙酮中毒引起的非心源性肺水肿,同时给予高浓度吸氧、血管扩张药和袢利尿药,禁用氨茶碱。

2. 循环支持　血流动力学不稳定者,取头低脚高位,同时静脉输液,必要时应用血管活性药。丙氧芬诱发的心律失常避免用Ⅰa类抗心律失常药。可卡因中毒引起的室性心律失常应用拉贝洛尔或苯妥英钠治疗。

3. 纠正代谢紊乱　伴有低血糖、酸中毒和电解质平衡失调者应给予相应处理。

(二)确定中毒途径,以便尽快排出毒物

1. 经口中毒者　立即用 1:2 000 高锰酸钾溶液洗胃,灌入药用炭,然后给予甘露醇或硫酸钠导泻;因阿片类药物中毒时多有频繁呕吐,一般不必采用催吐的方法。

2. 皮下注射吗啡过量　可迅速用止血带结扎注射部位上方,局部冷敷以延缓吸收;结扎带应间歇放松,以防局部组织血供不足引起坏死。

(三)应用解毒剂

1. 纳洛酮　其化学结构与吗啡相似,对阿片受体的亲和性大于吗啡类药物,能阻断吗啡样物质与受体结合,用药后可迅速逆转阿片类所致的昏迷、呼吸抑制,使血压上升,故为阿片类中毒首选的拮抗剂。用法:纳洛酮 0.4 ~ 0.8 mg/ 次,肌内注射或静脉注射,必要时 30 min 后可重复给药。

2. 纳美芬（nalmefene） 治疗吗啡中毒优于纳洛酮,给药途径多,作用时间长,不良反应少。尚可用于乙醇中毒。用法:0.1～0.5 mg,静脉注射,2～3 min 渐增剂量,最大剂量 1.6 mg/ 次。

3. 纳洛酚（烯丙吗啡） 是一种阿片受体阻断剂,具有拮抗吗啡的作用。用法:5～10 mg/ 次,静脉注射,必要时间隔 10～15 min 重复使用,总量不宜超过 40 mg。

4. 左洛啡烷（levallorphan,烯丙左吗喃） 为阿片拮抗药,能逆转阿片中毒引起的呼吸抑制。对于非阿片类中枢抑制药（如乙醇等）中毒的呼吸抑制非但不能逆转,反而加重病情。用法:首次 1～2 mg 静脉注射,继而 5～15 min 注射 0.5 mg,连用 1～2 次。

5. 纳曲酮（naltrexone） 系羟氢吗啡酮衍生物,与纳洛酮结构相似,与阿片受体亲和力强,能完全阻断外源性阿片物质与阿片受体结合,与 μ 受体亲和力是纳洛酮的 3.6 倍。其作用强度 2 倍于纳洛酮,17 倍于烯丙吗啡。口服吸收迅速,半衰期 4～10 h,作用持续时间 24 h,主要代谢物和原形由肾排出。试用于阿片类中毒的解毒和预防复吸。用法:推荐用量 50 mg/d。

（四）对症支持治疗

1. 高热 应用物理降温,如酒精、冰袋或冰帽等。

2. 惊厥 精神类毒品中毒惊厥者可应用硫喷妥钠或地西泮治疗。

3. 胸壁肌肉强直 应用肌肉松弛药治疗。

4. 严重营养不良者 应给予营养支持治疗。

5. 有尿潴留时 给予导尿。

第二节 急性苯丙胺类中毒

急性苯丙胺类中毒（acute phetamine poisoning）是指自行过量食用苯丙胺类药物引起的以精神神经过度兴奋为主要症状的临床综合征。此类中毒是急性毒品中毒较常见的类型之一,临床表现为过度的精神兴奋与错乱,严重者多由于急性呼吸衰竭引起死亡。

【毒品分类】

以苯丙胺类药物为代表的具有相似化学结构和药理作用的一类化合物可分为 4 种类型。

1. 兴奋型苯丙胺类 以中枢神经系统兴奋作用为主,代表药有苯丙胺、甲基苯丙胺（又称甲基安非他明、去氧麻黄碱,俗称冰毒,图 6-8-3、图 6-8-4）、卡西酮和哌醋甲酯等。

2. 致幻型苯丙胺类 具有产生幻觉的作用,代表药有二甲氧甲苯丙胺（DOM）、溴基二甲氧苯丙胺（DOB）和麦司卡林。

3. 抑制食欲型苯丙胺 具有抑制食欲的作用,包括苯甲吗啉、苯二甲吗啉、二乙胺苯丙酮、芬氟拉明及右旋芬氟拉明等。

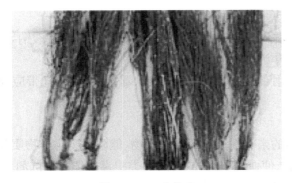

图 6-8-3 麻黄草

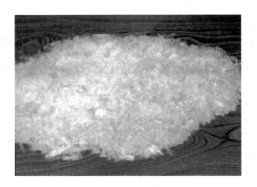

图 6-8-4 冰毒

4. 混合型苯丙胺类　兼具兴奋和致幻作用,包括亚甲二氧基甲基苯丙胺(MDMA)和亚甲二氧基乙基苯丙胺(MDEA)等。"摇头丸"(图6-8-5)多指MDMA,目前国内黑市购买者多为苯丙胺类兴奋剂的混杂剂。

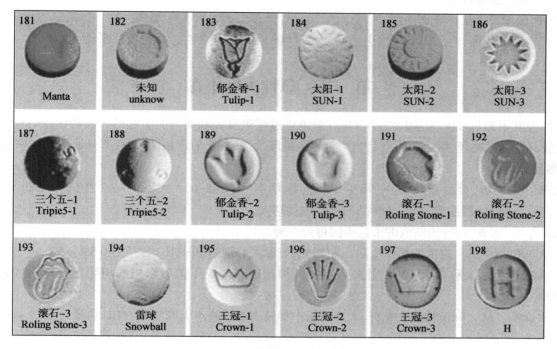

图 6-8-5　常见新型毒品的外观

【临床表现】

1. 中枢神经系统表现　急性中毒时以中枢神经系统表现为主,轻度中毒者有情绪紧张、激动不安、幻想、焦虑和谵妄。严重者可致精神错乱、惊厥、自杀或伤人。中枢兴奋后常继之以疲劳和抑制,患者发生神志朦胧和昏迷,呼吸表浅以至衰竭。

2. 心血管系统表现　为显著的高血压或低血压,心动过速、早搏或其他心律失常,心绞痛,晕厥或循环衰竭。

3. 消化系统表现　可出现腹痛、腹胀、腹泻等症状。

4. 出血的表现　部分患者可发生脑出血及其他部位出血症状、DIC。

【诊断】

1. 有明确苯丙胺接触、服用史。

2. 有苯丙胺中毒引起的精神神经症状及相关的临床表现。

3. 尿中检出苯丙胺及其代谢产物。

【抢救与治疗措施】

1. 将患者置于安静的环境,减少环境刺激。

2. 口服中毒者可给予洗胃,药用炭灌入、甘露醇或硫酸钠导泻。

3. 酸化尿液以加快苯丙胺的排泄,可口服氯化铵每次1~2 g,每日3次,维生素C每日8 g静脉滴注,使尿液pH在6以下。如果病人有高热、出汗、代谢性酸中毒,则不宜酸化尿液。

4. 病情严重者可行血液净化治疗,如血液透析或腹膜透析。

5. 对症治疗

(1)体温升高者可给予物理降温。

（2）惊厥者给予地西泮 10 ~ 20 mg 缓慢静脉注射。

（3）兴奋、行为紊乱、谵妄者可给予多巴胺受体阻滞剂,如氟哌啶醇 2.5 ~ 10 mg 肌内注射,也可给予地西泮 10 ~ 20 mg 静脉注射。

（4）血压增高者给予降压治疗。

6. 严密监测生命体征,保持呼吸道通畅,维持呼吸、循环稳定,维持水、电解质平衡。

第三节　急性大麻中毒

急性大麻中毒(acute cannabis poisoning)是由于过量吸食大麻类毒品引起的一组临床综合征,中毒后的症状较其他毒品略轻,但由于大麻是当今世界上最廉价、最普及的毒品,因此在部分地区发生率略高。

【毒品分类】

大麻俗称火麻,桑科植物,是一年生雌雄异株草本(图 6-8-6)。大麻毒品活性成分是四氢大麻酚(THC),其含量越高、烈性成分越强,毒品的毒性也就越大。

大麻毒品(图 6-8-7)因制成的工艺不同可分三种。

1. 大麻植物干品　由大麻植株干后压制而成,俗称大麻烟,其中 THC 含量为 0.5% ~ 5%。

2. 大麻树脂　又称为大麻酯,用大麻的果实和花顶部分经压搓后渗出的树脂制成,THC 的含量为 2% ~ 10%。

3. 大麻油　从大麻植物或大麻籽、大麻树脂中提纯出来的液态大麻物质,THC 含量为 10% ~ 60%。

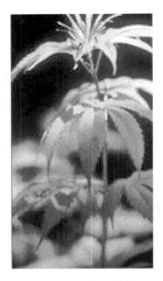

图 6-8-6　大麻植株

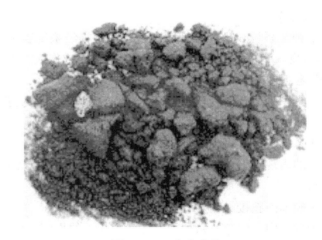

图 6-8-7　大麻成品

【临床表现】

急性大麻中毒大多在食后0.5 ~ 2 h 内发病,食量愈多症状愈重,一般在 48 ~ 72 h 内相关症状先后消失。临床主要可表现为:

1. 消化道症状　如恶心、呕吐、腹泻。

2. 神经、精神症状　如头晕、兴奋、幻觉、谵语、走路不稳、失去定向力等,严重者嗜睡、昏迷、抽搐。行为异常、高热性谵妄、惊恐及躁动不安。

3. 血管系统症状　血压升高、心率加快。

【诊断】

1. 有明确大麻接触史。

2. 有消化道及神经、精神症状的临床表现。

3. 胃液、尿液中检出 THC。

【抢救及治疗措施】

1. 严密监测生命体征,保持呼吸道通畅,维持呼吸、循环稳定,维持水、电解质平衡。

2. 早期催吐、洗胃,药用炭灌入,20% 甘露醇导泻。

3. 过度兴奋者,可给予水合氯醛镇静,但剂量不宜过大。

4. 嗜睡、昏迷患者可给予适量中枢兴奋剂。

第四节　急性可卡因中毒

急性可卡因中毒(acute cocaine poisoning)多由自行吸食可卡因类毒品过量所致,是一种以神经系统过度兴奋为表现的综合征。可卡因俗称"可可精",学名苯甲酰甲醛芽子碱,是 1860 年德国化学家尼曼从古柯叶中分离出来的一种最主要的生物碱。可卡因属中枢神经兴奋剂,滥用可引起发热、抽搐,持续性或机械性重复动作,共济失调和步态异常等临床改变,中毒严重者可导致多器官功能障碍甚至死亡。

【临床表现】

1. 神经系统兴奋的表现　焦虑不安、言语增多、面色苍白、反射亢进、头痛、出汗、心悸、胸闷,而后可发生寒战、恶心、呕吐、腹痛、排尿困难、瞳孔散大、眼球突出、震颤甚至肌肉强直性抽搐及癫痫大发作。

2. 多器官功能障碍的表现　心率增快、血压先升高后下降,严重者可出现心肌损害、心力衰竭,呼吸抑制、颅内出血、脑栓塞、横纹肌溶解,急性肾衰竭、急性肝功能不全、DIC 等表现,常可因休克、呼吸骤停而死亡。

3. 发热　是可卡因中毒的重要指征,过量可卡因可作用于体温调节中枢使体温升高,并使血管收缩散热减少以致出现高热。

【诊断与鉴别诊断】

1. 诊断

(1)有明确可卡因接触史。

(2)有可卡因中毒的临床表现。

(3)尿液中检出可卡因。

2. 鉴别诊断　对服用药物史不详者应注意与其他原因所致的发热、癫痫、多器官功能障碍、脑血管意外等相鉴别。

【抢救及治疗措施】

1. 防治癫痫、维持呼吸、保护各器官功能。

2. 对抗中枢神经兴奋作用可静脉注射巴比妥类药物。如阿米妥钠 0.4～0.8 g 或硫喷妥钠 0.1～0.2 g,注射时需缓慢,并注意呼吸情况。必要时可重复使用。反复惊厥者可静脉注射地西泮 10～20 mg。明显烦躁者可加用少量氟哌啶醇。

3. 普萘洛尔等 β 受体阻滞剂可作为可卡因的拟交感效应的拮抗剂使用,但本品不能对抗致死量的可卡因中毒,对严重可卡因中毒的症状改善作用也不大。

4. 注意体温,高热时可给予物理降温。

第五节 急性致幻剂中毒

急性致幻剂中毒(acute hallucinogen poisoning)是指服用致幻剂类毒品后影响人体中枢神经系统引起的一组精神神经症状。临床主要症状表现为感觉和情绪变化,对时间和空间产生错觉、幻觉直至导致自我歪曲、妄想和思维分裂。

【毒品分类】

致幻剂类毒品包括天然或人工合成的一类影响神经精神的药品。常见的有:

1. 天然致幻剂 仙人球毒碱(麦司卡林)、致幻蘑菇菌等。

2. 人工合成的致幻剂 二甲基色胺、苯环己哌啶(PCP)、氯胺酮(俗称K粉)、麦角酸二乙酰胺(LSD)等。

【临床表现】

(一) 苯环己哌啶

1. 轻度中毒 垂直眼球震颤、共济失调、情绪不稳、暴力。

2. 中度中毒 肌肉强直、高血压、心动过速。

3. 重度中毒 昏迷、高热。可并发癫痫发作、横纹肌溶解、闪回现象(在撤药后重现幻觉,多为瞬间体验,但也有持续数日以上者,从而引起焦虑、恐惧,甚至自杀)。

(二) 氯胺酮

氯胺酮可产生类PCP样的效用,但持续时间较PCP短。一般滥用至70 mg可引起中毒,200 mg导致幻觉,500 mg可致濒死状态,过量可导致死亡。

1. 精神、神经系统 表现为梦幻觉、错觉、欣快感、分离状态或分裂症;可增加脑血流和颅内压,导致呕吐、抽搐。

2. 心血管系统 氯胺酮可使血压升高、心率加快。

(三) 麦角酸二乙酰胺(LSD)

服用该药30～60 min后出现心跳加速,血压升高,瞳孔散大等反应,2～3 h产生幻视、幻听和幻觉,对周围的声音、颜色、气味及其他事物的敏感性畸形增大,对事物的判断力和对自己的控制力下降或消失。产生偏执、焦虑、精神病。此时,常伴有眩晕、头痛及恶心、呕吐等症状。可并发闪回现象、创伤性损伤。

【诊断】

1. 有明确致幻剂接触史。

2. 有致幻剂中毒的临床表现。

3. 胃液、尿中检出致幻剂。

【抢救与治疗措施】

1. 严密监测生命体征,保持呼吸道通畅,维持呼吸、循环稳定,维持水、电解质平衡。

2. 洗胃、催吐。

3. 将病人置于安静环境。

4. 对症支持治疗,焦虑者给予苯二氮䓬类药物,严重焦虑者给予氟哌啶醇。

课后练习题

1. 简述急性阿片类毒品中毒的临床表现。

2. 简述急性苯丙胺类中毒的临床表现。

3. 简述急性大麻中毒的抢救及治疗措施。

4. 简述急性可卡因中毒的临床表现。

5. 简述急性致幻剂中毒的抢救与治疗措施。

6. 简述急性阿片类毒品中毒的抢救与治疗措施。

（夏　婧）

数字课程学习

📥教学 PPT　　　📝自测题

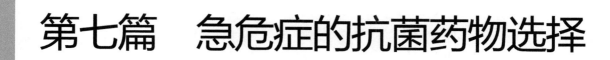

第七篇　急危症的抗菌药物选择

第一章

社区获得性感染的抗菌药物选择

社区获得性感染(CAI)是指在医院外罹患的感染性疾病,包括具有明确潜伏期而在入院后一定时间内发病的感染性疾病。急危重患者的 CAI 可以涉及全身各器官系统,包括皮肤软组织、中枢神经系统、心血管系统、呼吸系统、腹腔及其脏器、泌尿系统、骨和关节等,不同部位的感染病原体可能不同,但耐药菌所致感染较少见。

一、常见感染类型及其病原体与抗菌药物选择

1. 化脓性感染　病原体多为链球菌及金黄色葡萄球菌,如肺炎、脑脓肿、感染性心内膜炎、急性化脓性骨髓炎、化脓性关节炎及肝脓肿等,一般抗菌药物可选苯唑西林、氯唑西林及头孢唑啉等;而对甲氧西林耐药的金黄色葡萄球菌(MRSA)则应选用万古霉素、去甲万古霉素、替考拉宁、利奈唑胺及达托霉素等。

2. 腹膜炎　原发性腹膜炎多由溶血性链球菌、肺炎链球菌及大肠埃希菌所致,继发性腹膜炎的病原体主要为大肠埃希菌。针对大肠埃希菌感染可选用二、三代头孢菌素;如耐药则可选用 β- 内酰胺类 /β- 酰胺酶抑制剂复合制剂(如哌拉西林 / 他唑巴坦及头孢哌酮 / 舒巴坦等),或碳青霉烯类抗菌药物(如亚胺培南 / 西司他丁及美罗培南等);对于复杂的腹腔感染及多重耐药菌感染可选用替加环素。

3. 气性坏疽　以产气荚膜梭菌为最常见,首选大剂量青霉素。

4. 阿米巴性肝脓肿　主要应用抗阿米巴药物,首选甲硝唑;甲硝唑疗效不佳者可选用依米丁及氯喹。

5. 病毒性感染　多为自限性,无特效药物。单纯疱疹病毒感染可给予去氧鸟苷类化合物阿昔洛韦;甲型流感可予以奥司他韦;巨细胞病毒给予更昔洛韦,可联合膦甲酸钠;肠道病毒可给予利巴韦林;新型冠状病毒可试用阿兹夫定或奈玛特韦 / 利托那韦。

二、组织穿透性与抗菌药物选择

不同抗菌药物其组织穿透性各不相同,选择抗菌药物时还应考虑到其在感染部位的药物浓度,否则即使体外药物敏感试验敏感者也可能达不到理想的疗效。如急性膀胱炎或急性肾盂肾炎多系革兰阴性杆菌感染(主要为大肠埃希菌),就应选择主要经泌尿系排泄的氟喹诺酮类抗菌药物(如左氧氟沙星及莫西沙星);而对于胆系感染(如急性梗阻性化脓性胆管炎或急性胆囊炎)则宜选用经胆道排泄的药物,尤其是针对革兰阴性杆菌(如大肠埃希菌和肺炎克雷伯杆菌等)的头孢哌酮 / 舒巴坦,因其在胆汁中的杀菌指数 T >

MIC_{90}，在常用抗菌药物中是最高的，故可优先考虑。

三、不同类型社区获得性感染与抗菌药物选择

(一) 社区获得性肺炎 (CAP)

CAP 是指在医院外罹患的感染性肺实质（含肺泡壁，即广义上的肺间质）炎症，并包括入院后在平均潜伏期内发病的具有明确潜伏期病原体感染的肺炎。重症 CAP 的诊断需要满足下面两条主要标准中的任意一条或符合次要标准 ≥3 条。主要标准包括：①需要气管插管进行有创机械通气；②出现感染性休克表现。次要标准包括：①呼吸频率 ≥30 次 / 分；②氧合指数 ≤250 mmHg；③多个肺叶的浸润；④意识障碍和（或）定向力障碍；⑤尿素氮 ≥1.1 mmol/L；⑥白细胞减少症（白细胞 $< 4 \times 10^9/L$）；⑦血小板减少症（血小板 $< 100 \times 10^9/L$）；⑧体温降低（中心体温 $< 36℃$）；⑨低血压，需要积极液体复苏。

1. 病原学　CAP 常见病原体为肺炎链球菌、金黄色葡萄球菌、甲型溶血性链球菌、肺炎克雷伯菌、流感嗜血杆菌、铜绿假单胞菌及军团菌、支原体、衣原体、放线菌等细菌，冠状病毒、腺病毒、呼吸道合胞病毒、流感病毒、巨细胞病毒等病毒，念珠菌、曲霉、肺孢子菌等真菌。我国最常见的病原体为肺炎链球菌及肺炎支原体，其他常见病原体包括流感嗜血杆菌、肺炎衣原体、肺炎克雷伯菌及金黄色葡萄球菌，而铜绿假单胞菌和鲍曼不动杆菌少见。对于特殊人群如高龄或存在基础疾病的患者（如充血性心力衰竭、心脑血管疾病、慢性呼吸系统疾病、肾衰竭、糖尿病等），肺炎克雷伯杆菌及大肠埃希菌等革兰阴性菌更加常见。对于存在免疫抑制的患者（HIV 感染、器官移植及肿瘤化疗）病毒是较常见的病原体，并易继发细菌感染（肺炎链球菌、金黄色葡萄球菌及革兰阴性肠杆菌等）。真菌也是引起 CAP 的病原体之一，近年来发生率逐年升高，尤其是对于免疫抑制的患者，最常见的是念珠菌属，以白念珠菌为主，但非白念珠菌（如光滑念珠菌、热带念珠菌、近平滑念珠菌及克柔念珠菌等）所占比例在逐年增高；曲霉感染有升高趋势，其他真菌如新型隐球菌及球孢子菌也时有发生。部分患者存在铜绿假单胞菌感染的高危因素，包括：①既往痰培养铜绿假单胞菌阳性；②90 天内住院并有静脉应用抗菌药物史；③极重度慢性阻塞性肺疾病（$FEV_{1.0}$ 占预计值百分比 $< 30\%$）；④近 2 周全身应用糖皮质激素（口服泼尼松 > 10 mg/d）。

2. 抗菌药物的选择方案

（1）急诊患者初始抗感染方案

单药方案：主要针对既往健康、无耐药肺炎链球菌感染高危因素者，可采用的方案有：①青霉素类（如青霉素、阿莫西林及阿莫西林 / 克拉维酸等）。②肺炎链球菌耐药率 $< 25\%$ 的地区可予大环内酯类（如阿奇霉素及克拉霉素等）。③一代或二代头孢菌素类（口服制剂如头孢拉定、头孢呋辛、头孢克洛及头孢丙烯等）。④氟喹诺酮类（如左氧氟沙星及莫西沙星等）。

联合用药方案：主要针对有基础疾病或近 3 个月曾应用抗菌药物者，可采用的方案有：①青霉素类（如大剂量阿莫西林、大剂量阿莫西林 / 克拉维酸及氨苄西林 / 舒巴坦等）联合大环内酯类（如阿奇霉素及克拉霉素等）。②头孢菌素类（如头孢呋辛、头孢地尼、头孢泊肟及头孢丙烯）联合大环内酯类。③头孢菌素类联合氟喹诺酮类。

（2）重症 CAP 患者初始抗感染方案

无铜绿假单胞菌感染危险因素者：①青霉素类 /β- 内酰胺酶抑制剂复合制剂（如大剂量阿莫西林 / 克拉维酸、氨苄西林 / 舒巴坦等）联合大环内酯类或氟喹诺酮类。②头孢菌素类（如头孢噻肟及头孢曲松等）联合大环内酯类或氟喹诺酮类。③厄他培南联合阿奇霉素，适用于疑有多重耐药肠杆菌（产 ESBL 和 AmpC 酶）和（或）厌氧菌感染者。

具有铜绿假单胞菌感染危险因素者：①具有抗假单胞菌活性的 β- 内酰胺类（头孢他啶、头孢哌酮 / 舒巴坦、哌拉西林 / 他唑巴坦、头孢吡肟、亚胺培南 / 西司他丁和美罗培南）联合环丙沙星或左氧氟沙星。②具有抗假单胞菌活性的 β- 内酰胺类联合氨基糖苷类和阿奇霉素。③具有抗假单胞菌活性的 β- 内酰胺

类联合氨基糖苷类和环丙沙星或左氧氟沙星。

兼具铜绿假单胞菌感染高危因素并疑有高度耐药肺炎链球菌感染者,推荐使用对两种病原体均有良好抗菌活性的哌拉西林 / 他唑巴坦、头孢吡肟、亚胺培南 / 西司他丁和美罗培南。

高度怀疑 MRSA 感染者:推荐万古霉素、替考拉宁或利奈唑胺等。

流感病毒感染者:①推荐在出现症状后 48 h 内应用奥司他韦或扎那米韦。②发病已达 48 h 以上而无并发症的流感患者不推荐使用此类药物。

(二)慢性阻塞性肺疾病急性加重(AECOPD)

AECOPD 是指患者以呼吸道症状加重为特征的临床事件,其症状变化程度超过日常变异范围并需要改变药物治疗方案。

1. 病原学　上呼吸道病毒感染可诱发 AECOPD,几乎 50% 的 AECOPD 患者合并上呼吸道病毒感染,常见病毒为鼻病毒属、呼吸道合胞病毒和流感病毒。AECOPD 时细菌感染最常见的病原体是流感嗜血杆菌、卡他莫拉菌和肺炎链球菌,其次是铜绿假单胞菌、肠杆菌科细菌,较少见的病原体包括肺炎衣原体、肺炎支原体、军团菌及金黄色葡萄球菌等。同时,不同的病程、肺功能损害严重程度、特定病原体感染的危险因素、既往抗菌药物应用史及稳定期痰细菌定植种类等因素均可影响病原谱。

2. 抗菌药物的选择

(1)应用指征　导致 AECOPD 的病原体可能是病毒或细菌,但急性加重期是否应用抗菌药物仍存在争议。目前推荐抗菌药物治疗的指征:①呼吸困难加重、痰量增加和脓性痰是 3 个必要症状;②脓性痰加上上述另外两个必要症状之一者;③需要有创或无创机械通气治疗。临床上应用何种类型的抗菌药物要根据当地细菌耐药情况选择,对于反复发生急性加重、严重气流受限和(或)需要机械通气的患者应进行痰培养,因为可能存在耐药菌感染。

(2)初始抗菌治疗的药物选择　初始经验性抗菌治疗应对患者进行分组和覆盖常见的致病原,存在铜绿假单胞菌感染危险因素和预后不良危险因素的患者推荐使用更广谱的抗感染治疗方案。

无铜绿假单胞菌感染危险因素者:①无抗铜绿假单胞菌活性的 β- 内酰胺类(如大剂量阿莫西林 / 克拉维酸、氨苄西林 / 舒巴坦、头孢噻肟、头孢曲松及头孢洛林等)。②氟喹诺酮类(如左氧氟沙星或莫西沙星等)。

具有铜绿假单胞菌感染危险因素者:①具有抗假单胞菌活性的 β- 内酰胺类(头孢他啶、头孢哌酮 / 舒巴坦、哌拉西林 / 他唑巴坦、头孢吡肟、亚胺培南 / 西司他丁和美罗培南)。②氟喹诺酮类(环丙沙星或左氧氟沙星)。

课后练习题

1. 试述具有铜绿假单胞菌感染危险因素的社区获得性肺炎初始抗感染方案。

2. 慢性阻塞性肺疾病急性加重的抗菌药物应用指征是什么?

(李素玮　万献尧)

数字课程学习

⬇教学 PPT　　　📝自测题

医院获得性感染的抗菌药物选择

医院获得性感染(HAI)是指住院患者在医院内获得的感染,包括在住院期间发生的感染和在医院内获得、出院后短时间内发生的感染,或患者入院时已发生的直接与上次住院有关的感染(不包括入院前已开始或入院时已存在但与上次住院无关的感染);医院工作人员在医院内获得的感染也属 HAI。

ICU 中较常见的 HAI 为脓毒症、医院获得性肺炎(HAP)、导管相关性血流感染(CRBSI)、尿路感染(UTI)、腹腔感染、手术切口感染等,常由耐药菌所致,甚至由多重耐药(multidrug-resistant,MDR)菌、广泛耐药(extensively drug-resistant,XDR)菌乃至泛耐药(polydrug-resistant,PDR)菌所致。

一、病原体

(一)细菌

铜绿假单胞菌、金黄色葡萄球菌、凝固酶阴性葡萄球菌、大肠杆菌、肠球菌属、克雷伯菌属等是最为常见的病原体。病原体除种类外,另一个重要变化趋势就是耐药菌株尤其是 MDR 菌株的普遍出现。类杆菌属是厌氧菌感染中最常见的病原体,可引起胃肠道和妇科手术后的腹腔和盆腔感染。梭杆菌属、消化道球菌和放线菌属等可致口腔和呼吸系统感染。抗生素相关性腹泻常系艰难梭菌所致,后者可在医院内传播。近年来耐药厌氧菌也逐渐增多,类杆菌属中至少有一半菌株对青霉素耐药,其中部分同时对克林霉素耐药。

(二)真菌

近年来随着广谱抗菌药物的广泛应用、有创诊疗技术的普及、医学生物材料的不断植入及器官移植的增多,医院获得性真菌感染的发生率明显增加。在真菌感染的病原体中,白念珠菌最常见,其次为光滑念珠菌和曲霉菌,但近年来热带念珠菌、近平滑念珠菌、克柔念珠菌有增多趋势,且大多对氟康唑耐药。

(三)病毒

病毒亦是 HAI 的重要病原体,常见的有呼吸道合胞病毒、副流感病毒、巨细胞病毒等。

二、细菌耐药性分类与常见耐药菌

细菌耐药性是指细菌对某种抗菌药物的相对抵抗性,可分为固有耐药(天然耐药)和获得性耐药;在与抗菌药物的不断博弈中,细菌进一步完善耐药机制,突变形成高度耐药菌及 MDR 菌等,给抗感染治疗带来更大的困难。目前,引起全球广泛关注的细菌耐药性包括:① MDR:是指细菌对常用抗菌药物主要分类中的 3 类或以上耐药;② XDR:是指细菌对常用抗菌药物几乎全部耐药,其中革兰阴性菌仅对多黏菌素类和替加环素敏感,革兰阳性菌仅对糖肽类、利奈唑胺和达托霉素敏感;③ PDR:是指细菌对所有分类的常用抗菌药物全部耐药,其中革兰阴性菌对包括多黏菌素类和替加环素在内的全部抗菌药物耐药,革兰阳性菌对包括糖肽类和利奈唑胺在内的抗革兰阳性球菌抗菌药物耐药。

目前,急危重症患者常见的耐药菌包括:① MRSA 和耐氨基糖苷类的多重耐药葡萄球菌。②耐万古霉素的多重耐药肠球菌。③产超广谱 β- 内酰胺酶(ESBL)、AmpC 酶及碳青霉烯酶的革兰阴性杆菌。④非发酵菌群包括鲍曼不动杆菌、铜绿假单胞菌及嗜麦芽窄食单胞菌。

三、不同类型医院获得性感染与抗菌药物选择

(一)脓毒症

脓毒症是指机体对感染的反应失调而导致危及生命的器官功能障碍的一种临床综合征,临床上证实有病原体存在或有高度可疑感染灶。

1. 病原学 导致脓毒症的病原体有细菌、真菌及病毒等,其中以细菌为最多见,且有时系耐药菌或复数菌感染。近年来,产 ESBL 和产碳青霉烯酶革兰阴性杆菌有增加的趋势。

(1)革兰阳性菌

葡萄球菌:导致人类感染的葡萄球菌有 10 余种,其中以金黄色葡萄球菌、表皮葡萄球菌及腐生葡萄球菌为常见。

链球菌:按链球菌在血琼脂培养基上溶解红细胞的能力分为甲型(α)、乙型(β)、丙型(γ)链球菌三大类;按 Lancefield 分类根据细胞壁 C 抗原的不同而将其分为 A~H、K~T 共 20 个群,其中 A~D 和 G 群常可致人类感染,尤以 A 群为最常见。

肺炎链球菌:致病力主要与荚膜中的多糖类抗原有关,该抗原具有型特异性,是一种能溶于水的物质,可增强肺炎链球菌的抵抗力,使其免受人体白细胞的吞噬,从而促进细菌在人体内繁殖和致病。肺炎链球菌脓毒症多继发于该菌所致的局部感染,主要为肺炎。

其他:炭疽杆菌、单核细胞增多性李斯特菌、红斑丹毒丝菌及梭状产气荚膜杆菌等亦可致脓毒症。

(2)革兰阴性菌

大肠埃希菌:是人类肠道常驻菌之一,一般不致病,但当人体正常屏障受损、抵抗力下降时,可致脓毒症;系革兰阴性杆菌所致脓毒症中最常见的病原体,且易产 ESBL 致普通抗菌药物无效。

铜绿假单胞菌:是一种产生绿色水溶性色素的细菌,自然界中广泛分布,人体皮肤如腋下、肛周和生殖器周围、粪便、痰液及浅表伤口中均存在,系 HAI 的常见病原体,亦可成为全身抵抗力低下者院外严重感染的重要病原体。

变形杆菌属:多为奇异变形杆菌。

克雷伯菌属:本属以肺炎克雷伯菌最为重要,广泛存在于自然界中,也存在于人类和动物的肠道内,常引起呼吸和泌尿系统感染及脓毒症,且易产 ESBL 而致普通抗菌药物无效。

肠杆菌属:多为产气杆菌,广泛存在于自然界的水、土及垃圾中,人类和动物的肠道中亦存在。

不动杆菌属:以鲍曼不动杆菌最常见,且易产生 MDR。

(3)厌氧菌 包括革兰阴性脆弱类杆菌、革兰阳性消化球菌(*Peptococaceae*)和消化链球菌(*Peptostreptococcus*)。近年来随着厌氧菌培养技术的广泛开展,厌氧菌脓毒症的报告相应增多。

(4)真菌 引起真菌性脓毒症的患者多系有严重基础疾病,或长期大量应用广谱抗菌药物、糖皮质激素或免疫抑制剂等,使正常菌群失调或抵抗力下降而致二重感染。常见的病原体为白念珠菌、曲霉菌及毛霉菌等。

2. 抗菌药物的选择

（1）基本原则　①早期经验性抗菌药物的选择:早期有效的抗感染治疗可明显降低脓毒症的病死率,一旦诊断明确应在 1 h 内(已留取标本)静脉应用抗菌药物。早期经验性抗菌药物的选择应根据病原体流行病学特征,结合患者的病史、基础疾病、临床表现和可能的感染部位,选用覆盖所有可能病原体且能顺利穿透到设想感染灶的广谱、强效抗菌药物,药物应足量。②针对性较强的抗菌药物选择:早期经验性抗菌药物的选择毕竟有一定的盲目性,对于经涂片镜检发现可能的病原体而培养结果尚未报告,或病史和临床表现较典型可基本确定为某一病原体者,应选择针对性较强的抗菌药物,以提高疗效,改善预后。③目标性治疗:抗菌治疗 48 ~ 72 h 后根据病原学检查结果和临床征象进行再评估,以选择窄谱抗菌药物实施目标性治疗,即所谓的“重锤猛击”和“降阶梯治疗”策略。④疗程:7 ~ 10 天,并根据临床疗效调整治疗方案。

（2）药物的选择

葡萄球菌属:由于葡萄球菌耐药的严重性和 MRSA、耐甲氧西林表皮葡萄球菌(MRSE)在不同地区出现的比率不同,因此对葡萄球菌所致的脓毒症应首选苯唑西林或氯唑西林,联合氨基糖苷类,也可选用头孢唑林联合利福平。对 MRSA 或 MRSE 感染者应选用万古霉素、替考拉宁、利奈唑胺或达托霉素等。

链球菌属:A 群溶血性链球菌通常对青霉素敏感,B 群链球菌的敏感性略差。因此,A 群溶血性链球菌感染时可单用青霉素或阿莫西林,亦可选用第一代头孢菌素类、红霉素或林可霉素类等;而 B 群链球菌感染时宜加用氨基糖苷类。对青霉素敏感的肺炎链球菌首选青霉素或阿莫西林,不敏感者可选用第三代或第四代头孢菌素、氟喹诺酮类或万古霉素、替考拉宁、利奈唑胺或达托霉素等。

肠球菌:常对多种抗菌药物耐药,可选用万古霉素、替考拉宁、利奈唑胺、达托霉素或链阳菌素类。

革兰阴性菌:①应参照细菌培养和药敏试验结果选择合适的抗菌药物。②对产 ESBL 的细菌可选用碳青霉烯类、哌拉西林 / 他唑巴坦和头孢哌酮 / 舒巴坦等 β− 内酰胺类 /β− 内酰胺酶抑制剂复合制剂,部分患者也可选用头孢吡肟或头霉素类。③产 AmpC 酶者对头孢吡肟或碳青霉烯类均敏感,可选用之;也可选用氨基糖苷类、氟喹诺酮类;而 β− 内酰胺类 /β− 内酰胺酶抑制剂复合制剂对其无效。④嗜麦芽窄食单胞菌耐药性高,可根据药敏试验结果选用磺胺甲噁唑 / 甲氧嘧啶、头孢哌酮 / 舒巴坦和哌拉西林 / 唑巴坦等。⑤对 XDR 的鲍曼不动杆菌等可选用替加环素或多黏菌素类及它们中的一种与后述的一种(头孢哌酮 / 舒巴坦或碳青霉烯类)或两种(头孢哌酮 / 舒巴坦或碳青霉烯类及氟喹诺酮类或氨基糖苷类)联合用药。⑥对 XDR 的铜绿假单胞菌等可选用多黏菌素类或联合碳青霉烯类。⑦对 XDR 的肺炎克雷伯杆菌可选用替加环素、多黏菌素类或头孢他啶 / 阿维巴坦及它们中的一种与后述的一种(头孢哌酮 / 舒巴坦或碳青霉烯类)或两种(头孢哌酮 / 舒巴坦或碳青霉烯类及氟喹诺酮类或氨基糖苷类)联合用药。

厌氧菌:首先应清除感染灶以改变厌氧环境。可选用硝基咪唑类、碳青霉烯类、林可霉素类、头霉素类或氯霉素等抗菌药物。由于多为需氧菌和厌氧菌混合感染,因此需对需氧菌同时进行有效的治疗。

真菌:可选用两性霉素 B、氟康唑、伊曲康唑、伏立康唑、卡泊芬净等,氟胞嘧啶常作为联合用药中的辅助药物,很少单独应用。两性霉素 B 不良反应多,应严密监测其不良反应,必要时可改用含脂类两性霉素 B(见本篇第三章危重症真菌感染的抗菌药物选择)。

病毒:对于病毒感染的高危患者应尽早进行抗病毒治疗。甲型流感病毒或流感病毒类型未明确或亚型未明确时,可选用奥司他韦或扎那米韦。

（二）医院获得性肺炎

HAP 是指患者住院期间没有接受有创机械通气、未处于病原感染的潜伏期,而于入院 48 h 后新发生的肺炎。

1. 病原学　非免疫抑制患者的 HAP 多为细菌感染所引起,而由病毒或真菌引起者较少。常见病原菌的分布及其耐药性特点随地区、医院等级、患者人群及暴露于抗菌药物的情况而异,并且随时间而改变,我国常见的病原菌包括鲍曼不动杆菌、铜绿假单胞菌、肺炎克雷伯菌、金黄色葡萄球菌及大肠埃希菌等。常见的耐药菌包括碳青霉烯类耐药的鲍曼不动杆菌、碳青霉烯类耐药的铜绿假单胞菌、产超广谱β- 内酰胺酶的肠杆菌科细菌、甲氧西林耐药的金黄色葡萄球菌及碳青霉烯类耐药的肠杆菌科细菌等。引起 MDR 菌感染的危险因素见表 7-2-1。

表 7-2-1 引起 MDR 菌感染的危险因素

分类	MDR 菌感染危险因素
证据充分的耐药危险因素	前 90 天内曾静脉使用过抗菌药物
可能的耐药危险因素	有 MDR 菌感染或定植史
	反复或长期住院病史
	入住 ICU
	存在结构性肺病
	重度肺功能减退
	接受糖皮质激素,或免疫抑制剂治疗,或存在免疫功能障碍
	在耐药菌高发的医疗机构住院
	皮肤黏膜屏障破坏(如气管插管、留置胃管或深静脉导管等)

2. 抗菌药物的选择

(1)初始经验性治疗 应根据患者病情严重程度、所在医疗机构常见的病原菌、耐药情况及患者耐药危险因素等选择恰当的药物,同时兼顾患者的临床特征、基础疾病、器官功能状态、药物的 PK/PD 特性、既往用药情况和药物过敏史等相关因素选择抗菌药物。初始经验性抗感染治疗的策略见图 7-2-1,具体抗菌药物选择见表 7-2-2。

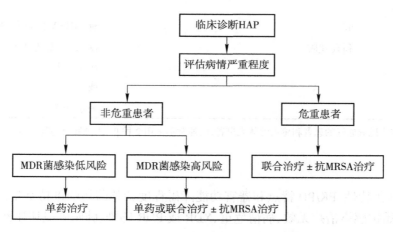

图 7-2-1 HAP 初始经验性抗感染治疗策略

(2)注意事项 ①有条件的医院经验性治疗方案应依据所在医院的 HAP 病原谱及药敏试验结果制定。②呼吸道存在 MRSA 定植或住在 MRSA 分离率高的医疗单元,应经验性覆盖 MRSA。③对于具有 MDR 铜绿假单胞菌和其他 MDR 革兰阴性杆菌感染的危险因素或死亡风险高的患者,应联合使用两种不同类别的抗菌药物;对于非危重、无 MDR 感染危险因素的患者,经验性治疗时可只使用一种抗菌药物。④多黏菌素类和替加环素仅用于具有 XDR 革兰阴性菌感染风险的患者。⑤伴有脓毒症的 HAP 患者,需

表 7-2-2　HAP 患者初始经验性抗感染治疗

非危重患者		危重患者[a]
MDR 菌感染低风险	MDR 菌感染高风险	
单药治疗	**单药或联合治疗**[b,c]	**联合治疗**[b,c]
抗铜绿假单胞菌青霉素类（哌拉西林等）	抗铜绿假单胞菌 β- 内酰胺酶抑制剂合剂（哌拉西林 / 他唑巴坦、头孢哌酮 / 舒巴坦等）	抗铜绿假单胞菌 β- 内酰胺 /β- 内酰胺酶抑制剂复合制剂（哌拉西林 / 他唑巴坦、头孢哌酮 / 舒巴坦等）
或	或	或
β- 内酰胺酶抑制剂合剂（阿莫西林 / 克拉维酸、哌拉西林 / 他唑巴坦、头孢哌酮 / 舒巴坦等）	抗铜绿假单胞菌头孢菌素类（头孢他啶、头孢吡肟、头孢噻利等）	抗铜绿假单胞菌碳青霉烯类（亚胺培南 / 西司他丁、美罗培南、比阿培南等）
或	或	**以上药物中的一种联合下列中的一种**
第三代头孢菌素（头孢噻肟、头孢曲松、头孢他啶等）	抗铜绿假单胞菌碳青霉烯类（亚胺培南、美罗培南、比阿培南等）	抗铜绿假单胞菌氟喹诺酮类（环丙沙星、左氧氟沙星）
或	**以上药物单药或联合下列中的一种**	或
第四代头孢菌素（头孢吡肟、头孢噻利等）	抗铜绿假单胞菌氟喹诺酮类（环丙沙星、左氧氟沙星等）	氨基糖苷类（阿米卡星、异帕米星等）
或	或	**有 XDR 革兰阴性菌感染风险时可联合下列药物**
氧头孢烯类（拉氧头孢、氟氧头孢等）	氨基糖苷类（阿米卡星、异帕米星等）	多黏菌素类（B 或 E）
或	**有 MRSA 感染风险时可加用**	或
氟喹诺酮类（环丙沙星、左氧氟沙星、莫西沙星等）	糖肽类（万古霉素、去甲万古霉素、替考拉宁等）	替加环素
	或	**有 MRSA 感染风险时可加用**
	利奈唑胺	糖肽类（如万古霉素、去甲万古霉素、替考拉宁等）
		或
		利奈唑胺

注：a：危重患者包括需要机械通气的患者和感染性休克患者；b：通常不采用 2 种 β- 内酰胺类药物联合治疗；c：氨基糖苷类药物仅用于联合治疗。

要根据抗菌药物的理化特性、PK/PD 特点和器官功能障碍程度调整药物的维持剂量。⑥抗感染治疗一般疗程为 7 天，对于初始抗感染治疗无效、病情危重、XDR 或 PDR 感染、肺脓肿或坏死性肺炎患者，应酌情延长疗程。

（3）耐药菌的治疗　MDR、XDR 或 PDR 菌感染，应早期、足量、联合应用抗菌药物，并根据具体的最低抑菌浓度（MIC）及 PK/PD，个体化调整用药剂量、方式及给药次数等。不同病原体的抗菌药物选择及治疗方案如下：

1）MRSA　可选用糖肽类（万古霉素、去甲万古霉素、替考拉宁）或利奈唑胺。万古霉素谷浓度应维持在 10 ~ 15 mg/L；重症患者应给予 25 ~ 30 mg/kg 的负荷剂量，谷浓度维持在 10 ~ 20 mg/L。替考拉宁应给予 6 ~ 12 mg/kg（或 400 ~ 800 mg），1 次 /12 h 的负荷剂量，连续 3 次，再以 400 mg，1 次 /d 维持。

2）万古霉素耐药肠球菌（VRE） 可选用利奈唑胺或替考拉宁。VRE 较少引起肺部感染,需排除定植和污染;VRE 对头孢菌素类等多种抗菌药物天然耐药,应结合药敏试验结果选择;替考拉宁仅用于 VanB 型 VRE 感染。

3）产 ESBL 肠杆菌科细菌 轻中度感染可选用头霉素类(头孢西丁、头孢美唑、头孢米诺)、氧头孢烯类(拉氧头孢、氟氧头孢)、β– 内酰胺 /β– 内酰胺酶抑制剂复合制剂(哌拉西林 / 他唑巴坦、头孢哌酮 / 舒巴坦);中重度感染可选用碳青霉烯类(亚胺培南 / 西司他丁、美罗培南、比阿培南),或联合治疗方案;联合治疗方案可选用碳青霉烯 + 氟喹诺酮类(或 + 氨基糖苷类),β– 内酰胺类 /β– 内酰胺酶抑制剂复合制剂 + 氟喹诺酮类(或 + 氨基糖苷类)。

方案应结合药敏试验结果及个体因素选择。大部分仅需单药治疗,仅少数严重感染需要联合用药。

4）碳青霉烯耐药肠杆菌(CRE) 主要治疗药物包括多黏菌素 B 或 E、替加环素、头孢他啶 / 阿维巴坦,联合治疗药物包括磷霉素、氨基糖苷类(阿米卡星、异帕米星)、碳青霉烯类(亚胺培南 / 西司他丁、美罗培南、比阿培南)。

当碳青霉烯类 MIC 为 4 ~ 16 mg/L 时,需与其他药物联合使用,增加给药次数或剂量,延长滴注时间;当碳青霉烯类 MIC > 16 mg/L 时,应避免使用。美罗培南可用至 2 g,1 次 /8 h;比阿培南可用至 0.3 ~ 0.6 g,1 次 /6 ~ 8 h。对于时间依赖性的抗菌药物,每次均需采用"两步点滴法"。

当多黏菌素 B 或 E 的 MIC≤2 mg/L 时可使用,MDR 或 XDR 菌感染时可同时辅助吸入多黏菌素 E;当多黏菌素 B 或 E 的 MIC > 2 mg/L 时,联合使用敏感药物(如磷霉素、替加环素)。因缺乏证据,当 MIC > 8 mg/L 时需慎用。

联合治疗方案包括:①含碳青霉烯类方案:碳青霉烯 + 多黏菌素类(或 + 替加环素),碳青霉烯类 + 多黏菌素类 + 替加环素。②不含碳青霉烯类方案:替加环素 + 氨基糖苷类(或 + 磷霉素),多黏菌素类 + 替加环素(或 + 磷霉素),氨基糖苷类 + 磷霉素(或 + 氨曲南)。

5）铜绿假单胞菌 可选用具有抗铜绿假单胞菌活性药物,包括头孢菌素类(头孢他啶、头孢吡肟、头孢噻利)、碳青霉烯类(亚胺培南 / 西司他丁、美罗培南、比阿培南)、β– 内酰胺酶抑制剂合剂(哌拉西林 / 他唑巴坦、头孢哌酮 / 舒巴坦、头孢他啶 / 阿维巴坦)、氟喹诺酮类(环丙沙星、左氧氟沙星)、氨基糖苷类(阿米卡星、妥布霉素、异帕米星)、氨曲南、多黏菌素类(B 或 E)。

非 MDR 菌感染轻症患者且无明显基础疾病时,可单独应用除氨基糖苷类外的具有抗铜绿假单胞菌活性的抗菌药物。

MDR 菌感染的联合用药可选用抗铜绿假单胞菌 β– 内酰胺类 + 氨基糖苷类(或 + 氟喹诺酮类、磷霉素),多黏菌素类 +β– 内酰胺类(或 + 环丙沙星、磷霉素),氨基糖苷类 + 环丙沙星(或左氧氟沙星)。

XDR 菌的联合用药可选用多黏菌素类 +β– 内酰胺类(或 + 环丙沙星、磷霉素),或者双 β– 内酰胺类联用(头孢他啶或氨曲南 + 哌拉西林 / 他唑巴坦、头孢他啶 + 头孢哌酮 / 舒巴坦、头孢他啶或头孢吡肟 + 氨曲南)。

XDR 或 PDR 菌引起的肺炎可在静脉用药的基础上,雾化吸入氨基糖苷类(如妥布霉素、阿米卡星)或多黏菌素类。

碳青霉烯类耐药的铜绿假单胞菌可选用多黏菌素类,头孢他啶 / 阿维巴坦,或者多黏菌素类 +β– 内酰胺类(或 + 环丙沙星、磷霉素),β– 内酰胺类 + 氨基糖苷类(或 + 磷霉素),氨基糖苷类 + 环丙沙星(或左氧氟沙星)。

6）鲍曼不动杆菌 可选用舒巴坦及其复合制剂(头孢哌酮 / 舒巴坦、氨苄西林 / 舒巴坦)、碳青霉烯类(亚胺培南 / 西司他丁、美罗培南、比阿培南)、多黏菌素类(B 或 E)、四环素类(替加环素、米诺环素、多西环素)、氨基糖苷类(阿米卡星、异帕米星)或氟喹诺酮类(环丙沙星、左氧氟沙星、莫西沙星)。

对非 MDR 菌感染者,可根据药敏试验结果选用 β– 内酰胺类。

对 MDR、XDR 或 PDR 菌感染者可采用联合方案：①舒巴坦及其合剂 + 多黏菌素类（或 + 替加环素、多西环素、碳青霉烯类）。②多黏菌素类 + 碳青霉烯类。③替加环素 + 碳青霉烯类（或 + 多黏菌素类）。④舒巴坦及其合剂 + 多西环素 + 碳青霉烯类。⑤舒巴坦及其合剂 + 替加环素 + 碳青霉烯类。⑥亚胺培南 / 西司他丁 + 利福平 + 多黏菌素类（或 + 妥布霉素）。舒巴坦剂量可增加至 6 ~ 8 g/d，碳青霉烯类可增加剂量，对于时间依赖性的抗菌药物应采用"两步点滴法"。

对碳青霉烯类耐药鲍曼不动杆菌可选用多黏菌素类、舒巴坦及其合剂、替加环素。常用联合方案为多黏菌素类 + 舒巴坦及其合剂（或 + 碳青霉烯类、利福平、氨基糖苷类、替加环素）。

7）嗜麦芽窄食单胞菌　可选用磺胺甲噁唑 / 甲氨苄啶、β- 内酰胺 /β- 内酰胺酶抑制剂复合制剂（头孢哌酮 / 舒巴坦、替卡西林 / 克拉维酸）、氟喹诺酮类（左氧氟沙星、环丙沙星、莫西沙星）、四环素类（替加环素、米诺环素、多西环素）、头孢菌素（头孢他啶、头孢吡肟），而其对碳青霉烯类天然耐药。

联合治疗方案包括磺胺甲噁唑 / 甲氨苄啶 + 替卡西林 / 克拉维酸（或 + 头孢哌酮 / 舒巴坦、氟喹诺酮类、四环素类、头孢他啶、多黏菌素类）、氟喹诺酮类（或多黏菌素类）+ 替卡西林 / 克拉维酸（或 + 头孢哌酮 / 舒巴坦）。

（4）吸入性抗菌药物的治疗　在同时符合以下情况时，可尝试在全身抗菌治疗的基础上联合吸入性抗菌药物治疗：①由 MDR 肺炎克雷伯菌、铜绿假单胞菌、鲍曼不动杆菌等所致；②单纯全身用药肺炎部位药物分布不足，疗效不佳；③选择的拟吸入的抗菌药物对致病菌敏感。可用于吸入的抗菌药物主要为氨基糖苷类（包括妥布霉素和阿米卡星）和多黏菌素类。应注意监测肾功能，有条件时应监测血药浓度。

（三）导管相关性血流感染

导管相关性血流感染指留置血管内导管后或者拔除血管内导管后 48 h 内的患者出现菌血症，经外周静脉血液培养至少 1 次阳性结果，并与经导管头端采样培养出相同微生物，且血管导管外没有其他明确的感染灶者。

1. 病原学　凝固酶阴性葡萄球菌（CONS）是最常见的病原体，其他常见病原体还包括金黄色葡萄球菌、肠球菌、革兰阴性杆菌（大肠埃希菌、肠杆菌、铜绿假单胞菌及肺炎克雷伯菌）及念珠菌。

2. 抗菌药物的选择　MRSA 可选用万古霉素、替考拉宁及达托霉素；革兰阴性杆菌可选用四代头孢菌素、碳青霉烯类、β- 内酰胺类 /β- 内酰胺酶抑制剂复合制剂，加（或不加）氨基糖苷类。中性粒细胞缺乏、脓毒症者，应联合应用覆盖 MDR 革兰阴性杆菌如铜绿假单胞菌、鲍曼不动杆菌及肺炎克雷伯杆菌等的抗菌药物。

（四）导尿管相关性尿路感染

导尿管相关性尿路感染是指患者留置导尿管后或者拔除导尿管后 48 h 内发生的泌尿系统感染。

1. 病原学　常见病原体包括大肠埃希菌、铜绿假单胞菌、鲍曼不动杆菌、肺炎克雷伯菌、洋葱伯克霍尔德菌、MRSA 及念珠菌等。

2. 抗菌药物的选择　革兰阴性杆菌感染可选用氟喹诺酮类、四代头孢菌素、碳青霉烯类、β- 内酰胺 /β- 内酰胺酶抑制剂复合制剂，MDR 革兰阴性杆菌感染可联合用药；革兰阳性菌感染可单用阿莫西林或阿莫西林 / 克拉维酸，MRSA 或 MRSE 感染者可选用万古霉素及达托霉素；白念珠菌感染可选用氟康唑。

（五）艰难梭菌性肠炎（CDAD）

CDAD 系应用抗菌药物导致肠道菌群失调、由艰难梭状芽孢杆菌（CD）在肠道内大量繁殖引起的肠炎。

抗菌药物的选择：①轻中度感染者（白细胞增多，白细胞计数≤15×10^9/L 和血清肌酐水平 < 132.6 μmol/L），口服万古霉素（125 mg，q6 h），疗程 10 天；或非达霉素（125 mg，q12 h），10 天；替代方案是口服甲硝唑 500 mg，q8 h，疗程 10 天。②重度感染者（白细胞增多，白细胞计数≥15×10^9/L，或血清肌酐水平 > 132.6 μmol/L），口服万古霉素 125 mg，q6 h，10 天；或非达霉素 125 mg，q12 h，10 天。③暴发型（低血压或休克、肠梗阻、巨结肠），口服或经鼻胃管给予万古霉素（500 mg，q6 h），伴有肠梗阻或中毒性巨结肠和

（或）明显腹胀者,可经直肠给予万古霉素（500 mg,q6 h）,联合静脉输注甲硝唑（500 mg,q8 h）。

（六）手术切口感染

外科手术切口感染可分为浅部切口感染（局限于皮肤和皮下组织）和深部切口感染。

1. 病原学 浅部切口感染病原体可能来自皮肤,以革兰阳性球菌多见,金黄色葡萄球菌是主要病原体。深部切口感染病原体可能来自空腔脏器和（或）皮肤。

2. 抗菌药物的选择 可选用青霉素及氨基糖苷类,严重者可给予二、三代头孢菌素;MRSA 感染者,可选用万古霉素、替考拉宁、利奈唑胺及达托霉素;合并厌氧菌感染时,可加用甲硝唑、奥硝唑等抗厌氧菌药物。

课后练习题

1. 急危重症患者常见耐药菌有哪些?
2. ICU 中常见的医院获得性感染包括哪些?

（**李素玮　万献尧**）

数字课程学习

📥 教学 PPT　　　✍ 自测题

第三章 危重症真菌感染的抗菌药物选择

危重症真菌感染包括真菌感染导致患者出现危重状态及危重患者因存在多种真菌感染高危因素而获得的真菌感染,多由真菌侵袭性感染所致而为侵袭性真菌感染(IFI)。IFI 是指真菌侵入人体组织、血液,并在其中生长繁殖导致炎症反应、组织损害、器官功能障碍的病理改变和病理生理过程。因其高发生率、高误诊率或漏诊率、高病死率等特点已成为 ICU 患者死亡的主要病因之一。由于危重症患者 IFI 复杂,目前多提倡分层治疗,包括预防性治疗、经验性治疗、抢先治疗及目标治疗。

一、预防性治疗

(一)适应证

在 ICU,以下免疫功能受抑制的患者需要进行预防性抗真菌治疗:①有高危因素的粒细胞缺乏患者;②接受免疫抑制剂治疗的高危肿瘤患者;③具有高危因素的肝移植和胰腺移植患者;④高危的 HIV 感染患者。

(二)抗真菌药物的选择

1. 氟康唑　对大部分非光滑、非克柔的念珠菌感染能起到有益的预防作用。通常使用口服氟康唑 400 mg/d,首剂可加倍(800 mg);当肌酐清除率 < 25 mL/min 时,剂量应降至 200 mg/d。氟康唑静脉应用剂量成人为 200 ~ 400 mg/d。

2. 伊曲康唑　抗菌谱广,可以覆盖到非白念珠菌和曲霉菌。通常使用伊曲康唑口服液 400 mg/d 或静脉注射液 200 mg/d。为减少口服液的胃肠不良反应,在初始几天可采用联合应用伊曲康唑胶囊和口服液的方法,或短期应用静脉注射液后转换为口服制剂。

3. 伏立康唑　预防应用伏立康唑可减少肺移植和异基因骨髓干细胞移植等患者曲霉菌感染的发生。

4. 棘白菌素类　对 IFI 的预防是有效而安全的,通常卡泊芬净和米卡芬净的剂量为每日 1 次静脉滴注 50 mg(卡泊芬净首日应加至 70 mg)。

5. 两性霉素 B 脂质体　危重肝移植患者应用两性霉素 B 脂质体可减少曲霉菌感染的发生率,累积剂量为 1 ~ 1.5 g;如同时接受肾替代治疗,剂量可用到 5 mg/(kg·d)。

二、经验性治疗

对存在 IFI 高危风险且持续发热而无感染的微生物学证据的危重症患者,可考虑进行经验性治疗,针对的是相当于拟诊 IFI 的患者。

(一)病原体

ICU 患者 IFI 的主要病原体包括念珠菌和曲霉菌,其中白念珠菌最常见,但近年来非白念珠菌有增加的趋势,非白念珠菌血症中光滑念珠菌最常见。

(二)抗真菌药物的选择

抗真菌药物的选择应综合考虑可能的感染部位、病原真菌、患者预防用药的种类及药物的抗菌谱、疗效、安全性和效价比等因素。

1. 念珠菌　白念珠菌和热带念珠菌可选用氟康唑或两性霉素 B 或棘白菌素类;非白念珠菌对氟康唑的耐药率较高,或是白念珠菌对氟康唑耐药率较高的医院,可选用两性霉素 B 或棘白菌素类;近平滑念珠菌可选用氟康唑或两性霉素 B;光滑念珠菌可选用棘白菌素类或两性霉素 B。

2. 曲霉菌　曲霉菌感染可选择伏立康唑、棘白菌素类和两性霉素 B 及其脂质体等。

三、抢先治疗

对于 IFI 高危因素的患者进行连续监测,包括每周 2 次胸部 X 线或 CT、真菌培养及真菌抗原检测等,如结果阳性便予以抗真菌治疗,此为抢先治疗,针对的是临床诊断 IFI 的患者。其重要意义在于尽可能降低不恰当的经验性治疗所带来的抗真菌药物的过度使用,降低真菌耐药及医疗费用增加的可能性。

抢先治疗有赖于临床医生的警觉性和对临床征象(尤其是结合 CT 表现)的综合观察与分析;同时,实验室检查(如 GM 试验、G 试验和真菌特异 DNA 的 PCR 技术及微生物培养结果)也为及时开始抢先治疗、病程监测和疗效评估提供了更多的参考信息。抢先治疗药物可依据所检测到的真菌种类进行选择,尤其需注意的是治疗应做到足量、足疗程,以避免病情复发。

四、目标治疗

对确诊 IFI 的患者根据真菌种类及药敏试验结果应采取针对性抗真菌治疗,但也可根据经验性治疗的疗效,结合药敏试验结果来适当调整治疗方案。药物选择应综合考虑抗菌谱、药理学特点、真菌种类及其药敏试验结果、病情和患者耐受性等因素。

1. 念珠菌　白念珠菌、热带念珠菌、近平滑念珠菌对氟康唑敏感,可作为首选抗真菌药物,还可选择其他三唑类、棘白菌素类等;光滑念珠菌和克柔念珠菌对氟康唑耐药,不宜选用;光滑念珠菌对三唑类均不太敏感,应选择棘白菌素类和两性霉素 B 及其脂质体等。

2. 隐球菌　肺部新型隐球菌感染,可选用氟康唑 400 mg/d,临床稳定后减量至 200 mg/d,疗程 6 个月。也可选用伊曲康唑 400 mg/d,疗程 6 个月。还可选用两性霉素 B,从 0.1 mg/(kg·d)开始,渐递增至 0.6~1 mg/(kg·d),总量可达 1.5~3 g;本药还可用于鞘内注射,肺部病变可用 0.125% 的溶液雾化吸入。而 5-氟胞嘧啶常与两性霉素 B 或三唑类联合用药,每日 50~150 mg/kg 分 3~4 次口服。

3. 曲霉菌　大部分侵袭性曲霉菌感染多为拟诊或临床诊断,少数患者能确诊,宜选用伏立康唑、棘白菌素类和两性霉素 B 及其脂质体等。目前,首选抗真菌药物为伏立康唑 4 mg/kg 静脉滴注(首日 6 mg/kg),每 12 h 一次;临床改善后,序贯口服伏立康唑 200 mg,每 12 h 一次,或口服伊曲康唑 400~600 mg/d,直至临床症状和影像学表现均消失或稳定。也可静脉应用两性霉素 B 脂质体 3~5 mg/(kg·d),直至临床改善后,再序贯口服伏立康唑 200 mg,每 12 h 一次,或口服伊曲康唑 400~600 mg,直至临床症状和影像学表现均消失或稳定。

课后练习题

1. 侵袭性真菌感染预防性治疗的适应证是什么？
2. 侵袭性真菌感染抢先治疗的适应证是什么？

（李素玮　万献尧）

数字课程学习

📥 教学 PPT　　📝 自测题

第四章

呼吸机相关性肺炎的抗菌药物选择

目的要求

掌握:呼吸机相关性肺炎的抗菌药物选择。

熟悉:呼吸机相关性肺炎的病原学种类。

呼吸机相关性肺炎(VAP)指气管插管或气管切开患者接受机械通气 48 h 后至停用机械通气、拔除人工气道后 48 h 内发生的肺实质的感染性炎症。

一、病原学

我国 VAP 主要见于 ICU。病原谱与 HAP 略有不同,其中鲍曼不动杆菌最高,其次为铜绿假单胞菌和金黄色葡萄球菌。年龄≥65 岁的患者中铜绿假单胞菌的分离率高于其他人群。常见的耐药菌包括碳青霉烯耐药鲍曼不动杆菌(CRAB)、碳青霉烯耐药铜绿假单胞菌(CRPA)、产 ESBL 的肠杆菌科细菌、MRSA 及 CRE 等。

二、抗菌药物的选择

VAP 患者的抗感染治疗方面,很多与 HAP 患者相同,包括耐药菌感染的抗菌药物选择及相关注意事项,吸入性抗菌药物的应用指征、药物选择及具体应用方案等。但在初始抗感染治疗策略(图 7-4-1)及初始抗菌药物选择方面,与 HAP 患者有不同之处。

对于 MDR 菌感染低风险的 VAP 患者可选用单药或联合治疗,包括抗铜绿假单胞菌的第三、四代头孢菌素(头孢他啶、头孢吡肟、头孢噻利等),β- 内酰胺 /β- 内酰胺酶抑制剂复合制剂(哌拉西林 / 他唑巴坦、头孢哌酮 / 舒巴坦、头孢他啶 / 阿维巴坦等),抗铜绿假单胞菌的碳青霉烯类(亚胺培南 / 西司他丁、美罗培南、比阿培南等)、氟喹诺酮类(环丙沙星、左氧氟沙星等)、氨基糖苷类(阿米卡星、异帕米星等),其中氨基糖苷类只适用于联合用药,不适宜单药治疗。

对于 MDR 菌感染高风险的 VAP 患者应选择上述药物联合用药。此外,如有 XDR 革兰阴性菌感染风险,可联合应用多黏菌素类(多黏菌素 B 或 E)或替加环素。如有 MRSA 感染风险可加用糖肽类(万古霉素、去甲万古霉素、替考拉宁)或利奈唑胺。

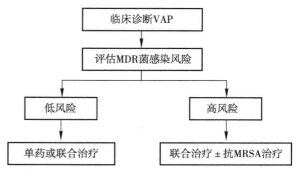

图 7-4-1 VAP 初始经验性抗感染治疗策略

课后练习题

1. 试述呼吸机相关性肺炎的概念。
2. 如何确定 MDR 菌感染高风险的 VAP 患者的抗感染治疗方案?

（李素玮　万献尧）

数字课程学习

⤓教学 PPT　　☑自测题

第八篇　危重症营养支持与代谢调节

危重症营养支持与代谢调节的基础理论

目的要求

掌握:危重症患者营养状态的评价方法。

熟悉:危重症患者营养底物的需求与来源。

了解:危重症患者营养与代谢特点。

营养是机体生长发育、组织修复、维持正常生理功能的物质基础。肠外营养与肠内营养相继应用40年来,都取得了满意的疗效,而且在营养制剂、输液方法和代谢理论上都有迅速发展,尤其对危重症营养支持的要求不再仅仅停留在维持机体的能量供给和氮平衡,而是要维持细胞的代谢,保持组织器官的结构与功能,进而对免疫、内分泌系统进行调控,促进组织器官修复,加速患者康复。临床营养支持已成为一种主要的治疗手段,特别是治疗危重患者的重要措施之一。

一、危重症患者营养与代谢的特点

危重症患者应激状态下的代谢改变,可以是对外界刺激的生理反应,也可能是机体多个系统参与一系列病理生理改变,具有高分解代谢及利用障碍等特征,由于器官功能障碍,其代谢需求会发生改变,其代谢底物的利用能力也往往与正常情况不匹配,营养治疗需根据其代谢需求在不同阶段设定不同目标。因此,要了解危重症患者的代谢特点与需求,并根据其代谢需求,对营养支持底物和能量的多少进行个体化选择。

(一)营养不良与应激反应对生理功能的影响

1. 大脑功能　维生素 B_6、维生素 B_{12} 及钙、磷、镁等特殊营养素缺乏均会损害大脑功能,因此,营养不良时可能造成焦虑和抑郁评分增高,恢复饮食后则会逐步下降。

2. 心血管功能　维生素 B_6 等一些特殊物质的缺乏可引起心功能下降,微量元素与电解质异常可导致心律不齐;而营养不良还能引起心肌萎缩,进而发生心动过缓、心输出量下降和低血压状态。

3. 肾功能　有效循环血容量不足可导致肾灌注不良,继而引起肾小球滤过率下降;缺血再灌注损伤、毒素的损害还可造成肾小管功能下降,最终可导致肾功能不全。

4. 呼吸功能　蛋白质消耗超过正常的20%即可影响呼吸肌的结构与功能,引起膈肌萎缩、呼吸肌肌力和最大通气量下降。特别是营养不良患者对低氧和高碳酸血症可出现反应性变化,致使肺组织的形态与功能均发生改变,由此也造成此类患者机械通气时撤机更加困难。

5. 胃肠道功能　完全停止胃肠内营养超过1周时,肠黏膜细胞出现萎缩,绒毛体积、腺体体积与数量均开始下降。此外由于胃泌素、胰腺及胆囊分泌激素的减少,严重消耗的患者往往出现脂肪、双糖、葡萄糖吸收不良,因此,严重营养不良者常有腹泻发生,从而进一步加重吸收障碍,同时由于肠道菌群变化及明显的肠道感染又可加重吸收不良和腹泻。营养不良引起的胃肠道变化会损伤胃肠道屏障功能,引起菌群失调、肠道细菌移位,甚至引起包括肠功能衰竭在内的多器官功能衰竭。

6. 体温调节功能 饥饿和严重体重下降使机体在寒冷环境中产热反应受损、血管收缩反应下降,因此饥饿和体重下降者更易发生低体温。

7. 免疫功能 蛋白质 - 能量营养不良患者机体的特异性和非特异性免疫功能均易受损:①非特异性免疫:上皮细胞的完整性受损(如长期卧床的压疮),胃酸、溶菌酶分泌减少,补体系统损伤导致吞噬作用、化学趋化作用、细胞内杀菌作用受损,使机体易受感染。②特异性免疫:营养不良者细胞介导的免疫功能受损对感染抵抗力下降。饥饿状态下 T、B 淋巴细胞的功能均降低,胸腺出现萎缩、淋巴细胞耗竭。低蛋白血症造成 IL-1 的活性受到抑制,而 IL-1 活性抑制可能是淋巴细胞低增殖的因素之一。因此,免疫功能受损可加重应激反应使疾病形成恶性循环。

(二)危重症患者应激状态下的代谢改变

1. 神经内分泌代谢改变 应激后神经内分泌反应及免疫炎性递质的调控是体内发生一系列生理与代谢改变的基础。手术、创伤、严重感染等急性应激反应时,下丘脑室旁核神经元调控促肾上腺皮质激素释放激素(GRH)的分泌与释放,激活下丘脑 - 垂体 - 肾上腺轴(HPR),导致一系列生理变化:①垂体前叶分泌促肾上腺皮质激素(ACTH)、生长激素(GH)和催乳素,在应激状态下,下丘脑或外周来源的生长激素释放因子作用增强和生长抑素的抑制作用减弱,在细胞因子[肿瘤坏死因子(TNF)、白细胞介素(IL-1\IL-6)]的诱导下出现 GH 外周抵抗。②垂体后叶分泌血管升压素,影响皮质醇和醛固酮的分泌。③通过兴奋交感神经系统,刺激肾上腺髓质,使儿茶酚胺(肾上腺素和去甲肾上腺素)的合成与分泌增加。上述改变导致循环中的皮质醇与儿茶酚胺水平持续升高,并且分泌的正常生理节奏丧失。

2. 能量与营养物质的代谢变化 应激后神经内分泌的变化是导致体内能量与营养物质的代谢变化的基础,了解这一变化是为危重症患者提供合理营养支持的基础。危重疾病状态下的代谢改变是由损伤后的应激代谢与并存的饥饿代谢共同构成的代谢改变。因此,在应激状态下,危重症患者体内的分解代谢与合成代谢仍然是共存的,只是打破了既往生理状态下的平衡,分解代谢明显高于合成代谢。

早期胰岛素不足和分解代谢激素(儿茶酚胺、胰高血糖素等)的分泌增加,决定了应激早期以分解代谢为突出的代谢特点。①蛋白质分解增加:较正常者增加 40% ~ 50%,尤其是骨骼肌的分解可增加至 70% ~ 110%,并迅速出现骨骼肌丢失和内脏蛋白的减少,血浆和肌肉谷氨酰胺水平迅速下降。②脂肪分解增强:内源性脂肪是危重症患者体内主要的能源储备,应激后脂肪动员加速,三酰甘油水解产生游离脂肪酸增加,氧化产生能量,是危重疾病时机体主要的供能来源。③糖原分解增加:肌肉、肝糖原异生明显增加,肝葡萄糖生成增加和胰岛素介导的葡萄糖利用减少,导致循环中血糖升高,即应激性高血糖。急性期过后,随着分解激素水平较前下降,其代谢状态与营养需求也随之变化,合成代谢逐渐增加,而呈现合成与分解均亢进的高代谢应激特点。

另外,此时产生大量的肿瘤坏死因子(TNF)、白细胞介素、凝血因子等参与激素与代谢的改变,正是这种高合成、高分解的代谢状态,构成了机体的代谢应激状态。主要表现为:①高合成、高分解的代谢状况,分解代谢明显。②利用障碍,肝功能受损或转换合成障碍。③机体对营养物质代谢的调控能力下降。上述代谢变化构成了危重症患者能量与营养补充的基础。

3. 代谢底物需求的变化 首先是动用自身的组织细胞储备,主要是瘦体重的分解;其次,脂质与蛋白质的构成也发生改变。这些改变表现在部分脂肪酸和(或)氨基酸不能被完全利用而积蓄,另一方面对于代谢底物的需求无论在质或量上都有别于正常生理状态。

(1)糖代谢的特点 葡萄糖最基本的功能是为机体代谢提供能量,是细胞最常用的供能物质,也是脑和其他神经组织必需的功能物质,同时对于 RNA、DNA、辅酶、糖蛋白、糖脂的合成也至关重要。正常情况下葡萄糖或被组织氧化利用,或以糖原的形式储存在肝和肌肉中,或以三酰甘油的形式储存在脂肪细胞中作为能量储备。机体在应激状态下,将葡萄糖以糖原形式储存的合成代谢状态转变成分解代谢状态,经糖异生和糖原分解,葡萄糖生成增加,糖原合成受抑制,外周葡萄糖的摄取与利用增多,葡萄糖耐受下降,出现胰岛素抵抗,继而引起高血糖症、高乳酸血症。与此同时,胰高血糖素、糖皮质激素、儿茶酚胺类等分解代谢激素显著升高,出现外周葡萄糖的摄取和利用增多。

(2)脂肪代谢的变化 脂肪是机体重要的营养物质,其主要生理功能是提供能量、构成机体组织、提供必需脂肪酸及携带脂溶性维生素。脂类经消化、吸收、合成,以三酰甘油的形式为机体储备能量。危重症患者应激状态下,起初24 h内机体的糖原被迅速耗尽,脂肪动员增加、三酰甘油水解产生游离脂肪酸增多,以保证提供营养底物。其次,应激状态下,分解代谢性激素如糖皮质激素、儿茶酚胺、胰高血糖素、生长激素等释放,胰岛素水平下降及交感神经活性增加导致机体脂肪分解增多。因此,危重症患者脂类代谢的改变是中枢神经系统、激素、自主神经刺激因子、炎性介质和外周激素共同参与的复杂的相互作用的结果。

(3)蛋白质代谢的特点 蛋白质的主要生理功能是参与构成各种组织细胞、维持细胞组织生长、更新和修复,参与多种重要的生理功能及氧化功能。在正常生理情况下,机体蛋白质处于不断降解和再合成过程中,其降解和再合成的相互协调对维持机体各组织细胞功能、调节生长和蛋白质的质量及控制体内各种生物酶的活性起着十分重要的作用。摄入足量的蛋白质是维持机体氮平衡和生长所必需的。机体在遭受到不同程度打击下,特别是在应激早期,虽然急性期蛋白质合成显著增加,但总体净蛋白质合成能力降低;支链氨基酸与芳香族氨基酸比值明显下降,随后出现明显负氮平衡,机体能量消耗依赖于肌肉蛋白质与细胞结构蛋白质的大量分解,骨骼肌迅速发生萎缩。

4. 对肠道功能的不良影响 胃肠道是人体具有重要的免疫、内分泌和屏障功能的脏器。消化、吸收是其最基本的功能。除此之外,肠道还是防止其细菌和内毒素移位的最大屏障,并且具有多种神经 – 内分泌 – 免疫调节功能。机体应激过度或失调致使肠道黏膜屏障的完整性遭到破坏,使原先寄存于肠道内的微生物及其毒素侵入到正常情况下无菌状态的肠道以外的组织,如肠系膜淋巴结、肝门静脉系统及其他远隔脏器,此种状况被称为细菌移位。此时,由于肠道菌群的营养与生存环境均受到破坏,并且肠道黏膜的屏障功能受到影响,以及随之发生的胃肠动力障碍、消化腺分泌功能抑制和应激性溃疡的发生,会进一步造成胃肠道对营养物质识别、消化、吸收、代谢功能的障碍。

(三)能量需求与危重症之间的关系

1. 能量代谢状态与危重症的关系 能量消耗与能量需求增加是应激状态时能量代谢的特点之一。在创伤、损伤、感染等应激状态下,机体的代谢改变实际上是全身炎症反应的一部分。危重症患者存在着不同程度的重要生命器官功能障碍,而且相当一部分人同时存在着脓毒症(sepsis)和全身性炎症反应综合征(SIRS),因此,此时由炎症因子、神经介质与内分泌物质(激素)构成的体内复杂网络系统也在不断地调节着生理与病理状态下的能量代谢活动。

不同疾病状态下能量消耗与能量需求是不同的(要点框 8-1-1),特别是:①不同个体、不同年龄、不同病变发展阶段、不同创面及不同的全身状况,对能量消耗存在着较大的差异。②即使是同一个体在疾病的不同时期、不同并发症的情况下所需要的能量与消耗也是不同的。③能量消耗与能量需求还会受到治疗和时间等因素影响,如接受肌松药、镇静药治疗的患者其能量消耗会较非镇静状态降低。④同样的应激状态,年龄越大能量消耗的需求反而会减少,这主要与多脏器功能的衰退及老年人基础代谢率(BMR)降低密切相关。因此,并非所有危重症患者应激期 BMR 与能量消耗都是增加的。特别是当体内的能量与营养物质被严重消耗时,BMR 反而会降低,这也造成了危重症患者的能量消耗与需求随着病情的动态变化而改变,并且能量消耗与代谢紊乱的程度、持续时间与病情危重程度密切相关。

2. 营养不良与应激反应对原发病的影响 人体受到损伤时发生一系列代谢反应,其结果是一方面为机体提供生存必需的物质;另一方面又可能引起组织消耗和功能障碍,进而威胁生命。在疾病急性期,原有营养不良的患者,由于机体缺乏足够的蛋白质和能量储备以应对疾病致使原有病情加重,因此,此类患者的并发症将更多,病死率也更高,康复时间也会更长。由此,ESPEN(欧洲肠内与肠外营养学会)对此类患者的治疗原则提出了详尽的建议,见要点框 8-1-2。

要点框 8-1-1　ESPEN 对营养不良与应激反应的建议

1. 择期手术的营养不良患者,接受为期 2~3 周的营养支持是有益的,这一措施可促进部分组织生长、矿物质与维生素水平恢复正常。但最主要的益处是减少外科并发症发生。

2. 营养不良患者急诊手术后应立即接受营养支持。

3. 营养不良的急性病患者应同时接受原发病治疗与营养支持。

4. 营养状况正常的患者,在患病或术后超过 7 天仍有持续胃肠道功能不良,可能继发营养不良,应接受预防性营养支持。

5. 必须再次手术的患者(如烧伤患者),应接受全程营养支持。

6. 由于保守治疗无效的腹腔内感染、消化道瘘等,需再次接受手术的营养不良患者,应当在确定手术前,给予一段时间的营养治疗和肌肉恢复锻炼。

7. 如患者必须手术,手术程度应与其创伤所致的机体代谢负荷的耐受程度相适应。

要点框 8-1-2　ESPEN 营养支持原则

1. 增加总能量的供给,通常要达到普通患者的 1.5 倍左右,在评估总能量的需要时既要考虑到代谢的需要,又要考虑到代谢器官,特别是肝的负荷能力。

2. 能量中提高氮与非氮能量的摄入比,即由通常的 1:150 提高到 1:200,在保证氮源的前提下,尽量增加糖和脂肪的摄入量。为了增加脂肪的利用率、减轻肝负担,建议用中、长链脂肪酸。

3. 尽可能通过胃肠道摄入营养,能经口进食就不要鼻饲,静脉营养可作为胃肠道营养不足的补充,只有胃肠道完全需要禁食时,才可考虑全胃肠外营养,并尽可能缩短这一时间。

---

3. 危重症患者营养状态评估的影响　营养状态评估是临床营养实施的前提,而危重症患者常伴有特定的体位及治疗要求、水肿及血浆蛋白的非特异性改变,这些均增加了营养状态评估的难度而影响营养治疗。

二、营养底物的需要量与来源

维持机体新陈代谢的营养物质被称为营养底物。临床营养支持所需的营养底物包括糖类、脂肪、蛋白质、水、电解质、微量元素和维生素。这些营养物质进入人体后,通过合成代谢参与体内一系列的代谢过程使人体组织得以生长、发育、繁殖,同时在体内氧化过程中产生能量,成为机体生命活动必不可少的能源。

(一)能量物质的来源

食物中的糖类、脂肪和蛋白质是机体能量的主要来源。

1. 糖类　是能量的最主要来源,每日糖的摄入量占每日摄入热卡量的 50%~70%,其在体内的代谢特点表现为:①在总能量中所占比例最大。②可以减少蛋白质用量。③大脑神经细胞、肾髓质、白细胞、红细胞等必须依赖葡萄糖供能。④供能快而及时。⑤最终产物是水和二氧化碳,对机体无害。⑥可避免体内脂肪被大量氧化而产生过多酮体。因此,临床营养支持时糖类供能比例应该占总非蛋白热卡的 50%~75%。

糖类的摄入量与总能量的需求是密切相关的。1 g 糖可产生 4 kcal 的热量,糖类的呼吸商为 1.0,不同年龄对糖类的需要量不同,正常成人每日葡萄糖的最低需要量为 100~150 g。疾病情况下糖类的需要量及所占总非蛋白热卡的比例也因病情不同而异,严重应激、高分解代谢状态下,每日糖类的需要量为 3~4 g/kg。

所以,静脉输注葡萄糖每日总量原则上不能超过 500 g。

正常情况下机体血糖恒定维持在 4.5 ~ 5.5 mmol/L 水平。由于糖代谢受某些关键酶的调节,从而使葡萄糖的氧化利用受到一定的限制。因此,在严重应激、高分解代谢状态下提供肠外营养时,其输注速率应该控制在 2 ~ 2.5 mg/(kg·min),以避免因葡萄糖输注过多所致的代谢性不良反应。

2. 脂肪　是临床营养的重要物质。脂肪是机体重要的能量来源之一,脂肪及类脂消化形成的短链脂肪酸和中链脂肪酸,构成的三酰甘油是机体储存能量的主要形式。肝是脂肪酸代谢的重要部位,血浆游离脂肪酸浓度愈高,肝摄取的脂肪酸就愈多。

脂肪的最低需要量是能防止必需脂肪酸的缺乏,同时有利于蛋白质利用及防止高脂血症。正常情况下,脂肪供能应占总能量的 20% ~ 30%,应激状态下可达 50%。脂肪每日的适宜量为 1 ~ 1.5 g/kg,最大量不应超过 2 g/kg。1 g 脂肪可产生 9 kcal 的热量,脂肪的呼吸商为 0.70 ~ 0.71,脂肪乳剂输注量常用的比例是 30% ~ 50%。每日需要量不能少于总能量的 10%,最多不能超过 50%。

3. 蛋白质　是构成生物体的重要组成部分。氨基酸是蛋白质的基本组成单位,是合成蛋白质的原料,是机体细胞的主要组成成分之一;同时也为机体提供氮源,但一般情况下不作为供能物质使用。然而多余的蛋白质也可通过生糖、生酮途径,转化成糖原和三酰甘油为机体提供能量。1 g 蛋白质可产生 4 kcal 的热量,蛋白质的呼吸商为 0.80 ~ 0.82,蛋白质的供给量应为总能量的 10% ~ 15%。蛋白质的需要量取决于蛋白质在体内的代谢、利用过程。正常情况下,肠外营养时,每日蛋白质的需要量 0.8 ~ 1.0 g/kg,相当于氮量 0.15 g/kg;应激状态下,影响机体氮平衡的最主要因素是总能量摄入量、蛋白质供给量及患者的代谢状况。

(二)氮的来源与利用

蛋白质和氨基酸是氮的主要来源,其主要生理功能是维持机体新生、组织修复和生理调节等。若作为供能物质使用可因尿素等含氮化合物生成增多而加重肝肾负担,同时也增加了机体额外的能量消耗。为充分发挥蛋白质和氨基酸的功用并减少作为热量的消耗,就必须保证供给充分、平衡的能量。通常情况下氮与非氮能量的摄入比应为 1 : (100 ~ 200)。

各种豆类、鸡蛋、瘦肉、牛奶等食物,含有丰富的蛋白质,动物性蛋白质营养利用价值优于植物性蛋白质,因其中含有大量的必需氨基酸,是经肠营养的重要营养底物,而 L-氨基酸溶液是肠外营养中氮的最佳来源。

人体蛋白质由 20 种不同的氨基酸组成,12 种为人体非必需氨基酸,8 种为人体必需氨基酸。因此,人工配制氨基酸溶液时除应含有 8 种必需氨基酸外,还应包括非必需氨基酸。并且人工配制的平衡的氨基酸溶液,其必需氨基酸应占到总供氮量的 40%,只有这样才能为机体所利用。反之,当某一氨基酸浓度过高(如甘氨酸)而不能完全被机体所利用,多余部分将从尿中排出。

另外,有些疾病会对某一种非必需氨基酸合成造成影响,如肾衰竭的患者就不能有效地合成组氨酸;肝衰竭患者和新生儿的酪氨酸和半胱氨酸合成常会降低,若这几种氨基酸提供不足,人体蛋白质合成同样会受到影响。因此,这几种氨基酸称为半必需氨基酸或条件必需氨基酸。还有部分疾病会对某些氨基酸的利用产生影响,仅有部分氨基酸能被机体利用,否则就可能加重重要器官的功能损伤。譬如,肝功能减退的患者适宜采用支链氨基酸(BCAA 是指亮氨酸和异亮氨酸),而肾衰竭的患者只能补充必需和半必需氨基酸。

(三)维生素和微量元素的来源

维生素和微量元素虽然在人体内含量很少,也不构成体内的能量来源,但其对维持机体组织功能、调节物质代谢却有着极其重要的作用。平衡膳食一般不会引起维生素和微量元素缺乏,但在肠外营养支持时则常常被忽视。特别是水溶性维生素在体内无储备,需要每天给予补充;而脂溶性维生素和微量元素只有在长期全肠外营养时(超过 1 个月)才需要进行补充。

三、危重症患者营养状态的评价

（一）危重症患者营养风险的评估

危重症患者常合并代谢紊乱和营养不良,应进行全面的营养评估。国内外指南建议对所有重症患者使用营养风险筛查（NRS 2002）（表 8-1-1）、危重症患者营养风险评分（NUTRIC 评分）（表 8-1-2）进行营养风险评估。研究表明,ICU 患者的营养风险越高,从营养支持治疗中获益越大。将 NRS 2002 > 3 分定义为有营养风险,高营养风险为 NRS 2002 ≥ 5 分或 NUTRIC 评分（不含 IL-6）≥ 5 分。

表 8-1-1　NRS 2002 评分

评价指标	评分（分）
受损的营养状态（取最高分）	
正常营养状态	0
近 3 个月体重减轻 > 5% 或前 1 周食物摄入量占正常能量需求的 50% ~ 75%	1
近 2 个月体重减轻 > 5% 或 BMI 18.5 ~ 20.5 kg/m² + 一般状况受损或前 1 周食物摄入量占正常能量需求的 25% ~ 50%	2
近 1 个月体重减轻 > 5%（或 3 个月内减少 > 15%）或 BMI < 18.5 kg/m² 且一般状况受损或前 1 周食物摄入量占正常能量需求 < 25%	3
疾病的严重程度（取最高分）	
正常营养需求	0
髋骨骨折、慢性病患者（尤其合并有肝硬化、慢性阻塞性肺疾病）、慢性血液透析、糖尿病、肿瘤	1
腹部重大手术、脑卒中、重症肺炎、血液系统恶性肿瘤	2
颅脑损伤、骨髓抑制、ICU 患者（APACHE Ⅱ 评分 > 10 分）	3
年龄	
≥ 70 岁	1

计算总分:以上 3 部分总分 ≥ 3 分,存在营养风险,开始营养支持。

注:NRS 2002 评分为营养风险筛查 2002 评分,APACHE Ⅱ 评分为急性生理及慢性健康状况评分。

（二）对危重症患者营养状态评价的影响因素

营养评价（nutritional assessment）是整个临床营养治疗的第一步,而与疾病相关的营养不良常会涉及多个系统的综合表现,因此,临床很难用单一标准来评定患者的营养状态,完整的评定方法一般分为主观和客观两方面的指标。

1. 主观指标　主要是指一些与患者或家属面对面接触时获取的主观信息,比如,饮食习惯、食欲及消化能力、体重的变化、药物史、过敏史、家族史等;同时需要询问与记录是否厌食、进食困难、吸收不良、消化障碍或食物禁忌、食物过敏等,以及有无体重下降;另外,还需注意是否酒精成瘾,有否抑郁与认知障碍。药物不良反应可能是体重下降的原因之一,而生活无法自理则是营养不良的危险因素之一。

2. 客观指标　是指有准确信息的内容,但是在应激状态下代谢改变使危重症患者营养评估变得复杂。首先,由于应激时水钠潴留造成体重、肱三头肌皮褶厚度及上臂周径增加,进而导致这些一般状态下的营养评测指标不能再真实反映患者的营养状态,而仅仅只能作为一个液体平衡的指标;其次,病情危重状态下的低白蛋白血症更多与应激程度相关,因而也造成白蛋白水平不能再作为营养评定的准确指标。此外,由于危重状态下机体免疫系统受损,对细胞免疫的监测也不能反应机体营养状况,也就很难将其继续作为营养估测的指标。

在病情危重或应激状态下准确的营养状态评价往往很困难,现有的各种评价方法均存在一定局限性。

(三)临床上常用的营养状态评价方法

1. 体格检查的评估方法　体格检查包括对体重、身高、皮下脂肪厚度、肌肉萎缩的测量,以及检查是否有毛发脱落、皮肤损害、水肿或腹水等。

2. 人体测量　是应用最广泛的方法,通过无创性检查了解机体的脂肪、肌肉储备情况,用于判断营养不良、监测治疗效果及反映患者预后情况。

(1)体重(body weight,BW)　是机体脂肪组织、瘦组织群、水及矿物质的总和,体重的改变主要是瘦组织群和水分的变化,脂肪组织变化多不明显,因此,其是营养评价中最简单的方法。

体重的测量必须保持时间、衣着、姿势等的一致,对住院患者应选择晨起空腹、排空大小便、着内衣裤测定。营养不良通常采用实际体重占理想体重的百分比的方式进行评估。

男性理想体重(kg) = 身高(cm) - 105

女性理想体重(kg) = 身高(cm) - 100

判定方法:①轻度营养不良:实际体重为理想体重的80%~90%。②中度营养不良:实际体重为理想体重的70%~79%。③重度营养不良:实际体重低于理想体重69%。④超重:实际体重为理想体重的110%~120%。⑤肥胖:实际体重超过理想体重的120%。

实际上,对于重症患者体重并不一定真实反映机体营养状况,如心力衰竭、肿瘤、慢性肝病、肾衰竭等患者往往因为水肿、腹水而导致体重增加,脑水肿等疾病时又可因为脱水治疗使体重减轻,此时临床医生需综合判断。

(2)体重指数(body mass index,BMI)　是反映蛋白质热量、营养不良及肥胖症的可靠指标。BMI= 体重(kg)/身高(m²),我国推荐18.5~23.9为正常,BMI与个体近期数值进行比较临床意义较大。

(3)身高　测定时要求被测者赤脚直立于地面上,头正,眼耳在同一水平面上,膝伸直,双肩自然放松,上肢自然下垂,两脚跟靠紧,脚尖呈40°~60°。患有骨关节疾病或某些神经系统疾病而无法直立的患者可采用身长、坐高等代替。

(4)皮褶厚度与臂围　通过皮褶厚度和臂围的测定可估计机体皮下脂肪及肌肉的存储情况,但在重症患者必须注意水肿和脱水对此两项指标的影响。

1)肱三头肌皮褶厚度(triceps skin fold thickness,TSF)　①采用卡尺测量法一般需要相当的技巧,如果方法不得当会造成一定的误差。②手测量法是以左手拇指与食指将皮肤连同皮下脂肪捏起成皱褶,捏起处两侧的皮肤应该对称,然后用压力为10 g/mm²的皮褶厚度计夹住皮褶,并保持2~3 s,连续测定3次后取平均值,并计算实测值占正常值的百分比。

表 8-1-2　NUTRIC 评分

变量	评分(分)
年龄(岁)	
< 50	0
50 ~ 74	1
> 75	2
APACHE Ⅱ 评分(分)	
< 15	0
15 ~ 19	1
20 ~ 27	2
≥28	3
SOFA 评分(分)	
< 6	0
6 ~ 9	1
≥10	2
合并症(个)	
0 ~ 1	0
≥2	1
入住 ICU 前住院时间(d)	
0-< 1	0
≥1	1
IL-6(改良版不含)(ng/L)	
< 400	0
≥400	1

计算总分:NUTRIC 评分≥6 分(不包含 IL-6 则应≥5 分)定义为高营养风险

注:NUTRIC 评分为危重症营养风险评分;APACHE Ⅱ评分为急性生理及慢性健康状况评分;SOFA 评分为序贯器官功能障碍评分。

正常参考范围：男性：11.3～13.7 mm；女性：14.9～18.1 mm。

评估方法：①实测值大于正常值 90% 为正常。② 80%～90% 为轻度营养不良。③ 60%～80% 为中度营养不良。④低于 60% 为重度营养不良。

2）上臂中围（midarm circumference，MAC）　采用卷尺测量被检者尺骨鹰嘴连线中点手臂的围长，此种方法易测量、误差较小。

正常参考范围：男性 22.8～27.8 cm；女性 20.9～25.5 cm。

评估方法：①实测值占正常值 90% 以上为正常。② 80%～90% 为轻度营养不良。③ 60%～80% 为中度营养不良。④低于 60% 为重度营养不良。

3）上臂力量测定　即手的握力，是反映肌肉功能变化的一个非常有效的指标，同时也能反映肌肉组织增长和减少的状况。正常男性握力≥35 kg，女性≥23 kg。

4）小腿围　测量小腿围是无法测量体重时的替代指标。

另外，肱三头肌皮褶厚度和上臂中围结合可分析出机体肌肉和脂肪的比例。

（5）呼吸功能测定　如肺活量的最大呼气量的峰流速会随着营养状况改变而变化，反映了呼吸肌的力量，与机体蛋白质营养状况密切相关。

3. 实验室检查　原则上能够比较准确反映机体器官功能，但其结果判断往往受到疾病状态、容量状态、临床药物治疗影响，而且与检测方法及水平有关，因此不能单纯靠实验室检查结果进行营养状态评价。

（1）血浆蛋白　是临床最常用的营养评价指标，包括白蛋白、前白蛋白、转铁蛋白、维生素 A 结合蛋白等。

血浆白蛋白半衰期约为 20 天，是血浆中含量最多的蛋白质，占血浆总蛋白的 40%～60%。由于其对氮物质缺乏、蛋白质合成缓慢等因素比较敏感，故常作为营养评价指标。另外，血浆白蛋白可维持血浆胶体渗透压的恒定，同时可反映疾病的严重程度和预测手术的风险程度，因此也是营养状态评价的重要参考指标之一。但由于血浆白蛋白半衰期长，白蛋白代谢及营养支持对其影响需较长时间方能显现，且应激时血浆白蛋白水平受多种因素影响导致低蛋白血症，由此影响了血浆白蛋白水平在营养状态判断中的意义。

前白蛋白、转铁蛋白、维生素 A 结合蛋白是半衰期较短的血浆蛋白，与白蛋白相比，它们的血清含量少、全身代谢也小，理论上较白蛋白更能敏感反映营养状况，但其分解与合成代谢同样也受应激因素干扰，所以在重症患者也不能准确反映营养改变。各种血浆蛋白功能及营养状况的关系见表 8-1-3。

表 8-1-3　各种血浆蛋白浓度及半衰期

血浆蛋白	半衰期（d）	正常（g/L）	轻度不足（g/L）	中度不足（g/L）	重度不足（g/L）
白蛋白	14～20	35～50	28～34	21～27	< 21
转铁蛋白	8～10	2.0～4.0	1.5～2.0	1.0～1.5	< 1.0
前白蛋白	2～3	0.2～0.4	0.16～0.2	0.1～0.15	< 0.1
维生素 A 结合蛋白	0.5	0.027～0.076			

（2）氮平衡　氮平衡 = 蛋白质摄入量（g/d）/6.25 –［尿中尿素氮（g/d）+3 g/d］

公式中 3 g/d 表示每天通过汗液、粪便、毛发、呼吸道及尿液等形式排出的氮。若摄入的氮源为氨基酸，则其含氮量应为氨基酸重量的 1/7.5。

简易估算法：①每日需总氮量（g）=（0.1～0.3）× 体重（kg）。②蛋白质（g）=（1～2）× 体重（kg）。③氨基酸（g）=（0.6～2.0）× 体重（kg）。

正常情况下，每日氮的排出量等于摄入量为正氮平衡，这表示体内蛋白质的合成量大于分解量；如果摄入氮小于排出氮称之为负氮平衡或摄入不足，表示体内蛋白质的合成量小于分解量或提示摄入不足；若长期负氮平衡会导致机体消瘦,对疾病的抵抗力降低,患者的伤口难以愈合等,慢性消耗疾病、组织创伤和饥饿等属此情况。

（3）肌酐身高指数（creatinine height index,CHI）

肌酐身高指数（CHI）= 24 h 排出肌酐总量 /24 h 相同身高正常成人肌酐值 ×100%

判定方法:① CHI 大于 90% 为正常。② 80%～90% 为轻度消耗。③ 60%～80% 为中度消耗。④低于 60% 为重度消耗。

CHI 是外周蛋白质水平评价的指标。然而,重症患者骨骼肌处于高分解代谢状态,因此常会影响肌酐身高指数对机体的定量评估。

（4）3- 甲基组氨酸　是骨骼肌分解代谢产物,可作为评价蛋白质分解代谢的指标,亦是肌肉蛋白减少的标志。正常人每日排出 0.1～7.8 μmol,测定前 3 天限制肉食。主要问题是其应用受到饮食、性别、年龄和创伤等因素的影响。

（5）免疫功能　①总淋巴细胞计数:是评价细胞免疫功能的简易方法,但感染、应激、肿瘤和免疫抑制剂的使用均会影响淋巴细胞计数。参考值范围:正常为（2.5～3.0）×10^9/L,轻度营养不良为（1.5～1.8）×10^9/L,中度营养不良为（0.9～1.5）×10^9/L,重度营养不良 <0.9×10^9/L。②迟发型超敏反应试验:是评价细胞免疫功能的指标之一。方法是在前臂表面不同部位皮内注射 0.1 mL 抗原,24～48 h 后测量接种结直径,正常为 >5 mm。迟发型超敏反应不仅在营养不良时可有减弱,某些药物和疾病也可影响其结果。

课后练习题

1. 三大营养物质在代谢过程中的作用是什么?
2. 常用的营养评价方法有哪些? 各自的临床意义是什么?
3. 应激状态对人体各器官、系统功能的作用是什么?

（谷莉娜　张　东）

数字课程学习

教学 PPT　　自测题

第二章 危重症患者营养支持策略

第一节 肠内营养支持与选择

一、肠内营养的应用原则

1. 只要胃肠道功能允许，就应首选肠内营养（enteral nutrition，EN）。

2. 对于血流动力学基本稳定，无肠内营养禁忌证的重症患者，应尽早在 24～48 h 内启动肠内营养。

二、肠内营养支持的优点

肠内营养的优点见要点框 8-2-1。

三、肠内营养的选择方式

肠道功能障碍者应进行全面、客观的评估后决定是否采用肠内营养。

1. **饲管法** 对于胃肠道有功能的患者，由于受原发性疾病的影响或因诊断与治疗的需要、或无法及不愿经口摄食、或摄入食物不足以满足生理需要，此时适合通过鼻饲管对患者给予肠内营养。

2. **要素饮食** 如患者存在部分胃肠道功能，而且小肠吸收功能尚可并可以耐受肠内营养时，亦可以采用肠内营养，此时主要选择预先消化好的要素饮食。

四、肠内营养的禁忌证

胃肠内营养的禁忌证主要包括：①严重应激状态。②急性完全性肠梗阻（麻痹性、机械性）。③未

> **要点框 8-2-1 肠内营养优点**
>
> 1. 食物通过肠道时，有助于改善门静脉系统循环，改进腹腔有关器官特别是肠道的血液灌注与氧的供给。
>
> 2. 增进肠蠕动。
>
> 3. 促进肠道激素与免疫球蛋白的释放，有利于肠黏膜细胞的生长，改善肠黏膜的渗透性，维护肠黏膜屏障功能，减少肠道细菌及毒素移位。
>
> 4. 抑制小肠黏膜细胞和营养酶系的活性退化。
>
> 5. 营养物质经门脉系统吸收输送至肝，有利于蛋白质的合成和代谢调节。在相同热量和氮水平的治疗下，应用肠内营养（EN）患者体重的增长和氮潴留均优于全肠外营养（TPN）。
>
> 6. 肠内营养（EN）的费用较全肠外营养（TPN）低。

控制的上消化道出血。④顽固性呕吐、反流误吸等。⑤术后持续肠梗阻。⑥有创性的营养介入不能保证患者安全和预期效果。⑦严重的吸收不良综合征。⑧高位肠瘘。⑨无法置胃肠营养管。

五、肠内营养管置入方法

(一)原则

使用肠内营养小于 4 周,一般放置鼻胃管或鼻肠管;如果使用肠内营养大于 4 周,一般通过内镜、透视或手术的方法,经皮途径放置胃造口管或空肠造口管。

(二)方法与途径

1. 经鼻胃(肠)管置入 ①鼻胃管(NG)法:经鼻将导管远端放置于胃腔,为临床经典的置管部位与方法。②鼻肠管法:经鼻将导管远端放置于小肠,包括十二指肠(ND)或空肠(NJ)。③口胃管(OG)法:导管经口腔置入胃腔,常用于颅脑外伤和鼻部疾病造成经鼻置管困难时。

2. 空肠营养管置入 在内镜下经鼻将营养管放置至空肠,营养管尖端应放到空肠屈氏韧带的远端。

3. 经皮内镜下胃空肠造口术(PEG) 在内镜下使用非手术方法建立经皮进入胃空肠的通路,利用胃空肠造口进行肠内营养的输注,是一种长期使用肠内营养的置管技术。

(1)PEG 的优点 费用低,创伤小,并发症少,成功率高,肠内营养使用时间长。

(2)PEG 适应证 ①中枢神经系统疾病导致吞咽困难,如脑血管意外、脑外伤、运动神经元疾病、多发性硬化、阿尔茨海默病。②口腔及食管癌导致吞咽困难。③有正常吞咽功能,但摄入不足,如烧伤、ARDS、厌食、骨髓移植后患者。④慢性疾病,如囊性纤维化、先天性心脏病。⑤胃扭转的治疗。

(3)PEG 的禁忌证 ①不能通过胃镜。②生存时间不超过数天或数周。③胃前壁与腹壁不能接近。

六、肠内营养输注方式

肠内营养输注方式取决于患者的临床状态、胃肠道功能、对肠内营养的耐受程度及营养管尖端所在的部位。通常多将肠内营养液快速输入胃腔里,而不是给予小肠营养。

1. 持续输注方式 采用营养泵 24 h 持续输注,是住院患者开始应用肠内营养首选的方式,多以 10~20 mL/h 的速度,依肠道消化吸收功能逐渐递增。另外,也可在危重症患者小肠直接输注肠内营养时采用。

2. 周期输注方式 每天以超过 8~20 h 的特定时段内给予的持续喂养。

3. 顿服输注方式 按肠内营养特定时间间隔要求,一般采用每天 4~6 次输入,每次输入限定一定剂量营养液并在短时间内完成。

4. 间断输注方式 如同顿服输注方式,但输注时间持续更长一些。

七、肠内营养的注意事项

1. 确认喂养管是否仍在正确位置 ①注入空气法:向喂养管内注入一定量的空气,喂养管若在胃内通过听诊则可闻及气过水声。②抽吸喂养管法:喂养管若在胃肠内则可吸出胃肠内容物。③X 线检查法:通过 X 线腹部平片查看喂养管是否在胃肠内。

2. 体位要求 肠内营养输注过程中患者头部及上半身至少抬高至 30°,以防反流或误吸。

3. 胃潴留量检测 喂养前应检查患者胃内是否存在潴留量,处理方法:①潴留量 < 200 mL 时采取等量替换。②潴留量 > 200 mL 时每次替换 200 mL。③如胃潴留量 > 800 mL 时则暂时延缓喂养,待 2~8 h 后再次检查以决定是否恢复喂养。

八、肠内营养的监测

肠内营养应像静脉营养一样予以监测,包括观察患者对肠内营养的反应、电解质水平、出入量和营养状态。

1. 代谢状况监测　记录患者每日的液体进入量,定时监测血糖,检查尿糖和酮体、尿素氮与肌酐、电解质,定期测定肝功能、全血细胞计数及凝血酶原时间等。

2. 肠内营养耐受性监测　观察有无不能耐受的表现,如腹胀、恶心、呕吐、腹痛、腹泻、肠鸣音亢进等。定时测定胃残液量,正常状态下应 < 150 mL,若 > 200 mL 则应停止输注数小时,或降低浓度,或减小输注速率。进行空肠喂养时患者如果不能耐受,应查找并针对原因及时进行调整,或应用无乳糖膳食。

3. 营养状况监测　有利于及时调整营养素的补充量。在最初的肠内营养阶段应每日测定氮平衡,定期测量体重、肱三头肌皮褶厚度、上臂中围、淋巴细胞计数等;并应定期测定血清蛋白(如白蛋白、前白蛋白等),以便及时调整营养素的补充量。对需长期给予肠内营养支持者,可根据需要测定微量元素和维生素等。

九、肠内营养的并发症及处置

(一) 机械性并发症与处理

1. 喂养管放置不当　主要发生在鼻胃或鼻十二指肠及空肠置管者。若插管时误将喂养管置入气管、支气管内,一旦发现应立即将导管拔出,并注意观察有无气胸、血胸等表现,同时给予及时、相应处理。预防的方法是严格遵守插管操作程序和原则,在鼻饲管(鼻肠或鼻胃管)放置后应当通过抽吸、注气听诊或 X 线检查等方式证实导管尖端确在消化道内。

2. 鼻、咽及食管损伤　主要是长期放置粗而硬的喂养管致使鼻、咽部或食管壁受压,由此造成黏膜糜烂和坏死。因此,插管时应选用质地软、口径细的聚氨酯和硅胶导管。

3. 喂养管堵塞　常见原因是喂养管内径小、营养液黏稠、膳食残渣和粉碎不全的药物碎片黏附于管腔内,或药物膳食不相溶造成混合液凝固等。预防方法是每次输注或每输注 2~8 h 时采用清水 20~50 mL 进行冲洗。

4. 喂养管移位和脱出　喂养管固定不牢或长期置管、固定导管的缝线松脱及患者神志不清、躁动不安或严重呕吐可导致喂养管脱出。

5. 误吸　常见于虚弱、昏迷的患者,反流所致者易发生在呕吐或咳嗽后。预防措施包括注意喂养管的位置和输注速率,采取头及上半身抬高 30° 的体位,定时检查胃内充盈程度及残留量,一旦胃内残留量 > 200 mL,应减慢或停止输入。

6. 造口并发症　胃造口并发症主要是造口局部出血和胃内容物溢出引发腹膜炎。空肠造口并发症主要有造口漏肠液、喂养管脱出、造口出血、造口周围皮肤糜烂、感染等。预防措施主要为平时加强造口周边皮肤消毒、护理,局部皮肤涂以氧化锌软膏保护,及时更换敷料。

(二) 胃肠道并发症与处理

1. 恶心、呕吐　主要由流质食物注入速度过快、过量,或营养液渗透压过高导致不能耐受,其中胃排空障碍是恶心、呕吐最主要的原因。因此,营养液输注时应遵循从低到高、由少到多、先增加容量后提高浓度、速度由慢到快的原则。一般情况下将营养液预热至 37℃ 左右为宜,必要时可给予促胃动力药。

2. 腹泻　是肠内营养支持最常见的并发症,引起腹泻的原因主要包括:①肠道吸收和分泌功能异常。②营养液被污染或由于使用广谱抗生素导致肠道菌群失调。③营养液内含脂肪过多引起脂肪泻。④低白蛋白血症导致的腹泻。防治措施主要包括随时调整胃肠营养液的浓度,改变营养液的渗透压达到肠道适应。可选用无乳糖的营养液,或给予口服胰酶。同时纠正低白蛋白血症,增加肠道绒毛的吸收能力。

3. 腹胀与肠痉挛　是肠内营养支持治疗常见的并发症之一。但应与是否存在机械性或麻痹性肠梗阻相鉴别,如果存在肠梗阻则应及时停止肠内营养。如果患者病情许可尽可能使用含有膳食纤维较多的肠内营养,必要时应用胃肠动力药,或给予灌肠进以改善腹胀。

（三）代谢性并发症与处理

1. 水代谢异常　最常见的是高张性脱水,多易发生在气管切开的患者、昏迷和虚弱的老年患者;另外,应用高张溶液和高蛋白配方的营养液更易引发脱水。因此,一旦发生此类情况,除适当在胃肠营养液中添加水分外,更重要的是应监测电解质并作相应调整。

2. 糖代谢异常　接受高热卡喂养或应激状态下伴糖耐量下降者均可导致高血糖症,应立即停用原营养液和采用外源性胰岛素来控制血糖,待血糖稳定后再重新启用肠内营养支持。低血糖多易发生在长期应用要素饮食而突然停用的患者,缓慢逐渐停止肠内营养使用,或停用后以其他形式补充适量的糖可避免低血糖的发生。

3. 电解质和微量元素异常　最常见的是血钾异常,多见于营养液钾含量过高,或患者肾功能欠佳而引起高血钾。低血钾常见于分解代谢状态、代谢性碱中毒或因需用胰岛素而未能及时补充钾的情况下。另外,在应用大剂量利尿药时应注意预防低血钠的发生。目前肠内营养商品制剂中均含有一定量的微量元素,基本可满足患者日常需要。

4. 酸碱平衡紊乱　与单纯肠内营养治疗关系较小,主要是与应用不适当的制剂或与原发疾病相关。

5. 肝功能异常　主要表现为氨基转移酶非特异性升高,一旦停用肠内营养支持肝功能即可恢复。这可能由于营养液的氨基酸进入肝内分解,对肝细胞产生毒性所致。

6. 再喂养综合征　为一种消耗状态下提供营养支持后出现的代谢、生理改变现象,表现为低磷、低镁、低钾及糖代谢异常和水平衡失调,并进一步可导致机体各脏器和系统功能异常。最好的处理方法是预防其发生,在营养支持前首先要纠正电解质平衡失调。

（四）感染性并发症与处理

1. 吸入性肺炎　常见于幼儿、老年人及意识障碍的患者,主要由于胃内容物潴留及反流所致。处置:①立即停止肠内营养液的输注,并吸尽内容物。②立即行气管内吸引。③如果食物颗粒进入气管应立即行气管镜检查并清除。④改用肠外营养,输入一定量的白蛋白减轻肺水肿。⑤必要时行机械通气支持。⑥鼓励患者咳嗽,咳出误吸的液体。⑦应用抗生素防治肺部感染。

2. 营养液污染　一般来说,营养液在室温下可保持12 h不发生细菌生长,如长时间连续给予营养支持最好采用随用随配的方式。

（五）精神心理方面并发症与处理

肠内营养通常采用置入鼻胃管的方式,部分患者对此不易接受。患者自感口渴、失去对味觉的体会,应鼓励患者用鼻呼吸,改进置管的方式和管的质量,同时应鼓励患者进行咀嚼运动,多活动以满足心理要求。

第二节　肠外营养支持与选择

肠外营养(parenteral nutrition,PN)是经静脉途径供应给患者营养支持的一种方法。肠外营养液多由葡萄糖、脂肪乳、氨基酸、维生素、电解质和微量元素等各种营养要素制剂混合配制而成,是一种全合一的溶液。

一、肠外营养适应证

凡是营养不良或具有营养不良可能并且胃肠道无功能的患者都是静脉营养的适应证。临床常见的指征有:①术后至少4~5天不能经口服或经鼻胃管进食的患者。②短肠综合征。③消化道瘘,尤其是高位瘘。④肠梗阻。⑤急性坏死性胰腺炎急性期。⑥多发性内脏损伤,特别是胃肠道损伤。⑦脓毒症应激期。⑧大面积烧伤。⑨炎性肠道疾病。

二、肠外营养成分与组成

(一)热量的需求及换算

1. 热量需求的确定有助于保证能量充足供给,防止喂养过度或不足,可以应用公式计算能量供给。如 Harris Benedict(HB)公式,预测基础能量消耗(BEE)。

男性:$REE = 66.5 + (13.8 \times 体重) + (5.0 \times 身高) - (6.8 \times 年龄)$

女性:$REE = 65.5 + (9.6 \times 体重) + (1.8 \times 身高) - (4.7 \times 年龄)$

2. 测定总的能量消耗可以基础能量消耗(BEE)乘以创伤及活动因素进行校正,最简单的计算能量需求的方法是 BEE 乘以千克体重。

3. 无应激、休息状态下男性基础能量消耗(BEE) = 1 kcal/(kg·h)[4.18 kJ/(kg·h)];女性酌减 5% ~ 10%,计算时应按活动水平、应激程度、体重异常情况做适当调整。

4. 危重症患者急性应激期营养热量目标为83.6 ~ 104.6 kJ/(kg·d)[20 ~ 25 kcal/(kg·d)],应激且代谢状态稳定者能量应适当增加,可按 104.6 ~ 125.52 kJ/(kg·d)[25 ~ 30 kcal/(kg·d)]计算。

5. 应根据体脂异常状况调整能量供应。对肥胖患者应降低千克体重热量供给,而对严重营养不良患者则应增加热量供应。判定标准:① BMI < 18.5 kg/m² 为低体重或存在营养不良风险。② BMI 18.5 ~ 23.9 kg/m² 为理想体重。③ BMI 24 ~ 27.9 kg/m² 为超重。④ BMI ≥ 28 kg/m² 为肥胖。

(二)氨基酸

健康成人氨基酸的基本需要是 0.8 ~ 1.0 g/(kg·d),相当于氮量 0.15 g/(kg·d)。严重分解代谢状况下、大量丢失或严重营养不良时,患者需求量会增加。在肝、肾衰竭情况下应调整氨基酸的量和种类,通常氨基酸溶液含量为 3.5% ~ 15%,包括 13 ~ 20 种氨基酸(必需氨基酸和非必需氨基酸)。

(三)葡萄糖与脂肪乳剂

脂肪能量应占总能量的 25% ~ 40%,一般每日脂肪供能达到总能量的 20% 即可满足机体对必需脂肪酸的日需要量。值得注意的是,长链脂肪乳剂的亚油酸含量过高,在高代谢状态下,脂质过氧化增加,对机体有一定损害,而中长链脂肪乳剂(MCT/LCT)脂肪酸氧化更快、更安全,是目前临床应用最广泛的脂肪乳剂。

糖类供能占总非蛋白热量的 50% ~ 70%。糖类的摄入量与总能量的需求密切相关。可根据液体量和能量的需要选用 5%、10%、25%、50% 等规格葡萄糖注射液。正常成人每日葡萄糖最低需要量为 100 ~ 150 g,目前多主张每日葡萄糖供给量应少于 250 g,最佳的输液速度应小于 3 mg/(kg·min)。

(四)肠外营养制剂的组成

1. 不同肠外营养制剂的配方　由于对营养需求不同、提供的途径不同,临床营养制剂的组分也不尽相同。肠外营养液及营养制剂的基本配方见表 8-2-1。

2. "全合一"(all in one, AIO)静脉营养　将葡萄糖、脂肪乳、氨基酸单瓶输注不是静脉营养支持的正确方式,这样不利于营养物质的利用,因此提倡"全合一"静脉营养。所谓"全合一"是指将所有肠外营养素混合在一个容器中,这样可以使全天需要的营养素、水、电解质、微量元素及维生素由一个营养袋进行输注。为增加节氮效应,应该充分提供葡萄糖和脂肪乳剂的剂量,以保证采用双重供能的方式保证热量。

3. 不同输注途径制剂的特点

(1)外周静脉制剂　为适应外周静脉耐受性,此类制剂应是低渗透压(最高渗透压不超过 900 mOsm/L)溶液,为此配置中限制了电解质的加入量,增加了脂肪乳的剂量以保证基本热量需求。

(2)标准中心静脉制剂(central PN, CPN)　此类制剂需要通过中心静脉置管输注。适用于临床多数患者需要。配置中包括高浓度的葡萄糖和氨基酸、维生素及微量元素,使其成为高渗透压(1 300 ~ 1 800 mOsm/L)的制剂。渗透压计算见表 8-2-2。

表 8-2-1　肠外营养液及营养制剂的基本配方

	外周静脉制剂	标准中心静脉制剂（中至重度应激）	重度营养不良（无应激）制剂
氮量（g）	6～8	8～12	8～12
葡萄糖（g）	150～200	200～250	150～250
脂肪（g）	50～70	50～70	50～70
能量（kcal）	900～1 300	1 300～1 700	1 100～1 700
Na（mmol/L）	80	100	50～70
K（mmol/L）	50	60～80	80～100
Ca（mol）	5	5	6
Mg（mmol）	8	8	10～16
P（mmol/L）	10～12	12～16	20～40
微量元素	基础量	基础量	基础量 +Zn、Se、Cu
维生素	基础量 + 维生素 B_1	基础量 + 维生素 B_1	基础量 + 维生素 B_1
容量（mL）	2 500～3 000	2 250～3 000	2 000～2 500

表 8-2-2　每 1 L 肠外营养液的渗透压计算（可估算）

估　　算	示　　例
氨基酸：浓度 ×100	氨基酸：7%×100=700 mOsm/L
葡萄糖：浓度 ×50	葡萄糖：7.5%×50=375 mOsm/L
电解质：(mEq/L)	电解质：
钠 ×2	钠　35 mEq　35×2=70 mOsm/L
钾 ×2	钾　20 mEq　20×2=40 mOsm/L
镁 ×1	镁　8 mEq　8×1=8 mOsm/L
钙 ×1.4	钙　5 mEq　5×1.4=7 mOsm/L
	总计　　　　　1 200 mOsm/L

4. 营养制剂的需求调整　应根据具体患者和病情需要适当调整肠外营养液配制比例。例如：某男，60岁，诊断结肠癌术后，体重 65 kg。氨基酸按 1 g/(kg·d) 计算、非蛋白热量按 20～25 kcal/(kg·d) 计算，总计热量为 1 200～1 500 kcal/(kg·d)，具体配置见表 8-2-3。

表 8-2-3　肠外营养液配制示例

药　　品	剂　　量
10% 葡萄糖液	1 000～1 500 mL（100～150 g，400～600 kcal）
50% 葡萄糖液	100～250 mL（50～125 g，200～500 kcal）
20% 中长链脂肪乳	250 mL（50 g，500 kcal）
8.5% 复方氨基酸	500～750 mL（42.5～63.78 g，6.8～8.5 g 氮）
20% 丙氨酰谷氨酰胺双肽	±100 mL（20 g，3.2 g 氮）
10% 氯化钾（10 mL）	≤5 支
10% 氯化钠（10 mL）	≤12 支
甘油磷酸钠（格利福斯）、水溶性维生素（水乐维他）、脂溶性维生素（维他利匹特）、微量元素（安达美）	± 各 1 支

三、肠外营养的配制原则

1. 每个处方要求液体总量≥1 500 mL，但≤3 000 mL。

2. 混合液中葡萄糖的最终浓度为3.3%～23%。

3. 维持pH在5～6，氨基酸终浓度>2.5%。

4. 电解质不能过量（钠离子<100 mmol/L，钾离子<50 mmol/L，镁离子<3.4 mmol/L，钙离子<1.7 mmol/L）。

5. 胰岛素、维生素C最好单独输注。

6. 混合液中禁止加入其他药物。

四、肠外营养的配制步骤

1. 将电解质、微量元素、胰岛素加入葡萄糖或氨基酸中（胰岛素最好单独用）。

2. 高渗葡萄糖溶液或高渗盐水，分别加入葡萄糖。

3. 将磷酸盐加入另一瓶氨基酸中。

4. 将水溶性维生素和脂溶性维生素混合加入脂肪乳中。

5. 将微量元素加入葡萄糖溶液或氨基酸中。

6. 将加了成分的氨基酸、葡萄糖，分别加入3 L营养袋内，在混合过程中轻轻摇动，检查袋中有无沉淀和变色等现象。

7. 确认无沉淀和变色后，再将脂肪乳加入3 L营养袋内。

8. 应一次完成混合、充袋，并不断轻摇营养袋，使混合均匀，充袋完毕时尽量挤出袋中存留的空气。

五、肠外营养的并发症及处理

（一）导管相关并发症

1. 机械性并发症　①中心静脉置管过程中穿刺所引发的副损伤，发生率为1%～4%。常见血栓形成、导管栓塞、血栓性静脉炎或静脉血栓、导管反应。②经锁骨下静脉穿刺引发的副损伤，主要包括气胸、血胸、水胸（营养液）、气栓、皮下气肿和血肿，导管误插、动静脉瘘、心脏穿孔或心脏压塞、心律不齐，直接损伤三尖瓣、锁骨下动脉或臂丛神经等。

预防中心静脉置管机械性并发症要严格执行操作规程，选择合适体位和部位，穿刺困难者可以采用超声静脉定位辅助穿刺的方法。中心静脉置管（包括PICC）后应常规进行影像学检查，进以确定导管尖端的位置。

2. 感染并发症　导管相关感染是最常见和最严重的并发症，包括全身导管相关感染和局部感染。临床主要为菌血症的相关表现，无明显感染部位时应高度警惕导管穿刺过程引发的菌血症。

预防导管相关感染最重要的是：①在穿刺置管、药物输注、护理等过程中严格遵守无菌操作。②一旦确定导管相关感染时应立即拔出导管，同时作经导管段抽出的血培养和管尖培养。③若仅怀疑导管相关感染也可暂不拔管，但要停止采用导管输液，采取导管端血液进行血培养，同时对导管鞘内注入高浓度抗生素后进行封管；依细菌培养结果决定是否继续保留和使用导管。多数情况下拔管后临床症状即得到改善，一般不需使用抗生素。

3. 血栓或栓塞并发症　①导管相关静脉血栓形成是常见并发症之一，可能与置管时间长短、导管类型、基础疾病相关。锁骨下静脉和上肢静脉为常见发生部位，如血栓增大脱落可以形成血栓栓塞，严重者可导致猝死。给予抗凝药物可减少导管相关静脉血栓形成，降低血栓栓塞风险。②空气栓塞可发生在置管、输液及拔管过程中，少量空气进入可无症状，大量空气进入后患者出现呼吸困难、发绀、血压下降、心动过速、神志不清,甚至死亡。

(二)代谢并发症

1. 糖代谢紊乱　葡萄糖是肠外营养液中最常用的糖类液体,在应激状态下会产生一定程度的胰岛素抵抗,超过 5 mg/(kg·min)的高浓度葡萄糖输注会使患者产生高血糖。①高血糖会给患者带来原发病加重、感染难以控制、脱水、昏迷、急性肾衰竭等严重的后果,增加脏器损伤和死亡风险。②低血糖是较少见的并发症,其产生一方面由于糖原异生,同时由于突然停止营养液输入而体内胰岛素仍处于较高水平状态,此时就极易发生低血糖反应。患者可出现心悸、大汗、抽搐,甚至休克。

在进行肠外营养治疗时必须密切监测血糖水平变化:①对于血糖水平稳定的患者,在肠外营养配方中额外添加合理剂量的胰岛素有利于维持稳定的血糖水平。②对于血糖不稳定的患者,可采用注射泵单独连续输注胰岛素的方法,同时根据血糖变化水平调整胰岛素输注速度,治疗目标是维持血糖在 4.4 ~ 8.3 mmol/L 范围之内。③ PN 支持治疗时理论上不会突然停止营养液输注,否则机体可因应激状态下胰岛素过度分泌导致突发性低血糖;确实发生此类操作时,可用等渗葡萄糖溶液作为过渡性治疗。

2. 高脂血症　脂肪乳剂是肠外营养中主要能量来源,但是超出机体清除脂质能力时就会引发高脂血症,主要表现为三酰甘油增高,多见于危重患者、尿毒症、糖尿病、肝肾功能损害和原发高脂血症者。一般多为一过性改变,但严重者有诱发急性胰腺炎的风险。因此,肠外营养期间应注意监测血脂水平。

3. 电解质、维生素及微量元素缺乏症　肠外营养时易发生电解质缺乏,其发生率可达 40% ~ 50%;严重者甚至可以导致营养不良,延长住院时间、增加病死率,因此,PN 时应注意及时监测及补充。

(三)脏器功能损害

1. 肝损害　长时间 TPN 易导致肝脂肪变性,主要是由于过度喂养所致,特别是当葡萄糖过量不能完全被机体利用时,进而可以转化为脂肪沉积于肝组织内并引起脂肪肝。除此之外,PN 还能导致肝内毛细胆管胆汁淤积、门静脉炎,进而形成门脉系统纤维化引起肝功能不全。肠外营养期间应监测肝功能指标,对于肝功能发生改变的患者可采用周期性输注(每次间隔 6 ~ 8 h)的方式;同时选择合适的氨基酸与脂肪乳,降低 TPN 热卡摄入量,有可能者尽量采取肠内营养的方法。

2. 胆囊并发症　长时间 TPN 使肠道激素分泌受抑制,胆囊的收缩、分泌功能受到限制,进而导致胆汁淤积和胆囊扩张,甚至发展成胆石症和胆囊炎。长期 TPN 时适当补充胆囊收缩素可预防胆汁淤积。

3. 肠屏障功能减退　长期 TPN 使肠道黏膜的正常结构和功能遭到破坏,肠道的屏障结构受到影响导致肠道细菌移位,并引起肠道感染。因此,应尽早使用肠道营养,合理补充谷氨酰胺以保护肠道功能。

4. 代谢性骨病　由于 PN 溶液中所含的钙、磷极少,远不及儿童生长发育所需,故长期应用 PN 的儿童易患佝偻病。成年人由于长期 PN 使活动受限,激素治疗及肠道功能衰竭等均可导致钙、磷、镁缺乏,进而影响骨骼代谢。

第三节　维生素与微量元素

微量元素与维生素又被称为微量营养素,虽然在人体内含量低,需求量少,却有着重要的生理功能,是其他营养素不能替代的一类物质,尤其在维持组织功能、调整物质代谢方面发挥着重要的作用。一般平衡膳食情况下不会引起微量元素及维生素的缺乏,但对于进食障碍或给予肠外营养支持的危重症患者,不注意补充,则可能引起代谢障碍。

一、维生素

维生素是机体代谢反应的必需有机物,一般体内不能合成或合成量不足以满足人体需要,故需由外源性供给。维生素既不参与机体组成也不能提供能量,其主要功能是作为辅酶参与机体能量代谢。维生素可分为脂溶性和水溶性:①脂溶性维生素包括维生素 A、维生素 D、维生素 E、维生素 K,其吸收途径与脂肪相同,需组成脂蛋白储存在机体组织中。②水溶性维生素包括维生素 B_1、维生素 B_2、泛酸、维生素 B_6、叶酸、维生素 B_{12}、维生素 C 及泛酸,人体无法储存水溶性维生素,需要每日从饮食中摄取。

1. 维生素 A 来源于鱼肝油、各种奶制品、胡萝卜、绿叶和黄根蔬菜。主要在视觉方面起作用,此外,还参与精子生成、免疫反应、味觉、听觉、食欲和生长等生理过程。摄入减少、吸收不良、肝病等均可导致维生素 A 缺乏,临床上主要表现为夜盲、结膜干燥、皮肤高度角化、易感染。在肝病、短肠、胆盐缺乏、腹泻、吸收不良者需要量常常增加。

2. 维生素 D 系由机体经口摄取或经皮肤转化获得,膳食中的维生素 D 主要存在于动物肝、鱼肝油、禽蛋类、乳制品、肉类、鱼类和部分食物脂类中。维生素 D 调节机体钙和矿物质的平衡,促使骨、软骨的骨化和正常生长,并与甲状旁腺共同作用以维持血钙正常水平。如果维生素 D 缺乏在儿童会导致佝偻病,在成人则导致骨软化和骨形成异常。维生素 D 的需要量不仅与年龄、妊娠、哺乳、日光照射相关,还与钙、磷供应量相关。

在钙、磷供给充分的前提下,成人维生素 D 日需要量为 400 IU。

3. 维生素 E 通过对自由基的清除,可以防止自由基或氧化剂对生物膜中多不饱和脂肪酸、膜上蛋白质成分及细胞骨架和核酸的损伤,还可防止维生素 A 和维生素 C 被氧化。另外,维生素 E 在维持机体免疫功能和防止动脉粥样硬化方面起着重要作用。

维生素 E 缺乏表现为神经系统症状,包括深层腱反射消失、平衡和协调改变、眼移动障碍、肌肉软弱和视野障碍。亚临床缺乏表现为红细胞溶血增加和血小板聚集增加。

维生素 E 的日需要量为 5 ~ 10 mg,年长者适当增加。

4. 维生素 K 人体内维生素 K 含量很少,主要来自食物,尤其绿色蔬菜和水果是其重要来源。如果吸收障碍、应用广谱抗生素导致肠道菌群移位可造成维生素 K 缺乏。临床表现为出血倾向、皮肤瘀点瘀斑,严重时可出现胃肠道出血和尿血;肝病会导致维生素 K 合成障碍。

推荐摄入量:成人为维生素 K_3 1 μg/(kg·d);儿童剂量同成人,婴儿最初 6 个月为 5 μg/(kg·d),6 ~ 12 个月为 10 μg/(kg·d)。

5. 维生素 B_1 又名硫胺素,许多植物中均含有维生素 B_1,如酵母、谷类、肉类、豆类和麦芽,动物肝和肾内也富含维生素 B_1。维生素 B_1 主要参与糖类、脂肪、蛋白质、核酸代谢。维生素 B_1 的缺乏可影响神经系统、心血管系统,出现精神紊乱、肌肉萎缩、水肿,周围型瘫痪、心律失常、心脏扩大等临床表现。维生素 B_1 缺乏的治疗剂量是 50 ~ 100 mg/d,肌内注射或静脉注射。

6. 维生素 B_2 又名核黄素,主要来源于蛋、瘦肉、乳制品、蔬菜、谷类和面包。维生素 B_2 缺乏常会伴随其他水溶性维生素缺乏,表现为咽喉痛、口角炎、舌炎、脂溢性皮炎,也可引起骨髓发育不全和贫血。

正常成人推荐剂量为 1.2 ~ 1.6 mg/d,完全肠外营养者需要量约为 10 mg/d。

7. 维生素 B_3 又名泛酸、烟酰胺、维生素 PP,在动物性食物中含量最丰富。维生素 B_3 在糖类、蛋白质、脂肪代谢中起重要作用。维生素 B_3 缺乏主要表现为头痛、失眠、疲劳、肌肉痉挛、易激动、共济失调、肢体麻木等。推荐量为 4 ~ 7 mg/d。

8. 维生素 B_6 存在于酵母、小麦、玉米、肝、肉类、鱼、豆类等食品中。在氨基酸代谢、糖异生、脂肪酸代谢和神经递质合成中起重要作用。临床上摄入严重不足或吸收不良、慢性肝病、酒精中毒或尿毒症时常伴有维生素 B_6 轻度缺乏,临床表现为易激动、抑郁、脂溢性皮炎、舌炎、口角炎等。

成人推荐量为 2 mg/d,完全肠外营养者需要量为 3 ~ 4 mg/d。

9. 叶酸 存在于绿叶蔬菜、肝、肾、豆类和酵母中,主要参与嘌呤、嘧啶的代谢。酒精中毒、妊娠、膳食中入量过少或吸收障碍等均可引起其缺乏,严重叶酸缺乏可导致巨红细胞贫血或巨幼细胞贫血。

叶酸需要量一般成人为 100 ~ 300 μg/d,儿童为 50 μg/d。

10. 维生素 B_{12}　多来自肉类和肉制品,小部分来自乳和乳制品。维生素 B_{12} 影响叶酸的代谢,同时参与糖类、蛋白质及脂肪代谢。机体对维生素 B_{12} 的需要量很少,成人推荐量为 $2 \sim 3$ μg/d。妊娠、哺乳时机体需要量增加。缺乏仅见于素食习惯者、胃切除及远端回肠切除术后患者,临床表现为巨幼细胞贫血、舌炎、白细胞和血小板减少、感觉异常、肌无力、易激动、抑郁和腱反射消失等神经系统症状。

维生素 B_{12} 的需要量为 $50 \sim 100$ μg/d,肠外营养者每周一次肌内注射 1 000 μg。

11. 维生素 C　主要来源于新鲜蔬菜和水果。维生素 C 作为还原剂参与各种氧化反应,参与胶原合成。维生素 C 作为体内水溶性的抗氧化剂与脂溶性抗氧化剂协同发挥作用。维生素 C 缺乏可导致坏血病,表现为厌倦、乏力、易激动、皮肤出血、牙龈出血、关节痛、创口愈合延迟等。

近年来维生素 C 的成人推荐量由原来的 60 mg/d 增加至 200 mg/d。

二、微量元素

目前已确认的必需微量元素包括铁、铜、锌、碘、锰、钼、钴、锡、硅、钒、氟、硒等共 14 种。

1. 锌　广泛分布于各组织器官中,以肝、肾、肌肉为高,主要在十二指肠和近端小肠吸收。糖类、脂肪、蛋白质、核酸的合成和降解都需要锌酶的参与,锌还具有稳定蛋白质、核酸结构的作用,参与转运过程、免疫功能,锌与骨质生长、骨酶合成、骨的钙化有关。锌缺乏的症状包括生长迟缓。

TPN 患者是锌缺乏的高危人群,重度锌缺乏可出现免疫功能改变。而过量锌又可抑制铜的吸收,成人锌可耐受最高限量为 40 mg/d。

2. 硒　主要活性形式是含硒的谷胱甘肽过氧化物酶。硒与维生素 E 一起保护细胞膜不受过氧化损伤,促进代谢链终端氢氧结合,协助细胞膜离子转运,促进免疫球蛋白合成,硒与维生素 E 的抗氧化作用具有叠加效应。长期 TPN 患者有硒缺乏报告。长期 EN 也可出现血硒降低,因此,需要常规进行监测。另外,低硒、低维生素 E 可致心脏病。

硒的可耐受最高量为 400 μg/d(5.1 mmol/d)。

3. 铬　脂肪、糖类代谢均需要铬的参与,并与胰岛素活性有关,其可以促进胰岛素与细胞受体结合。糖类和脂肪代谢需要该因子的参与,TPN 患者可能会出现铬缺乏。

4. 钼　是许多酶系统和黄素蛋白所必需,次黄嘌呤氧化酶和巯基氧化酶均需要钼的参与。人体内钼含量很少,经肠道吸收,尿液中排出。危重症患者 PN 支持可出现钼的负平衡。

5. 碘　在体内主要参与甲状腺激素的合成,甲状腺激素的作用包括参与能量代谢,促进体格的生长发育,促进神经系统发育,对垂体激素具有反馈作用。

6. 铜　在生物组织中多以金属蛋白形式存在,在体内的生化功能主要是催化作用,许多氧化酶为含铜酶。铜的生理功能还有维持正常造血功能,促进结缔组织形成,维护中枢神经系统健康。

7. 氟　机体中 90% 的氟存在于钙化的组织,在骨骼和牙齿的形成过程中具有重要作用。国内每日参考摄入量(DRIs)建议成人适宜的摄入量(AI)为 1.5 mg/d,长期摄入低剂量的氟(1~2 mg/L 饮水)所引起的不良反应为氟斑牙,长期高剂量则导致氟骨症。

8. 钴　人体内钴主要分布于肌肉、软组织和骨骼。钴是维生素 B_{12} 的组成部分。无机钴通过影响肾释放促红细胞生成素,促进红细胞生成。钴在小肠上部被吸收,部分与铁共用一个运载通道,因此铁缺乏时可促进钴吸收。钴主要经尿液排出。

9. 锰　在骨、肝、胰、肾中浓度较高,锰在体内一部分作为金属酶的组成成分,一部分作为酶的激活剂发挥作用,但目前对特定个体尚很难确定能使组织发挥最佳功能的摄入量。

三、维生素与微量元素的供给

足量微量营养素和维生素是肠内和肠外营养支持中不可缺少的一部分,临床上常见的微量营养素缺乏有以下两种情况:①营养缺乏综合征:长期营养缺乏而补充不足,通常引起具有典型症状的临床营养缺乏综合征,及时地针对性补充可阻止临床缺乏症状的进一步发展。②亚临床缺乏状态:在出现微量营养素严重缺乏的临床表现之前,机体已经历一系列生化或生理改变,其代谢功能可能受到某种程度损害,或者局部组织或器官因为该营养素缺乏而出现病理性改变,这就是所谓"亚临床缺乏状态"。

对于住院患者而言,更多见的是亚临床缺乏状态,按发生原因不同可分为两种:其一,摄入量长期低于需要量导致绝对性的亚临床缺乏。其二,由于疾病所致需要量增加,一般正常水平摄入量无法满足机体代谢需要,进而导致相对不足的亚临床缺乏状态。

疾病状态下机体对微量元素摄入量降低、消耗增加,此时即使摄入量达到正常需要量,同样可能引起相对不足。疾病状态下是否需要额外增加微量营养素的供应量,需要依据病情及 TPN 的时间而定。

2003 年美国 FDA 调整了肠外营养中维生素制剂的标准计量,其中维生素 B_1、维生素 B_6、维生素 C、叶酸标准有所提高,相当于膳食推荐量的 2 倍,并要求肠外营养维生素制剂中增加维生素 K 含量。微量元素调整见表 8-2-4。

表 8-2-4　肠外营养微量元素制剂的含量

微量元素	调整前	调整后
锌[mg(μmol)]	6.5(100)	10.0(153)
铜[mg(μmol)]	1.9(20)	0.48(7.6)
铁[mg(μmol)]	1.2(200)	1.0(17.6)
锰[mg(μmol)]	0.3(5)	0.2(3.6)
硒[μg(μmol)]	30(0.4)	70(0.89)
铬[μg(μmol)]	10(0.2)	15(0.29)
钼[μg(μmol)]	19(0.2)	25(0.26)

课后练习题

1. 肠内营养的适应证及应用原则是什么?
2. 肠内营养的注意事项及监测方法有哪些?
3. 肠外营养液配制原则是什么?
4. 肠内、肠外营养并发症的处置有哪些?

（谷莉娜　张　东）

数字课程学习

⬇ 教学 PPT　　✍ 自测题

危重急症水和电解质平衡失调及处理

掌握:脱水、水中毒、低钠血症、高钠血症、低钾血症、高钾血症、低钙血症、高钙血症的概念、临床表现、治疗原则及常规监测指标。

熟悉:水、电解质平衡的调节。

了解:危重症水、电解质平衡失调,钠、钾、钙、镁、磷平衡失调的类型、病因、诊断依据。

水与电解质是细胞正常代谢、维持脏器功能乃至人体生命所必需的条件,其保持动态平衡是维持机体正常功能的必要条件。若手术、创伤、感染等因素导致该平衡破坏,超过机体调节限度,将导致水与电解质平衡失调,严重时可危及患者生命。危重症患者病情复杂,水与电解质平衡失调具有发展急、进展快、病情严重的特点。因此,维持水与电解质平衡在危重症患者的救治中发挥重要作用。

第一节 危重急症水平衡失调与处理

水是人体的重要组成部分,也是维持生命最基本的物质条件。人体各种组织细胞的生命活动,包括营养的吸收和运输、代谢产物的排泄、电解质的交换、体温调节、血压维持及各种生物化学反应均需水的参与。正常情况下,人体每日水的总出入量保持平衡,是维持机体内环境稳态的重要因素。

一、人体的正常水平衡状态

1. 体液的容量与分布 正常成人总含水量(total body water,TBW)占体重的 60% 左右,受年龄、性别等因素影响占比有所波动。儿童期含量高于成人,新生儿期可达 75%~80%,女性比男性略高 5%。具体估算公式如下:

TBW= 体重(kg)× 校正因子(表 8-3-1)

总含水量以细胞内水及细胞外水的形式分布并受其调控。细胞内水占体重的 35%~40%,细胞外水占体重的 20%~25%。其中,血浆占 1/3,组织液占 2/3,两者共同构成细胞的直接生活环境,即内环境。内环境稳态是细胞各种正常活动进行的必要条件。

2. 水平衡 正常机体每天水的摄入与排出处

表 8-3-1 估计总含水量的校正因子

患者	校正因子
新生儿	0.8
婴儿	0.7
儿童	0.6
成人,女性	0.6
成人,男性	0.5
老人,女性	0.5
老人,男性	0.45

于动态平衡中,即水平衡(表8-3-2)。成人每日需水量为1 500~3 000 mL(把1500 mL定为生理需要量),或每日30~40 mL/kg体重,或按每日摄入热量估算即1 mL/kcal;或体重的第一个10 kg按100 mL/kg,下一个10 kg按50 mL/kg,剩余体重按15 mL/kg计算。

表8-3-2　成人每日水摄入量和排出量(mL)

		摄入量(mL)		排出量(mL)	
摄入水	食物含水	700~1 000	不显性失水	呼吸道	300
	饮水	500~1 200		皮肤	500
内生水(代谢水)*	食物代谢及体内物质代谢	300	尿液		650~1600
			粪便		50~100
合计		1 500~2 500			1 500~2 500

* 也称氧化水:每克脂肪、糖、蛋白质氧化产生的水分别为1.07 mL、0.56 mL、0.34 mL。每破坏1 kg肌肉约可释放850 mL水。

3. **体液的渗透压**　细胞内外及血管内外单位容积溶液中溶质颗粒数目(晶体:80%为Na^+与Cl^-;胶体:蛋白质分子)的不同,形成渗透压,驱动水分子的移动,对于维持细胞内外及血管内外液体稳态具有重要作用。正常血浆渗透压维持在280~310 mmol/L。

血浆渗透压可用冰点渗透压计测定,或通过公式计算:

血浆渗透压 mmol/L = 2(Na^+ + K^+)(mmol/L) + 葡萄糖(mg/dL)/18 + 尿素氮(mg/dL)/2.8 + 其他未测定渗透物质

4. **液体张力**　为溶液进入体内后能够维持渗透压的能力,指溶液中电解质产生的渗透压与血浆渗透压正常值的比值。

二、危重症患者水平衡失调及处理

急危重症患者在诊治过程中常伴发水钠平衡失调,若未及时纠正,严重者可致永久性神经功能损害。因此,及时发现并纠正急危重症患者的水钠平衡失调尤为重要。

(一)失水

失水(water loss)指体液丢失所造成的体液容量不足。

【分类】

根据水和钠丢失的比例和性质,失水分类如下:

1. **高渗性失水**　失水多于失钠,血浆渗透压>310 mmol/L,血钠>145 mmol/L。
2. **等渗性失水**　水和钠离子等比例丢失,血浆渗透压、血钠均在正常范围。
3. **低渗性失水**　失钠多于失水,血浆渗透压<280 mmol/L,血钠<130 mmol/L。

【病因与机制】

失水的不同性质与病理生理、治疗及预后密切相关。高渗性失水主要由水摄入减少或水丢失过多所致。低渗性失水常见原因为肾内或肾外丢失大量液体,或液体积聚在"第三间隙"而处理措施不当。任何等渗性液体的大量丢失所造成的血容量减少,短期内均属等渗性失水,常见于外科病人。详细内容见表8-3-3。

【临床表现】

不同类型失水的机制不同,其临床表现各异。主要涉及口渴、神志、皮肤黏膜、心率、血压和尿量等改变。高渗性失水细胞外间隙(血浆和组织液)渗透压增高,导致细胞内水减少,细胞皱缩,易产生神经精神症状,口渴明显。低渗性失水以低钠症状为主,严重者脑水肿引发神经精神症状。等渗性失水主要表现为血容量不足症状。具体表现及分度见表8-3-4。

表8-3-3　不同类型失水的病因与机制

失水类型	发病机制	常见病因
高渗性失水	水摄入减少	①进食或饮水困难;②严重疾病、年老体弱患者无口渴感,导致摄水减少
	水丢失过多	①经呼吸道:任何原因所致过度通气;②经皮肤:高热、甲状腺功能亢进等所致大量出汗;③经肾:尿崩症、大量使用利尿药等;④经胃肠道:呕吐、腹泻、消化道引流等
等渗性失水	多见于使用利尿药及分泌性腹泻患者。也见于呕吐、腹泻、大面积烧伤、大量抽放胸腹水等	
低渗性失水	经肾丢失	①长期连续使用利尿药;②肾实质性病变,Na^+重吸收障碍;③肾上腺皮质功能不全,醛固酮分泌不足;④肾小管性酸中毒,Na^+-H^+交换减少
	肾外丢失	①丧失大量消化液,呕吐、腹泻等;②大量出汗、大面积烧伤,只补充水分;③液体在第三间隙积聚,渗出形成胸水、腹水等

表8-3-4　失水的临床表现

	高渗性失水	低渗性失水	等渗性失水
轻度	缺水为体重的2%~3%,除口渴,无其他症状	血钠在130 mmol/L左右,乏力、头晕、手足麻木,一般无口渴感	缺水为体重的2%~3%,乏力、恶心、厌食、少尿、皮肤干燥松弛,可有口渴
中度	缺水为体重的4%~6%,极度口渴,常烦躁不安,乏力,唇舌干燥,皮肤弹性下降,眼窝下陷,尿少,尿比重高	血钠在120 mmol/L左右,出现恶心、呕吐、脉搏细速、血压下降、脉压变小、浅静脉萎陷、视力模糊、站立晕厥	短时间内缺水达体重的5%,会出现脉搏细速、肢端湿冷、血压不稳或下降等血容量不足症状
重度	缺水为体重的7%,除中度症状外,出现躁狂、谵妄、甚至昏迷;可出现脱水热	血钠在110 mmol/L左右,可出现神志不清,肌痉挛抽搐,腱反射消失或减弱,常出现休克,甚至木僵、昏迷	缺水超过体重的7%,出现更严重休克症状

【诊断与鉴别诊断】

根据病史、临床表现,结合实验室检查结果,可做出诊断。如存在口渴、尿少、皮肤黏膜干燥、血压下降等临床表现,结合呕吐、腹泻、高热、尿崩症等病史,进一步通过尿液检查、血钠测定、红细胞计数、血红蛋白量、血细胞比容等实验室检查,可诊断失水。

失水的种类与程度的鉴别诊断需结合临床表现轻重(表8-3-4)与实验室检查结果(表8-3-5)。高渗性失水除尿崩症外,尿比重、血红蛋白、平均血细胞比容升高,血钠>145 mmol/L,血浆渗透压>310 mmol/L;低渗性失水血细胞比容、血红蛋白、红细胞及尿素氮升高,血尿素氮/肌酐(mg/dL)比值>20:1,而血钠<130 mmol/L,血浆渗透压<280 mmol/L;等渗性失水血钠、血浆渗透压正常,尿量少,尿钠减少或正常。

表8-3-5　低渗性失水、等渗性失水及高渗性失水的鉴别

	低渗性失水	等渗性失水	高渗性失水
血浆渗透压	↓ <280 mmol/L	—	↑ >310 mmol/L
血钠	↓ <130 mmol/L	—	↑ >145 mmol/L
血红蛋白	↑↑↑	↑↑	↑
红细胞	↑↑↑	↑↑	↑
血细胞比容	↑	—	↑
平均红细胞血红蛋白浓度	↓	—	↑

【抢救与治疗措施】

失水患者需进行补液治疗。由于危重疾病患者病情复杂,合并症多,选择合适的补液量及补液种类尤为重要。

1. 补液量的估计　急危重症患者补水量个体差异显著,应根据年龄、疾病状态、基础病及心肺肾功能状态综合分析。

常用补液总量估计:

$$补液总量 = 已丢失量 + 每日生理需要量 + 继续丢失量$$

(1) 已丢失量估算方法

1) 依据失水程度　轻度失水相当于体重的 2%~3%;中度失水相当于体重的 4%~6%;重度失水相当于体重的 7%~14%,更重者可达 15% 以上。如体重为 60 kg 的成年人,诊断为轻度高渗性失水,缺水量约为体重的 2%~3%,即 1 200~1 800 mL 液体。

2) 依据原体重　30~40 mL/kg。

3) 依据血钠浓度　适用于高渗性失水,可根据情况任择其一计算。

公式一:

$$丢失量(mL) = K \times 现有体重(kg) \times (实测血清钠 - 正常血清钠)$$

注:K:男性为 4;女性为 3;正常血清钠浓度为 142 mmol/L。

公式二:

$$丢失量(mL) = 正常体液总量 - 现有体液总量$$

注:正常体液总量 = 原体重 ×0.6;现有体液总量 = 正常血清钠 ÷ 实测血清钠 × 正常体液总量。

公式三:

$$丢失量(mL) = (实测血清钠 - 正常血清钠) \times 现体重 \times 0.6 \div 正常血清钠$$

4) 依据血细胞比容(HCT)　适用于低渗性失水。

$$补液量(mL) = (实测 HCT - 正常 HCT) \div 正常 HCT \times 体重(kg) \times 200$$

注:正常 HCT 为男性 0.48,女性 0.42。

(2) 每日生理需要量　成人约 1 500 mL/d,小儿 100 mL/(kg·d),根据年龄、体重、基础疾病等进行适当增减。

(3) 继续丢失量　根据不同临床表现估计,如呕吐约为 5 mL/kg,腹泻约为 10 mL/kg。

以上公式计算仅能大概反映机体的失水量。临床实践中应根据患者实际情况适当增减。

2. 补液种类的选择　轻度一般选择 0.9% 氯化钠溶液或复方 0.9% 氯化钠溶液。中重度按失水类型补液(表 8-3-6)。

3. 补液途径的确定　轻度失水尽量经口或鼻饲,意识丧失、中风、中重度失水及休克患者需静脉补充。

4. 补液速度的设定　补液速度依据失水的严重程度、失水类型而定。总体原则为先快后慢。危重症

表 8-3-6　不同类型失水补液种类的选择

失水类型	补液原则	常用配方
高渗性失水	补水为主,补钠为辅,适当补钾、补碱	5% 葡萄糖溶液 1 000 mL+0.9% 氯化钠溶液 500 mL+5% 碳酸氢钠液 40 mL 静脉滴注
等渗性失水	补等渗液为主,兼补钾和碱	5% 葡萄糖溶液 500 mL+0.9% 氯化钠溶液 1 000 mL+5% 碳酸氢钠液 100 mL 静脉滴注
低渗性失水	高渗液静脉滴注为主	10% 葡萄糖溶液 250 mL+0.9% 氯化钠溶液 1 000 mL+5% 碳酸氢钠液 100 mL 静脉滴注。钠量不足部分可用 3%~5% 氯化钠溶液缓慢滴注补充

患者于前 4~8 h 内补充总液体量的 1/3~1/2,其余部分在 24~48 h 内完成。输注高渗盐水应严格控制滴速,每小时不应超过 150 mL。纠正急性低渗性失水,血清钠 < 120 mmol/L 者,以升至 125 mmol/L、临床症状消失为目标,建议以血钠每小时升高 0.5 mmol/L 速度为宜。

5. **补液效果的监测** 相关监测指标包括体重、口唇黏膜湿润度、毛细血管再灌时间、皮肤肿胀程度、心率等。此外,还可选择性监测血压、尿排出量、中心静脉压及血乳酸变化。

6. **注意补钾** 宜在尿量 > 30 mL/h 后补钾,一般浓度为 3 g/L;当尿量 > 500 mL/d 时,日补钾量可达 10~12 g。

7. **积极治疗原发病** 应积极治疗原发病,尽量避免医源性失水的发生。

(二)水过多和水中毒

水过多(water excess)是指水在体内潴留超过正常体液量;若过多水进入细胞内,导致细胞内水过多则称为水中毒(water intoxication)。水过多和水中毒可致稀释性低钠血症。

【病因和发病机制】

水过多多因水调节机制障碍,而未限制饮水或不恰当补液引起。详细内容见表 8-3-7。

表 8-3-7 水过多和水中毒的病因及发病机制

发病机制		常见病因
水排出减少	肾功能障碍	①任何原因导致的肾血流不足或肾小球灌注减少,导致过多水分不能排出;②急性肾衰竭少尿、无尿期,肾的稀释及浓缩功能障碍,水分摄入过多易发生水中毒
	抗利尿激素(ADH)分泌过多	①生理性:恐惧、疼痛、失血、休克、外伤等,交感神经兴奋性解除了副交感神经对 ADH 分泌的抑制;②病理性:恶性肿瘤、中枢神经系统疾病等
水摄入过多	原发性	精神性饮水过量
	医源性	①静脉补液过多过快,超过肾的排水能力;②催产素与垂体后叶素的使用;③宫腔镜手术大量膨宫液经手术创面快速吸收;④婴幼儿对水、电解质调节能力差,更易发生水中毒

【临床表现】

急性水过多和水中毒发病急骤,短时间内细胞内外液量急剧增加,导致脑细胞肿胀和脑组织水肿,由于颅腔和椎管无弹性,颅内压增高,引起各种中枢神经系统受压症状;慢性水过多和水中毒发病缓慢,常被原发急危重疾病的症状所掩盖。一般在血钠浓度低于 120 mmol/L 时,出现较明显症状。由于体液增加导致不同程度稀释性低钠血症和血浆渗透压降低,表现出相应症状。具体表现见表 8-3-8。

表 8-3-8 急性与慢性水中毒临床表现

分类		临床表现
急性水中毒		明显神经精神症状,头痛、恶心、呕吐、躁动、精神紊乱、谵妄、昏迷等,严重者发生脑疝致呼吸心搏停止。血浆钠在 48 h 迅速降至 108 mmol/L 以下,可致神经系统永久性损伤或死亡
慢性水中毒	轻度	仅体重增加
	血浆渗透压 < 260 mmol/L(血钠 < 125 mmol/L)	疲倦、乏力、恶心、表情淡漠、皮下组织肿胀感、水肿
	血浆渗透压 240~250 mmol/L(血钠 115~120 mmol/L)	明显神经精神症状,头痛、嗜睡、谵妄等
	血浆渗透压 < 230 mmol/L(血钠 < 110 mmol/L)	严重神经精神症状,抽搐、昏迷等

【诊断和鉴别诊断】

根据引起水过多与水中毒的病史及诱因,结合临床表现及必要的实验室检查,可作出诊断。具体诊断与鉴别诊断要点如下。

1. 判断是否发生水中毒。急性水中毒症状明显,结合病史、实验室检查结果,血钠、血浆蛋白和血红蛋白浓度、血细胞比容降低,尿比重下降等可作出诊断。慢性水中毒症状常被原发病掩盖,应定期行血钠浓度及血、尿常规等检测,尽早发现并纠正水过多和水中毒。

2. 水中毒可致稀释性低钠血症,注意与其他低钠血症的鉴别诊断,见表 8-3-9。

3. 判断水中毒的程度,主要取决于血浆渗透压及血钠下降的速度,血钠迅速下降 30 mmol/L 可致死亡。

4. 注意有效循环血容量及心、肺、肾功能状态改变。

5. 分析水中毒的病因。

表 8-3-9　缺钠性低钠血症与稀释性低钠血症的鉴别

		缺钠性低钠血症	稀释性低钠血症
症状		乏力、恶心、呕吐	神志障碍
体征		脱水征	水肿
实验室检查	血容量	低	高
	血钠	降低	明显降低
	血尿素氮	高	正常
	尿比重	高	低
	尿钠	减少	一般 > 20 mmol/L

【抢救与治疗措施】

1. 积极防治原发病,控制水的摄入。

2. 轻症患者的处理　停止或限制水分摄入。严格记录 24 h 出入水量,以入量小于尿量为目标。适当加用利尿药,以依他尼酸与呋塞米等祥利尿药为好。

3. 急危重症患者的处理　以脱水和(或)纠正低渗,保护心、脑功能为目的。

(1) 高容量综合征　治疗以脱水为主,首选呋塞米,20～60 mg 口服,3～4 次/d。急重者 20～80 mg 静脉推注,每 6 h 一次;依他尼酸,25～50 mg 稀释后缓慢静脉注射,必要时 2～4 h 重复。也可联合应用噻嗪类或美托拉宗。有效循环血容量不足,应补充有效血容量,必要时可积极采取血液超滤。可选用硝普钠、硝酸甘油等血管扩张剂减轻心脏负荷,保护心脏。

(2) 低渗血症　特别是出现神经精神症状时,应迅速纠正细胞内低渗状态,除限水、利尿外,应使用 3%～5% 氯化钠高渗液静滴,通常 5～10 mL/kg,首次 2 mL/kg 或先给予 100 mL,于 1 h 内滴注完毕。如病情需要可重复上述剂量 2～3 次。也可静滴 5% 氯化钠溶液,每 6 mL 可提高血钠浓度 10 mmol/(L·kg)。一般血钠升至 120～125 mmol/L 时,可暂停输注,按公式计算补给量后,再缓慢补充。同时使用利尿药,减少血容量。补充高渗液时需密切监测心肺功能以调整剂量和滴速,多分次给予。

4. 纠正其他电解质紊乱　如钾镁代谢失常及代谢性酸中毒。

第二节　危重急症电解质平衡失调与处理

急危重症患者在水平衡失调的同时,常伴发电解质紊乱,加重原发病或诱发严重心律失常等并发症。因此,维持机体电解质平衡状态是急危重症患者抢救治疗的重要环节。

一、人体正常电解质平衡状态

正常人体液中主要阳离子为 Na^+、K^+、Ca^{2+}、Mg^{2+}、P^{3+}，主要阴离子为 Cl^-、HCO_3^-。

1. 电解质在体内的正常分布　人体内总钠含量为 58 mmol/kg，70% 为可交换钠，其中 75% 分布于细胞外液，余 25% 分布于细胞外液及骨骼，只有可交换钠影响血钠水平，在调节体液渗透压和容量中发挥重要作用；钾是细胞内液主要阳离子，含量平均 146 mmol/L，仅 2% 存在于细胞外液，最重要生理功能为维持跨膜电位；98% 的钙分布于骨骼，仅少数表面部分（约 0.5% 钙盐）可与细胞外液交换；镁 60% 在骨骼中，仅 1%~2% 存在于细胞外液；体内 99% 的钙和 86% 的磷以羟磷灰石形式存在于骨骼和牙齿，其余以溶解状态分布于体液和软组织中。

2. 血液电解质的正常范围及每日需要量　见表 8-3-10。

表 8-3-10　血液电解质的正常范围及每日需要量

电解质	正常范围	每日正常需要量
Na^+	136~146 mmol/L	100~170 mmol（6~10 g）
K^+	3.5~5.5 mmol/L	3~4 g
Ca^{2+}	2.25~2.75 mmol/L	0.8~1.5 g
Mg^{2+}	0.75~1.25 mmol/L	10~20 mmol
P^{3+}	1.1~1.3 mmol/L	0.8 g

3. 电解质的主要吸收部位及排泄途径　见表 8-3-11。

表 8-3-11　电解质的主要吸收部位及排泄途径

电解质	主要吸收部位	排泄途径
Na^+	主要在空肠，少量在胃	主要经肾随尿排出（多吃多排，少吃少排）
K^+	胃肠道吸收	90% 经肾随尿排出（多吃多排，少吃少排，不吃也排）
Ca^{2+}	主要在小肠	20% 经肾、80% 随粪便排出
Mg^{2+}	主要在小肠	主要经肾及粪便排出
P^{3+}	空肠吸收最快	70% 经肾、30% 随粪便排出

二、电解质平衡失调与处理

（一）低钠血症

低钠血症是指血钠水平低于 135 mmol/L。

【分类、病因及发病机制】

根据渗透压和容量状态可将低钠血症分为以下几类（表 8-3-12）。

根据发病急缓，可分为急性低钠血症与慢性低钠血症。急性低钠血症指在 48 h 内发病者，慢性低钠血症持续时间较长。绝大多数低钠血症病例属慢性低钠血症。

【临床表现】

低钠血症的临床表现为非特异性，主要影响神经和肌肉功能，与低钠血症的严重程度相关，受血钠下降速度的影响。

表 8-3-12　低钠血症的分类、病因及发病机制

分类		发病机制	病因
高渗性低钠血症		自发产生或外源输注高渗物质,使水从细胞内转移到细胞外,产生低钠血症	①高血糖;②输注高渗性葡萄糖、甘露醇等;③经尿道前列腺电切或宫腔镜手术使用甘露醇充盈膀胱或子宫
等渗性低钠血症		大量等渗性液体、非盐溶液(葡萄糖、甘氨酸、羟乙基淀粉、甘露醇)在细胞外聚集,导致正常血清渗透压性低钠血症	①输注等渗液或非盐溶液;②假性低钠血症:严重高脂血症、高蛋白血症
低渗性低钠血症(最常见)	低容量性	含盐液体丢失,为低渗性液体所替代	①经肾丢失:肾实质性病变、肾上腺皮质功能不全、长期连续使用高效利尿药、渗透性利尿等;②肾外丢失:呕吐、腹泻(消化道),出血,烧伤(皮肤),胰腺炎、胸腹膜炎(第三间隙)等
	等容量性	总体钠与血容量基本正常,体液容量增多,多位于细胞内,临床症状不明显	抗利尿激素异常分泌综合征(SIADH)
	高容量性	水和钠均增加,水比钠潴留更加明显,体液过多分布于第三间隙,血管内有效循环血量不足	①肾实质性病变、肾衰竭;②肾灌注不足:心力衰竭;③低蛋白血症:肝硬化、肝衰竭等

1. 轻度低钠血症(120~135 mmol/L)　味觉减退、肌肉酸痛。
2. 中度低钠血症(115~120 mmol/L)　头痛、恶心、呕吐。
3. 重度低钠血症(<115 mmol/L)　昏迷、反射消失。

【诊断与鉴别诊断】

1. 根据血清钠浓度 <135 mmol/L 即可诊断为低钠血症。

2. 对低钠血症病因的鉴别诊断。综合血浆渗透压水平、容量状态、尿渗透压、尿钠等指标及病史等进行推断(图 8-3-1)。

3. 排除假性低钠血症。实验室广泛使用的 $[Na^+]$ 检测技术,假定水构成等离子体的 93%,而高脂血

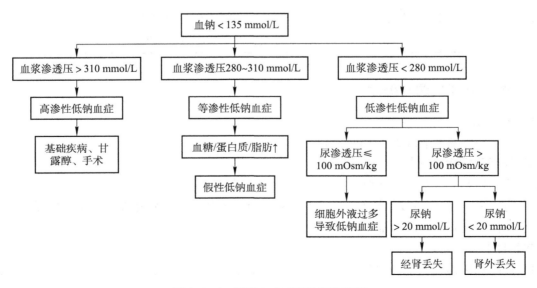

图 8-3-1　低钠血症病因诊断流程图

症和高蛋白血症患者,其血浆高脂质或蛋白质浓度会降低水对血浆体积的贡献,导致错误地降低计算的[Na^+]值。

【抢救与治疗措施】

1. 高渗性低钠血症与等渗性低钠血症无需纠正血钠水平。高渗性低钠血症应控制血糖或加速清除导致渗透压升高的溶质。等渗性低钠血症以治疗原发病为主。

2. 补钠量的确定,由以下公式计算:

补钠量(mmol)=0.6(女性 0.5)× 体重(kg)×[血钠正常值(mmol/L)− 血钠实测值(mmol/L)]1 g 氯化钠含 17 mmol Na^+。

3. 补液种类的选择

(1)低容量性低钠血症患者应使用等张盐水。

(2)症状严重的患者(如出现惊厥、昏迷等)应使用高张盐水。每次输注 3% 高张盐水 2 mL/kg 可使血钠水平升高约 2 mmol/L,间隔 5 min 后可重复输注。

4. 补钠速度的确定　补钠速度不宜过快,否则易使细胞脱水,导致中央脑桥性脱髓鞘形成。

(1)急性或严重低钠血症患者,以每小时提高 1~2 mmol/L 血钠速度输注,每小时血清钠水平升高超过 0.5 mmol/L 的速度仅限于第一个 48 h 内。

(2)慢性或病程难以估计的患者,每小时血清钠水平升高不超过 0.5 mmol/L。

(3)建议每 24 h 血钠水平升高控制在 8~10 mmol/L,治疗时间以 48~72 h 为宜。第一个 48 h 血清钠增高不能超过 25 mmol/L。

血钠改变估算公式(输注 1 L 液体对血钠的影响)=(输注液体中钠浓度 − 血钠浓度)/(总体水 +1)

血钠改变(输注 1 L 含钠和钾液体对血钠的影响)=(输注液体中钠浓度 + 输注液体中钾浓度 − 血钠浓度)/(总体水 +1)

更简单估算方法为每输注 3% 盐溶液 1 mL/(kg·h)可使血钠增加 1 mmol/(L·h)。

5. 血钠的监测　早期应 2~4 h 检测一次,直至症状消失;然后 4~8 h 一次,直至血清钠恢复正常水平。

6. 利尿药的使用

(1)输注高张盐水的同时常使用呋塞米,以避免细胞外液容量显著增加。

(2)心力衰竭所致低钠血症患者,应考虑使用袢利尿药。

(3)肝硬化患者可谨慎使用。

7. 抗利尿激素拮抗剂的使用

(1)心衰所致的轻中度低钠血症,限制液体及利尿药仍无法改善症状,可使用抗利尿激素拮抗剂促进肾功能。

(2)肝硬化患者应谨慎使用,由于其可能导致内脏血管收缩及有肝毒性。

8. 严格限制纯水的摄入　抗利尿激素分泌失调综合征(SIADH)患者除积极去除病因外,首先应限制水的摄入来缓解低钠血症。可用以下方法来估计:

Ratio=(尿钠 + 尿钾)/ 血钠;Ratio < 1, 允许更自由的限制(<1 L/d);Ratio > 1,需要更严格的措施(<500 mL/d)

9. 病因治疗。

(二)高钠血症

高钠血症是指血钠水平 > 145 mmol/L。

【分类、病因及发病机制】

根据血容量与血钠水平的改变,高钠血症可分为以下 3 类,见表 8-3-13。

表 8-3-13 高钠血症的分类、病因及发病机制

分类	机制	病因
低容量性高钠血症（高渗性脱水）	细胞外液及细胞内液均减少,失水多于失钠,血清钠 > 145 mmol/L,血浆渗透压 > 310 mmol/L	①水丢失过多:经肾丢失(渗透性利尿、利尿药的使用、尿崩症、急性肾损伤);肾外途径:发热、腹泻、鼻胃管抽吸等。②水摄入减少:正常生理条件下,口渴是阻止高钠血症进展的重要机制。在正常机体,渗透压被严格调控,即使轻度升高,也会导致口渴及抗利尿激素的分泌。而危重症患者常处于无意识、插管或镇静等状态,水的摄取依赖于医师调控,使其容易发展为高钠血症
高容量性高钠血症	血容量和血钠均增高	①医源性钠盐摄入过多:补充大量高渗液体,含钠抗生素的使用(如磷霉素);②原发性钠潴留:原发性醛固酮增多症、Cushing 综合征
等容量性高钠血症	血容量无明显改变而血钠增高	下丘脑受损,口渴中枢和渗透压感受器对渗透压刺激不敏感

【临床表现】

高钠血症的临床表现取决于血钠上升的速度和水平。主要表现为渗透压增高所致的中枢神经系统症状,如恶心、呕吐、意识状态改变等;以及肌肉系统的改变,如四肢痉挛、肌无力等。老年人血钠浓度低于 160 mmol/L 时很少出现临床症状。

【诊断与鉴别诊断】

根据血钠水平,结合容量状态、血浆渗透压、尿比重等实验室检查结果可作出诊断。意识水平反应高钠血症的严重程度。

【抢救与治疗措施】

1. 治疗基础疾病,控制发热、高血糖,停用利尿药等。

2. 低容量性高钠血症 治疗原则为纠正低血容量,并防止水继续丢失。血容量不足者首先使用等渗液体进行液体复苏,再纠正血钠。

(1)确定水补充量 常用估算公式为:

$$水缺失量(L) = 0.6(女性为 0.5) \times 体重(kg) \times [(血钠测量值 / 血钠正常值) - 1]$$

(2)确定补水途径 首选胃肠道补充,包括口服和鼻饲。不能进食或有症状的急性高钠血症患者,则通过静脉输注。

(3)补水速度的设定 计算所得补水量应分次完成。一般可分两日补给,当日给补水量的一半,余下次日补给。

若高钠血症持续时间不超过数小时,控制血钠降低速度每小时不超过 1 mmol/L;若高钠血症持续时间较长或不明,血钠纠正速度每小时不超过 0.5 mmol/L,以防脑水肿和惊厥;有症状的急性高钠血症应快速纠正,控制血钠降低速度每小时在 1 ~ 2 mmol/L,在血清钠已下降 20 ~ 25 mmol/L 或已降至 148 mmol/L 以下时应停止快速纠正;建议血钠下降速度每小时不超过 10 mmol/L。

(4)补液液体的选择 静脉使用 0.45% 氯化钠溶液或葡萄糖溶液;口服、鼻饲可使用温开水;血糖难以控制者,使用 1/2 等张生理盐水替代。

(5)治疗目标 血钠浓度下降到 145 mmol/L。

3. 高容量性高钠血症

(1)促进尿钠排泄 使用袢利尿药并补充低渗液体。

(2)肾功能不全或对利尿药反应差,或血清钠浓度 > 200 mmol/L,使用间歇性或持续性肾脏替代治疗。

4. 等容量性高钠血症 主要在于防治原发病,适当补充水分降低血钠。

5. 密切监测每日出入量及血钠水平　早期 2 ~ 4 h 检测一次,直至症状消失;后 4 ~ 8 h 检测一次,直至血清钠恢复正常水平。

(三)低钾血症

低钾血症是指血清钾浓度 < 3.5 mmol/L。

【分类】

1. 按低钾严重程度分类

轻度低钾血症:血钾浓度 3 ~ 3.4 mmol/L。

中度低钾血症:血钾浓度 2.5 ~ 3 mmol/L。

重度低钾血症:血钾浓度 < 2.5 mmol/L。

2. 按发病机制分类

缺钾性低钾血症:体内总钾量、细胞内钾与血清钾浓度降低。

转移性低钾血症:细胞外钾转移至细胞内引起,体内总钾量正常,细胞内钾增多,血清钾浓度降低。

稀释性低钾血症:细胞外液水潴留导致血钾浓度相对降低,体内总钾量、细胞内钾正常。

【病因与发病机制】

造成低钾血症的主要原因为体内总钾量丢失,或体内总钾量不缺乏,因稀释或转移到细胞内而致血清钾降低,详细内容见表 8-3-14。

表 8-3-14　低钾血症的病因及发病机制

分类	发病机制		病因
缺钾性低钾血症	摄入减少	长期不能进食,静脉补钾不足	
	排出增多	经肾丢失	①长期大量使用袢或噻嗪类利尿药;②盐皮质激素过多:醛固酮增多症、Cushing 综合征;③肾病:急性肾衰竭多尿期、肾间质疾病;④肾小管性酸中毒;⑤镁缺失
		经肾外途径丢失	①消化道:严重呕吐、腹泻、胃肠减压等;②皮肤:高温环境体力劳动,大量出汗而未及时补充
转移性低钾血症	钾从细胞外向细胞内转移	①碱中毒;②过量胰岛素和葡萄糖的输注;③低钾性周期性麻痹;④钡、粗制棉籽油中毒等阻滞钾通道;⑤β- 肾上腺素能受体活性增强	
稀释性低钾血症	细胞外液水潴留	①水过多与水中毒;②过多过快补液而未及时补钾	

【临床表现】

1. 神经肌肉系统　最突出症状为骨骼肌弛缓性瘫痪及胃肠道平滑肌失去张力,以下肢肌肉最为常见,可致肠麻痹,严重时累及呼吸肌可致呼吸衰竭。

2. 心血管系统　心肌兴奋性增高、传导性降低,常导致心律失常。心肌对洋地黄类强心药物敏感性增加。

3. 中枢神经系统　表情淡漠、定向力障碍,重者意识障碍、昏迷。

4. 细胞代谢相关损害　横纹肌溶解、尿浓缩功能障碍等。

5. 其他　可引起代谢性碱中毒,发生反常性酸性尿。

【诊断与鉴别诊断】

1. 根据血清钾 < 3.5 mmol/L,结合临床表现及心电图改变等即可诊断。

2. 明确病因,见图 8-3-2。

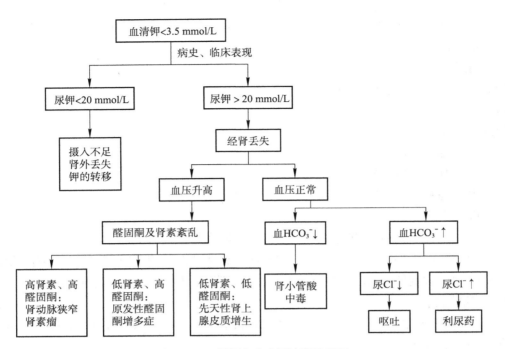

图 8-3-2　低钾血症病因诊断流程图

【抢救与治疗措施】

治疗低钾血症的首要目标是阻止或治疗危及生命的并发症,补足缺失的钾,诊断并纠正潜在病因。治疗的紧急程度取决于低钾血症的程度、并发症情况及血钾降低的速度。

1. 治疗原发病,纠正酸碱平衡紊乱。

2. 补钾时机的选择　见尿补钾。每日尿量在 700 mL 以上或每小时尿量在 40 mL 以上补钾较为安全。肾功能不全而不需补钾者,应密切监护。

3. 补钾量的确定　一般每日补氯化钾 3~6 g,首日可用 6~10 g,主要根据血钾浓度确定。浓度在 2.5~3.5 mmol/L,每 4~6 h 补充 20~40 mmol;浓度低于 2.5 mmol/L,但无致命临床表现,每 2~4 h 补充 20~40 mmol, <20 mmol/h;浓度低于 1.5 mmol/L 或合并致命临床表现,如严重心律失常,呼吸肌麻痹危及生命时,补钾量可增大,速度可增快(图 8-3-3)。

4. 补钾途径的选择　轻中度以口服为主,必要时可鼻饲;严重者需静脉补钾。严禁静脉推注,钾深入软组织可致其坏死。

5. 补钾液体的选择　口服首选 10% 氯化钾溶液,每次 10~20 mL,每天 3~4 次;10% 枸橼酸钾溶

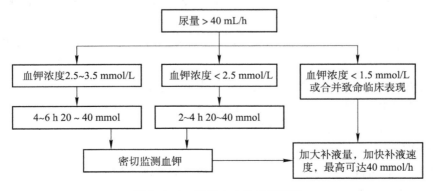

图 8-3-3　低钾血症治疗流程图

液、氯化钾控释片也可选用。静脉补钾使用 10% 氯化钾溶液 15～30 mL 加入生理盐水或 5% 葡萄糖溶液 1 000 mL 静脉滴注(氯化钾浓度不宜超过 0.3%)。静脉补钾最好使用非葡萄糖溶液稀释,因为葡萄糖可刺激胰岛素释放,使钾转移入细胞,进一步加重低钾血症。

6. 补钾速度的设定 补钾应慢勿快,避免发生致死性高钾血症导致心搏骤停。外周输注速度 > 10 mmol/h 常导致疼痛及静脉炎,输注速度 > 20 mmol/h 可增加低钾血症反弹的风险。因此,补钾的初始速度一般为 10～20 mmol/h,严重低钾血症在密切监测条件下,可达 40 mmol/h。以 20 mmol/h 速度补充氯化钾可使血钾水平以约 0.25 mmol/h 升高。一旦血清钾水平持续高于 3 mmol/L 或临床症状消失,则减慢补钾速度。

7. 补钾过程的监测 静脉补钾过程中应密切监测心电图和血清钾,每 2 h 测一次钾浓度。

8. 补钾治疗的目标 将血清钾浓度提高到安全水平,然后在几天到几周内补充剩余的不足。

9. 其他注意事项 低钾与低钙并存时,低钙症状不明显,补钾时可出现手足搐搦或痉挛,应补充钙剂;难治性低钾血症应注意是否合并碱中毒或低镁血症;应同时纠正水及其他电解质紊乱。

(四)高钾血症

高钾血症是指血清钾浓度 > 5.5 mmol/L。

【病因与发病机制】

根据发病机制的不同,高钾血症可分为:

钾过多性高钾血症:机体钾总量增多致血清钾过高。

转移性高钾血症:细胞内钾释放或转移到细胞外所致,机体钾总量可增多、正常或减少。

浓缩性高钾血症:有效循环血容量减少,血液浓缩致钾浓度相对升高。

假性高钾血症:试管内溶血、白细胞增多等导致细胞内钾外移引起。

详细内容见表 8-3-15。

表 8-3-15 高钾血症的病因与发病机制

发病机制	具体病因
摄入过多	①肾功能正常:医源性静脉补钾过多过快;②肾功能异常:输入过多钾盐或大量库存血
排出减少	肾排钾减少:①肾衰竭:急性或慢性肾衰竭少尿、无尿期;②盐皮质激素缺乏:肾上腺皮质功能减退、肾小管疾病;③长期应用保钾利尿药
细胞内钾转移到细胞外	①酸中毒;②高血糖合并胰岛素不足;③β受体阻滞剂、洋地黄类药物的使用;④组织分解:溶血、挤压等;⑤缺氧;⑥高钾性周期性麻痹;⑦假性高钾血症:白细胞、血小板增多等

【临床表现】

1. 神经肌肉系统 轻度多表现为感觉异常、刺痛,重度则肌肉无力或迟缓性麻痹。

2. 心血管系统 高钾血症对心肌毒性作用极强。可致心肌自律性、传导性减低,收缩性减弱,严重时导致各种心律失常,心脏停搏。

3. 中枢神经系统 可见神志模糊、嗜睡。

4. 可引起代谢性酸中毒,出现反常性酸性尿。

【诊断与鉴别诊断】

1. 根据血清钾浓度 > 5.5 mmol/L,结合病史及相关实验室检查结果即可诊断。

2. 需与假性高钾血症进行鉴别。假性高钾血症多由采血过程中溶血引起。白细胞增多($> 70 \times 10^9/L$)、血小板增多($> 500 \times 10^9/L$)或红细胞增多(HCT > 55%)均可引起假性高钾血症。

【抢救与治疗措施】

1. 治疗原发病。

2. 立即停用引起高钾血症的药物,限制钾的摄入。

3. 减轻心脏毒性 使用钙剂改变心肌自律细胞兴奋性。

(1)心电图异常明显,10% 氯化钙 5 ~ 10 mL 静脉推注,5 ~ 10 min 内完成。

(2)使用 10% 葡萄糖酸钙 10 ~ 20 mL,由于其钙含量较低。

(3)注射后 1 ~ 3 min 即可有效降低 K+ 对心肌细胞膜的兴奋作用,但药效仅维持 30 ~ 60 min,需重复使用。

4. 降低血钾

(1)促进细胞摄取钾

1)胰岛素 + 葡萄糖:10% 葡萄糖加胰岛素配成 10 U/L 的溶液,以 250 ~ 500 mL/h 速度滴注;每 2 h 监测血糖一次,避免血糖过低;起效时间 20 ~ 30 min,疗效可持续 2 ~ 6 h。

2)合并代谢性酸中毒的患者,短期使用 5% 碳酸氢钠溶液静脉滴注,可有效改善酸中毒。

3)吸入性 β_2 受体兴奋剂:沙丁胺醇 10 ~ 20 mg 雾化吸入,作用 90 min 后达到高峰,可使血钾浓度降低约 0.5 mmol/L。

(2)增加钾的排泄

1)肾排钾:呋塞米或其他袢利尿药静脉推注。

2)胃肠道排钾:聚苯乙烯磺酸钠(SPS)25 ~ 50 g,口服或灌肠,可用于晚期肾衰竭而未行透析治疗者,起效慢,至少需 2 h,不能用于高钾血症的紧急治疗。

3)透析:用于肾衰竭或致死性高钾血症治疗效果不佳者(图 8-3-4)。

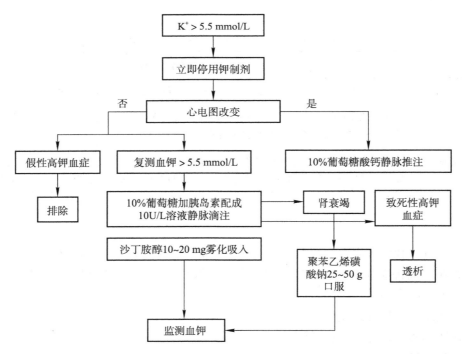

图 8-3-4 高钾血症治疗流程图

(五)低钙血症

低钙血症是血清蛋白浓度正常,而血钙 < 2.25 mmol/L,或血清 Ca^{2+} 低于 1 mmol/L。

【病因及发病机制】

正常生理条件下,体内钙磷代谢主要由甲状旁腺激素、$1,25-(OH)_2D_3$ 及降钙素三种激素作用于肾、骨骼和小肠三个靶器官调节。激素水平的紊乱及靶器官功能障碍均可影响体内血钙水平。低钙血症的具体发病机制及病因见表 8-3-16。

表 8-3-16　低钙血症的常见病因及发病机制

发病机制	常见病因
维生素 D 代谢障碍	①摄入不足:食物缺少或紫外线照射不足;②吸收障碍:肠功能紊乱、梗阻性黄疸、慢性腹泻等;③羟化障碍:肝硬化、肾衰竭、遗传性 $1-\alpha$ 羟化酶缺乏症等
甲状旁腺功能减退	①缺乏:自身免疫、遗传及手术损伤等;②抵抗:甲状旁腺素的靶器官受体异常
慢性肾衰竭	①排磷减少;②$1,25-(OH)_2D_3$ 生成不足;③肾毒物损伤肠道,抑制吸收
低镁血症	①甲状旁腺素分泌减少;②靶器官对甲状旁腺素反应性降低;③骨盐 Mg^+-Ca^{2+} 交换障碍
急性胰腺炎	①机体对甲状旁腺素反应性降低;②胰高血糖素分泌亢进;③肠吸收减少
其他	低蛋白血症、妊娠、大量输血等

【临床表现】

低钙血症主要表现为组织兴奋性增高。

1. 神经肌肉系统　肌肉痉挛、手足搐搦、喉鸣与痉挛等。

2. 心血管系统　QT 间期与 ST 段延长,心肌收缩力下降,心排血量减少。

3. 骨骼　维生素 D 缺乏引起小儿佝偻病,成人骨质软化、骨质疏松等。

4. 婴幼儿缺钙　免疫力低下,易反复感染。

5. 慢性缺钙　致皮肤干燥、指甲易脆、毛发稀疏等。

【抢救与治疗措施】

1. 病因治疗。

2. 补充钙剂

(1) 轻症首选口服碳酸钙,2~4 g/d,分 4 次服用;可加用氢氧化铝凝胶 15~30 mL 口服,每日 4 次,抑制肠道对磷的再吸收。

(2) 重症、症状明显患者,应立即处理。

1) 推荐 10% 葡萄糖酸钙 10~20 mL 或 10% 氯化钙 5~10 mL 加入 25% 葡萄糖溶液 20~40 mL 中缓慢静脉滴注,浓度不应 >200 mg/100 mL,滴速限制在 <2 mL/min。

2) 滴注 30 min 后症状未缓解者,可重复滴注,24 h 总量一般不宜超过 1 000 mg。

3) 症状缓解后,可按需要静脉滴注 10% 葡萄糖酸钙或氯化钙 10~15 mg/kg,6~8 h 滴完。

3. 钙离子浓度的监测　定时检测,使血钙维持在 2.25 mmol/L 左右。静脉补钙期间,尤其是使用洋地黄的患者,建议行心电监测。

4. 纠正低镁血症　补充钙剂后抽搐症状未缓解,尤其是合并慢性酒精中毒、肠吸收不良或营养欠佳的患者,应考虑低镁血症导致钙剂效果差。

可用 25% 硫酸镁 5 mL 加入 25% 葡萄糖溶液 20 mL 中缓慢静注,症状缓解后,再用 25% 硫酸镁 10 mL 加入 5% 葡萄糖溶液 50 mL 中静滴,或用 10% 硫酸镁 10 mL 深部肌内注射,每日 1~2 次,连用 1 周左右。

5. 镇静止痉药物的使用　补充钙剂后抽搐症状未缓解,且血镁正常者,可加用镇静止痉药物苯妥英钠、苯巴比妥钠、地西泮(安定)等。

6. 维生素 D 的补充　维生素 D 缺乏导致的低钙血症,或补充钙剂后抽搐症状未缓解,考虑补充维生素 D 15 000～50 000 IU/d(图 8-3-5)。重症慢性肾衰竭和血液透析的低钙血症患者宜用 1,25-$(OH)_2D_3$
0.5～1.5 μg/d。

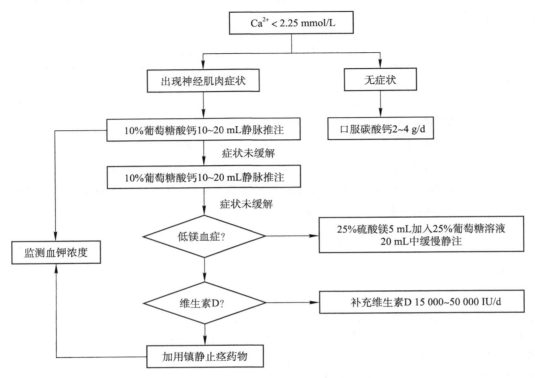

图 8-3-5　低钙血症治疗流程图

(六) 高钙血症

高钙血症是指血清蛋白浓度正常,而血钙 > 2.75 mmol/L,或血清 Ca^{2+} 高于 1.25 mmol/L。

【病因及发病机制】

各种病因导致的骨质溶解增加及钙吸收增多,是引发高钙血症的主要原因,见表 8-3-17。

表 8-3-17　高钙血症的常见病因及发病机制

发病机制	常见病因	
骨质溶解增加	甲状旁腺功能亢进	促进破骨细胞活性,见于甲状旁腺增生、腺瘤、腺癌等
	甲状腺功能亢进	甲状腺素溶骨作用,如中度甲亢患者 20% 伴随高钙血症
	恶性肿瘤	①直接破坏骨质;②肿瘤细胞释放甲状旁腺激素样多肽
钙吸收增加	维生素 D 中毒	①促进肠黏膜吸收;②导致破骨活跃
	噻嗪类药物的使用	促进肾对钙的重吸收

【临床表现】

高钙血症主要表现为组织兴奋性下降。

1. 神经肌肉系统　易疲劳、四肢肌肉松弛、肌张力减退、记忆力减退等。

2. 心血管系统　QT 间期缩短,兴奋性、传导性降低,导致心动过缓、心律不齐,严重时导致心搏骤停。

3. 肾　早期导致浓缩功能障碍,晚期导致肾衰竭。

4. 高钙血症危象　血清钙＞4.5 mmol/L,可导致严重脱水、高热、心律失常、意识不清,严重者心脏停搏。

【抢救与治疗措施】

1. 积极治疗原发病。

2. 限制钙摄入。

3. 轻度高钙血症可口服磷酸盐控制,1～3 g/d 分次口服,24～48 h 起效。

4. 重度高钙血症,尤发生高钙血症危象者应立即降钙治疗。

（1）增加尿钙排泄　0.9% 氯化钠 250～300 mL/h 联合呋塞米 40～60 mg,每 4～6 h 注射一次,维持尿量在 100 mL/h 以上,12～24 h 起效;高钙血症危象者每天给予 4～6 L 生理盐水,最初 6 h 输入总量的 1/3～1/2,补液同时密切监测心、肾功能。

（2）减少钙自骨向细胞外液转移　最常用肾上腺皮质类固醇(如泼尼松 80 mg/d,或氢化可的松 300～400 mg/d,3～5 日起效)。

（3）增加钙自细胞外液向骨转移　使用二磷酸盐 50 mmol(1.5 g)静脉滴注,6～8 h 内滴完,每天只能使用 1 次。

（4）严重高钙血症应使用降钙素 2～8 U/kg 皮下或肌内注射,6～12 h 一次,起效时间 1～4 h。

（5）必要时行血液透析。

（七）低磷血症

低磷血症是指血清磷浓度 < 0.8 mmol/L。

【病因与发病机制】

低磷血症的常见病理机制有小肠磷吸收减少、尿磷排泄增加,以及磷向细胞内转移等,详见表 8-3-18。

表 8-3-18　低磷血症常见病因及发病机制

发病机制	常见病因
吸收减少	①肠功能障碍:肠道疾病、呕吐、腹泻等;②铝、镁、钙等离子与食物中磷酸盐结合成不溶解的物质,抑制磷酸盐吸收
排泄增多	①急性肾衰竭恢复期;②甲状旁腺功能亢进;③代谢性酸中毒;④糖尿病;⑤糖皮质激素、利尿药的使用;⑥急性乙醇中毒
分布改变	①使用促进合成代谢的胰岛素、雄性激素和糖类等;②呼吸性碱中毒;③恢复进食综合征

【临床表现】

低磷血症通常无特异症状,血磷 < 0.32 mmol/L 时症状显著。主要表现为由 ATP 合成不足与红细胞内 2,3- 二磷酸甘油酸不足,引起的能量储备不足症状。

主要表现为昏睡、精神症状、难以控制的心肌炎性肿大等,严重者出现肌肉乏力、肌痛、抽搐、昏迷等。

【抢救与治疗措施】

1. 轻度无症状患者(0.48～0.81 mmol/L),选择食物补给或根据缺乏的严重程度,每日口服磷酸盐 30～80 mmol。

2. 症状严重患者（< 0.32 mmol/L),积极补充磷盐。先静脉输注至血清磷酸盐 > 0.65 mmol/L,然后口服补充。

3. 密切监测血清钙、磷等电解质的变化。

（八）高磷血症

高磷血症是指血清磷浓度 > 1.61 mmol/L,儿童 > 1.90 mmol/L。

【病因与发病机制】

高磷血症常见于急慢性肾功能不全、甲状旁腺功能低下、维生素 D 中毒及恶性肿瘤化疗患者。其常见病因及发病机制见表 8-3-19。

表 8-3-19　高磷血症常见病因及发病机制

发病机制		常见病因
排出减少	肾排磷减少	急、慢性肾功能不全
	尿排磷减少	甲状旁腺功能低下、肢端肥大症活动期、生长激素增多
摄入/吸收/释放增加	维生素 D 中毒	促进肠、肾对磷的吸收
	甲状腺功能亢进	促进溶骨
	使用含磷解痉药或灌肠剂	摄入增多
细胞内释放	红细胞、肌肉细胞、肿瘤细胞的破坏	高热、骨骼肌破坏、急性酸中毒、恶性肿瘤化疗、淋巴细胞白血病

【临床表现】

临床表现主要是与高磷血症诱导的低钙血症和异位钙化相关的表现。由于血浆中钙磷浓度关系密切，正常时两者乘积为 30~40。

【抢救与治疗措施】

1. 治疗原发病。

2. 限制磷酸盐的摄入　饮食限制对透析前和透析患者均有效。肾病:改善全球结果（KDIGO）指南建议每日磷酸盐摄入量为 800~1 000 mg,蛋白质摄入量为 1.2 g/kg 体重。

3. 促进磷的排泄

（1）急性高磷血症　肾功能正常者,输注盐水与利尿药,促进尿磷酸排泄。

（2）严重者需透析治疗。

4. 降低磷的吸收

（1）饮食限制无法控制及严重高磷血症（血磷 > 6 mg/dL）患者,可使用磷酸盐结合剂。首选磷酸盐胶合剂口服。

（2）司维拉姆　在胃肠道中将磷酸盐与 HCl 或碳酸盐交换,随后含磷酸盐的聚合物随粪便排出体外。

（3）碳酸镧　可咀嚼的无钙磷酸盐黏合剂,使用金属镧进行磷酸盐螯合,形成不可吸收的化合物磷酸镧。

（4）枸橼酸铁　在胃肠道与磷酸盐交换形成磷酸铁,随粪便排出。枸橼酸铁还可增加血清铁蛋白,减少慢性肾病患者对静脉注射铁和促红细胞生成素的需求。

（5）羟基氧化超铁（superferric oxyhydroxide）　可咀嚼的铁基磷酸盐黏合剂。有效剂量低,不会导致铁超载。

5. 血磷治疗目标　KDIGO 指南建议,透析患者的磷酸盐水平需降低到正常范围,但没有特定的目标级别。未接受透析的慢性肾病患者,血清磷酸盐水平维持在正常范围内即可[即低于 4.5 mg/dL（1.45 mmol/L）]。

（九）低镁血症

低镁血症是指血清镁含量 < 0.75 mmol/L。

【病因与发病机制】

镁摄入不足及丢失过多是导致低镁血症的主要原因,详细内容见表 8-3-20。

表 8-3-20 低镁血症常见病因及发病机制

发病机制		常见病因
摄入不足		长期禁食、厌食、肠外营养而未及时补充镁
排出过多	经胃肠道丢失	小肠病变、小肠切除术后,慢性、严重腹泻,吸收障碍综合征,长期胃肠减压引流等
	经肾丢失	①肾病变;②利尿药的使用;③糖尿病酮症酸中毒;④甲状旁腺功能减退,甲状腺功能亢进;⑤高钙血症;⑥酒精中毒
细胞内转移		胰岛素的使用,大量饮酒,急性心肌损害

【临床表现】

1. 神经-肌肉系统 神经-肌肉应激性增高,出现肌肉震颤、手足搐搦、反射亢进;亦可引起平滑肌兴奋,导致呕吐、腹泻。

2. 中枢神经系统 对中枢神经系统具有兴奋作用,导致焦虑、易激惹、癫痫发作、惊厥等。

3. 心血管系统 可致心律失常、高血压、充血性心力衰竭等症状。

4. 代谢 导致低钾血症、低钙血症、低磷血症。

【抢救与治疗措施】

治疗措施依据患者肾功能、症状严重程度及血流动力学稳定性决定。

1. 防治原发病。

2. 补镁

(1)急性低镁血症,血流动力学不稳定者,15 min 内给予 1~2 g 硫酸镁。

(2)有症状、病情稳定的严重低镁血症(镁含量<0.40 mmol/L 或出现手足抽搐或癫痫发作)患者,1 h 内给予 1~2 g 硫酸镁。

(3)非紧急状态成人患者,12~24 h 内缓慢给予 4~8 g 硫酸镁。

(4)儿科患者使用剂量为 25~50 mg/kg(最大剂量≤2 g)。

(5)肾功能异常[肌酐清除率小于 30 mL/(min·1.73 m^2)]患者需谨慎补镁,因其有发展为高镁血症的危险。

(6)肾功能正常患者,血镁水平恢复正常后应继续补镁 2 天,由于细胞内镁需要更长的时间来补充。

3. 监测 补镁后应复测血清电解质水平。

(十)高镁血症

高镁血症是指血清镁含量>1.25 mmol/L。

【病因与发病机制】

高镁血症多见于医源性输入过多,急、慢性肾衰,甲状腺、肾上腺功能减退,酮症酸中毒,严重烧伤等患者。详细病因及发病机制见表 8-3-21。

表 8-3-21 高镁血症常见病因及发病机制

发病机制	具体病因
摄入过多	静脉补镁过多过快,多见于硫酸镁治疗先兆子痫
排出过少	①急、慢性肾衰竭少尿、无尿期;②甲状腺功能减退,甲状腺素合成减少;③肾上腺皮质功能减退,醛固酮合成减少;④严重脱水伴少尿
细胞释放	严重烧伤、酮症酸中毒、横纹肌溶解

【临床表现】

血清镁浓度≥3 mmol/L 时,才有明显临床表现。

1. 神经 – 肌肉系统　兴奋传递被抑制,出现肌无力、弛缓性麻痹,严重者呼吸衰竭;亦可引起平滑肌抑制,导致血压下降、腹胀、便秘、尿潴留等。

2. 中枢神经系统　抑制中枢神经系统突触传递,产生精神症状、昏睡等。

3. 心血管系统　抑制房室、心室传导,降低心肌兴奋性,导致心动过缓、传导阻滞等心律失常症状。血镁浓度达 7 ~ 10 mmol/L 可致心搏骤停。

【抢救与治疗措施】

1. 防治原发病。

2. 终止镁的摄入。

3. 促进镁的排泄。静脉滴注生理盐水,必要时可使用袢利尿药,严重或肾功能受损者行血液透析。

4. 保护心肌。氯化钙静脉推注(1 g,2 ~ 5 min,5 min 后可重复),拮抗镁对心肌的抑制作用。

5. 纠正水与其他电解质紊乱,如伴发的高钾血症。

6. 严重者应密切监测心电图、血压和神经肌肉功能。

课后练习题

1. 低渗性失水的临床特点是什么?
2. 高渗性失水的临床特点是什么?
3. 低钾血症有哪些临床表现?
4. 高钾血症的处理原则是什么?
5. 高钾血症的治疗措施有哪些?

（张西京）

数字课程学习

📥 教学 PPT　　　📝 自测题

第九篇　急救技术与操作

第一章 危重症常用监测技术

第一节 颅内压监测

目的要求

掌握:有创颅内压监测技术、放置方法及颅内压正常值。

熟悉:颅内压监测的适应证和禁忌证。

了解:颅内压的无创监测技术。

颅内压(intracranial pressure,ICP)是指颅腔内容物(脑组织、脑脊液、血液)对颅腔壁产生的压力。能引起颅内压增高的原因有很多,如颅脑外伤、高血压脑出血、颅内肿瘤、脑积水、脑脓肿、颅内炎症及颅腔狭小等。全身各系统疾病病情加重时也可导致颅内压增高。颅内压监测不仅对神经内、外科患者有重要临床意义,而且对临床其他专业进入 ICU 的危重患者的抢救、病情监测、诊断、治疗及预后判断都有着十分重要的价值。

一、正常颅内压及颅内压增高

正常成人在身体松弛状态下侧卧位时的腰椎穿刺或平卧位侧脑室内的压力为 6.0 ~ 13.5 mmHg(81 ~ 183 mmH$_2$O),儿童为 3.0 ~ 6.7 mmHg(41 ~ 91 mmH$_2$O)。平卧时成人颅内压持续超过 15 mmHg(204 mmH$_2$O),即为颅内压增高。

临床分度:① 15 ~ 20 mmHg(204 ~ 272 mmH$_2$O)为轻度颅内压增高;② 21 ~ 40 mmHg(273 ~ 544 mmH$_2$O)为中度颅内压增高;③ > 40 mmHg(544 mmH$_2$O)为重度颅内压增高。

二、监测方法

(一)有创监测技术

有创 ICP 监测技术主要是采用腰椎穿刺测量脑脊液压力的方法来间接测量 ICP,由于只能测定一次结果,不能持续观察 ICP 的变化,且对 ICP 较高的患者有导致或加重脑疝的风险,故其作用非常有限。随着技术水平的发展和置入装置的不断改进,有创 ICP 监测可分为下列两类:①置入法:经颅骨钻孔或开颅,将压力传感器探头直接置入颅内硬膜下、硬膜外等多个部位。②导管法:将导管置于脑室内、脑池或蛛网膜下腔,另一端与传感器连接。两种方法之传感器将 ICP 动态变化转为电信号显示在示波屏上,连续扫描得出压力曲线,进而准确分析患者 ICP 变化。目前,临床首选导管法,此法操作简单,优势在于监测精确度高,还可放出脑脊液降低 ICP,但在脑室受压消失的患者无法实施。其次为硬膜外、硬膜下和脑内放置 ICP 探头的方法,性能也较稳定。有创 ICP 监测仪器头部放置方法见要点框 9-1-1。

要点框 9-1-1　有创 ICP 监测仪器头部放置方法

1. 脑室内测压　在无菌条件下,于发际内或冠状缝前 2 cm 或眉间向后 13 cm,中线旁开 2.5 cm 处颅骨钻孔,将头端多孔的硅胶管插入侧脑室,经三通开关连接传感器和监护仪即可测得颅内压。

2. 硬脑膜下测压　在颅骨钻孔,打开硬脑膜,拧入特制的中空螺栓,在蛛网膜表面并与之贴紧,螺栓内注入液体,外接监护仪即可测颅内压。

3. 硬膜外测压　将传感器直接置于硬膜与颅骨之间,此法保持了硬膜的完整性,颅内感染的机会大大减少,可以作为长期监测。

(二)无创监测技术

1. 经颅多普勒(transcranial doppler,TCD)　TCD 搏动指数(pulsatility index,PI)与颅内压水平密切相关,因此可以利用经颅多普勒连续监测颅内压。有关实验表明头部 CT 显示一侧脑水肿时,颅内压显著增高,并且与平均搏动指数呈正相关。超声测量视神经鞘宽度也可反映颅内压。视神经为中枢神经系统的直接延续,其表面被软脑膜、蛛网膜、硬脑膜包绕形成视神经鞘,故视神经鞘的蛛网膜下腔与颅内相通。当颅内压增高时,部分脑脊液经蛛网膜下腔向视神经周围流动引起视神经鞘扩张。

2. 闪光视觉诱发电位(flash visual evoked potentials,f-VEP)测颅内压　随着颅内压的升高,脑视觉诱发电位 N_2 波的潜伏期持续延长,N_2 潜伏期与颅内压呈正相关,特别是在硬膜下颅内压 > 300 mmH_2O 时尤其明显。当硬膜下颅内压 < 300 mmH_2O 时,颅内压与闪光视觉诱发电位易受脑代谢相关因素的影响,如二氧化碳分压、氧分压、低血压及 pH 等,亦受视觉障碍、眼底出血等眼部疾病及某些疾病引起的全身代谢紊乱的影响。

3. 耳鼓膜移位(tympanic membrane displacement,TMD)　颅内压与鼓膜位移之间存在着某种函数关系,脑脊液和外淋巴能通过耳窝槽流动,颅内压增加致椭圆窗压力增加,此压力通过受压的中耳小窗传到鼓膜,置入外耳道的次阻抗听力探头发射声波并检测从鼓膜返回的声波,以此来计算鼓膜的位移。

4. 近红外光谱信号分析(NIRS)　近红外光谱技术是近年来用于监测局部氧饱和度的无创性新方法,通过近红外光谱信号分析发现其与颅内压之间有良好的相关性,因此该方法的检测值可计算颅内压,且具有较高的敏感性。

5. 视网膜静脉压　正常情况下,视网膜中心静脉压≥ICP,ICP 增高将导致视盘水肿和视网膜静脉搏动消失。视网膜静脉压测定可方便转换为 ICP,并能重复测定,但不适合长期使用。

6. 前囟测压(anterior fontanel pressure,AFP)　目前临床采用的鹿特丹遥测传感器与有创颅内压监测具有比较好的相关性。

7. 其他监测方法　因为颅内压与脑阻抗之间有相关性,因此,脑阻抗脉冲波幅度的大小可作为判断颅内压是否增高的标准。此外,还有眼内压法、数学或数字模型法等。

三、监测的适应证与禁忌证

1. 适应证　①急性颅脑损伤。②脑血管意外。③颅内肿瘤。④其他疾病导致的脑功能受损。

2. 禁忌证　①有脑疝迹象,需紧急手术者。②头皮外伤并污染严重。③出、凝血功能异常。④已有颅内感染者。⑤其他全身情况严重紊乱未纠正。

四、监测的并发症

1. 颅内感染　轻者为伤口感染,重者可发生脑膜炎、脑室炎和脑脓肿。

2. 颅内出血　发生率低,但有时是致命性的。

3. 脑实质损伤　穿刺方向或深度不当引起。

五、临床意义

①早期发现颅内病情变化。②判断脑灌注压与脑血流量。③指导临床药物治疗或开颅减压。④缩短病程,提高疗效,降低病死率。⑤及早判断患者预后。

课后练习题

1. 有创颅内压监测技术的放置方法有哪些?
2. 颅内压监测的适应证和禁忌证是什么?
3. 简述颅内压的正常值及颅内压增高分度。

（隆　云）

第二节　血流动力学监测

目的要求

掌握:血流动力学监测的常用方法。

熟悉:各种血流动力学监测方法的适应证、优缺点和并发症。

了解:肺动脉压监测、心排血量监测的方法。

血流动力学监测(hemodynamic monitoring)是根据物理学定律,结合生理和病理生理学概念对血液循环运动规律进行定量、动态、连续地测量和分析,由此得到的相关数据是反映心脏、血管、血液、组织氧供、氧耗及器官功能状态等方面的重要指标,将其反馈性应用于临床有助于对疾病发生发展过程的了解和指导临床治疗。同时,血流动力学监测也是现代医学和临床危重患者生命体征指标观察的重要手段和方法,依据是否采用介入性手段辅助可将血流动力学监测分为有创性监测和无创性监测。

一、有创动脉血压监测

早在 18 世纪,Hales 用导管插入马的股动脉测定血压,以后又有许多无创血压测定的研究。1890 年,Roy 和 Adami 描述的振荡监测血压技术也逐渐成熟,为当今自动无创血压监测奠定了理论基础。近 20 多年,有创血压监测已成为重症患者血流动力学监测的主要手段。

(一) 临床应用

1. 适应证　①血流动力学不稳定或有潜在危险的患者。②重症患者、复杂大手术的术中和术后监护。③需低温或控制性降压时。④需反复取动脉血样的患者。⑤需用血管活性药进行调控的患者。

2. 禁忌证　相对禁忌证为严重凝血障碍和穿刺部位血管病变,但并非绝对禁忌证。

(二) 临床意义

1. 提供准确、可靠和连续的动脉血压数据。

2. 正常动脉压波形及其意义可分为收缩相和舒张相(图 9-1-1)。主动脉瓣开放和快速射血入主动脉时为收缩相,动脉压波迅速上升至顶峰,即为收缩压。血流从主动脉到周围动脉,压力波下降,主动脉瓣关闭,直至下一次收缩开始,波形下降至基线为舒张相,最低点即为舒张压。动脉压波下降支出现的切迹称重搏切迹(dicrotic notch)。

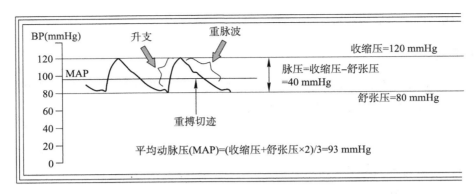

图 9-1-1　有创动脉压波形

3. 异常动脉压波形及其意义

（1）圆钝波　波幅中等度降低，上升和下降支缓慢，顶峰圆钝，重搏切迹不明显，见于心肌收缩功能低下或容量不足。

（2）不规则波　波幅大小不等，早搏波的压力低平，见于心律失常患者。

（3）高尖波　波幅高耸，上升支陡，重搏切迹不明显，舒张压低，脉压宽，见于高血压及主动脉瓣关闭不全。主动脉瓣狭窄者，下降支缓慢及坡度较大，舒张压偏高。

（4）低平波　波幅低平，上升和下降支缓慢，严重低血压，见于休克和低心排血量综合征。

二、中心静脉穿刺插管和测压

19 世纪后叶，人们已通过动物实验认识到右心房测压的重要性，直到 20 世纪五六十年代，中心静脉压（central venous pressure，CVP）在临床上广泛应用，以评估血容量、前负荷及右心功能。

（一）临床应用

1. 适应证　①需要血流动力学监测的重症患者。②需要为快速容量复苏提供充分保障的患者。③需要开放静脉通路，但又不能经外周静脉置管者。④需要多腔输注几种不相容药物者。⑤需要输注有刺激性、腐蚀性或高渗性药液者。⑥需要血液管路的治疗，如血液净化、ECMO 等。

2. 禁忌证　一般禁忌证包括穿刺静脉局部感染或血栓形成。相对禁忌证为严重凝血障碍，但这并非绝对禁忌证。

（二）中心静脉压监测

1. 临床意义　是反映右心前负荷的指标之一，CVP 的参考范围为 6～10 mmHg，＜4 mmHg 常提示血容量不足，＞12 mmHg 常提示输液过多或心功能不全。

2. 影响 CVP 的因素

（1）病理因素　CVP 升高见于左心或右心衰竭、输血补液过量、肺梗死、支气管痉挛、纵隔压迫、张力性气胸及血胸、慢性肺部疾患、心脏压塞、缩窄性心包炎、腹内压增高的各种疾病及先天性和获得性心脏病等。CVP 降低的原因有失血和脱水引起的低血容量，以及周围血管扩张，如分布性休克，还有心肌收缩力增强。

（2）神经体液因素　交感神经兴奋，儿茶酚胺、抗利尿激素、肾素和醛固酮等分泌增加，血管张力增加，使 CVP 升高。相反，交感神经兴奋降低时，使血管张力减小，血容量相对不足，CVP 降低。

（3）药物因素　快速输液、应用去甲肾上腺素等血管收缩药，CVP 明显增高；应用扩血管药或心功能不全患者应用洋地黄等强心药后，CVP 下降。

三、肺动脉漂浮导管

肺动脉漂浮导管（Swan-Ganz 导管）（图 9-1-2）的出现在血流动力学的发展史上具有里程碑意义，为心血管监测带来了一场革命，使重症患者的床旁监测成为可能。Swan-Ganz 导管不仅使对肺动脉压（PAP）、肺动脉楔压（PAWP）和中心静脉压（CVP）、右心房压（RAP）、右心室压（RVP）的测量成为可能，而且可以应用热稀释方法测量心输出量和抽取混合静脉血标本，从而使得血流动力学指标更加系统化和多样化。

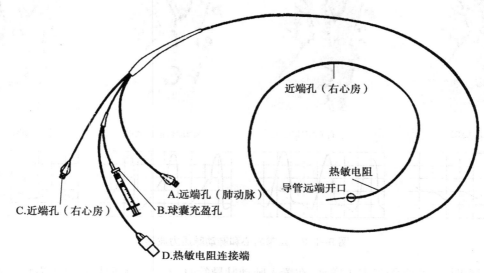

C.近端孔（右心房）　A.远端孔（肺动脉）　B.球囊充盈孔　D.热敏电阻连接端

近端孔（右心房）　热敏电阻　导管远端开口

图 9-1-2　肺动脉漂浮导管

（一）肺动脉漂浮导管的应用指征

1. 适应证　一般来说，对任何原因引起的血流动力学不稳定及氧合功能改变，或存在可能引起这些改变的危险因素的情况，都有指征应用 Swan-Ganz 导管（表 9-1-1）。

表 9-1-1　血流动力学监测临床应用

诊断应用	指导治疗
肺水肿的鉴别诊断	指导液体量的管理
休克的鉴别诊断	调节肺水肿时的液体平衡
肺动脉高压	降低充血性心力衰竭患者的前负荷
心脏压塞	维持少尿型肾衰竭患者液体平衡
急性二尖瓣关闭不全	指导休克治疗
右心室梗死	指导血容量的调整和液体复苏
	机械通气时调节容量和正性肌力药
	增加组织的氧输送
	调节正性肌力药和血管扩张药的剂量

2. 禁忌证　随着临床对血流动力学监测需求的变化和技术水平的提高，应用 Swan-Ganz 导管的禁忌证也在不断改变。Swan-Ganz 导管的绝对禁忌证是在导管经过的通道上有严重的解剖畸形，导管无法通过或导管本身可使原发疾病加重。如右心室流出道梗阻、肺动脉瓣或三尖瓣狭窄、肺动脉严重畸形、法洛

四联征等。

（二）肺动脉导管波形

1. 正常右心房、右心室、肺动脉和肺小动脉压力波形见图 9-1-3。

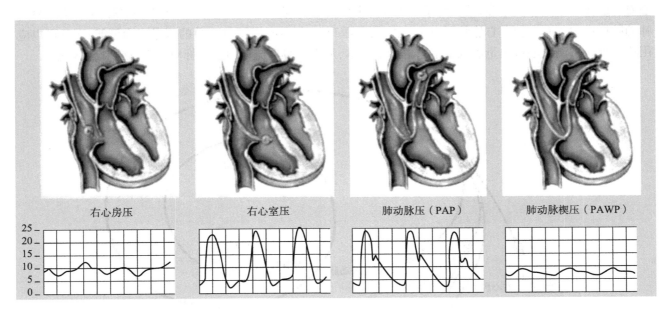

图 9-1-3　正常右心和肺动脉压力波形

2. 右心衰竭时,右心室舒张末压增高,在置入肺动脉导管时,右心室波形易于混淆为肺动脉波形,波形上有无切迹有助于鉴别导管是否进入肺动脉(图 9-1-4)。右心室舒张末压(RVEDP)超过 20 mmHg 时,右心室压力波可能被误认为肺动脉压力波形,导管的插入深度及波形中切迹的存在与否可鉴别(PAEDP 为肺动脉舒张末压)。

3. 低容量性休克时,右心室舒张末压和肺动脉压明显降低,很难确定导管插入位置。在右心室舒张末压和肺动脉压差非常小的情况下,快速输注液体,补充机体失液量,同时有利于鉴别导管的位置。此外,监测导管中存在气泡也可引起类似情况,因此插管前需仔细检查,避免人为因素引起误差。

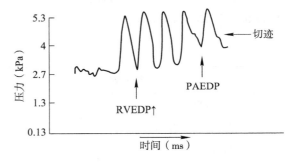

图 9-1-4　右心衰竭患者的压力波形

4. 在慢性阻塞性肺部疾病如支气管痉挛、哮喘持续状态,呼气相胸膜腔内压明显增加,压力传送到导管,导致肺动脉波形难以解释,仔细观察治疗前后的动脉波形变化,有助于分析肺动脉波形。

（四）肺动脉漂浮导管的参数

通过 Swan-Ganz 导管可获得的血流动力学参数主要包括三方面:压力参数(包括右心房压、肺动脉楔压、肺动脉压)、流量参数(主要为心输出量)和氧代谢方面参数(混合静脉血标本)。以这些参数为基础,结合临床常规检查,通过计算可以获得更多的相关参数。常用的血流动力学参数及正常范围参见表 9-1-2。

（五）肺动脉漂浮导管的临床应用

1. 前负荷的判断

（1）CVP　肺动脉漂浮导管的一个通道位于上腔静脉或右心房时,可直接测定 CVP 和右心房压,正常值参考范围为 6～10 mmHg, <4 mmHg 常提示血容量不足, >12 mmHg 常提示输液过多或心功能不全。

表 9-1-2 常用血流动力学参数

参数	缩略语	计算方法	正常参考范围	单位
平均动脉压	MAP	直接测量	82 ~ 102	mmHg
中心静脉压	CVP	直接测量	6 ~ 10	mmHg
肺动脉楔压	PAWP	直接测量	6 ~ 12	mmHg
平均肺动脉压	MPAP	直接测量	11 ~ 16	mmHg
心率	HR	直接测量	60 ~ 100	次 /min
血红蛋白含量	Hb	直接测量	12 ~ 16	g/dL
心输出量	CO	直接测量	5 ~ 6	L/min
每搏输出量	SV	CO/HR	60 ~ 90	mL/ 次
心脏指数	CI	CO/BSA	2.5 ~ 4.9	L/(min·m^2)
每搏输出量指数	SVI	SV/BSA	25 ~ 45	mL/m^2
体循环阻力指数	SVRI	79.92(MAP–CVP)/CI	1 760 ~ 2 600	dyn·s·cm^{-5}
肺循环阻力指数	PVRI	79.92(MPAP–PAWP)/CI	45 ~ 225	dyn·s·cm^{-5}
右心室做功指数	PVSWI	SVI(MPAP–CVP)·0.014 3	4 ~ 8	g/(min·m^2)
左心室做功指数	LVSWI	SVI(MAP–PAWP)·0.014 3	44 ~ 68	g/(min·m^2)
氧输送指数	DO_2I	CI·CaO_2·10	520 ~ 720	mL/(min·m^2)
氧耗量指数	VO_2I	CI(CaO_2–CvO_2)·10	100 ~ 180	mL/(min·m^2)
氧摄取率	O_2ext	(CaO_2–CvO_2)/CaO_2	22 ~ 30	%

（2）PAWP 由于左心房和肺静脉之间不存在瓣膜，左心房压可逆向经肺静脉传至肺毛细血管，如无肺血管病变，PAWP 可反映左心房压。如无二尖瓣病变，PAWP 可间接反映左心室舒张末压力，判定左心室的前负荷。正常范围为 6 ~ 12 mmHg。PAWP 可估计肺循环状态和左心室功能，鉴别心源性水肿或肺源性水肿，判定血管活性药物的治疗效果，诊断低血容量及判断输血、输液效果等。如果 SVI 降低，PAWP < 6 mmHg 提示可能存在低血容量；如果 SVI 降低，PAWP > 12 mmHg 通常反映左心衰竭，PAWP > 25 mmHg，可能存在急性肺水肿。

PAWP 在反映 LVEDP 时，如存在主动脉反流、肺切除或肺栓塞，血管支流血流明显减少，左心室顺应性降低时，PAWP < LVEDP；若存在气道压增加、肺静脉异常、心动过速、二尖瓣狭窄等，PAWP > LVEDP。

2. 后负荷的判断

（1）体循环阻力指数（SVRI） 为了维持全身组织器官的血液灌注，必须维持一定的组织灌注压，血管内容量、心肌收缩力和外周血管阻力是决定灌注压的主要因素。SVR 的正常范围为 800 ~ 1 200 dyn·s·cm^{-5}，< 800 dyn·s·cm^{-5} 提示全身阻力低，可能使血压降低，如药物影响、败血症等；> 1 200 dyn·s·cm^{-5} 提示全身血管阻力高，可能会影响心射血功能和组织器官的血压灌注。

（2）肺循环阻力指数（PVRI） 正常范围为 120 ~ 240 dyn·s·cm^{-5}，> 250 dyn·s·cm^{-5} 提示肺血管阻力增高，如原发性或继发性肺动脉高压（慢性肺疾病肺水肿、左心衰竭、ARDS 等）。

3. 心脏收缩功能的判断

（1）每搏输出量（SV）和每搏输出量指数（SVI） SV 是指心脏每次收缩的射血量，正常范围 60 ~ 90 mL（SVI 25 ~ 45 mL/m^2），主要反映心的射血功能，取决于心室前负荷、心肌收缩力及全身血管阻力，是血流动力学重要参数。在低血容量和心力衰竭时,SV/SVI 是首先改变的变量之一,对于临床诊断有重要意义。每搏输出量的下降可通过心率增加来代偿,维持 CO 的正常。因此,CO 不是心射血功能的可靠反映。SVI < 24 mL/m² 提示心射血功能减弱,原因包括前负荷降低,心肌收缩力降低,外周阻力增加等。

（2）右心室射血分数（RVEF%）　容量型肺动脉漂浮导管具有测定 RVEF 和 RVEDV 的功能。RVEF 正常范围 40% ~ 60%,常受到右心室前负荷、右心室收缩力和后负荷影响,基于 RVEF 大小,结合 CVP/RAP 和 PVRI 可协助诊断右心衰竭。

（3）CO 和 CI　CO 是左心室或右心室每分钟射入主动脉或肺动脉的血量。正常 CO 5 ~ 6 L/min,CI 正常范围 2.5 ~ 4.9 L/(min·m²)。CO 反映心肌的射血功能,测定心输出量对判断心功能、计算血流动力学其他参数,以指导临床治疗有重要意义。

4. 肺水肿的判断　PAWP 和肺毛细血管静水压基本一致,在左心衰竭或偶因输液过量所致者,其 PAWP 均超过 18 mmHg。一般情况下,平均 PAWP 增高的程度与肺水肿的严重程度呈正相关（表 9-1-3）。实验证明在血浆蛋白浓度正常时,若左心房压或 PAWP 增高至超过 30 mmHg 时即发生肺水肿。当血浆蛋白浓度稀释至正常的一半时,即使 PAWP 为 11 mmHg,亦可发生肺水肿。当心功能减退,左心室舒张末压增高时,PAWP 亦相应增高,一旦超过血浆胶体渗透压,由于血管内渗出的血浆量增多可引起肺水肿。后者虽受淋巴流量的增多及间质胶体渗透压的改变所对抗或得到不同程度的抵消,但因伴有血浆胶体渗透压降低,即使左心室充盈压仅轻度增高或不增高,亦可发生肺水肿。

表 9-1-3　平均 PAWP 与心源性肺水肿的关系

平均 PAWP（mmHg）	心源性肺水肿程度
< 18	无
18 ~ 20	轻度
21 ~ 26	中度
18 ~ 20	重度
> 30	明显肺水肿

四、脉搏指示剂连续心排血量测定

脉搏指示剂连续心排血量（pulse indicator continuous cardiac output, PiCCO）是一种新的脉搏轮廓连续心排血量与经肺温度稀释心排血量联合应用技术,PiCCO 技术在热稀释测量的同时,分析动脉脉搏轮廓并计算出主动脉顺应性。根据校正动脉脉搏轮廓公式,计算个体化的每搏输出量（SV）、连续心输出量（CCO）和每搏输出量变异（SVV）,以达到多数据联合应用监测血流动力学变化的目的。

（一）PiCCO 原理和方法

1. 脉搏轮廓心排血量法（pulse contour method for cardiac output）（图 9-1-5）　以动脉压力波形计算心搏量,认为心搏量同主动脉压力曲线的收缩面积成正比,对压力依赖于顺应性及其系统阻力,经过对压力、心率、年龄等影响因素校正后该法得到认可,并逐步走向临床。

Ps 代表收缩压,Pd 代表舒张压,As 是压力 – 时间曲线的收缩部分下的曲线面积,右上角为 Vs 同 As 和血管阻力（Z）关系的公式。

2. 单一温度稀释心排血量法　PiCCO 中单一温度稀释心排血量技术（图 9-1-6）由温度 – 染料双指示剂稀释心排血量测定技术发展而来。1966 年,Pearse M. L. 等在肺实质容量测定中,介绍从中心静脉同时注入温度和染料两种指示剂,在股动脉测定心排血量,还可计算出不透过血管壁的染料（血管内）和透过血管壁的温度容量（血管外间隙）。

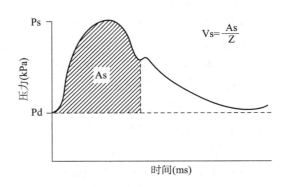

图 9-1-5　动脉压力与时间的关系

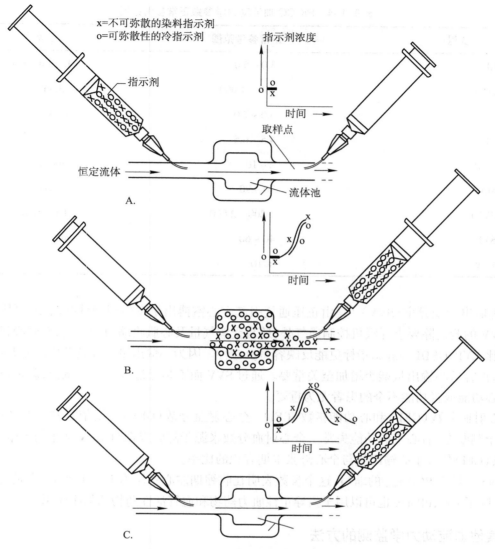

图 9-1-6 单一温度稀释心排血量技术

A. 可弥散的冷指示剂（o）和不可弥散的染料指示剂（x）同时注入中心静脉；B. 随血流经肺到达股动脉感知器时血标本呈现两条时间依赖性稀释曲线；C. 可弥散的冷指示剂（o）容量大于不可弥散的染料指示剂（x），所以平均传输时间也加大

（二）PiCCO 参数及意义（表 9-1-4）

1. 心输出量 / 心脏指数（CO/CI） 注一次冰水就可以显示出两者的精确数值，以后仅需每 6～8 h 校正一次就可以连续显示。

2. 胸腔内总血容量（ITBV） 在指示剂稀释心排血量测定中，由左、右心腔舒张末期容量和肺血容量组成，即注入点到探测点之间胸部心肺血管腔内的血容量。大量研究证明 ITBV 是一项比 PAOP、RVEDP 和 CVP 更好的心脏前负荷指标。

3. 心脏舒张末总容积（global end diastolic volume，GEDV） 该参数较准确地反映了心脏前负荷的指标，可以不受呼吸和心脏功能的影响，较好地反映心脏的前负荷数值。GED 占 ITBV 的 2/3～3/4。

4. 血管外肺水量（EVLW） 总的肺水量由肺血的含水量和血管外肺水量组成，EVLW 指的是分布于肺血管外的液体，是由血管滤出进入组织间隙的量，由肺毛细血管内静水压、肺间质静水压、肺毛细血管内胶体渗透压和肺间质胶体渗透压所决定，是目前监测肺水肿较好的量化指标。

表 9-1-4 PiCCO 血流动力学参数正常参考范围

变量	正常参考范围	单位
CI	$3.0 \sim 5.0$	$L/(min \cdot m^2)$
ITBV	$850 \sim 1\,000$	mL/m^2
EVLW	$3.0 \sim 7.0$	mL/kg
CFI	$4.5 \sim 6.5$	L/min
CVP	$2 \sim 10$	$mmHg$
MAP	$70 \sim 90$	$mmHg$
SVRI	$1\,200 \sim 2\,000$	$dyn \cdot s \cdot cm^{-5}$
SVI	$40 \sim 60$	mL/m^2
SVV	≤ 10	%

5. 每搏输出量变异率(SVV) 是由正压通气引起左心室搏出量发生周期性的改变,可用来判断容量反应性。SVV 的测定除要求呼吸机控制通气外,还易受潮气量及心肌收缩力的影响,对呼吸机控制通气的患者,SVV 比 CVP、GEDI 等静态指标更能反映容量反应性。因为心输出量与前负荷之间不是线性关系,因此准确判断扩容后心输出量能否增加至关重要。通过 SVV 而不是通过容量负荷试验,就可避免过多的容量负荷,对心功能或肾功能不全的患者尤为重要。

6. 全心射血分数(GEF)和心功能指数(CFI) 全心射血分数(GEF)主要依靠左、右心室的收缩力来决定,并用于判断左、右心室的功能失常。全心射血分数来源于舒张末期(GEDV)4 个每搏输出量的比率。心功能指数(CFI)代表了心输出量与全心舒张末期容积的比率。

7. dPmax 是 $\triangle P / \triangle t_{max}$ 的缩写,这个参数表明在收缩期左心室压力上升的速度,它是左心室收缩力的近似值。除了 CFI,dPmax 也可以用于指导正性肌力药物和血管活性药物的临床应用。

五、其他血流动力学监测的方法

近年来,许多微创(Vigileo)甚至无创(NiCOM、食管超声等)的血流动力学监测手段逐渐应用到临床,使血流动力学监测手段进一步多样化,但其监测数据是否精确和客观还有待临床进一步证实。

课后练习题

1. 简述血流动力学监测常用的几种方法。
2. 有创动脉血压监测的适应证和禁忌证有哪些?
3. 中心静脉穿刺插管和测压的适应证和禁忌证有哪些?
4. 肺动脉漂浮导管的应用指征是什么?

（隆 云）

第三节　呼吸力学监测

呼吸力学是以物理力学的观点和方法对呼吸运动进行研究的一门学科。从呼吸力学的角度来说,肺通气过程实际是呼吸动力克服阻力并驱动气体流动的过程。呼吸驱动力源自呼吸肌运动或外来力量(如呼吸机等),阻力源于胸廓和肺。通过对呼吸力学参数的监测有利于认识疾病的发病机制、诊断和指导治疗,同时在机械通气期间密切监测这些参数,还有利于发现病情变化和指导呼吸机合理应用。

一、压力

(一)呼吸相关压力指标

呼吸运动过程中必然产生压力变化。通常将总的呼吸系统压力称为跨呼吸系统压(Prs),包括跨肺压(P_L)和跨胸壁压(P_W)。

1. 跨肺压(P_L)　是指气道开口压(Pao)与胸膜腔压(Ppl)之间的差值(即 $P_L = Pao - Ppl$),反映的是产生相应肺容量变化时消耗于肺的驱动压力。静态下 P_L 反映肺的弹性回缩力,动态时也包括气道阻力(RAW)。

2. 跨胸壁压(P_W)　是指引起胸廓扩张或压缩所需的压力,反映的是产生相应胸廓容量变化所消耗于胸廓的驱动压力,实际相当于胸膜腔压(Ppl)与体表压(Pb)的差值(即 $P_W = Ppl-Pb$)。假设当体表压力为大气压(参照零点)时,那么跨胸壁压也就相当于胸膜腔压($P_W = Ppl$),只有在呼吸肌完全放松、气道被阻断的条件下,胸膜腔压才能反映跨胸壁压。大多情况下跨胸壁压取决于胸廓的顺应性。

3. 跨呼吸系统压(Prs)　是指呼吸运动过程中所需要克服整个呼吸系统的总体压力,等于跨肺压(P_L)和跨胸壁压(P_W)总和。

$$Prs = P_L + P_W \tag{1}$$

在呼吸运动过程中,这些压力是动态变化的,随着肺容量和呼吸流量改变而变化。引起肺膨胀的动力($Pinf$)来源于呼吸机的外加压力($Pext$)和(或)患者肌肉收缩产生的压力($Pmus$)。这些压力间的关系为:

$$Pinf = Prs = Pmus + Pext \tag{2}$$

当患者完全放松时($Pmus = 0$),$Prs = Pext$,即呼吸机克服全部跨呼吸系统压力;相反,完全自主呼吸时,$Prs = Pmus$,即呼吸肌克服全部跨呼吸系统压力。由于跨肺压(P_L)为气道开口压(Pao)与胸膜腔压(Ppl)的差值,而跨胸壁压(P_W)为 Ppl 与体表压(Pb)的差值,公式(1)可以改写为:

$$Prs = P_L + P_W = (Pao-Ppl)+(Ppl-Pb) = Pao-Pb \tag{3}$$

所以,Prs 的测定可以通过分别测定 P_L 和 P_W,然后计算其总和。在呼吸肌完全放松的条件下,$Prs = Pao-Pb$。在呼吸肌完全放松和呼吸流量为零的条件下,测定 Pao 可以简单地检测出 Prs(Pb 为参照零点)。在正常静止状态下(流量为零时),跨呼吸系统压、跨肺压和跨胸壁压与肺容量之间的变化规律如图 9-1-7 所示。

4. 气道压(Paw)　是指气道开口处的压力,常用于正压通气过程中的监测,通常在呼吸机管道近患者端或近口腔处测定。Paw 在呼吸过程中呈动态变化,通常用气道峰压($Ppeak$)、平台压($Pplat$)、平均气道压($mPaw$)、呼气末正压($PEEP$)和最大吸气与呼气压力等指标来描述 Paw 的特征。

(1)$Ppeak$　是指吸气过程气道压的最高值,为肺扩张与推动气体通过气道所需压力之和,所以气道峰

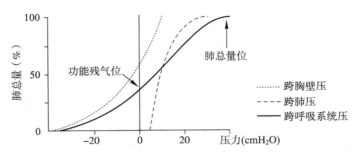

图 9-1-7　呼吸系统压力与肺容量的关系

压包含了对抗气道阻力的压力值。

（2）Pplat　吸气末屏气（吸气阀和呼气阀均关闭，气流为零）时的气道压力，用于克服肺和胸廓的弹性阻力。与潮气量、胸肺顺应性和呼气末压力有关。若吸入气体在体内有足够的平衡时间，可代表肺泡压。机械通气时，平台压 > 30 cmH₂O，气压伤的可能性增加。同时，过高的平台压会使循环受到影响。

（3）mPaw　是指呼吸周期中气道压的平均值，可以反映出在吸气阶段用来对抗气道阻力和弹性回缩力所需的压力，以及在呼气阶段作用于气道的压力。

（4）PEEP　是指呼气相气道压，正常情况下呼气末肺泡内压力等于大气压，相对为零。机械通气过程通常加用 PEEP，以防止肺泡过早陷闭，扩张肺泡，增加功能残气量，改善通气和氧合等。

（5）最大吸气和呼气压力　是通过测压计与患者口部或气管插管直接连接后，在患者开始处于功能残气量时进行监测所得。反映的是呼吸肌的张力，多用于评价神经肌肉疾病患者的呼吸衰竭。

5. 内源性呼气末正压（PEEPi）　指呼气末在肺泡腔内与近端气道或呼吸机回路内存在着压力差。在正常情况下，呼气末肺容量处于功能残气位，肺和胸壁的弹性回缩力大小相等、方向相反，呼吸系统的静态弹性回缩压为 0，肺泡压也为 0；在病理情况下，呼气末肺容量位高于功能残气容量位，此时呼吸系统静态弹性回缩压升高，肺泡压也升高，这种升高的肺泡压称为 PEEPi。由于肺内病变的不均一性，不同区域的 PEEPi 是不一致的。PEEPi 根据测定的方法分为静态内源性呼气末正压（PEEPistat）和动态内源性呼气末正压（PEEPidyn）。一般，PEEPidyn 比 PEEPistat 低，PEEPistat 代表 PEEPi 平均水平，PEEPidyn 代表气体进入肺泡前所要克服的最低值 PEEPistat。

二、容量和流量

（一）容量监测

常用的容量参数包括：吸气潮气量、呼气潮气量、呼气末肺容量和深吸气量（图 9-1-8）。

1. 潮气量　指静息呼吸时每次吸入或呼出的气量。因呼吸气体交换率（二氧化碳排出量与氧摄入量之比）小于 1，故吸气潮气量大于呼气潮气量；但实际测定时，由于呼吸道湿化和温化作用，呼气潮气量的体积反而大于吸气潮气量，但差别很小。呼气潮气量的改变提示胸廓、肺顺应性或气道阻力的变化。在安静状态下，潮气量大致是稳定的，但每隔一定时间会有一次不由自主的深吸气，也称为叹气，其通气量约为潮气量的 2 倍。对气管插管或呼吸机辅助通气的患者需要常规实时监测潮气量。

2. 呼气末肺容量　分为残气量和功能残气量（FRC），残

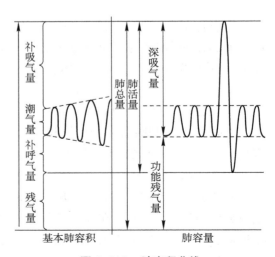

图 9-1-8　肺容积曲线

气量指用力呼气末肺内残存的气量,而功能残气量指平静呼气后肺内残留的气量,这部分气量相对稳定,且具有重大的生理学意义:保持动脉血氧分压的稳定;其大小反映呼吸力学的变化;与肺总量、残气量等容量指标一起分析,有助于判断气道阻塞性疾病,反映气流阻塞的程度。

3. 深吸气量(IC)　指平静呼气末用力吸气所能吸入的最大气量,大小等于潮气量加补吸气量。一般深吸气量占肺活量的 2/3。深吸气量是完成最大通气量(MVV)的主体部分,多数限制性疾病的容量下降主要是深吸气量的下降;而在阻塞性肺疾病,深吸气量的变化不明显,除非是严重者。此外,在正压通气时,还应该注意呼吸机通路的压缩容量。压缩容量的大小与呼吸机管道的顺应性和吸气 - 呼气压力差有关。压缩容量是无效的通气量,导致患者实际接受的通气量减少。

(二)流量 - 容积曲线监测

流量 - 容积曲线(图 9-1-9)是反映呼吸功能的基本测定之一。通常采用呼吸流量测定的方法,计算出容积,然后以容积变化为横坐标、流量变化为纵坐标来显示流量 - 容积曲线。曲线除了能够形象地反映疾病状态下容积和流量的病理生理学变化以外,还可以用于下列情况的判断。

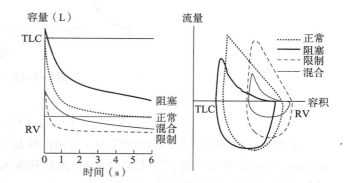

图 9-1-9　容量 - 时间曲线和流量 - 容积曲线

1. PEEP$_i$　呼气末持续存在呼气流量,提示存在 PEEP$_i$。

2. 呼气流量受限　呼气相流量曲线表现为典型的衰减形,提示呼气流量受限的存在(图 9-1-9)。

3. 判断对治疗的反应　经过适当的药物治疗或呼吸参数调节后,观察流量 - 容积曲线的变化,有利于观察对治疗的反应。

4. 特殊曲线形态的意义　如流量 - 容积曲线出现锯齿样改变,提示存在气道分泌物;环路不闭合,提示存在漏气等。

三、顺应性

(一)呼吸相关顺应性指标

顺应性(compliance,C)为所有弹性物体的共性,是指单位压力改变(ΔP)产生的容量变化(ΔV),是反映弹性回缩力大小的指标,等于弹性阻力的倒数,即弹性回缩力 =1/C。顺应性监测通常包括肺顺应性、胸廓顺应性和呼吸系统顺应性监测。在机械通气患者中,呼吸机通气管道也因压力而扩张。在平静呼吸的情况下,扩张管道的压力与扩张呼吸系统的压力是一样的,但产生的容积变化不一样。由于扩张的压力一样,管道顺应性(Ccirc)和呼吸系统顺应性(Crs)相平行,因此总顺应性(Ctot)为 Crs 和 Ccirc 的总和。

1. 肺顺应性(C_L)(图 9-1-10)　肺是一个黏弹性器官,肺顺应性测定与肺的黏弹性密切相关,影响肺弹性的因素有肺弹性组织、表面张力和肺容积等,其中主要是表面张力。正常肺顺应性在呼气末是 200 mL/cmH$_2$O。

$$肺顺应性(C_L) = 肺容积改变(\Delta V) / 跨肺压(\Delta P_L) \tag{4}$$

2. 胸廓顺应性(C_W)　影响胸廓顺应性的因素:静态胸壁呼吸肌压(Pmus)和静态胸廓弹性回缩压(P_W stat)。

$$胸廓顺应性(C_W) = 肺容积改变(\Delta V) / 跨胸廓压(\Delta P_W) \tag{5}$$

3. 呼吸系统顺应性(Crs)　包括肺顺应性(C_L)和胸廓顺应性(C_W),由于肺与胸廓属于串联连接,呼吸系统的弹性回缩力(Ers)是肺弹性回缩力(E_L)和胸廓弹性回缩力(E_W)的总和。正常值大约 100 mL/cmH$_2$O。Crs 与 C_L、C_W 的关系可以通过下式表示:

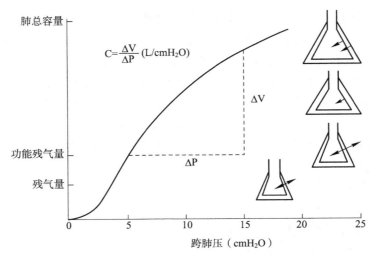

图 9-1-10　肺顺应性

$$1/Crs = 1/C_L + 1/C_W \tag{6}$$

如图 9-1-7 所示,呼吸系统的压力 – 容量曲线是"S"形的。对正常人,呼吸肌完全松弛的平衡容量位,即 FRC,肺和胸廓的弹性回缩力完全平衡,即肺和胸廓的顺应性相等。在绝大多数情况下,监测的是呼吸系统整体顺应性,而不会分为两部分。

4. 静态顺应性(Cstat)　是指在呼吸周期中,气道阻断使气流量为零时测得的顺应性,即在闭气、无呼吸运动、无气流的情况下测定所得。

5. 动态顺应性(Cdyn)　是指在呼吸周期中,不阻断气流的条件下测得的顺应性。肺动态顺应性(C_L dyn)为:

$$C_L \, dyn = \Delta V/\Delta P_L \tag{7}$$

在测定 Cdyn 时,由于没有足够的时间让呼吸系统内的压力达到平衡,其结果不仅与呼吸系统的弹性有关,而且受气道阻力影响,使 Cdyn < Cstat。当气道阻塞严重或呼吸频率增快时,这种影响尤为明显。Cdyn 还可以用潮气量 /(气道峰压 – 呼气末正压)计算,该变量反映出肺顺应性与气道阻力,而且在解释呼吸功时有所帮助,但不是严格意义上顺应性的测定方法。

6. 比顺应性　肺顺应性还受肺总量的影响,肺总量大者顺应性大。由于不同个体间肺总量存在差别,在比较顺应性时必须排除影响进行标准化。单位肺容量下的顺应性称为比顺应性(C_s)。

$$C_s = 测得的 \, C_L \, (L/cmH_2O)/TLC \, (L) \tag{8}$$

(二)顺应性监测的临床应用

1. 协助诊断　静态顺应性测定的主要目的是判断肺组织特性,而动态顺应性测定的主要目的是了解小气道功能。如果有效动态顺应性降低的程度比总有效静态顺应性大,说明气道阻力增加或吸气流速的增加。

2. 合理应用呼气末正压(PEEP)　从静态的压力 – 容积曲线可以得出拐点(inflection point,Pflex),是开始顺应性(starting compliance,Cstart)和充气顺应性(inflation compliance,Cinfl)两条直线的交叉所代表的压力。拐点代表气道或肺泡重新开放的压力,相当于闭合容积。这是目前选择 PEEP 水平的常用方法。

3. 判断 PEEP 的治疗反应　压力 – 容积曲线的面积不闭合,吸气相和呼气相间的差距,即滞后现象,主要与肺的气体闭陷有关,也受氧耗、CO_2 产生、气体湿度和温度变化的影响。通过应用 PEEP 后,肺的气体闭陷减少,滞后现象减轻。

4. 判断 ARDS 的病期

（1）ARDS 早期且胸片示单纯肺泡浸润的患者,肺吸气相和呼气相的顺应性正常,滞后现象增加,并出现吸气相拐点。

（2）ARDS 后期且胸片为混合的肺泡浸润和间质改变的患者,吸气相和呼气相的顺应性下降,有明显的滞后现象和吸气相拐点。

5. 协助呼吸机参数的设置　脊柱后侧凸、强直性脊柱炎、肥胖和大量腹水的患者,胸壁坚硬度增加,其呼吸系统顺应性降低,而肺顺应性正常,即呼吸系统顺应性降低是由于胸廓原因所致,其跨肺压不增高,气压伤的危险不大。这有助于临床医师合理设置呼吸机参数。

四、呼吸阻力

（一）呼吸阻力指标

呼吸系统的阻力分弹性阻力和非弹性阻力。肺和胸壁的弹性阻力通过顺应性反映,非弹性阻力包括黏性阻力、惯性阻力（Rin）。其中与黏性阻力关系最大的为气道阻力（RAW）,在多数情况下,气道阻力也是非弹性阻力的最主要组成部分。

1. 气道阻力（RAW）　是指气体通过气道时对抗气道壁的摩擦力,其大小为气道口压力（Pao）和肺泡压力（Palv）的差与流量（F）的比值。即:

$$\mathrm{RAW} = (\mathrm{Pao-Palv})/\mathrm{F} \tag{9}$$

阻力以单位时间内推动一定量气体流经呼吸道时所需的压力差[$\mathrm{cmH_2O/(L \cdot s)}$]来表示。RAW 来源于气流与气道管壁之间相互摩擦,大小受到气流形式的影响。气流形式分为层流和湍流两种。在呼吸道内,两种形式可以单独存在或混合存在。一般湍流常发生在大、中气道内,而层流则存在于中、小气道中。气体在不分支的气道中流动是层流还是湍流取决于流体力学的特性指标——雷诺数（Re）。

$$\mathrm{Re} = 流量 \times 管腔半径 \times 气体密度 / 气体黏滞性 \tag{10}$$

当 Re < 1 500 时,气流为层流形式, > 4 000 时为湍流形式,在 1 500 ~ 4 000 时为混合形式。两种气流方式阻力大小的决定因素不同。总的来说,层流形式的阻力较低。

（1）层流形式　是指气体流动方向与管壁平行,管道中央部分线流速度较近管壁部分为快。层流时驱动压力（P）与流量（F）的关系见下式:

$$P = K_1 \times F \tag{11}$$

公式可以转换成:

$$P/F = K_1 = 阻力 \tag{12}$$

K_1 为一常数,代表层流形式时的气道阻力。K_1 与气体黏滞性、管道半径和长度的关系如下式:

$$K_1 = 8 \times 气体黏滞性 \times 管道长度 /(\pi \times 半径^4)$$

气道阻力与气道半径的 4 次方成反比。可见,气道管径是决定阻力大小的最重要的因素。

（2）湍流　是指气体流线不呈直线型而呈涡流型。湍流时阻力与气体密度和流量有关,与气体黏度无关。驱动压力（P）与流量（F）的关系见下式:

$$P = K_2 F_2 \tag{13}$$

公式可以转换成:

$$P/F = K_2 \times F = 阻力 \tag{14}$$

K_2 为一常数,而阻力为 K_2 与 F 的乘积。可见,湍流时气道阻力同时受到阻力常数和流量的影响。

（3）混合型　是指同时存在层流和湍流,其总阻力可以表达为:

$$总阻力 = K_1 + K_2 \times F \tag{15}$$

因此,RAW 大小受到以下因素影响:气道半径、长度、分叉与不规则,气流形式与速度、气体物理性质等。对于人体来说,主要影响因素为气道半径和流量。

2. 机械通气的总阻力(Rtot) 在机械通气过程中,气管插管阻力(Rtube)通常与呼吸系统阻力(Rrs)一样大,甚至比后者大。由于阻力与首先作用于气管插管然后作用于患者的压力成比例,气管插管和呼吸系统阻力呈串联和相加的关系。因此,机械通气时的总阻力(Rtot)为:

$$Rtot = Rrs + Rtube \tag{16}$$

(二)呼吸阻力监测的临床应用

1. 诊断气道病变

(1)在 RAW 检测时,如果将流量控制在一定的范围(0.5 ~ 1.0 L/s)内,则 RAW 大小可以反映气道半径变化。所以,RAW 检测可用于发现气道病变。

(2)在机械通气时,动态观察气道阻力变化,有助于判断气道阻力升高的原因。如气道阻力突然增高,要注意支气管痉挛、分泌物阻塞等。

2. 指导呼吸机的参数调节

(1)I∶E 由于呼吸时气道半径的变化,呼气阻力大于吸气,机械通气时应适当减少 I∶E 比值,延长呼气时间,保证充分呼气。

(2)PEEP 气道萎陷时,阻力升高;应用 PEEP 后,减轻气道萎陷,阻力降低。呼吸阻力的监测有利于调节合适的 PEEP。

3. 观察治疗效果 比较治疗前后的气道阻力,判断疗效。

五、呼吸中枢驱动力

(一)呼吸中枢驱动力概述

呼吸中枢驱动力(P0.1)是指吸气开始后 0.1 s 时的口腔闭合压,与呼吸阻力无关,是反映呼吸中枢兴奋性和呼吸驱动力的指标。P0.1 已成为评估呼吸中枢功能的常用方法,正常值为 0.2 ~ 0.4 kPa(2 ~ 4 cmH$_2$O)。

(二)P0.1 监测的临床应用

1. P0.1 是评估呼吸中枢驱动力的常用指标,临床上容易监测。

2. 指导撤机:P0.1 < 0.6 kPa(6 cmH$_2$O)可考虑撤离呼吸机,反之,则不能撤机。

3. 调节压力支持通气的压力支持水平。

4. P0.1 增高的原因与呼吸肌的机械负荷过重、呼吸中枢代偿性活动增强有关,也与呼吸肌功能未完全恢复有关,产生一定收缩力需较大的中枢驱动。

5. 影响 P0.1 测定的因素有:①呼气末肺容积:呼气末肺容积增加会影响肌肉的收缩,使测量值低于实际值。②呼吸肌长度和收缩速度改变:气道阻断后,吸气努力可能使胸、腹部产生矛盾运动,此时即使无肺容积的改变,呼吸肌也会发生明显收缩。③胸壁变形:使呼气末肺容积发生改变而影响测量的准确性。④呼气肌用力:使呼气末肺容积低于功能残气量,测量值高于实际值。

6. 自主呼吸期间,P0.1 异常升高提示中枢驱动冲动发放增加;但神经肌肉功能不良时,P0.1 可能低估中枢驱动的增加。

六、呼吸功

(一)呼吸功相关指标

1. 呼吸功(WOB) 指呼吸运动过程中,用以克服气道阻力、肺和胸壁弹性阻力等所消耗的能量,单位是焦耳(J)。其动力来源有呼吸肌(自主呼吸时)和(或)呼吸机(机械通气时)。正常人平静呼吸时,呼吸肌收缩所做的功均用于吸气(主要克服肺的弹性阻力和气道阻力)时;而呼气时,肺的弹性回缩力足以克服通气阻力(主要是气道阻力),无须额外做功。在物理学上,功 = 力 × 距离;而对于呼吸运动,WOB = 胸腔压力的变化（ΔP）× 肺容量的改变（ΔV）。由于压力和容量的变化呈非线性,所以 WOB 的计算需要用压力和容量变化的积分。即：

$$WOB = \int P \times dV \tag{17}$$

WOB 通常用焦耳 / 每升通气量（J/L）来表示。正常人平静呼吸功为 0.3 ~ 0.5 J/L,在呼吸衰竭的患者中可以成数倍增加。

2. 吸气功和呼气功　呼吸功分为吸气功（Wi）和呼气功（Wex）。在平静呼吸时,呼吸功全部由吸气肌完成。吸气肌所做的功中,大约 50% 用于克服气流阻力转换为热量散发,另 50% 储存于肺组织和胸壁中,备用于呼气做功。但在通气要求增加或呼气阻力增加时,呼气肌须参与完成呼气做功。

3. 呼吸机做功　机械通气时,呼吸机参与呼吸功。当控制通气时,呼吸机完成所有呼吸功;当辅助通气时,呼吸肌和呼吸机共同完成呼吸功。

（二）呼吸功监测的临床应用

1. 评价呼吸肌功能状态　呼吸功是反映呼吸肌负荷的综合性指标。通过同时对呼吸功和呼吸肌功能储备进行检测,可以判断呼吸肌负荷与储备能力失衡,预测呼吸肌疲劳,指导呼吸衰竭防治。

2. 指导治疗　机械通气时,通过计算患者和呼吸机做功比例,分析增加原因,有利于临床治疗对策的设定。例如,阻力做功增加可以通过增加气道通畅性而得到改善。

3. 指导呼吸机撤机　通过计算患者和呼吸机做功比例,预测撤机的成败。

4. 发现呼吸机故障　呼吸功还用于评价由于呼吸机循环中高阻力、呼气阀和吸气阀功能异常、内源性 PEEP 的产生和其他呼吸机因素导致的呼吸机负荷过重。

总之,呼吸力学临床监测受到众多因素影响,每一项目的检查均有其相应的前提条件,结果必须综合考虑临床实际情况、检测条件、方法和动态变化规律来判断,才能提高其在临床工作中的指导意义,有助于阐明发病机制,指导临床治疗。

课后练习题

1. 呼吸相关压力指标有哪些?

2. 简述顺应性监测的临床应用。

3. 简述呼吸阻力监测的临床应用。

4. 简述呼吸功监测的临床应用。

（刘　玲）

第四节　危重急症血气分析和酸碱平衡

📍 **目的要求** ···

掌握:常用监测指标及临床意义。

熟悉:血气及酸碱平衡失调的诊断思维程序。

了解:常见危重急症的血气及酸碱平衡失调特点。

危重急症患者生命体征的稳定主要决定于体液内环境正常,而保持体液内环境正常的一个重要方面就是酸碱平衡和电解质稳定。血气和酸碱平衡分析能客观地反映肺的呼吸功能和体液内环境的变化,帮助医护人员了解危重急症患者呼吸功能损害的性质和程度,以及酸碱平衡失调的类型;为患者进行合理氧疗,制订个体化的通气参数,以及纠正酸碱平衡失调及电解质异常等。因此,在急危重症患者的救治过程中,血气和酸碱平衡分析是基本的诊疗措施之一。

一、常用指标及临床意义

(一)血氧相关指标

1. 动脉血氧分压(PaO_2)　指物理溶解于血浆中的氧所产生的分压力。PaO_2正常参考范围为 10.6～13.3 kPa(80～100 mmHg)。PaO_2受年龄等生理因素的影响,随着年龄增加PaO_2逐渐下降,一般规律为:PaO_2(kPa) = [102−年龄(岁)/3]×0.133 或 PaO_2(mmHg) = 102−年龄(岁)/3。

影响PaO_2的病理因素主要有吸入气的氧分压、肺通气和换气功能及氧耗量等。

PaO_2降低提示机体缺氧,见于呼吸衰竭、先天性心脏病右向左分流者及充血性心力衰竭等。临床上以 PaO_2＜8.0 kPa(60 mmHg)为缺氧性呼吸衰竭的指标,当PaO_2＜5.3 kPa(40 mmHg)时表示病情极其严重且可能危及生命。PaO_2增高见于各种进行高浓度氧疗的患者。

2. 动脉血氧饱和度(SaO_2)　指血红蛋白含氧分数,即血液中血红蛋白实际结合氧量与氧容量之比。SaO_2正常参考范围为93%～99%。SaO_2降低见于缺氧患者。若有低氧血症而其SaO_2不低,则表示有效血红蛋白不足或异常血红蛋白血症;SaO_2增高见于真性红细胞增多症和血液浓缩等。血氧饱和度并不代表氧含量,因贫血时血氧饱和度正常,血氧含量仍可能降低。

3. 动脉血氧含量(CaO_2)　指每升血液实际所含的氧量。氧主要是与血红蛋白结合,极少量溶解于血浆(约 3 mL)。CaO_2一般是通过计算得出的,其公式为:

$$CaO_2 = 1.34 \times Hb(g/L) \times SaO_2 + PaO_2 \times 0.003(mL/L)$$

式中PaO_2的单位为 mmHg。CaO_2正常参考范围为 150～220 mL/L。静脉血氧含量(CvO_2)约为 140 mL/L。CaO_2与CvO_2之差即为氧耗量。高压氧治疗时可借助提高O_2溶解度以缓解组织缺氧;各种降低心排血量的因素,如作持续气道正压通气,可影响组织的氧供。

4. P_{50}　是指在 pH = 7.40,$PaCO_2$ = 5.33 kPa(40 mmHg),SaO_2 = 50% 时的血氧分压。正常参考范围为 3.2～3.7 kPa(24～28 mmHg),P_{50}代表血红蛋白与氧的亲和力,与组织氧供直接相关。P_{50}受血液酸度、温度及红细胞 2,3−二磷酸甘油酸等因素的影响。氧解离曲线右移时,P_{50}↑;氧解离曲线左移时,P_{50}↓。所以 P_{50}也可表明氧解离曲线的位置。

5. 肺泡－动脉氧分压差[$P_{(A-a)}O_2$]　通过计算得出,公式为 $P_{(A-a)}O_2 = (PiO_2−PaCO_2/R)−PaO_2$。式中 PiO_2为吸入气氧分压,$PaCO_2$为动脉血二氧化碳分压,R 为呼吸商。$P_{(A-a)}O_2$是肺换气功能的主要指标,正常参考范围为 0.7～2.0 kPa(5～15 mmHg)。$P_{(A-a)}O_2$受吸入氧浓度、通气/血流比值、肺内分流量、肺弥散功能、氧耗量、心输出量和氧解离曲线位置等多种因素的影响。

6. 动脉血氧分压和吸入氧浓度比值(PaO_2/FiO_2)　即氧合指数,是以吸入氧浓度为尺度来衡量肺换气功能的指标。PaO_2/FiO_2正常参考范围为 53.3～66.6 kPa(400～500 mmHg)。低于 40 kPa(300 mmHg)提示有急性肺损伤(ALI)。

(二)酸碱平衡相关指标

1. 酸碱度(pH)　是指体液内氢离子浓度的负对数,反映体液总的酸碱度,受呼吸和代谢因素的双重影响。动脉血 pH 正常参考范围为 7.35～7.45。一般情况下,动脉血 pH＜7.35 时为酸血症,pH＞7.45 时为碱血症。pH 在正常范围内,说明酸碱平衡,或处于酸碱平衡的代偿阶段。

2. 动脉血二氧化碳分压($PaCO_2$)　指物理溶解于血浆中的CO_2所产生的张力。$PaCO_2$是反映酸碱平衡呼吸因素的重要指标。$PaCO_2$正常参考范围为 4.67～6.0 kPa(35～45 mmHg)。当$PaCO_2$＞6.0 kPa (45 mmHg)时,应考虑为呼吸性酸中毒或代谢性碱中毒的呼吸代偿;当$PaCO_2$＜4.67 kPa(35 mmHg)时,则可能为呼吸性碱中毒或代谢性酸中毒的呼吸代偿。

3. 实际碳酸氢盐(AB)　是指隔绝空气的血液在实验条件下所测的血浆HCO_3^-。一般系通过"H−H公式"计算得出。正常参考范围为 22 ~ 27 mmol/L,平均值 24 mmol/L。是反映酸碱平衡的代谢因素,但同时受呼吸因素的影响。一般 $HCO_3^- < 22$ mmol/L,可见于代谢性酸中毒或呼吸性碱中毒代偿;$HCO_3^- > 27$ mmol/L,见于代谢性碱中毒或呼吸性酸中毒代偿。

4. 标准碳酸氢盐(SB)　是指在 $PaCO_2$=5.33 kPa(40 mmHg),SaO_2=100%,T=37℃的标准条件下测定的 HCO_3^-,也是反映酸碱平衡的代谢因素。正常参考范围为 22 ~ 27 mmol/L,平均 24 mmol/L。正常情况下,AB = SB;AB↑ > SB↑,见于代谢性碱中毒或呼吸性酸中毒代偿;AB↓ < SB↓,见于代谢性酸中毒或呼吸性碱中毒代偿。

5. 缓冲碱(BB)　是血液中所有缓冲阴离子的总和。BB 主要受代谢因素的影响,正常参考范围为 40 ~ 45 mmol/L。BB 是反映代谢性酸碱平衡的可靠指标,代谢性酸中毒时 BB 减少,代谢性碱中毒时 BB 增加。BB 较少受呼吸因素的影响,但可受血液浓缩、贫血或低蛋白的影响。

6. 碱剩余(BE)　指在 $PaCO_2$ = 5.33 kPa(40 mmHg),SaO_2 = 100%,T = 37℃的标准条件下,用酸或碱将 1 L 血液滴定至 pH = 7.40 所消耗的酸或碱的毫摩尔数。BE 代表血液碱储量的增减情况(变化)。正常参考范围为(0 ± 3)mmol/L。一般认为 BE 不受呼吸因素的影响,只反映代谢的改变。但近年来的研究表明当 $PaCO_2$ 过高或过低时,BE 受到相应的影响。所以不能单一运用 BE 的变化来肯定判断酸碱平衡失调。BE 正值表示缓冲碱增加,高于正常值提示有代谢性碱中毒;BE 负值表示缓冲碱减少,低于正常值提示有代谢性酸中毒。一般认为,当 BE > +15 mmol/L 时,可肯定为代谢性碱中毒;当 BE < −8 mmol/L 时,可肯定为代谢性酸中毒。

(三)其他酸碱平衡相关指标

1. 阴离子隙(AG)　指血清中所测定的阳离子总数与阴离子总数之差。临床上一般采用 Na^+、Cl^- 和 HCO_3^- 三个测定值,按简化公式 $AG = Na^+ - (Cl^- + HCO_3^-)$ 来计算 AG。

因为实际上 AG 是反映未测定阴、阳离子含量的变化,而未测定阳离子含量相对较少且较稳定,故 AG 高低主要取决于未测定阴离子含量的变化。AG 的正常参考范围为 8 ~ 16 mmol/L,平均为 12 mmol/L。AG 的临床意义在于判断代谢性酸中毒及其类型,也有助于判断混合型酸碱平衡失调。一般可根据 AG 变化将代谢性酸中毒分为高 AG 型代谢性酸中毒(或正常血氯性代谢性酸中毒)和正常 AG 型代谢性酸中毒(或高血氯性代谢性酸中毒)。若 AG > 16 mmol/L,提示高 AG 型代谢性酸中毒;若 AG ≥ 20 ml/L,可诊断为高 AG 型代谢性酸中毒。AG 升高的常见原因是有机酸根如乳酸根、丙酮酸根、磷酸根及硫酸根等在体内潴留。临床常见原因见要点框 9-1-2。

要点框 9-1-2　AG 升高的常见原因

1. 肾功能不全导致氮质血症或尿毒症。
2. 严重低氧血症和各种原因的休克。
3. 糖尿病酮症酸中毒。
4. 饮食过少致酮症酸中毒。
5. 代谢性碱中毒。
6. 各种原因引起的低钾血症、低镁血症和低钙血症。
7. 应用大量含有钠盐和(或)阳离子的药物、青霉素钠、枸橼酸钠(随大量输血时输入)、乳酸钠及含有硫酸与磷酸的药物等。

2. 潜在 HCO_3^-(potential bicarbonate)　是指排除并存的高 AG 型代谢性酸中毒对 HCO_3^- 掩盖作用之后的 HCO_3^-,即潜在 HCO_3^- = 实测 HCO_3^- + △ AG。潜在 HCO_3^- 的意义在于揭示代谢性碱中毒 + 高 AG 型代谢性酸中毒和三重酸碱平衡失调中的代谢性碱中毒存在。因为如果不计算 AG 值和潜在 HCO_3^-,易漏诊混合性酸碱平衡失调中的代谢性碱中毒存在。

3. 电解质　由于电解质与体内酸碱平衡状态关系密切,特别是计算 AG 时离不开电解质的测定结果,所以电解质测定是判断混合性酸碱平衡失调必不可少的指标。一般临床检测血气时,常同步检查电解质,有的血气分析仪可以同时测出血气和电解质的结果。

二、单纯型酸碱平衡失调及其代偿公式

(一) 呼吸性酸中毒

原发性的 $PaCO_2$ 升高称为呼吸性酸中毒。

1. 急性呼吸性酸中毒时机体来不及代偿,主要由缓冲系统(其中血液、Hb 系统占 1/3,组织缓冲系统占 2/3)进行缓冲,即使 $PaCO_2$ 升至 $10.66 \sim 12$ kPa($80 \sim 90$ mmHg),代偿作用也仅能使 HCO_3^- 增加 $3 \sim 4$ mmol/L。其代偿公式为: $\Delta HCO_3^- = 0.2 \times \Delta PaCO_2$。代偿极限为 30 mmol/L。

2. 慢性呼吸性酸中毒时由于肾参与代偿,血浆 HCO_3^- 进一步增加,其代偿公式为: $\Delta HCO_3^- = 0.35 \times \Delta PaCO_2$(mmHg) ± 5.58。代偿极限为 $42 \sim 45$ mmol/L。

3. 血气变化的特点 $PaCO_2$ 为原发性升高,HCO_3^- 为代偿性升高,$\Delta HCO_3^- < \Delta PaCO_2$。急性者 pH 降低迅速明显,慢性者通过代偿,AB、SB、BE 等相应增高,pH 降低不明显。血清 K^+ 常升高,Na^+ 正常或下降,Cl^- 下降。

(二) 呼吸性碱中毒

原发性 $PaCO_2$ 减少称为呼吸性碱中毒。

1. 急性呼吸性碱中毒代偿公式 $\Delta HCO_3^- = 0.2 \times \Delta PaCO_2 \pm 2.5$(mmHg)。代偿极限为 18 mmol/L。

2. 慢性呼吸性碱中毒代偿公式 $\Delta HCO_3^- = 0.5 \times \Delta PaCO_2 \pm 2.5$(mmHg)。代偿极限为 $12 \sim 15$ mmol/L。

3. 血气变化特点 $PaCO_2$ 为原发下降,HCO_3^- 代偿下降,$\Delta HCO_3^- < \Delta PaCO_2$。急性者 pH 增高迅速明显,慢性者通过代偿,AB、SB、BE 等相应降低,pH 增高不明显。血清 K^+ 常降低,Ca^+ 正常或下降,Cl^- 增高。

(三) 代谢性酸中毒

原发性血浆 HCO_3^- 减少称为代谢性酸中毒。按 AG 不同可分为高 AG 型(正常血氯性)代谢性酸中毒和正常 AG 型(高血氯性)代谢性酸中毒两种。前者以产生过多酸为特征,常见于乳酸酸中毒、尿毒症、酮症酸中毒,后者可由于 HCO_3^- 排出增多(如腹泻)、酸排泄障碍(如肾小管性酸中毒)或过多使用含 Cl^- 的酸剂等引起。

1. 代偿公式 $PaCO_2$(mmHg) $= 1.5 \times HCO_3^- + 8 \pm 2$,代偿极限为 10 mmHg。

2. 血气变化特点 HCO_3^- 原发性下降,$PaCO_2$ 继发性下降,$\Delta PaCO_2 < \Delta HCO_3^-$(即测得的 $PaCO_2$ 在 $1.5 \times HCO_3^- + 8 \pm 2$ 之间)。pH 下降,AB、BB 减少,BE 负值增加。AG 增高者,K^+ 升高或正常,Na^+ 下降或正常;AG 正常者,K^+ 可降低或正常,Cl^- 可升高,但也可正常或下降。

3. 注意事项 由于 HCO_3^- 通过血脑屏障较慢,在补碱时,HCO_3^- 虽已恢复正常,但脑脊液中 HCO_3^-/$PaCO_2$ 比值升高、pH 增高,出现代谢性酸中毒纠正期间的碱血症,可持续 $12 \sim 36$ h。

(四) 代谢性碱中毒

原发的血浆 HCO_3^- 升高称为代谢性碱中毒。

1. 代偿公式 $\Delta PaCO_2$(mmHg) $= 0.9 \times \Delta HCO_3^- \pm 5$,代偿极限为 55 mmHg。

2. 血气变化特点 HCO_3^- 原发性升高,$PaCO_2$ 代偿性升高,$\Delta PaCO_2 < \Delta HCO_3^-$(即测得的 $PaCO_2$ 在 $40+0.9 \times HCO_3^- \pm 5$ 之间)。pH 升高,AB、BB 增加,BE 正值增加。K^+、Cl^-、Ca^+ 均降低,Na^+ 可正常、升高或下降。

3. 注意事项 碱中毒纠正期间的脑脊液 pH 仍偏高,故碱中毒的精神症状在血气值正常后,可持续存在 $1 \sim 2$ 天。

三、血气及酸碱平衡失调的诊断思维程序

(一) 收集完整的患者资料

1. 明确患者的基础病变,了解生命体征、意识状态、主要脏器的功能情况及其他化验结果。

2. 患者是否吸氧、使用呼吸机,氧浓度多少;是否输液,输液种类及所给药物的酸碱性和药物所含重要

的离子量;是否引流,引流液酸碱性等都应作相应记录并作为血气和酸碱平衡失调判断的佐证。

(二)了解血液标本的采集情况

1. 取血部位 是动脉、静脉,还是耳血。

2. 取血时间 采血后的保存情况及送检时间。在心肺脑复苏过程中注明采血时间,对血气和酸碱平衡失调结果分析极其重要,应特别注意。标本放置的时间,室温不超过 15 min,冰水内不宜超过 2 h。

3. 血样采集的同步性 现在临床上有的需要同时采集血样查血气和电解质,然后来分析酸碱平衡失调,这时要特别注意血样采集的同步性,否则临床意义不大。

(三)核实血气分析和酸碱平衡的检测结果

1. 血气分析 结果是否准确大致可从两个方面判断:第一,根据肺外、肺泡、肺动脉、肺毛细血管、肺静脉,以及组织细胞各部分氧分压有逐步下降的"氧降阶梯"的存在。PaO_2 多低于 13.3 kPa(100 mmHg)。若高于 13.3 kPa(100 mmHg),应注意在标本的采集、运送过程中是否密闭不严,或患者处于吸氧状态。第二,$PaCO_2$ 主要由肺泡通气量决定,$PaCO_2$ 升高,必然要有 PaO_2 降低,若未吸氧,$PaCO_2$ 升高,而 PaO_2 不降低,也说明测定结果有误。

2. 酸碱平衡 判断酸碱平衡结果是否准确主要根据简化"H–H"方程式来计算核实。

$$[H^+] = 24 \times PaCO_2/HCO_3^- \quad pH = lg1/[H^+]$$

式中 $[H^+]$ 的单位是 mmol/L,$PaCO_2$、HCO_3^- 的单位分别为 mmHg 和 mmol/L。核实结果时,可将 $PaCO_2$ 与 HCO_3^- 的实测值代入上式,计算出 $[H^+]$,然后将此值换算为 pH,与实测 pH 比较。若计算的 pH 与实测的 pH 相符,说明测定结果可靠;否则表明结果有误差。

(四)血气 PaO_2、$PaCO_2$ 结果分析

PaO_2、$PaCO_2$ 两指标是诊断呼吸衰竭及其类型的主要指标。首先判定呼吸衰竭存在与否,若 $PaO_2 \leq 7.98$ kPa(60 mmHg),即可确定呼吸衰竭的诊断。其次是呼吸衰竭的分型,当 $PaO_2 \leq 7.98$ kPa(60 mmHg),$PaCO_2 \geq 6.65$ kPa(50 mmHg)时,为 II 型呼吸衰竭(或称通气型呼吸衰竭);当 $PaCO_2 \leq 7.98$ kPa(60 mmHg),$PaCO_2$ 正常或 ≤ 6.65 kPa(50 mmHg)时,为 I 型呼吸衰竭(或称换气型呼吸衰竭)。

对血气结果具体分析时,PaO_2 和 $PaCO_2$ 两者可出现下列几种情况。

1. PaO_2 下降而 $PaCO_2$ 上升,两者成比例变化 各种原因引起的肺总通气量下降,都会使 PaO_2 下降和 $PaCO_2$ 增高,流经肺泡毛细血管的血液不能动脉化,因而必导致 PaO_2 降低和 $PaCO_2$ 增高。$PaCO_2$ 决定于肺泡通气量(V_A)与体内每分钟产生的二氧化碳量(VCO_2),即 $PaCO_2 = 0.863 \times VCO_2/V_A$。如 VCO_2 不变,只要通气减少,$PaCO_2$ 必增加,而肺泡毛细血管末端血液的 CO_2 分压几乎和 $PaCO_2$ 相等,故 $PaCO_2$ 增高是全肺通气不足的特征。根据 $PaO_2 = PiO_2 - PaCO_2/R$,如 PiO_2 为 19.95 kPa(150 mmHg),当通气减少 1/2 时,$PaCO_2$ 就由 13.3 kPa(100 mmHg)降至 6.65 kPa(50 mmHg)。这种变化在血气上即表现为 PaO_2 下降而 $PaCO_2$ 上升,两者呈一定比例的变化。通常见于呼吸中枢抑制与中央气道狭窄、阻塞等所引起的通气不足。

2. PaO_2 下降而 $PaCO_2$ 变化不大 肺泡通气血流比例失调,肺顺应性下降及弥散障碍等均可引起 PaO_2 下降和 $PaCO_2$ 上升,但由于 $PaCO_2$ 升高刺激中枢化学感受器及 PaO_2 下降刺激主动脉体、颈动脉体化学感受器,反射性增加呼吸频率,每分通气量增加而引起 $PaCO_2$ 下降。又由于二氧化碳和氧解离曲线及它们弥散能力的不同特征也决定了 PaO_2 下降而 $PaCO_2$ 可维持大致正常,在血气上即表现为 PaO_2 下降,而 $PaCO_2$ 不变或略有变化。

3. PaO_2 下降,$PaCO_2$ 升高,变化不成比例 这种血气变化见于胸廓顺应性降低引起的限制性通气下降和慢性阻塞性肺疾病。胸廓的病变常不均匀对称,故此时不仅有肺泡通气不足,同时还有肺泡通气血流比例失调。病变限制了通气反应,使之不能加强,CO_2 可代偿性排出一部分,但又排出不足,故 PaO_2 降低,$PaCO_2$ 上升,但以 PaO_2 下降程度为严重。慢性阻塞性肺疾病患者外周小气道阻塞等病变也不均匀一致,故肺泡通气血流比例明显失调。血气除可表现 PaO_2 下降而 $PaCO_2$ 不变化外,有些患者可能因中枢神经系统

反应性不同而使增强通气的反应有所减弱,不仅有 PaO_2 下降,而常常早期就有 $PaCO_2$ 升高,只是 $PaCO_2$ 变动程度小于 PaO_2 变动程度,二者不成比例关系。这些慢性呼吸衰竭患者因肺泡通气血流比例失调,而且 CO_2 刺激呼吸中枢,增强呼吸的作用又减弱,故 $PaCO_2$ 上升,直到每分钟产生 CO_2 全由通气良好的肺泡排出,则又可使 CO_2 的生成和排出在高 $PaCO_2$ 水平上达成新的平衡。因此 $PaCO_2$ 可较长时间维持于较高水平,患者尚能继续生存。

4. PaO_2 下降,$PaCO_2$ 也明显下降 在肺泡通气血流比例失调引起呼吸衰竭的患者中,有些在 PaO_2 下降的同时,$PaCO_2$ 也明显降低。这种情况可见于急性呼吸窘迫综合征和肺广泛纤维性变等。血气的这种变化,可能是由于此时肺间质中感受器受到强烈刺激而反射性引起通气极度加强所致,故即使纠正缺氧,通气过度仍可持续存在。

5. 呼吸空气时,正常成人 PaO_2 下限为 $10.6 \, kPa$($80 \, mmHg$),相当于 $SaO_2 \, 95\%$;氧解离曲线开始转折的部位为 $PaO_2 \, 8.0 \, kPa$($60 \, mmHg$),相当于 $SaO_2 \, 90\%$。在此以下,随 PaO_2 下降,SaO_2 明显下降。PaO_2 在 $5.3 \, kPa$($40 \, mmHg$),相当于 $SaO_2 \, 75\%$,相当于循环功能正常时经过全身组织消耗后的血液内氧的水平,此时组织缺氧,患者出现明显发绀。PaO_2 在 $2.7 \, kPa$($20 \, mmHg$)时,已接近能够生存的极限,预后极差。

(五)酸碱平衡失调的判断与多重酸碱平衡失调特点

1. 原发反应和继发反应的判断 机体内存在一系列酸碱平衡调节机制,当原发性酸碱平衡失调发生后,随即有继发性代偿反应出现。但是继发反应总是小于原发反应,原发反应决定血液的酸碱度,因此可以通过血液 pH 来推断酸碱平衡失调的原发反应。

2. 混合性酸碱平衡失调的判断 体内的代偿反应变化方向与原发反应的变化方向一致。如呼吸性酸中毒使 $PaCO_2$ 上升,代偿反应则通过肾回吸收 HCO_3^- 增加,使血液 HCO_3^- 升高。再如代谢性酸中毒的原发变化是 HCO_3^- 降低,代偿反应则通过过度通气使 $PaCO_2$ 降低。如果血气结果 $PaCO_2$ 与 HCO_3^- 呈反方向变化,如 HCO_3^- 降低,$PaCO_2$ 反升高或 HCO_3^- 升高,而 $PaCO_2$ 反降低,即表明体内存在混合性酸碱平衡失调。前者可能为代谢性酸中毒合并呼吸性酸中毒;后者可能为代谢性碱中毒合并呼吸性碱中毒。另外,$PaCO_2$ 和 HCO_3^- 有明显变化而 pH 却正常,也提示有混合性酸碱平衡失调的存在,可运用预计代偿公式进一步确诊。

3. 二重酸碱平衡失调的特点

(1)呼吸性酸中毒并代谢性酸中毒 常见于心肺复苏、肺气肿、COPD 严重缺氧和药物中毒等。血气变化特点:pH↓,$PaCO_2$↑,HCO_3^-↓,BE↓。

(2)呼吸性酸中毒并代谢性碱中毒 常见于肺心病呼吸性酸中毒治疗过程中摄入减少、呕吐,糖皮质激素的应用,低盐饮食和利尿药的应用等。血气变化特点:$PaCO_2$↑,HCO_3^-↑,BE↑。

(3)呼吸性碱中毒并代谢性碱中毒 常见于肝衰竭患者接受袢利尿药治疗或消化液引流,呼吸衰竭患者机械通气过度并加用利尿药。血气变化特点:pH↑,$PaCO_2$↓,HCO_3^-↑,BE↑。

(4)呼吸性碱中毒并代谢性酸中毒 常见于脓毒症、肺栓塞合并肾衰竭、肺心病时应用呼吸机不当、肝病晚期和水杨酸盐中毒等。血气变化特点:$PaCO_2$↓,HCO_3^-↓,BE↓。

(5)代谢性酸中毒并代谢性碱中毒 常见于急性胃肠炎患者同时伴有腹泻和呕吐,慢性肾衰竭摄入不足、呕吐,利尿等因素。血气变化特点:AG↑,HCO_3^- 可升高,BE 可升高。

4. 三重酸碱平衡失调的特点 三重酸碱平衡失调在危重急症或重大手术患者中并不少见。呼吸性酸中毒或呼吸性碱中毒同时合并有代谢性酸中毒和代谢性碱中毒者称为三重酸碱平衡失调。一般分为呼吸性酸中毒型和呼吸性碱中毒型两类。

(1)呼吸性酸中毒型三重酸碱平衡失调 是指呼吸性酸中毒合并代谢性酸中毒和代谢性碱中毒。其血气特点为 AG↑,$PaCO_2$↑,$\Delta AG \neq \Delta HCO_3^-$,pH 正常、升高或下降,但往往下降。

(2)呼吸性碱中毒型三重酸碱平衡失调 是指呼吸性碱中毒合并代谢性酸中毒和代谢性碱中毒。其血气特点为 AG↑,$PaCO_2$↓,$\Delta AG \neq \Delta HCO_3^-$,pH 正常、升高或下降,但往往升高。

（3）在诊断三重酸碱平衡失调时，第一，必须在测定血气的同时测定电解质；第二，计算 AG；第三，比较 ΔAG 和 ΔHCO_3^-，正常 AG 上升数等于 HCO_3^- 下降数，如果二者不相等，AG 上升数大于 HCO_3^- 下降数则提示高 AG 型代谢性酸中毒合并代谢性碱中毒；第四，比较 ΔCl^- 或 ΔHCO_3^-，正常 Cl^- 升高数等于 HCO_3^- 下降数，如不相等，Cl^- 升高数大于 HCO_3^- 下降数则提示正常 AG 型代谢性酸中毒合并代谢性碱中毒。

（4）三重酸碱平衡失调的治疗原则是优先处理严重而主要者，优先处理急性变化容易纠正者，同时注意病因及对症治疗，注意水、电解质的调节。

四、常见危重急症的血气及酸碱平衡失调特点

（一）心搏骤停

研究认为，从心搏骤停到心肺复苏成功全过程之中，pHa（动脉血 pH）和 $PaCO_2$ 的动态演变具有特征性。心搏骤停时，pHa、$PaCO_2$ 大多正常，继之 $PaCO_2$ 升高、pHa 降低。随着有效通气的建立，$PaCO_2$ 迅速降低、pHa 升高。一旦自主循环恢复，$PaCO_2$ 也随即升高，出现所谓"CO_2 超射（overshoot）"，在 30 min 左右恢复到心搏骤停前水平；pHa 则迅速降低，也在 30 min 左右恢复正常。在 pHa 和 $PaCO_2$ 的动态演变过程中，共出现 2 次 $PaCO_2$ 增高：第 1 次是在心肺复苏早期，有效通气尚未建立，故 $PaCO_2$ 升高；第 2 次出现在心肺复苏延长期的自主循环建立后，一般认为是自主循环恢复后，留在组织内的 CO_2 迅速移出，而肺一时无法将过多的 CO_2 排出体外，也有人认为是体内 HCO_3^- 缓冲体内过剩的 H^+ 形成 H_2CO_3，从而释放出过多的 CO_2。Weil 等的研究发现，心肺复苏早期，有效通气建立后，$PaCO_2$ 降低，pHa 升高；而 $PvCO_2$ 升高，pH_v 降低。并将这种动脉血呈呼吸性碱中毒，静脉血呈呼吸性酸中毒的现象称为反常性高碳酸性酸中毒（paradoxic hypercarbic acidosis），还认为动脉血不能反映心搏骤停时体内的酸碱状态，建议用混合静脉血或中心静脉血作血气分析，以利判断体内酸碱平衡的真实状态。因为第 2 次 $PaCO_2$ 升高与自主循环几乎同步出现，表明在心肺复苏过程中，$PaCO_2$ 可作为组织灌注良好的指标。心肺复苏早期，$PaCO_2$ 降低、pHa 升高，常提示自主循环尚未恢复；心肺复苏延长期，$PaCO_2$ 升高、pHa 下降，多表示全身组织的血液灌注明显改善。所以在心肺复苏进行过程中出现的第 2 次 $PaCO_2$ 升高，应考虑全身组织的血液灌注有明显改善，不应误认为是出现酸中毒。

（二）呼吸骤停

呼吸骤停是多种原因的呼吸中枢损伤，呼吸道梗阻或心搏骤停所致。呼吸停止如果是呼吸道突然梗阻所致，那么肺泡气与静脉血 PCO_2 迅速平衡，以每分钟 0.4~0.8 kPa（3~6 mmHg）的速度上升，$PaCO_2$ 将从 5.3 kPa（40 mmHg）升至 6.1 kPa（46 mmHg）。PaO_2 则与 PaO_2 一起很快降至接近 $PeqvO_2$（混合静脉血氧分压）水平，即从 20 kPa（150 mmHg）降至 5.3 kPa（40 mmHg）。若呼吸停止前患者只吸入空气，呼吸停止 1.5 min，PaO_2 即可低于 4.8 kPa（36 mmHg），随之意识丧失。呼吸停止时如果呼吸道通畅，在外界为空气时，肺内气量减少后由于"集团运动（mass movement）"使外界空气补充入肺。补入空气中的氧被摄取，结果氧浓度降低而氮浓度升高，严重缺氧 2 min，氮浓度可达 90%。在外界为氧气时，氮浓度不会继续上升，此时肺泡 PO_2 下降的速度只受 PCO_2 上升的影响，两者速度一致，因此在几分钟之内患者不会有严重缺氧威胁。如患者在呼吸停止前充分吸氧，若肺正常，PaO_2 可达 80 kPa（600 mmHg）以上，则耐受呼吸停止的时间至少可有 3 min。

（三）急性呼吸窘迫综合征

PaO_2 下降，小于 8 kPa（60 mmHg）；或吸入氧浓度（FiO_2）> 60%，PaO_2 < 6.6 kPa（50 mmHg）；或吸纯氧 15 min 后，PaO_2 < 46.6 kPa（350 mmHg），并在氧疗过程中继续下降。PaO_2/FiO_2 < 200 mmHg，早期 $PaCO_2$ 正常或偏低，后期出现 $PaCO_2$ 升高。pH 在早期因通气过度呈呼吸性碱中毒，后期则合并代谢性酸中毒和（或）呼吸性酸中毒。肺分流量增加，重者可达 35% 以上。$P_{(A-a)}O_2$ 于吸纯氧 15 min 后仍 > 26.7 kPa（200 mmHg）有诊断意义。

(四)急性呼吸衰竭

1. Ⅰ型(换气衰竭) $PaO_2 \leqslant 8.0$ kPa(60 mmHg),$PaCO_2 \leqslant 6.67$ kPa(50 mmHg),早期为低氧血症。但因缺氧可使患者呼吸加快,通气量增加导致呼吸性碱中毒;若处理不当,也可以出现代谢性碱中毒。随着病情进展,缺氧加重,体内酸性代谢产物堆积而合并代谢性酸中毒。晚期因通气功能障碍,肺泡通气量下降,则出现呼吸性酸中毒。代谢性酸中毒合并呼吸性酸中毒提示预后极其不良。

2. Ⅱ型(通气衰竭) $PaO_2 \leqslant 8.0$ kPa(60 mmHg),$PaCO_2 > 6.67$ kPa(50 mmHg)。此型最基本的血气异常是高碳酸血症。一般而言,由于通气功能的严重下降,导致 CO_2 在体内逐渐蓄积,肾通过重吸收 HCO_3^- 的代偿不及而出现呼吸性酸中毒。在此基础上,随着病情的演变而发展为不同组合的混合性酸碱平衡失调。其中呼吸性酸中毒合并代谢性碱中毒,呼吸性酸中毒型三重酸碱平衡失调病情最为严重,病死率高,临床上预防重于治疗。

(五)哮喘

普通哮喘发作早期的血气表现为低氧血症、呼吸性碱中毒,$PaO_2\downarrow$、$PaCO_2\downarrow$ 或基本正常,pH↑,HCO_3^- 尚在正常水平。以后 PaO_2 进一步降低,由于代谢机制对呼吸性碱中毒的代偿,HCO_3^- 低于正常,pH 可在正常范围。严重哮喘发作早期 PaO_2 可 <8 kPa(60 mmHg),$PaCO_2$ 先降低后再回升到"正常"范围,而 pH 可 <7.35。随着病情的发展,呼吸肌疲劳使肺泡通气降低,则 $PaCO_2$ 升高,出现呼吸性酸中毒,而且哮喘发作之初的过度通气,使体内 HCO_3^- 不但没有储备,反而降低,一旦出现呼吸性酸中毒,则预示病情严重。哮喘持续状态者可见严重低氧血症合并呼吸性和代谢性酸中毒,病程长、病情重者可出现电解质紊乱,低钾血症多表示病情危重。危重哮喘发作时血气和酸碱平衡检测结果出现 PaO_2 明显降低、pH 降低和 $PaCO_2$ 升高。

课后练习题

1. 血氧相关指标有哪些?
2. 酸碱平衡相关指标有哪些?
3. 酸碱平衡失调种类有哪些?
4. 多重酸碱平衡失调的特点是什么?

(刘 玲)

第五节 腹腔内压力监测

🔵 目的要求

掌握:腹腔内压力的概念、膀胱压测量法及注意事项。

熟悉:腹腔内压力正常值及腹内高压分级标准。

了解:其他腹腔内压力测量法。

腹腔内压力(intra-abdominal pressure,IAP)简称腹内压,是指稳定状态下腹腔内的压力,是临床诊断和治疗疾病重要的生理学参数之一。腹内压过度升高会引起腹腔灌注压下降及静脉回心血流量的减少,最终导致心血管、肾、胃肠、肺、脑等多器官功能障碍。1984 年,Kron 等第一次提出了腹腔间室综合征(abdominal compartment syndrome,ACS)这一概念,由于其病死率高达 63% ~ 75%,因而对危重患者应进行 IAP 监测,观察患者的病情变化,早发现、早处理,可降低其死亡率。

一、正常值及腹内高压分级

1. 腹腔内压力正常值　正常情况下人体 IAP 与大气压接近,测得值应为 0 mmHg。2006 年,国际腹腔间室综合征协会(WSACS)将重症患者正常 IAP 定为 5 ~ 7 mmHg。任何原因引起腹腔内容物体积增加或腹腔容积减少都可以使 IAP 升高。

2. 腹内高压定义及分级　IAP 持续或反复病理性升高≥12 mmHg 为腹内高压(intra-abdominal hypertension,IAH)。WSACS 对其进行了分级:Ⅰ级 12 ~ 15 mmHg,Ⅱ级 16 ~ 20 mmHg,Ⅲ级 21 ~ 25 mmHg,Ⅳ级 > 25 mmHg。当 IAP 持续升高超过 20 mmHg(伴或不伴腹腔灌注压 < 60 mmHg),合并新发的器官功能障碍或衰竭,被称为腹腔间室综合征。

二、腹腔高压的病理生理学改变

🄔 拓展知识

三、监测方法

目前临床测量腹内压的方法主要分为两类:直接测量法和间接测量法,测量结果可以通过人工数据读取和仪器数据读取。

(一)直接测量法

直接测量法是通过腹腔内置管进行测压,测量值准确,但此方法为有创操作,且大多数患者腹腔情况复杂,故限制了其临床应用。若患者因病情需要已经放置引流管,则可采用此方法测量。

方法:患者取平卧位,在无菌操作下进行,腹腔留置引流管,将 25 mL 无菌生理盐水注入腹腔内,以脐中线为调零点,利用水压力计或压力换能器来测量腹腔压。也可以通过腹腔镜气腹机进行直接连续测量。

(二)间接测量法

间接测量法是通过测量腹腔器官内的压力间接反映腹腔内压力,包括测量膀胱压、胃内压、上腔静脉压或下腔静脉压、直肠或子宫内压。临床多采用膀胱压或胃内压测量法。

1. 膀胱压测量法　由于其简单、实用,是目前最常用的测量方法。膀胱是腹腔间位器官,具有较好的顺应性,膀胱压与腹腔压有良好的相关性,可以很好地反映腹腔压力变化。目前测量膀胱压已成为间接测量 IAP 的金标准。

方法:患者取仰卧位且不需要双下肢屈曲,在无菌操作下经尿道插入 Foley's 导尿管,排空膀胱后,将 25 mL 无菌生理盐水注入膀胱内,夹住尿管,连接尿管与尿袋,在尿管与引流袋之间连接"T"形管或三通接头,接水压力计或压力换能器进行测定,以脐中线水平为调零点,在呼吸末期腹肌无收缩情况下,测量到的压力即为 IAP。膀胱压测定注意事项见要点框 9-1-3。

2. 胃内压测量法　通过胃内放置的胃管或胃造口管注入 50 mL 生理盐水,将胃管与测压器连接测量。患者取平卧位,胃内压的零点为脐中线。胃内压测量适用于外伤后盆腔血肿或骨折、膀胱外伤、腹膜粘连等不能用膀胱压监测 IAP 的情况。该方法操作简单且方便,但会受鼻饲物质或胃内气体影响。

3. 上、下腔静脉压　在不同腹腔内压条件下,

> **要点框 9-1-3　膀胱压测定注意事项**
>
> 1. 以呼气末且无腹肌收缩情况下的数值为准。
>
> 2. 测定时患者取仰卧位,不需要双下肢屈曲。
>
> 3. 以脐中线水平为调零点。
>
> 4. 注入膀胱无菌盐水量不超过 25 mL。
>
> 5. 膀胱注水后 30 ~ 60 s 测压,以等逼尿肌松弛。
>
> 6. 患者安静平卧,腹肌放松,液面波动平稳后读取数据。

上腔静脉压、下腔静脉压与腹腔内压变化明显相关。此方法可以对腹腔内压进行连续性动态监测且不受尿量的影响,但需要进行深静脉置管且为有创性操作,有感染、静脉血栓形成等危险,所以一般只应用于已深静脉置管的危重患者。

(三)测量腹腔压力的装置

1. 压力换能器　可直接与监视器连接。应用换能器测压可连续记录 IAP 和描记 IAP 波形。

2. 水压力计　用一支直径 0.8~1.0 cm 的玻璃管和刻有厘米水柱的标尺固定在一起,接上三通开关,连接管内充满液体,排除空气泡,一端与输液器相连,另一端接导管或留置管,标尺零点对准腋中线的零点位置,关闭输液器一端,即可测得压力值(cmH₂O)。这种测压装置可自行制作,操作简易,结果准确可靠。

四、适应证

腹部大手术、腹部外伤、肠梗阻、急性重症胰腺炎或肠系膜缺血坏死、腹腔大量积液、大量液体复苏、肥胖、大面积烧伤、机械通气及应用较高呼吸末正压(PEEP)等都是引起腹内高压的危险因素,在这些情况发生时尤其要注意加强 IAP 的监测。

五、禁忌证

膀胱及尿道损伤、膀胱内感染、尿道出血、膀胱挛缩、尿道狭窄及断裂等是经膀胱测压的禁忌情况。

六、监测的临床意义

1. 及时了解腹内压,指导各项治疗和是否手术探查。
2. 腹部手术后监护,及时发现异常和意外情况。
3. 判断预后。

课后练习题

1. 腹腔内压力正常值及腹内高压分级标准是什么?
2. 腹腔内压力监测的适应证和禁忌证是什么?
3. IAP 膀胱压测量法的优点及注意事项有哪些?

(李洪祥　张　东)

数字课程学习

⬇ 教学 PPT　　　　📝 自测题

第二章 心脏急症辅助治疗技术

> **目的要求**
>
> **掌握：**心脏电复律的适应证、禁忌证及操作方法。
>
> **熟悉：**临时心脏起搏器的分类和工作原理。
>
> **了解：**主动脉球囊反搏术的操作方法。

第一节 急诊心脏电复律

急诊心脏电复律（cardioversion）是针对房性及室性等快速性心律失常患者，瞬间释放高能脉冲电流通过心脏、消除异位兴奋灶、恢复窦性心律的一种急救技术。一般采用胸外电复律，具有操作简单迅速、安全有效的优点。此项技术目前已非常成熟，是提高心搏骤停患者急救存活率的关键，也是医务工作者必须掌握的急救技术之一。

一、原理及分类

正常人的心脏起搏点位于窦房结，按照正常传导系统依次激动心房及心室。快速心律失常主要是异位起搏点兴奋性增高，或者折返激动引起快速心率，抑制了窦房结的正常起搏。

心脏电复律时，高能量的脉冲电流可以使绝大部分心肌细胞同时除极，造成心脏短暂的电活动停止。由于窦房结的自律性最高，可以率先复极，夺回控制，恢复窦性心律。

原则上任何快速性心律失常均可以考虑电复律治疗，根据患者心电图是否有 R 波分别采用同步电复律和非同步电复律。同步电复律是用 R 波来启动电流脉冲，使其仅能在心动周期的绝对不应期释放，和 QRS 波同步，可以避免电流脉冲在相对不应期释放时引起的室颤。如已无 R 波，整个心肌已无时相上差别，则可以在任何时候放电，称为非同步电复律，即电除颤。

二、适应证

1. 同步电复律

（1）心房颤动（简称房颤） 房颤行电复律治疗应遵循两个原则：第一，快速心室率伴有血流动力学不稳定的表现，药物治疗无效时需尽快电复律。血流动力学不稳定性房颤定义：①收缩压 < 90 mmHg，并有低灌注的表现（神志不安、躁动、迟钝、皮肤湿冷、尿量减少 < 20 mL/h）；②肺水肿；③心肌缺血，持续性胸痛和（或）有急性缺血的心动图表现。第二，无明显血流动力学障碍不需要紧急电复律，但电复律后可望维持窦性心律，改善心功能，缓解症状。

（2）室性心动过速 病情危重时首选，抗心律失常药物治疗无效或伴有血流动力学障碍，频发阿 – 斯综合征。

（3）心房扑动（简称房扑）　持续性心房扑动而药物治疗效果不满意,快速心室率引发心绞痛或低血压。

（4）阵发性室上性心动过速　兴奋迷走神经或药物治疗无效,伴有血流动力学紊乱。

2. 非同步电复律　①心室扑动。②心室颤动。③快速室性心动过速时 QRS 波宽大畸形不能与 T 波区别。

三、禁忌证

1. 洋地黄中毒引起的心律失常。

2. 室上性心律失常伴有高度或完全性房室传导阻滞。

3. 病态窦房结综合征中的快速性心律失常。

4. 电复律后使用药物无法维持窦性心律、房颤复发或不能耐受药物维持者。

5. 近期内有栓塞病史。

6. 持续房颤 > 5 年。

7. 严重的低钾血症暂不宜行电复律,其可使室颤阈值降低。

四、操作方法

（一）复律前准备

1. 器械准备　熟悉除颤仪的操作流程,选择成人用还是儿童用电极板,检查仪器是否完好,各个操作按钮是否有效,选择同步还是非同步电复律。备好心电图机、抢救车及各类抢救药品等,做好气管插管及 CPR 准备。

2. 患者准备　排除急诊电复律的禁忌证,向患者和家属解释复律情况,尽量消除患者紧张情绪。存在病理情况如酸中毒、低钾血症时,尽量术前纠正,抢救患者则在复律的同时进行纠正。建立静脉通道,以备抢救用药。吸氧,排空膀胱,卸去义齿等。复律整个过程要监测生命体征的变化。

（二）电复律的实施

1. 电极板位置　电极板的位置正确与否直接影响到电复律的成功与否,必须确保电流能穿过整个心脏。有 4 种电极板位置。

（1）标准位　一个电极板放在胸骨右缘锁骨下方,另一个电极板放在心尖区;注意不要放在胸骨上,2 个电极板的位置要间隔 10 cm 以上。急诊电复律首选此方式。

（2）前后位　一个电极板放在左肩胛下区,另一个电极板放在胸骨左缘第 4 肋间水平。有学者认为这种方式通过心脏电流较多,使所需用电能较少,潜在的并发症也可减少。

（3）前 - 左肩胛位　一个电极板放在右前胸壁锁骨下,另一个电极板放在左肩胛下。

（4）前 - 右肩胛位　一个电极板放在右肩胛角,另一个电极板放在心尖区,注意避开脊柱。

后两种电极板位置临床较少应用。

2. 能量选择　经过心肌的电流能量太低,电击不能终止心律失常;电流能量太高,又可引起心肌损伤和心律失常。理论上用最低能量电能一次复律成功是最完美的。目前低能量双相脉冲除颤技术已广泛用于自动体外除颤及埋藏式自动复律除颤中,体外电复律的最佳能量尚待探索。成人电复律能量根据心律失常的类型选择,同时要根据患者的个体差异,如心脏大小、心功能等。双相脉冲除颤仪推荐能量在心房颤动为 100 ~ 200 J;房扑和阵发性室上性心动过速为 50 ~ 100 J;室性心动过速则要区分单型还是多型,单型室性心动过速采用 100 J,多型室性心动过速类似心室颤动,采用 200 J 的能量;心室扑动和心室颤动为 200 J。在对儿童进行电除颤治疗时,应视患儿的具体体重给予相关的电除颤能量选择。初次电除颤能量选择 2 J/kg,第二次电击时能量选择为 4 J/kg。后续的电除颤操作过程当中,电击能量的选择应该≥4 J/kg,最高甚至可以达到 10 J/kg,或者选择成人的电除颤能量进行除颤操作。

(三) 具体步骤

1. 打开除颤仪,确保机器工作正常。

2. 患者平卧位,确保其身体周围绝缘无导电体,裸露胸部;电极板标准位涂导电糊或放置湿纱布。注意禁止放置酒精纱布,因电击时会燃烧导致皮肤及软组织烧伤。

3. 设置除颤仪各项参数,如同步或非同步,能量选择等,充电到所需能量水平。

4. 清除电极板之间皮肤上的一切导电物质,关闭心电监护仪等一切与患者接触的电子设备,所有人员离开患者及病床,以免伤及无辜。

5. 放置电极板在正确位置,加压以确保电极板与皮肤紧密接触。

6. 清醒患者需静脉推注地西泮 10 ~ 20 mg,大多数急救患者抢救时已昏迷,无需麻醉。

7. 按下放电按钮,放电后患者胸部肌肉及上肢抽搐一次。

8. 立即进行 CPR,5 组 CPR(每组 30 次胸外按压并人工呼吸 2 次)后进行检查,仍未复律再次进行电击,最多除颤 3 次。如在 CPR 期间患者出现复苏好转的迹象,则停止按压,听诊心脏并记录心电图,如恢复窦性心律则监测血压和心电图,监护患者的生命体征及心律恢复情况,直至病情稳定。

(四) 注意事项

临床需紧急抢救的患者发生心室扑动及心室颤动比较多见,所以非同步急诊电复律最为常用。同时,要注意急诊电复律只是危重患者抢救工作中的一环,应和心肺脑复苏同时或交替进行。一旦心搏骤停,尽早心肺复苏,首先进行胸外按压,鉴别心律失常类型,尽快实施电除颤。研究表明单次电除颤可显著提高存活率,所以 1 次电除颤后不必马上检查心律,而应立即进行心肺复苏。

(五) 影响复律成功的因素

1. 患者自身因素　如疾病种类、高龄、低血压、不可逆的严重心肌损害等。

2. 电复律时机的选择　针对不同种类心律失常,急诊抢救状态下电复律越早越好。心室颤动开始到除颤的时间持续越长,复律成功的可能性越小。文献认为每延迟除颤 1 min,心肺复苏成功率下降 7% ~ 10%。4 min 内除颤成功率约为 57%,4 min 后成功率仅约为 4%。

3. 电极板的位置　无论采用哪种位置放置电极板,必须确保电流通过整个心脏,否则只有部分心肌细胞除极,达不到复律的目的。

4. 能量及波形的选择　只有在超过心肌电活动的高能量电流下才能使整个心肌同时除极,而且同等能量下双相波比单相波终止心室颤动的成功率更高。

5. 抗心律失常药物的应用　除颤前静脉注射胺碘酮、利多卡因等抗心律失常药物,复律成功性更高。室颤波若为细颤,可静脉注射肾上腺素 1 mg,使细颤波转为粗颤波,可提高除颤成功率。

6. 胸阻抗的大小　患者的胸阻抗越大,通过心脏的电流就越小,复律的可能性就越小。患者的胸阻抗与下列因素有关:胸部皮肤干燥程度、电极板与皮肤之间的耦合程度,电极板的大小、电击次数等。合适的电极板面积、正确使用皮肤耦合剂、压紧电极板等均可降低胸阻抗,提高复律的成功率。

(六) 特殊病例的电复律

1. 安置心脏起搏器的患者,尽量采用低能量;电极板距离起搏器的体表位置要 >10 cm;采用前后肩胛位放置电极板;电击后立即重新程控起搏器。

2. 孕妇电复律,通过胎儿心脏的电流很小,对胎儿心脏的影响微乎其微。故妊娠期间电复律对胎儿是安全的。但仍应监测胎儿心律,尽量选择低能量复律。

五、并发症的预防与处理

(一)心律失常

1. 期前收缩 发生率最高,约为 14.5%。多为短暂的房性期前收缩、交界性逸搏、偶发室性期前收缩,多数在短时间内自行消失,通常认为与电刺激有关,无需特殊处理。

2. 室性心律失常 如室性心动过速、心室颤动等,应结合病史考虑强心苷过量、低钾、酸中毒等因素引起,可静脉滴注利多卡因,滴速 1 ~ 5 mg/min,或给苯妥英钠,并酌情补钾,立即再次电复律。

3. 缓慢性心律失常 如窦性心动过缓、窦性停搏和房室传导阻滞,多与原有窦房结功能低下或房室传导阻滞有关,此外还可能与直流电刺激迷走神经及抗心律失常药物的应用等因素有关。此类缓慢性心律失常多在短时间内消失,如不消失可予阿托品或异丙肾上腺素。

4. 预激综合征引起的房颤 电复律后若出现室性心律失常,可酌情给予胺碘酮 150 mg 缓慢静脉注射,或选用普罗帕酮(心律平)70 mg 缓慢静脉注射,低血压者应酌情给升压药。

5. 心室扑动和心室颤动 一旦出现心室扑动、心室颤动,立即予以非同步电除颤。

(二)心肌损伤

高能量电流反复多次复律后心肌酶及肌钙蛋白可升高,少数患者的心电图有异常,大多数小时至数日恢复正常,无须特殊处理。但如果 ST 段抬高持续时间特别长,心肌酶升高明显,提示心肌损伤较重,此时应吸氧、心电监护并给予营养心肌的药物。

(三)低血压

3% ~ 4% 的患者电复律后可出现低血压,多数由高能量电击所致,一般持续数小时后可自行恢复,严密观察即可。如血压持续低下,影响重要脏器血流灌注时,可对症给予多巴胺升压处理。

(四)皮肤灼伤

皮肤灼伤比较少见,多为Ⅰ度至浅Ⅱ度烧伤,表现为红斑或水疱。原因多为电极板与皮肤接触不紧密,忘记放置耦合剂或涂抹不均匀,误用酒精做耦合剂,反复复律等。皮肤红斑不用特殊处理,有水疱时按烧伤常规处理。

(五)栓塞

复律后栓塞的发生率为 1% ~ 2%,多见于心房内原有栓子,经高能量电流电击后栓子脱落。复律后栓塞主要发生于房颤的患者。对脑卒中低危的急性房颤,房颤发作时间 < 48 h 者,可直接行复律治疗。房颤发作≥48 h,或房颤发作时间不清,心房内可能形成血栓,暂不能复律,可用低分子肝素联合口服华法林,有效抗凝 3 周后才能进行复律治疗。对血流动力学不稳定的高卒中风险房颤患者,在接受电复律前应立即给予治疗量的普通肝素或低分子肝素。需要紧急电复律,来不及抗凝治疗,复律后应立即给予普通肝素或低分子肝素进行抗凝。所有电复律后房颤患者需要继续口服抗凝剂治疗 4 周,然后根据 CHA2DS2-VASC 风险评估再决定是否长期抗凝治疗。

(六)肺水肿

肺水肿发生率为 1% ~ 2%,在窦性心律恢复后数小时内发生,可能与心肌损害、电复律后左右心功能不协调,以及左心房、心室长期舒张功能低下有关。一旦发生,按心力衰竭处理,必要时机械通气治疗。

(七)心力衰竭

恢复窦性心律后,部分患者原来心功能较差或对复律适应性降低,左心房血液更多地进入左心室,而左心室则因长期扩张而无力收缩,产生急性左心衰竭。少数患者肺栓塞后发生急性右心衰竭。可给予血管扩张药和利尿药减轻心脏前后负荷,同时酌情对症处理。

(八)呼吸抑制

呼吸抑制常见于术前使用硫喷妥钠、丙泊酚麻醉的患者,给予面罩加压吸氧及人工呼吸可迅速恢复呼吸。用地西泮镇静可减少或避免发生呼吸抑制。

第二节 紧急人工心脏起搏

人工心脏起搏(artificial cardiac pacing)是通过人工心脏起搏器发放一个特定的脉冲电流,经电极传导刺激心肌,使心脏除极,局部心肌被兴奋并向周围传导,最终使整个心脏完成一次有效的搏动,并使心脏按一定的起搏频率搏动,从而可以代替心脏自然起搏点,维持有效心搏及泵血功能。主要用于缓慢性心律失常的治疗,同时也是治疗药物难以控制的顽固性快速心律失常的有效技术之一。

紧急人工心脏起搏(emergency artificial cardiac pacing)是指对于心搏骤停、心室停顿、致命性缓慢性心律失常的危重患者,不允许搬动到特殊设备下进行操作,而又需要立即实施抢救措施,从而选择在病床边安置临时起搏电极的方法。

对于需要紧急抢救的心搏骤停或致命性缓慢性心律失常患者,往往由于病史长、心肌失代偿、长期应用药物治疗等因素,使得心肌与传导系统对药物的敏感性下降,临床抢救的成功率也大大下降。因此尽快恢复心搏或并维持相应的心率,建立有效循环来维持重要脏器的血供成为抢救的关键。紧急人工心脏起搏可以在急诊室床边随时进行操作,对手术条件要求相对不高,同时具有起效快、效果好、创伤小、操作简单、并发症少、容易观察、费用较低等优点。因此,对于一些致命性缓慢性心律失常及心搏骤停患者,紧急人工心脏起搏术已经成为一种重要的抢救技术;此外,临时心脏起搏术也用于快速性心律失常的治疗和心脏电生理诊断。

一、适应证

适应证包括各种心脏疾病、药物中毒、电解质紊乱等引起的高度房室传导阻滞或严重心动过缓等:①心搏骤停,反复发作的阿–斯综合征。②急性心肌梗死、急性心肌炎、病态窦房结综合征等心脏器质性病变导致的缓慢性心律失常,如心动过缓,二度Ⅱ型、高度或完全性房室传导阻滞等。③急性前壁心肌梗死所致的双束支阻滞。④药物中毒、电解质紊乱所致的缓慢性心律失常、完全性房室传导阻滞、多形室性心动过速/心室颤动(尖端扭转型室性心动过速),伴有晕厥先兆者。⑤药物治疗无效的症状性心动过缓。⑥反复发作的顽固性室上性心动过速,药物治疗无效者。⑦长QT综合征伴尖端扭转型室性心动过速,通过起搏提高心室率来控制室性心动过速的发作。⑧顽固性快速心律失常的超速抑制起搏治疗,如心房扑动、阵发性室上性心动过速或单形室性心动过速等。⑨在放置永久性心脏起搏器术前或更换心脏起搏器的紧急情况下作为过渡治疗。

二、临时起搏器

临时起搏器(体外脉冲发生器)型号较多,均可调节起搏电压、感知灵敏度、起搏频率等工作参数,分为单腔起搏器及双腔起搏器。按照国际心脏病协会(ICHD)的编码规则,起搏器第一个字符代表起搏心腔,第二个字符代表感知心腔,第三个字符代表响应方式,其中A:心房,V:心室,D:心房+心室,O:无,I:抑制,T:触发,D:双重。

1. 单腔起搏器 导管电极在心室或心房内,可作按需起搏,也可作固定频率起搏,可调频率为30～180次/min。用于缓慢性心律失常和超速抑制终止快速性心律失常。可分为触发型同步起搏器(AAT,VVT)和抑制型同步起搏器(AAI,VVI),后者又称为按需起搏。

2. 双腔起搏器 心室和心房均放置导管电极,是近年来最新的符合心脏生理的起搏器,可以自动发放脉冲电流,主要应用DVI方式,即房室顺序性起搏,但没有心房感知。对急性心肌梗死合并心功能不全患者,有利于调整最佳的血流动力学状态。如需治疗心动过速还可应用程序刺激器,既可做短阵快速起搏,也能发放单个或多个期前刺激。

三、方法

紧急人工心脏起搏的目的是尽快纠正异常心律,恢复重要器官血供,挽救患者生命。紧急心脏起搏的方法包括经静脉心内膜起搏、体外无创性心脏起搏、经胸腔心外膜或心肌起搏、经食管左心房起搏、经气管起搏、经皮穿刺心内膜或心肌起搏等。临时起搏器放置时间一般为 1~2 周,通常不超过 4 周,应积极治疗原发病或准备安装永久性心脏起搏器。

(一)经静脉心内膜起搏

1. **体位**　选择颈内静脉及锁骨下静脉时,患者平卧位,头后仰,肩下垫枕,休克者取头低足高位(有心力衰竭、静脉压高者不必采用),可以使静脉充盈,提高穿刺成功率。

2. **静脉选择**

(1)股静脉　对于需要紧急人工心脏起搏的患者,到达急诊室时往往需要持续 CPR 术,胸外按压妨碍锁骨下静脉穿刺,且股静脉位于股动脉内侧,容易定位,所以经股静脉置入电极导管是目前国内应用最广泛的方法。但由于靠近会阴部,易引起感染,活动时容易造成导管松动。

(2)颈内静脉及锁骨下静脉　位置相对较深,操作熟练后较容易将导管电极放入起搏位置,且易于固定,对患者的活动限制小。缺点是深静脉穿刺需要经过专门培训,否则可能误穿颈内动脉或锁骨下动脉,损伤肺尖、迷走神经等。

(3)贵要静脉　位于体表,容易穿刺置入导管,但肘关节活动使得电极不易固定,电极脱出的发生率较高,目前较少应用。

3. **临时起搏电极导管**

(1)放射线下的紧急心脏起搏　常选用普通双极心内膜电极,其双极均接触心肌内膜,远端作为阴极,近端作为阳极。

(2)床边紧急人工心脏起搏　目前一般选择带气囊漂浮起搏电极,其特点是导管柔软,不需要 X 线定位。在体外检查气囊密闭良好后,经鞘管送入电极 15 cm,然后向气囊内充气 1~1.25 mL,充气后气囊导管可以随血流漂入右心室进行起搏。起搏器(VVI)起搏频率设定为高于自身心率 20 次 /min 左右。

4. **置入方法**(以右锁骨下静脉穿刺为例)

(1)准备手术器械、除颤仪、临时人工心脏起搏器及心电监护仪,确保各仪器工作良好。患者建立静脉通路,以备抢救时给药,并监测心电、血压等。

(2)患者平卧位,肩下可垫一软枕,头偏向左侧。如为休克患者,可采取头低足高位,使静脉充盈,容易穿刺。

(3)穿刺部位备皮,定位并标记,严格消毒、铺巾,先用 1% 利多卡因局部麻醉,边进针边推药,有突破感后回抽,如为暗红色血液则判断进入锁骨下静脉,退针。注意有时候突破感不明显。

(4)对比原注射器针头确定进针深度,使用特制穿刺针沿原针眼、原方向缓慢而匀速进针,进针时持续负压,有暗红色静脉血后停止。

(5)左手固定穿刺针,放入 J 形导丝,退针,切开穿刺皮肤约 3 mm,用止血钳扩张皮下组织,沿导丝插入扩张管和套管,拔出导丝和扩张管内鞘,将外套管留在静脉内。

(6)临时起搏电极从外套管内插入静脉,嘱患者呼气末屏气,送入 5F 或 6F 鞘管。

(7)如有 X 线透视条件,则将电极送至右心室或右心房。如无 X 线透视,经套管插入带有指引钢丝的 6F 电极,插入深度 30~35 cm,在开启起搏器后,一边观察心电示波,一边缓慢推进或转动电极,使其进入右心室腔,直到出现明显 ST 段升高或宽大的 QRS 波起搏心电图形,提示电极与心内膜接触良好。

(8)确认起搏良好后,退出指引导丝,将电极导管缝合固定在周围皮肤上,无菌敷料包扎。

（9）床边紧急人工心脏起搏，一边将充气后的漂浮起搏电极缓慢送入，一边观察心电监测，一旦起搏心室立即停止送入导管并将气囊放气。

（10）确定电极进入右心室的方法除了根据进入体内的电极长度 40～50 cm 判断外，在心电监护下输送电极导管具有重要的意义。

（11）导管电极放置成功后，连接体外起搏装置，然后微调电极位置，确保起搏及感知功能良好，即开始起搏治疗。

（12）根据经验心脏的起搏阈值一般在 2 V 以下，抢救中临时起搏器设置的起搏电压通常为阈值的 2～3 倍，最常用的起搏方式为 VVI 起搏，心室不应期为 25 ms，感知灵敏度为 2～3 mV。起搏频率根据临床情况而定，一般缓慢性心律失常为 60～70 次/min，固定脉宽为 0.5 ms，这样可以确保起搏器脉冲刺激能起搏心脏。

（二）经皮穿刺心内膜或心肌起搏

1. 患者平卧位，做好术前准备，连接心电图机或心电监护仪行心电监护。

2. 调节临时起搏器（VVI 型）参数，频率 70～80 次/min，输出电压 3～5 V，脉搏宽 1.5 ms，频率超过自身心率 10 次/min 左右，启动起搏器。

3. 用普通针头刺入右前胸或腹部皮下，其导联作为起搏电极的阳极。

4. 准备好作心脏穿刺的钢丝电极，将其插入特制穿刺套针，头端约 1 cm 在针口处反折成 30°，严格消毒，其导联作为起搏电极的阴极连接起搏器。

5. 取剑突下偏左约 1 cm 作穿刺点，心脏穿刺针与水平约 30° 进针，进针方向为左锁骨中点，进针深度视患者胖瘦而定，一般 7～10 cm 即可到达右心室。也可取胸骨左缘第 4 肋间心尖冲动最强处作为穿刺点，垂直刺入进入右心室。

6. 拔出针芯，如有回血，证明是在心室腔内；然后将钢丝送入心室，作心腔内心电图，明确电极与心内膜接触是否良好。缓慢退出穿刺针，回拉电极，其反折头端即可钩住心内膜或心肌。

7. 观察起搏效果，如有宽大畸形 QRS 波群和 T 波，说明起搏成功。

8. 缝合固定电极，无菌敷料包扎。

（三）体外无创性心脏起搏

1. 患者平卧位，做好术前准备，连接心电监护仪行心电监护。

2. 将两个大的电极贴片放置在胸壁皮肤上，阴极置于心尖部，阳极置于左肩胛下角与脊柱之间。

3. 调节临时起搏器参数，设定脉宽为 20～40 ms，起搏阈值为 40～80 mA 的电脉冲刺激。此法操作简单，无需消毒及应用 X 线，且无创伤，并可快速起搏，兼具电复律/电除颤功能快速转换，故可以用于急救，尤其适用于急性心肌梗死接受溶栓或抗凝治疗而不宜施行静脉穿刺者。但由于皮肤电阻大，常需要较大的电流方能起搏心脏，且增加电流量会引起患者局部剧烈刺痛和肌肉收缩，故神志清醒患者较难耐受，但急诊抢救时多数患者已意识不清，基本均可耐受。目前作为心搏骤停抢救时的首选方法。

（四）经食管左心房起搏

应用特制的双极电极，经口腔或鼻腔缓慢送入食管，放置在左心房对应的位置，进行起搏治疗。一般插入导管电极 35 cm 左右，食管电极心电图上出现较大振幅的心房波后，即可通过电生理刺激仪调整电压或电流以起搏心房。适用于窦房结功能低下及终止快速性心律失常，如术中突发窦性心动过缓等。

四、并发症

1. **起搏系统故障**　如电极断裂、接触不良、导管脱落、感知功能障碍等，需及时处理，甚至重新安装。

2. **感染**　有创操作时，如无菌观念不强，或导管放置体内时间过长，均可能引起感染甚至脓毒症，一旦发生，需尽快拔除导管。

3. 与手术操作有关的并发症 如气胸、血胸、动脉损伤、神经损伤、心肌穿孔等。经处理后一般无严重不良后果。

4. 与起搏功能有关的并发症 如各种心律失常、起搏器综合征等,需相应处理。

第三节 主动脉内球囊反搏术

主动脉内球囊反搏术(intraaortic balloon pumping,IABP)是目前临床广泛应用的一种心导管治疗技术,主要原理是采取机械辅助循环来改善心脏泵血功能。我国从 20 世纪 80 年代开展此项技术,目前已成为抢救心源性休克及心脏术后低心排血量综合征等危重患者的不可缺少的辅助方法之一,在急诊抢救工作中有非常重要的作用。

一、工作装置

主动脉内球囊反搏的主要装置包括:反搏控制泵、气源及球囊导管。反搏控制泵为一站式操作系统,包括电源、压力系统、报警系统等。气源目前多为氦气。球囊导管由高分子生物材料制成,具有良好的组织相容性。

二、工作原理

反搏控制泵通过压力波形或心电图 R 波与 T 波自动程序控制与心动周期同步地向球囊内间歇放气与充气。在左心室收缩及主动脉瓣开放的瞬间,球囊放气,由充盈迅速凹陷,周围血液迅速回填,主动脉压迅速下降,左心后负荷降低,心输出量增加。在心肌收缩力不变的情况下,心输出量增加约15%,同时心肌耗氧量减少,左心室射血分数(LVEF)增加,减轻了心脏做功。当左心室舒张及主动脉瓣关闭时,球囊充气,主动脉内压增高,驱使血液顺向流向组织器官,增加体循环灌注;逆向充盈使冠状动脉灌注压增高,从而导致冠状动脉血流量增加,受损心肌细胞得到灌注,从而增加氧供,改善心肌缺血,受损的心脏功能得到一定程度的恢复。同时,随着左心功能的改善,肺动脉血管阻力下降,肺动脉压下降,肺水肿减轻,右心前后负荷也得到了改善。整个心脏功能改善后,可保证全身重要脏器血液灌注,使缺血状态缓解,微循环改善,酸中毒减轻等。

三、适应证

1. 缺血性心脏病,药物治疗难以控制的不稳定型心绞痛,缺血所致难治性严重心律失常。

2. 急性心肌梗死的并发症 ①心源性休克。②机械并发症,如室间隔穿孔,乳头肌及腱索断裂,二尖瓣反流等。③持续室性心动过速引起的血流动力学紊乱。

3. 高危心脏病患者手术前后预防性应用 ①心脏术前心功能差,血流动力学不稳定,手术风险极大者。②行 PTCA 或主动脉 – 冠状动脉旁路移植术(CABG)的高风险患者,溶栓治疗,以及非心脏外科重大手术的辅助治疗。③心脏移植或心室机械辅助装置置入前后的辅助治疗。

4. 心脏手术后不能脱离体外循环或心脏术后药物难以控制的低心排血量综合征。

5. 急性病毒性心肌炎引起的心源性休克。

6. 心搏骤停的复苏。

7. 血流动力学指征 ①多巴胺用量 > 20 μg/(kg·min),或同时应用 2 种升压药仍不能维持血压。②心排血指数 < 2.0 L/(m²·min)。③平均动脉压 < 60 mmHg(8.0 kPa)。④左心房压或肺毛细血管楔压(PCWP) > 20 mmHg(2.67 kPa)。⑤中心静脉压 > 15 cmH$_2$O(1.47 kPa)。⑥成人尿量 < 20 mL/h。⑦四肢冰凉,末梢循环差,毛细血管充盈时间明显延长。⑧血气分析提示动脉或静脉血氧饱和度低。

一旦患者出现上述情况,应积极对症处理,维持水、电解质代谢及酸碱平衡,调整心脏前后负荷,改善心脏功能。如血流动力学无改变或继续恶化,尽快进行主动脉内球囊反搏术。临床证明,此类患者越早进行治疗,获得救治的机会越大。

四、禁忌证

1. 绝对禁忌证　①主动脉瓣严重关闭不全。②主动脉夹层、动脉瘤或主动脉外伤。③严重外周血管病变。

2. 相对禁忌证　①严重周围动脉硬化。②双侧股动脉旁路移植。③脓毒血症。④严重的出血性疾病,如凝血功能障碍、血小板减少等。⑤已转移的恶性肿瘤。⑥各种疾病的终末期。⑦不可逆的脑损害。

五、操作方法

(一) 术前准备

1. 物品准备　消毒物品,麻醉药品,无菌操作包,压力传导组,肝素生理盐水,输血加压袋等。根据患者的具体情况选择合适的 IABP 球囊导管,原则上宁小勿大,理论上导管球囊充气后容积应大于心脏每搏量的 50%。成人一般选择容积为 30、40 或 50 mL 的导管,小儿有专用反搏导管。一般身高 > 160 cm 选择 40 mL 球囊导管,身高 < 160 cm 选择 30 mL 球囊导管,小儿可选择 25 mL 的球囊导管。检测反搏机器装置,确保无故障能有效安全工作。

2. 患者准备　术前向患者及家属详细解释 IABP,消除患者紧张情绪并签订手术同意书。纠正酸中毒,应用药物改善心脏功能,保证良好睡眠。吸氧,建立静脉通道,备好抢救药品等。整个过程要监测生命体征的变化,一旦出现心搏骤停立即行 CPR。

(二) 操作步骤

1. 经皮穿刺球囊导管插入法　为目前最常用的方法。①检查欲穿刺的股动脉,包括远端是否搏动良好,有无血管杂音等,排除血管病变,保证导管进入血管时通畅并容易通过。然后选择腹股沟韧带下方 2～3 cm、股动脉搏动最明显的部位作为穿刺点并标记。②穿刺部位消毒、铺巾,确保整个穿刺过程无菌操作。③局部麻醉,穿刺成功后在 X 线下置入导丝至降主动脉起始部。④放置扩张器,插入球囊导管至左锁骨动脉下水平,使球囊头端在左锁骨下动脉开口水平远端 2 cm 处。床边操作时,置管前应先初步测量需置入导管的深度(一般为股动脉穿刺点经肚脐至胸骨角的距离)。可行床边 X 线拍片确认 IABP 球囊导管尖端位置。⑤拔出导丝,抽出导管内的气体,与反搏装置相连。⑥开始 IABP。⑦调整导管球囊的充、排气时间,并固定导管。⑧做好各项记录。

2. 股动脉直视插入法　用于成人穿刺法失败或用于儿童,也适用于紧急抢救时。由于手术置入导管操作费时,出血和感染的发病率高,且停用后还需要行动脉修补术,目前已较少应用。

3. 经肱动脉切开置入法　主要适用于严重下肢血管病变而不能常规置入球囊导管的患者。但是在撤出球囊导管时仍需手术修补动脉。

(三) 触发方式

触发方式包括心电图触发、压力触发、起搏信号触发及固有频率触发,其中心电图触发模式和压力触发模式最为常用。置管成功,调节反搏装置参数,心电图触发模式时获得大而可靠的 R 波是关键,触发球囊充气时间点应在心电图接近 T 波峰值处,此时主动脉瓣正好关闭,球囊放气选在心电图 R 波的起始或波峰上。心律失常会干扰 IABP 球囊的触发和充放气,若频繁出现房性期前收缩、室性期前收缩和二度、三度房室传导阻滞,应改为压力触发模式;室速、室颤和心脏停搏等恶性心律失常时应使用固有频率反搏。一般心率控制在 120 次 /min 以下时,均能获得满意的反搏图形。当心率 > 140 次 /min 时,可改用 1∶2 反搏。

(四) 术后处理

1. **观察反搏效果** 临床症状是否改善,包括发绀有无减轻,肢端是否变暖,末梢循环是否改善等。血流动力学监测,包括持续心电监护,监测中心静脉压,特别是血压的变化与反搏后的波形关系等。理想的反搏效果应维持反搏压在 110 ~ 130 mmHg。

2. **抗凝血** 可每 4 ~ 6 h 以 100 U/kg 给予肝素,维持凝血时间 2 倍于正常。密切观察出血情况,结合血小板及凝血功能指标的变化,调整肝素的用量。由于目前的 IABP 球囊导管材料改进,也可使用低分子量肝素达到防止血栓形成的目的。

3. **其他** 向家属及患者交代术后注意事项,保持环境安静,必要时可给予镇静药物治疗。

六、并发症及处理

(一) 血管损伤

在置管的过程中,由于血管狭窄等原因,或者操作粗暴,导管损伤动脉内膜,严重者可致髂、股动脉损伤或穿孔、动脉夹层、腹膜后出血。预防方法为操作时要轻柔,遇到阻力时不可用力插入。术前做血管 B 超,选择适当型号的导管。

(二) 肢体缺血

最常见原因是安置 IABP 后造成血管内膜损伤,瘢痕收缩后造成动脉狭窄,自经皮导管应用以来已明显减少;另一原因是血栓或粥样斑块栓子脱落阻塞全身各脏器的动脉,出现相应的临床症状。一旦出现严重症状,在积极处理不能缓解的情况下,要立即停用 IABP 并拔除导管、更换导管置入部位后再重新开始 IABP。

(三) 局部感染和出血

局部感染和出血多见于切开置入法,经皮穿刺法很少发生。多因紧急情况下操作消毒不严格或导管放置体内时间过长,机体抵抗力下降所致。预防措施为严格无菌操作、加强插管部位的无菌管理。

(四) 球囊穿破

球囊穿破较为少见,如球囊破裂,气体管腔内会出现血液,可见到血液从导管流至安全室内,反搏波明显变小或消失,机器会出现连续的报警。此时应立即停止反搏,更换球囊导管。如不及时拔除,球囊内血液凝固形成血栓,可致导管无法拔出。

(五) 球囊嵌夹

球囊导管拔出过程中遇到较大的阻力,不能盲目强拉,应考虑到球囊被嵌夹。应及时请血管外科医师协助处理,必要时行手术将球囊导管取出,但创伤较大。

(六) 心律失常

应用 IABP 后难以控制的心律失常是泵衰竭患者致死的重要原因之一。

(七) 血小板减少症

血小板减少多出现在 IABP 连续辅助 5 ~ 7 天后。预防方法为定时复查血小板,使用低分子量肝素或磺达肝癸钠可减少其发生率,必要时输注血小板。

七、IABP 的撤离

(一) 撤离的指征

1. 血流动力学状态稳定,心指数 > 2.5 L/(min·m^2)。

2. 平均动脉压 > 70 mmHg。

3. 没有其他升压药时,多巴胺用量 < 5 μg/(min·kg),且减量后对血流动力学影响不大。

4. 尿量 > 30 mL/h。

5. 神志清楚,四肢温暖,末梢循环良好。

6. 血气分析正常,患者脱离呼吸机。

(二)撤离的方法

血流动力学稳定后先减少正性肌力药物的应用,观察 12 ~ 24 h,如循环仍稳定,再逐步有序地减少反搏频率,把反搏比率减至 1 : 2 或 1 : 3,最终至 1 : 4。另一种方法是反搏比率不变而逐步减少球囊的充气量,但充气量不能低于 50%,一般不常规推荐。

停止反搏的观察时间应控制在 1 h 以内,以防导管在血管内滞留时间过长形成血栓。拔管前 4 h 停止抗凝治疗。拔除球囊导管时,应排出少量血液,时间为 3 ~ 4 个心动周期,可冲出血管内可能存在的气泡和凝血块;因患者常规抗凝治疗,拔除导管后加压包扎股动脉穿刺处 12 h,以免出血引起巨大血肿,目前应用血管缝合器局部止血效果更可靠。

课后练习题

1. 房颤的电复律适应证及注意事项有哪些?

2. 急诊心脏电复律的适应证及禁忌证有哪些?

3. 临时心脏起搏术的方式有哪些?

4. 主动脉内球囊反搏术的适应证有哪些?

(李树生)

数字课程学习

📥 教学 PPT　　　✏ 自测题

危重症的紧急气道开放技术

紧急气道开放(emergency airway management)技术是指对不能自行保证有效通气的患者,采用徒手和(或)气道开放工具以达到气道顺畅的方法。按照气道开放是否确实、有效和维持时间的长短,可将紧急气道开放技术分为确定性和非确定性两大类。

第一节　非确定性气道开放技术

非确定性气道开放技术是指在紧急情况下通过简单手法或设备即刻建立起的、并不能确切保证气道处于有效开放状态的临时性人工通气措施或方法。由于操作技术简便、易于掌握而被广泛用于院前急救与心肺复苏术中,成为危重症救治的基本技术之一。

一、徒手开放气道和口咽通气管

具体手法见第二篇第二章心肺复苏术。

二、喉罩置放术

喉罩(laryngeal mask,LMA)头端呈匙勺形,边缘为气囊,类似小面罩,尾端为一硬质通气管,与头端呈30°相连。喉罩置放后可在患者声门上的咽喉部周围形成一个封闭圈,能有效克服上呼吸道梗阻。由于操作过程中无需使用喉镜及肌松剂,具有技术手法简单、不受体位限制、对心血管系统刺激小等优点。因此,喉罩成为近年来院前急救中常用的气道开放工具之一。

【适应证】

①需要紧急改善上呼吸道梗阻的患者。②临时用于困难气道估计难以气管插管者。③颈部外伤禁用喉镜或气管插管者。

【禁忌证】

①饱食后或腹内压过高,有高度反流误吸风险者。②咽喉部感染、其他病理改变或呼吸道出血者。③必须保持正压通气者。

【操作步骤】

①排出喉罩里的气体,在喉罩背顶尖部涂些可溶水的润滑剂。②患者置于标准气管插管体位,握笔式夹住喉罩,置喉罩的背尖部于前侧牙齿的后部。③用示指辅助喉罩沿硬、软腭向后顺序进入,把喉罩延伸至下咽腔部位直到感觉稍有阻力为止。④在移开示指前,用另一手轻轻地压住喉管,以防止喉罩移位。⑤用 20 mL 空气充气喉罩,喉罩尾管轴线应在上唇正中,固定喉罩位置。操作流程见图 9-3-1。

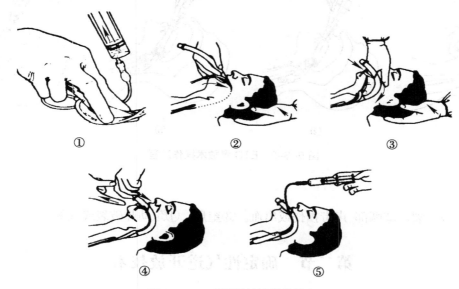

图 9-3-1　喉罩置放术操作流程

【并发症】

① LMA 边缘遮住声门或旋转打折等位置不当造成呼吸道梗阻。②小部分 LMA 置入管开口位于通气罩内或 LMA 密闭性不完全造成反流和误吸。③术后咽喉部疼痛或黏膜损伤。

三、食管气管联合导管置放技术

食管气管联合导管(esophageal-tracheal combitube,ETC)是一种具有食管阻塞和气管内插管联合功能的新型双腔、双囊导管。每个腔通过短管与各自的衔接器相连,气管腔衔接器略短,食管腔衔接器较长。气管腔远端部分开放,外径为 13 mm,带有一个可充气 10~15 mL 的白色套囊,以保持食管或气管与导管壁的密闭性;食管腔远端封闭、在近端于咽喉水平有侧孔,外部套囊为蓝色,可充气 100 mL,充气后可以压迫舌根和软腭,从下咽部封闭口、鼻气道并且有助于固定导管。ETC 比 LMA 能更加迅速、有效地开放气道,并可减少胃内容物误吸等并发症的发生。

【适应证】

①呼吸、心搏骤停时的心肺复苏术。②无意识、咽反射消失需紧急插管者。③气管插管失败或出现困难气管插管时。

【禁忌证】

①有意识、咽反射存在的患者。②食管病变、食管静脉曲张或急性腐蚀性食管炎患者。③年龄 < 16 岁,身高不足 150 cm 者。④怀疑颈椎损伤或需要颈椎制动者。

【操作步骤】

①头、颈部置适中平卧位,仰头抬颏法开放气道,右手握住导管,用左手拇指和示指抓住下颌向上提拉。②导管弯曲面朝上盲插入口中,直至标志刻度线(黑圈)到达牙面。③将蓝色囊充注空气 100 mL,白色远端气囊充入 15 mL,通过较长的蓝色导管给予人工通气,如果闻及呼气音或见胸廓抬起提示有效,则继

续使用该管腔通气。④若人工通气无效,则提示该管已插入气管,改用另一短管通气。⑤检查导管位置,导管近端套囊上缘大约 8 cm 处有一标记线,该线正对上、下切牙时表示插管深度合适(图 9-3-2)。

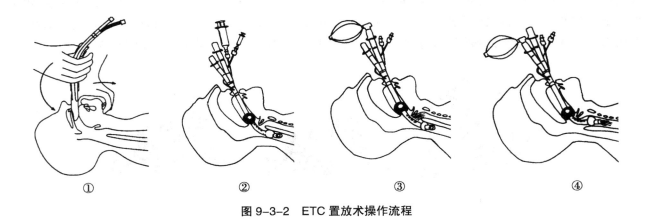

① ② ③ ④

图 9-3-2 ETC 置放术操作流程

【并发症】

①食管撕裂或破裂。②咽部、声带损伤或出血。③窒息。④颈动脉破裂或气胸。

第二节 确定性气道开放技术

确定性气道开放技术是指通过气管插管、人工气道开放等手段建立起来的确实能保证危重患者救治需要、且可较长时间使用的可靠人工气道,如气管插管术、气管切开术等技术。

一、紧急气管插管术

气管插管术(endotracheal intubation)是将合适的气管导管插入患者气管内的操作技术,能够迅速地建立起可靠的人工气道,以保证患者救治需求。气管插管的目的主要是维持气体交换的气道通畅,提供肺与呼吸机连接的途径,有利于分泌物清除以防止肺内误吸或气道阻塞,也可用于紧急气管内给药。一般临床可分为经口气管插管(orotracheal intubation,OTI)和经鼻气管插管(nasotracheal intubation,NTI)两类。对于意识清醒或存在咽部反射的急危重患者应该通过实施规范的快速程序化气管插管(rapid-sequence intubation,RSI)方式来建立人工气道,也就是在标准化方案指导下,对患者给予合适剂量的肌松药或镇静麻醉药进行有效诱导后再行 OTI。对于气管插管困难者也可使用可视喉镜以提高插管成功率。

【适应证和禁忌证】

见要点框 9-3-1,要点框 9-3-2。

要点框 9-3-1 紧急气管插管的适应证

1. 呼吸、心搏骤停。

2. 急性呼吸衰竭。

3. 自主呼吸无力需有创机械通气。

4. 气道保护性反射迟钝或消失。

5. 气道梗阻。

6. 昏迷或不能自行清除气道分泌物。

要点框 9-3-2 紧急气管插管的相对禁忌证

1. 上气道狭窄或畸形,如严重喉头水肿、严重气管畸形或移位、急性咽喉炎,鼻腔不通畅或反复鼻出血者。

2. 有严重出血倾向者。

3. 对 RSI 药物过敏者。

【操作步骤】

（一）经口气管插管法

1. 常规准备物品　喉镜:成人多采用弯镜,5 岁以下的儿童选用直镜;弯镜前端成人宜选用 3 ~ 4 号,4 ~ 8 岁儿童选用 2 号,婴幼儿选用 1 号。气管导管:成年女性常用内径 7.0 ~ 8.0 mm 的导管,成年男性常用内径 7.5 ~ 8.5 mm 的导管。导管管芯、牙垫和固定带。此外,还要准备好注射器或气囊测压表、吸痰管、听诊器及简易呼吸器等相关设备。

2. 插管前处理　将简易呼吸器接纯氧,EC 手法给予面罩球囊辅助通气数分钟后,如无颈髓损伤等禁忌证,可将患者头部后仰,加大经口腔和经喉头轴线的角度,取出义齿并将松动牙齿拴线法固定,迅速以负压吸引器清理口腔分泌物,便于显露声门。若患者口未张开,可用右手拇指对着下牙列、示指对着上牙列,借旋转力量使口腔张开。遇声门运动活跃者,可用 1% 丁卡因或 4% 利多卡因喷雾局部麻醉。

3. 插入喉镜　左手持喉镜由口腔的右边放入(在舌右缘和颊部之间),当喉镜移向口腔中部时,舌头便自动被推向左侧,不至于阻碍插管的视线和操作,看到悬雍垂后将镜片垂直提起前移,直到暴露会厌。

4. 显露声门　用直镜片伸到会厌的声门侧,再将镜柄向前上方提起,即可显露声门(图 9-3-3);如采用弯镜片,则将镜片置于会厌舌根交界处(会厌谷),用力向前上方提起,使舌骨会厌韧带紧张,会厌翘起紧贴喉镜片,声门就能得以显露(图 9-3-4)。注意上提喉镜时着力点应始终放在喉镜片的顶端,严禁以上切牙作为支点用力上撬而导致切牙断裂或脱落。

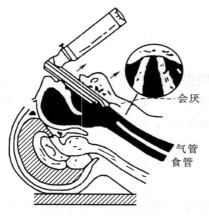
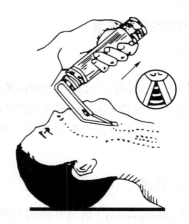

会厌

气管
食管

图 9-3-3　直型喉镜显露声门　　　　　　　图 9-3-4　弯型喉镜显露声门

5. 导管插入　插入气管插管时以右手拇指、示指及中指如执笔式持住导管的中上段,由右侧进入口腔,直到导管已接近喉头才将管端移至喉镜片处,同时双目经过镜片与管壁间的狭窄间隙监视导管前进方向,准确灵巧地将导管尖端插入声门(图 9-3-5,图 9-3-6)。

6. 导管管芯处理　当借助管芯插管时,在导管尖端进入声门后,可令助手小心将其拔出,同时操作者必须向声门方向顶住导管,以防将导管拔出;或者操作者用左手将固定喉镜及导管同时握住,用右手拔出管芯。管芯拔出后,立即顺势将导管插入气管内,插入气管内深度(距切牙距离)成人男性约 23 cm,女性约 21 cm。明视插管时,气管插管的气囊超过声带的 0.5 ~ 1 cm 即可,有些气管插管在气囊的上方有两条黑色标志线,将声带置于此两标志线中间即可。

7. 气囊充气　将气囊充气后导管接简易呼吸器辅助呼吸,同时以听诊器听双侧肺尖呼吸音是否对称,两侧呼吸音相等说明插管成功。然后置牙垫于磨牙间,再退出喉镜,用胶布将气管导管和牙垫一并固定。

8. 确定导管位置　记录气管导管深度,并接简易呼吸器或呼吸机进行通气,再次听诊以确定气管导管位置。目前临床上常用的方法包括:①呼吸音听诊"五点法":即上、下胸部左、右和上腹部剑突下各为一点,

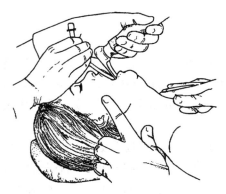

图 9-3-5　喉镜与气管导管的持握

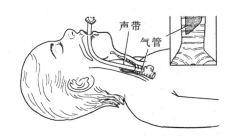

图 9-3-6　气管导管的位置

若左右呼吸音不对称可能插管过深误入一侧主支气管,若上腹部剑突下可闻及气过水声伴呼吸音消失或上腹部膨隆则可能误入食管。②胸部 X 线定位:可拍摄床旁 X 线胸片,一般导管内都含有钡丝,导管末端在气管隆嵴上 $1 \sim 2 \mathrm{~cm}$,或第 3 胸椎为宜。用于判断是否滑入一侧主支气管。③呼气末二氧化碳(end-tidal carbon dioxide,$ETCO_2$)监测法:对导管误入食管有较高的辅助诊断价值,如果导管插入食管,则不能观察到正常的 $ETCO_2$ 波形。

(二)经鼻气管插管法

　e 拓展知识

(三)快速程序化气管插管

　e 拓展知识

【并发症】

①插管操作不规范,可导致口腔、咽喉部或鼻腔黏膜损伤出血,严重者牙齿脱落误入气道导致窒息。②昏迷浅的患者可出现剧烈呛咳、喉头或支气管痉挛、心律失常乃至心搏骤停。③导管过软容易变形、扭折而引起呼吸道梗阻。④导管过深可误入一侧支气管内,引起通气不足或术后肺不张;导管过浅可能意外脱出导致窒息。

二、气管切开术

气管切开术(tracheotomy)是切开颈段气管,放入气管套管,以解除喉源性呼吸困难或下呼吸道分泌物潴留所致呼吸困难的一种常见手术,也是需要机械通气患者建立人工气道的技术之一。

【适应证】

①喉阻塞:由喉部炎症、肿瘤、外伤、异物等引起的严重喉阻塞,导致明显呼吸困难而病因又不能很快解除时;喉邻近组织的病变使咽喉腔变窄,在某些诱因下突然发生呼吸困难者。②下呼吸道分泌物潴留:对重度颅脑损伤、呼吸道烧伤、严重胸部外伤、颅脑肿瘤、昏迷、神经系统病变等各种原因引起的下呼吸道分泌物潴留,为了便于吸痰、保持气道通畅可考虑气管切开。③需长期使用机械通气治疗者。④急诊气管异物经内镜下钳取未成功,估计有窒息危险者。⑤颈部外伤伴有咽喉或气管、颈段食管损伤者,在损伤后立即出现呼吸困难时。

【禁忌证】

①气管切开部位以下有占位性病变。②严重出血性疾病。

【操作步骤】

(一)开放性气管切开术(open tracheotomy,OT)

1. 物品准备　气管切开术包一套,皮肤消毒用物,无菌手套,无菌纱布,无菌治疗巾,吸痰装置,一次性吸痰管数根,喉镜一套,手术照明灯,简易呼吸器等。需准备的药品有:吗啡、咪达唑仑(力月西)用于镇痛镇静,2% 利多卡因用于局部麻醉,以及肾上腺素等急救药品。

2. 体位　一般取仰卧位,肩下垫一小枕,头后仰,使气管接近皮肤,暴露明显,以利于手术,助手坐于头侧,以固定头部,保持正中位。常规消毒,铺无菌巾。

3. 麻醉　多采用局部麻醉。沿颈前正中上自甲状软骨下缘下至胸骨上窝,以 1% 利多卡因浸润麻醉。

4. 选择切口　多采用直切口,自甲状软骨下缘至接近胸骨上窝处,沿颈前正中线切开皮肤和皮下组织。

5. 分离气管前组织　用血管钳沿中线分离胸骨舌骨肌及胸骨甲状肌,暴露甲状腺峡部,若峡部过宽可在其下缘稍加分离,用小钩将峡部向上牵引,必要时也可将峡部夹持切断缝扎以便暴露气管。分离过程中两个拉钩用力应均匀,使手术野始终保持在中线,并经常以手指探查环状软骨及气管是否保持在正中位置。

6. 切开气管　确定气管后,一般于第 2~4 气管环处,用尖刀片自下向上挑开 2 个气管环(切开 4~5 环者为低位气管切开术),刀尖勿插入过深,以免刺伤气管后壁和食管前壁引起气管食管瘘。应在气管前壁上切除部分软骨环,以防切口过小放管时将气管壁压进气管内造成气管狭窄。

7. 插入气管套管　以弯钳或气管切口扩张器撑开气管切口插入大小适合带有管芯的气管套管,然后立即取出管芯放入内管,吸净分泌物并检查有无出血。

8. 创口处理　气管套管上的带子系于颈部,打成死结固定,切口一般不予缝合以免引起皮下气肿;最后用一块开口纱布垫于伤口与套管之间(图 9-3-7)。

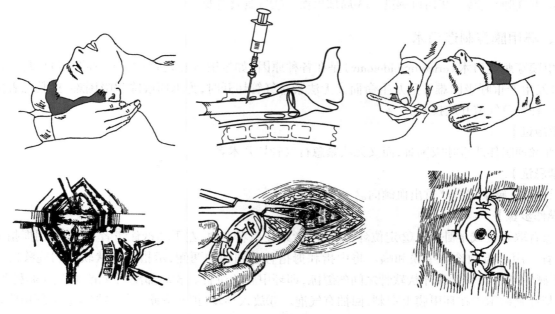

图 9-3-7　开放性气管切开术

(二) 经皮介入气管置管术

经皮介入气管置管术(percutaneous dilational tracheotomy,PDT)是将导管技术应用于气道开放中,使气管切开术简单化,非常适合急危重症患者的抢救,属于确定性微创气道开放新技术。操作步骤见图 9-3-8。

①物品准备:扩张钳、穿刺针、套管、空针、导丝和推送架、带有孔内芯的气管套管、刀片、皮肤扩张器、弹力固定带。②体位和麻醉方法同前,在选择的穿刺点切一个 1.5~2.0 cm 的横切口。③空针抽半管生理盐水,接穿刺针穿入气道,回抽有气泡。④送入导丝,沿导丝送入扩张器扩开组织和气管壁。⑤放入定位器测量放置导管深度。⑥逐次使用管径不同的扩皮内芯扩开皮肤。⑦把气切套管套在合适的扩皮内芯上,沿导丝放入气管,拔出内芯和导丝,固定气切导管。

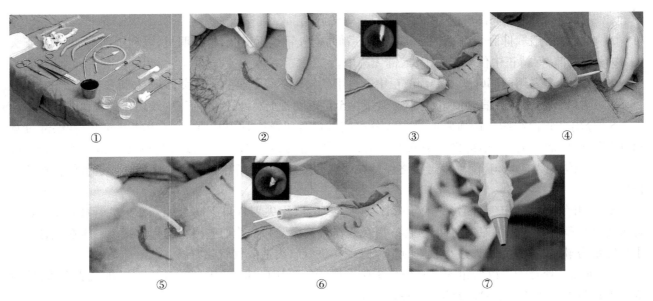

①　②　③　④

⑤　⑥　⑦

图 9-3-8　经皮介入气管置管术

【并发症】

①皮下气肿、气胸。②切口感染。③局部出血。④气管食管瘘。

三、环甲膜穿刺造口术

环甲膜穿刺造口术(cricothyroidotomy)是在各种原因(如过敏、颈部创伤、喉炎、喉肿瘤)出现急性喉梗阻,患者发生严重呼吸困难并危及生命而又无法紧急气管切开时,为迅速解除呼吸困难,挽救患者生命而实施的一种紧急气道开放技术。

【适应证】

急性喉梗阻伴严重呼吸困难,而又无法紧急行气管切开术者。

【禁忌证】

局部外伤、感染或有严重出血倾向。

【操作步骤】

①患者取卧位或半卧位。②定位环甲膜,术者站在患者右边,左手掌抵住患者下颌,利用拇指和中指触诊舌骨。用示指触诊环甲膜和喉。将中指和拇指移动到喉的两侧,示指由甲状软骨切迹移向环状软骨,直至感觉到甲状软骨和环状软骨之间的缝隙,即环甲膜的位置。③局部浸润麻醉,可用 1% 利多卡因。④用穿刺针紧贴示指在环甲膜上穿刺,回抽有气泡。⑤放入导丝,扩开皮肤。⑥将带内芯的环甲膜造口导管沿导丝放入气管。⑦拔除内芯,固定导管。操作步骤见图 9-3-9。

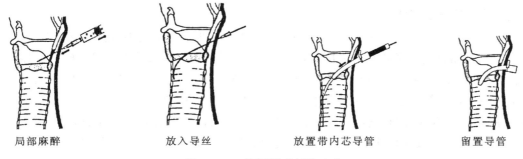

局部麻醉　　　放入导丝　　　放置带内芯导管　　　留置导管

图 9-3-9　环甲膜穿刺造口术

【并发症】

①手术部位出血、感染。②食管穿孔。③局部神经或软组织损伤。

课后练习题

1. 紧急气管插管术的适应证和禁忌证有哪些？
2. 紧急气管插管术的操作步骤是什么？
3. 环甲膜穿刺造口术的操作步骤是什么？

（张利鹏）

数字课程学习

📥 教学 PPT   ✏️ 自测题

第四章 | 机械通气

目的要求 ··· ●

掌握：机械通气的治疗作用、适应证和禁忌证,无创呼吸机的适应证和禁忌证。

熟悉：机械通气参数的意义与设置,机械通气的常用模式。

了解：呼吸机的基本结构,机械通气常见并发症及报警的处理,机械通气的撤离与后续治疗。

第一节 机械通气基础

机械通气(mechanical ventilation)是指以机械装置代替或辅助患者呼吸,达到维持人体正常呼吸功能的治疗方法,是临床急危重症患者救治中不可缺少的一种呼吸支持技术。机械通气的装置被称为呼吸机,是一种能够产生气流、提供可调节氧浓度、增加机体通气量、改善换气功能和减少呼吸做功的辅助治疗仪器。呼吸机从"铁肺"时代发展至今经历了 100 多年的历史,随着对呼吸生理和病理研究的不断深入,特别是通气理论的不断进步及电子信息技术的发展,目前由微电脑控制的多功能呼吸机性能日趋完善,并不断推出了具有伺服模式及闭环模式、多变量控制和反馈功能的智能化呼吸机,但无论呼吸机产品种类和型号如何更新,其基本结构和工作原理大致相同。在临床实际工作中正确掌握机械通气的适应证,结合临床实际情况给予患者恰当的呼吸支持治疗,尽可能减少并发症的发生,是实施机械通气的关键。

一、机械通气的基本原理

(一) 负压通气

将患者胸廓或除头部以外的整个躯体置于密闭容器中,呼吸道开口与大气相通,当容器内为负压时,胸廓和肺被动扩张,肺泡内压低于大气压,空气进入肺泡产生吸气;当容器内压力变正,加上胸廓和肺的弹性回缩力产生呼气,这种通过容器内压力的交替变化建立肺泡－大气压力差从而完成呼吸运动的通气方式被称为负压通气,相应的装置称为负压呼吸机,即"铁肺"。负压呼吸机的优点是符合人体呼吸生理,有利于缓解呼吸肌疲劳,并且属于非创伤性机械通气,可以改善一定的通气功能;缺点是通气效果相对较差,且体积大而笨重,已经被临床淘汰。目前经改进的胸甲式和夹克式等体积小而轻便的负压呼吸机,具有一定的应用前景,被推荐用于吉兰－巴雷综合征等限制性通气不足的患者。

(二) 正压通气

采用模拟正常人生理呼吸方式的空气动力学特点,在呼吸道开口直接加压使气体压力超过肺泡压力,产生肺泡－大气压力差使气体进入肺泡产生吸气;撤除呼吸道开口所加正压,当肺泡压高于大气压时肺泡内气排出体外产生呼气,这种通过呼吸道直接加压方式建立肺泡－大气压力差从而完成呼吸运动的通气方式被称为正压通气。目前临床上所用的正压呼吸机均是采用经呼吸道直接加压通气原理而设计的。

二、机械通气的治疗作用

1. 改善通气功能　应用气管插管或气管切开保持呼吸道通畅,同时以机械的正压通气维持足够的潮气量,即可以保证患者代谢所需要的肺泡通气需求。

2. 改善气体交换功能　合理应用持续气道正压呼吸或呼气气道正压呼吸、延长吸气时间、反比通气、增加吸气平台压等方法,可使气体在肺内均匀分布,同时纠正通气血流比例失调,减少肺内分流,以提高机体氧分压。

3. 减少呼吸功　机械通气时选择合适的呼吸模式支持可以减少呼吸肌的负担,缓解呼吸肌疲劳,节约心脏储备能力,降低氧消耗量。减少呼吸功有利于改善缺氧状态,减轻心脏的负荷。

4. 预防性和肺保护性通气　机械通气治疗可以预防、纠正因神经肌肉或疼痛限制呼吸所致的肺不张,也可用于休克、严重创伤、全身麻醉术后等情况下呼吸衰竭的预防和肺保护性通气,并为使用镇静镇痛药、肌松药可能导致的呼吸障碍提供安全保障。

5. 肺内雾化吸入治疗　通过呼吸机的雾化装置可对机械通气患者进行雾化吸入辅助治疗。

6. 纠正反常呼吸运动　可以纠正因严重创伤造成的多发性肋骨骨折形成“连枷胸”而产生的病理性呼吸动作。

三、机械通气的适应证

各种原因所致的急、慢性呼吸衰竭均是机械通气治疗适应证,但其使用时机的掌握应视具体情况而定。

1. 急性呼吸衰竭　如电击、溺水、脑血管意外、肺炎、肺水肿、肺栓塞、ARDS、毒物或药物中毒、神经肌肉疾患所致呼吸衰竭或心搏骤停的患者。

2. 慢性肺疾病　继发的呼吸衰竭、COPD、重症支气管哮喘、弥漫性肺间质纤维化等所致的严重失代偿性呼吸衰竭。

3. 中枢性呼吸衰竭　多由镇静镇痛药过量、脑外伤、颅内感染、脑水肿等所致,宜早期开始机械通气。

4. 周围性呼吸衰竭　如呼吸肌无力、脊髓灰质炎、吉兰-巴雷综合征、重症肌无力、破伤风、多发性肌炎、肌肉迟缓症、肌营养不良、皮肌炎、脊柱侧弯后凸、严重营养不良等影响呼吸肌活动的疾患。

5. 围术期的肺保护通气　外科高危手术常规麻醉和术后管理的需要,心胸腹部外科和神经外科手术,有些需时间延长或需特殊体位的手术,体弱或患有心、肺疾病者需行手术治疗等。

6. 纠正反常呼吸运动　纠正因多发性肋骨骨折形成连枷胸而产生的病理性呼吸动作。

四、机械通气的禁忌证

严格来讲,为救治生命,机械通气的治疗没有绝对禁忌证,而且近年来随着机械通气技术的整体进步,机械通气的应用范围不断拓宽。机械通气相对禁忌证是指对一些特殊的疾患应采取特殊的通气方式,或者需要经过适当措施处理后再行机械通气,否则会由于对气道施加正压而加重病情。机械通气相对禁忌证见要点框9-4-1。

> **要点框 9-4-1　机械通气相对禁忌证**
>
> 1. 巨大肺大疱、未经引流的张力性气胸、血气胸、纵隔气肿。
>
> 2. 大咯血不止或严重误吸引起的窒息性呼吸衰竭。
>
> 3. 活动性或重症肺结核出现播散时。
>
> 4. 严重的支气管胸膜瘘、气管食管瘘。

五、呼吸机的基本结构

目前临床上使用的呼吸机内部构造非常复杂,但基本结构大体由三部分组成:①驱动源连接部分。

②呼吸机主体部分。③与患者相连的呼吸回路。

（一）驱动源连接部分

多数现代呼吸机的驱动和调节方式属于气动电控型。

1. 电源 通常使用外接专用电源插头,在停电时通过内部或外带备用电池供电。

2. 医用气体及连接部分 绝大多数呼吸机需要高压氧气和高压空气。氧气源来自中心供氧系统,也可用氧气钢瓶。高压空气可来自中心供气系统,或使用空气压缩机,配备减压或调压装置。主要包括:①螺旋状配管:连接在呼吸机主体和医用气体出口之间的耐压管称为螺旋状配管。通常可依据空气(air)和氧气(O_2)标识连接。②空气过滤器:高压空气来自中心供气系统时,需要经过除湿和除尘再进入呼吸机。因此,在呼吸机的气体输入口装备有空气过滤器。③医用空气压缩机:可提供清洁干燥的冷空气,滤过器可消除 90% 以上的污染,使用时注意清洁进出口的海绵及排除贮水器的积水。

（二）呼吸机主体部分

1. 氧气浓度调节器 进行机械通气时严格精确调整患者的吸入氧浓度是必要的。氧气浓度调节部分有设置在呼吸机内部的机型,也有装配在外部的机型。多数呼吸机配备有空氧混合器,在呼吸机主机有气体输入口,通常供给 $3 \sim 5 \ kg/cm^2$（$3 \sim 5$ 个大气压,$15 \ psi = 1 \ kg/cm^2$）高压氧和空气,通过减压阀调整氧气和空气供给相同压力后,在空氧混合器混合输出设定的氧气浓度。如果两种气体的压力差较大,就不能得到准确的氧浓度,但是允许空氧混合器的浓度在 3% 的误差。近年来许多呼吸机分别采用电磁阀控制氧气和空气流量,直接在吸气侧的气动回路内混合,采用氧传感器监测吸入氧浓度。

2. 吸气阀 呼吸机的主体侧送气口设置有吸气阀。吸气阀打开,气体进入呼吸回路到达患者的气道,即吸气阀开放就吸气。吸气阀的开放不仅可以间断送气,而且可以在吸气相适时调节吸气阀达到最大面积而控制流量。新型呼吸机在送气口和吸气阀之间设置传感器,在测定流速的同时可以调节吸气阀的开口面积。自动控制供气流量是由于控制通气和保留自主呼吸的情况不同。即前者将呼吸机作为流式发电机工作,自动控制设定的通气量正确地供气（伺服系统）。例如,在肺顺应性下降时,为防止吸气流速的减少,打开吸气阀工作。另一方面,患者在进行自主呼吸时是作为压力电机自动控制的。由于患者吸气时回路气压下降,为使回路内压恢复自主呼吸开始前数值,吸气阀打开,调节回路内的气体流入量。

3. 呼气阀和传感器 呼气排出口之前有呼气阀和传感器,通过后者测定呼气量和气道内压。呼气阀在呼吸机主体外设置的机型也比较多。吸气时随着吸气阀的开大,呼气阀完全关闭呼气口,而在呼气时呼气阀充分打开,促进肺泡和气道内存在的气体排出,即吸气时通过呼吸机送气,呼气则通过肺和胸廓的弹性回缩力完成。小儿用呼吸机为防止气压伤,会设定回路内的最大吸气压。因此,如果因肺顺应性等原因超过气道内压的上限压,如压力控制通气时,即使在吸气过程中呼气阀也打开,仍可以保持通气维持气道内压,形成平台波形。

4. 监护装置 为使呼吸机安全工作,装备了各种监护,其中最重要的是通气量和气道内压的监护。正确测定通气量,需在 Y 形管和气管导管间设置传感器。但是,大多数机器在呼气侧端设置传感器,测定呼气侧的通气量,包括无效腔通气量（被压缩在回路中储留,没有流入患者气道的气体）,比患者的呼气量要大。另外,定常流通气时,虽然测定呼气量和常流,但得到的数值与患者的通气量有很大差异。供气时回路内压上升,最大值称为气道最高压;呼气时回路内压下降,通常呼气形成水平压力。呼吸机监测这些压力变化,而且可以形成表格样数据监测。

5. 报警系统 回路断开或泄漏时可导致气道内压的下降报警,也有无呼吸、气源异常、电源异常、机器工作不良及温度上升等报警信息。这些报警中最重要的是压力过低报警,有许多呼吸机具备声音和异常闪光信号的报警。此外,在使用呼吸机的过程中也要注意各种参数报警限的设置。

（三）与患者相连的呼吸回路

与患者相连的呼吸回路分为吸气侧回路和呼气侧回路,由蛇形管、Y 形管、加温加湿器或人工鼻、集水瓶、雾化器和细菌过滤器构成。

1. 蛇形管　连接呼吸机主体和患者并可将患者呼出的气体排出体外的管路。依据用途不同分为成人用及小儿和新生儿专用,通常为一次性使用的回路。另外,为防止加温加湿的气体和室内温差导致的凝水,维持加湿效果,也有在吸气侧回路内备有蛇形管发热器;而在小儿和新生儿专用回路内,为防止呼气侧回路内的水分贮留在呼气侧回路内也有蛇形管发热器。

2. Y形管　是呼气侧和吸气侧回路的蛇形管连接口,与气管导管的接头相连接的Y形部分。气管导管的连接口径是按照国际标准化(ISO)规格设计的,内径15 mm,外径22 mm。有些机型附带有测定呼吸回路内压的连接头,并有设置来自呼吸机一侧流动的净化气体以防止水混入呼吸机。

3. 加温加湿器　空气本身有一定的湿度,生理情况下,吸入肺部的空气通过呼吸道进一步被加温加湿,在到达气管分叉部位形成37℃和含有100%饱和度水蒸气的气体。供给呼吸机的氧气是低温干燥的,压缩空气因在除湿时被冷却而与氧气处于相同的状态。而呼吸机主机提供的气体经过气管导管或气管切开的套管,避开了生理的加温、加湿过程,会对气道产生损伤。因此,必须在呼吸回路的吸气端增加加温加湿器或者在Y形管与气管导管的移行部位设置人工鼻(图9-4-1)。

加温加湿器大体有以下两种:①阶式加湿器(cascade humidifier):吸入气体经过加温的水中加湿,但因吸气阻力较大在自主呼吸时会增加呼吸做功。② Fisher加温加湿器:在加温的防水槽内有类似卷纸样的组件,吸入气体螺旋状通过而得到加湿,优点是吸气阻力小,但是对高流量气体的加湿也有限(图9-4-2)。每日加湿水分的目标加上管路的损失为10～20 mL/kg。

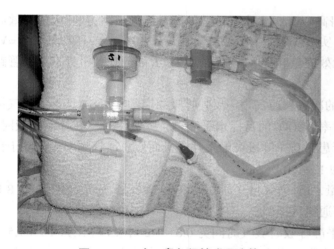 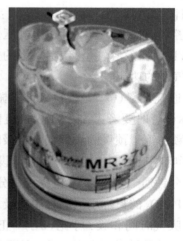

图9-4-1　人工鼻与闭锁式吸痰管　　　　　　　图9-4-2　Fisher加温加湿器

4. 集水瓶　是呼吸机管路内收集潴留水的部分,应及时将集水瓶中的水倒掉。安装位置应该是呼吸回路中最低的位置。

5. 雾化器　将水变成微粒混入气体中,提高了加湿能力。另外,雾化器可以将气管扩张药、化痰药雾化形成细小的悬浮颗粒(10 μm)直接随吸入气体吸入而进行雾化治疗。

6. 细菌过滤器　在呼吸机主体吸气侧出口部位和呼气侧呼吸回路的连接部装配有细菌过滤器。吸气侧的细菌过滤器目的是除去医用气体管道和呼吸机内部的异物;而呼气侧过滤器目的是除去患者呼出气中的细菌,防止院内交叉感染。

(四)显示及监护系统

目前多数呼吸机装备有图形显示系统,包括通气参数显示区、通气力学显示区和报警显示区。部分呼吸机可以通过屏幕触摸方式设置通气参数和警报设置。显示及监护系统有利于操作医师直观掌握患者的气道内压、容量及流量相关的参数,显示通气力学(容量 – 压力曲线、流量 – 容量曲线)、警报状态等一系列相关信息。

第二节　机械通气的参数设置与模式选择

一、机械通气参数的意义与设置

机械通气治疗中,呼吸机的参数设置具有十分重要的作用,合适的参数设置可以挽救患者,达到机械通气的目的,而不合适的参数不但不能治疗患者,反而可能导致呼吸机相关性肺损伤等并发症发生,加重患者病情。

因此,临床医生需要理解呼吸机参数的意义,合理地设定与调节参数,并根据疾病及患者情况而进行个体化调节,治疗过程中随病情变化而适时改变各项参数。参数设置的主要依据是机械通气目的、动脉血气指标、心肺功能监测结果及病情的演变等。常用参数及设置如下:

1. 潮气量(VT)　是指平静呼吸时每次吸入或呼出的气体量。在机械通气时是指患者通过呼吸机每次吸入或呼出的气体量。定容型呼吸机可以直接预设 VT,定压型呼吸机需通过预设吸气压力水平来调节VT。成人选择的 VT 通常设置为 8 ~ 12 mL/IBWkg[IBWkg 为理想公斤体重,IBW 即理想体重(ideal body weight)]。目前,ARDS 机械通气采用小潮气量通气(VT 为 6 ~ 8 mL/IBWkg)的肺保护通气策略以减少容量性肺损伤。

选择预设 VT 时应考虑以下因素:患者身高、基础 VT 水平、胸肺顺应性、气道阻力、呼吸机无效腔和生理无效腔、氧合和通气状况、避免气压伤等。实际应用中有效潮气量比 VT 更有意义,有效潮气量 =VT–VD(其中,VD 为无效腔气量,包括患者的生理无效腔量和呼吸机的无效腔量),部分呼吸机具有自动管路补偿无效腔气量的功能。

2. 通气频率(f)　是指每分钟机械通气的次数。通气频率反映呼吸周期的长短,与选择的通气模式有关;实际设置时要考虑 VT、VD/VT、机体代谢率、$PaCO_2$ 的目标水平和自主呼吸水平。在控制呼吸时,患者总通气频率等于预设的 f,但辅助呼吸时由于患者自主呼吸可触发呼吸机而使总通气频率大于等于预设的f 从而影响呼吸周期。控制呼吸通常设置 f 为 12 ~ 20 次 /min。

3. 分钟通气量(MV)　也称为每分通气量,分钟通气量 = 通气频率 × 潮气量,通常设定为 6 ~ 8 L/min,并根据 $PaCO_2$ 的目标水平和自主呼吸水平等通气目标调整。

4. 吸气时间和吸 / 呼比(I/E)　正常人平静呼吸时吸气时间为 0.8 ~ 1.2 s,吸 / 呼比为 1:(1.5 ~ 2.0)。机械通气时吸气时间和吸 / 呼比的设置主要决定于疾病的病理生理特点、氧合状态、血流动力学状态对通气的反应,以及自主呼吸的水平。当自主呼吸能力较强时,应尽量采用近似于生理状态的吸气时间和吸 / 呼比,以维持人机协调;完全控制通气时,吸气时间的长短和吸 / 呼比的大小可根据病情的需要进行适当的调整。若吸 / 呼比超过 1:1 即为反比通气。

5. 触发灵敏度　是指患者自主吸气的初始动作引起吸气管路中产生负压,并被特定的传感器感知而启动呼吸机进行工作的感知阈值。呼吸机的触发敏感度应设置合理,既要防止触发不灵敏导致的无效触发,同时要避免引起与患者呼吸用力无关的误触发。

现代呼吸机触发灵敏度的设置一般包括压力触发和流量触发两种方式。压力触发灵敏度常设置为 –0.196 ~ –0.049 kPa(–2.0 ~ –0.5 cmH_2O),一般呼气气道压通常为零,故触发值越接近零位,灵敏度越高,反之越低。流量触发方式较压力触发具有更高灵敏度,由于呼吸机反应时间缩短而使使用者感觉更为舒适,常设置的触发水平为 1 ~ 3 L/min。此外,需要指出的是在调节触发灵敏度时,要注意观察患者自主呼吸与机械通气的协调情况。

6. 吸入氧浓度(FiO₂) 大多数呼吸机可以在 21% ~ 100% 范围内调节吸入氧浓度。机械通气初期为了迅速纠正机体的缺氧状态,可短时间给予高浓度氧吸入,但长时间吸入高浓度氧会导致氧中毒。一般原则上吸入氧浓度不宜设置过高,通常以较低吸入氧浓度维持氧和指数 $PaO_2/FiO_2 > 200$ mmHg 和 $SaO_2 > 90\%$,即基本满足机体正常氧代谢需求即可。

7. 吸气压力 是指机械通气时呼吸机的驱动压力水平。定容通气压力随潮气量、气道阻力、吸气流速、肺顺应性的大小而自动调节,但需设置最高压力报警线,超过这一阈值安全阀开放机械送气停止从而避免压力过高造成气压伤。最高压力报警线通常设置为高于维持正常潮气量所需压力 10 cmH_2O 左右。定压通气吸气压力调节决定潮气量的大小,但也受到气道阻力、肺容积、肺顺应性等多种因素的影响。因此,压力辅助通气潮气量除受吸气压力水平的影响外,还与患者的自主吸气时间和吸气努力程度有关。吸气压力过高,可导致气压伤。吸气压力常在 30 cmH_2O 以下,如设置高于此值,则要严密监测并采取措施降低吸气压力以避免气压伤。

8. 吸气流速及其波形选择 吸气流速在部分容量预设型呼吸机可直接设置,还有些容量型呼吸机则须通过调节 VT、RR、I:E 等参数间接设置。理想的吸气流速应与患者最大吸气需求相匹配,临床应用范围成年人大多在 40 ~ 80 L/min,通常在 60 L/min 上下调节。新生儿一般为 2 ~ 4 L/min,婴儿为 4 ~ 6 L/min。

应用压力预设型呼吸机通气时一般不能直接设置吸气流速,应由预设压力、呼吸阻力和患者用力三者之间的相互关系来决定;定压型通气模式较定容型能更好地满足患者吸气需求,而以多快的速度达到预设压力目标是由呼吸机制造者规定的,现代呼吸机往往可以调节吸气上升时间,通常在 0.15 ~ 0.25 s。

吸气流速波形通常包括方形波、减速波、加速波和正弦波等。流速波形只有在容量预设通气时应用,与其他吸气流速波形相比,减速波具有降低 VD/VT 和 $PaCO_2$ 的作用,且可改善肺顺应性及氧和状态,对心输出量等血流动力学指标影响较小的特点。

9. 呼气末正压(PEEP) 是指借助于呼吸机管道呼气端的限流活瓣装置,使呼气期的气道压力高于大气压。应用 PEEP 的优点见要点框 9-4-2。但 PEEP 设置不当也可增加气道峰压和平均气道压,减少回心血量,降低心输出量和肝肾等重要脏器的血液灌注,增加静脉压和颅内压;而高气道峰压增加了肺气压伤的危险。正因为 PEEP 有两面性,所以临床应用时要充分掌握适应证,并注意选择最佳 PEEP。

所谓最佳 PEEP 是指能达到的治疗作用最好而副作用又最小的 PEEP。调节范围为 5 ~ 25 cmH_2O,选择呼气正压应由低到高,逐步增加,以使 $FiO_2 < 60\%$ 时,$PaO_2 > 60$ mmHg,一般设置为 5 ~ 15 cmH_2O。当呼气正压水平超过 10 cmH_2O 时,应严密监测血流动力学的指标,应用时一定视具体疾病和所预期达到的作用而合理选择。

10. 湿化器的温度 机械通气时患者失去了鼻咽部和上呼吸道的加温湿化作用,而吸入气体的温度直接影响气道的湿化及阻力。吸入气温度越低,空气越干燥,分泌物也就越黏稠,气道阻力相应增加,影响通气功能;但温度过高可使气道黏膜灼伤,湿化过度又可增加感染机会和加重气道阻力。加热湿化器能够使输送气体达到接近肺部通气生理性的要求,通常湿化器的温度可设定在 32 ~ 34℃,以保证吸入气相对湿度达到 100%、绝对湿度至少达到 30 mg H_2O/L。

11. 报警界限 通常应将报警界限设定在正常运行条件下呼吸机不报警,而在病情变化或呼吸机工作状态异常时由于报警识别系统能敏感地感知而发出报警信号。报警界限有些呼吸机本身已经设置

> **要点框 9-4-2 PEEP 的优点**
>
> 1. 增加肺泡内压和功能残气量,在整个呼吸期维持肺泡的通畅,有利于氧向血液内弥散。
> 2. 使萎陷的肺泡复张。
> 3. 对容量和血管外肺水的肺内分布产生有利影响。
> 4. 改善通气血流比例。
> 5. 增加肺顺应性,减少呼吸功。

好,有些则需要我们根据临床具体情况来设置。常见报警界限设置见要点框9-4-3。

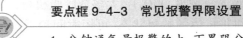

要点框 9-4-3　常见报警界限设置

1. 分钟通气量报警的上、下界限分别设置为患者预置分钟通气量的上下 20% ~ 30%。

2. 气道压力报警上限为患者吸气气道峰压以上 10 ~ 15 cmH₂O。

3. 气道压力报警下限常设置于比气道峰压低 5 ~ 10 cmH₂O。

4. PEEP/CPAP 报警下限常设置于比 PEEP 或 CPAP 水平低 5 cmH₂O。

5. 吸氧浓度上、下报警界限为预置浓度上、下 10% ~ 20%。

二、常用机械通气模式

机械通气模式是指机械呼吸输送的各种方式选择。正确恰当地选用通气模式,可以提高机械通气的效果,降低其并发症。随着一些具有闭环模式、自控方式、压力调节容量控制模式、呼吸机适应患者需求模式的智能呼吸机的不断开发应用,机械通气新模式也在不断增加。在实际工作中,可从不同的角度将机械通气模式进行分类:根据机械通气是由机器控制还是患者触发,可分为控制通气模式和辅助通气模式;根据所提供的呼吸功大小,可分为完全通气支持模式和部分通气支持模式;根据通气设置方式,可分为压力调节模式和容量调节模式。本节按照各呼吸时相的工作方式不同将目前使用的机械通气模式进行分类,并逐一说明其特点。

(一)自主呼吸为主的通气模式

在机械通气模式的选择上,保留自主呼吸的模式是非常重要的通气模式。自主呼吸患者可以控制吸气开始和呼气的时间,患者自主决定吸气流速和潮气量。自主呼吸在吸气时气道内压变为负压而呼气时为正压。这些气道内压变化的程度因呼吸机吸气开始触发方式和吸气阀的特性不同、供给吸气流速和机械通气回路的阻力不同而有所差异。气道内压变化小而呼吸做功减少,患者感觉舒适。持续气道正压通气(continuous positive airway pressure,CPAP)是患者自主呼吸条件下,呼吸机在整个呼吸周期内施以一定程度的气道正压,气道开口处的压力均维持在高于大气压水平的自主通气方式。由于 CPAP 是 PEEP 在自主呼吸条件下的特殊应用技术,因此 CPAP 的生理学效应与 PEEP 基本相似。自主呼吸和 CPAP 的气道内压曲线对比见图9-4-3。

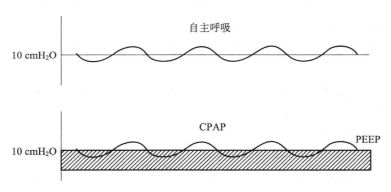

图 9-4-3　自主呼吸和 CPAP 的气道内压曲线

1. **适应证**　CPAP 适合轻中度呼吸衰竭患者:①阻塞性呼吸睡眠暂停综合征(OSAS)。②慢性呼吸衰竭或急性呼吸衰竭。③呼吸机的撤机阶段。④重症支气管哮喘。⑤急性心源性或非心源性肺水肿。⑥上腹部和心胸外科手术术后肺不张。

2. **优点**　①防止气道及肺萎陷。②改善肺顺应性,降低吸气阻力。③减少吸气肌做功。④增加肺泡内压和功能残气量,增加氧合。

3. **缺点**　①增加气道峰压和平均气道压。②减少回心血量。③减少肝肾等重要脏器的血流灌注。

（二）支持通气模式

1. 压力支持通气（pressure support ventilation, PSV）　是一种支持通气模式，是在患者自主吸气时，通气机提供恒定的气道压力克服吸气阻力和扩张肺以辅助患者的自主吸气；PSV 只需设定吸气时的压力触发水平和压力支持（PS）水平，而呼吸频率、吸气和呼气开始时间均由患者自主调节，故不能用于没有自主呼吸的患者。PSV 作为一种支持通气模式，已在临床广泛应用，目前也是临床采用较多的撤机模式之一。常与 SIMV 或 CPAP 模式联合使用以弥补单独使用的不足。

（1）适应证　①用于呼吸功能减弱者，可减少患者呼吸做功。②对于有人机对抗者，应用 PSV 易于使呼吸协调。

（2）优点　①呼吸机与患者自主呼吸同步，患者感到舒适。②减少呼吸肌做功，增加潮气量。③气道峰压和平均气道压较低。④不易导致呼吸肌失用性萎缩和呼吸机依赖。

（3）缺点　中枢驱动受抑制或呼吸运动及肺功能不稳定者单独使用 PSV 有较大危险性。

2. 容量支持通气（volume support ventilation, VSV）　是规定吸气上限为通气量的新型通气模式，在平静状态下患者 VSV 气道内压曲线与 PSV 相同。依据气道阻力和肺胸廓顺应性的变化，VSV 为保证设定通气量自动改变辅助支持压力。适合呼吸频率规律正常但潮气量不足的通气功能障碍的患者。因可根据患者自主呼吸强弱调节呼吸机辅助通气量的大小，故也可用于呼吸机的撤离。

3. 成比例辅助通气（proportional assisted ventilation, PAV）

ℓ 拓展知识

（三）辅助通气模式

辅助通气（assisted mechanical ventilation, AV）是患者自主呼吸触发吸气开始，呼吸机按预设条件提供通气辅助，吸气末的转换由呼吸机控制，属于自主触发的强制控制通气。辅助通气模式包括定容式辅助通气（volume assist ventilation, VAV）和定压式辅助通气（pressure assist ventilation, PAV），AV 的气道内压曲线见图 9-4-4。

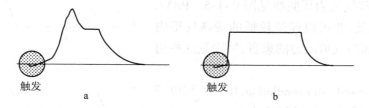

图 9-4-4　辅助通气模式的气道内压曲线
a. 定容式辅助通气；b. 定压式辅助通气

1. 适应证　自主呼吸节律较稳定的潮气量小的通气功能障碍患者。
2. 优点　自主呼吸较控制通气比较容易与呼吸机同步。
3. 缺点　吸气时间不能由患者自身决定，人机同步性差，必须观察患者自主呼吸的吸气时间而设定吸气时间。自主呼吸不稳定时，易发生通气不足和通气过度，甚至自主呼吸不能触发启动呼吸机而发生窒息。

（四）控制通气模式

控制通气（control ventilation, CV）指由呼吸机完全替代患者自主呼吸的通气方式。可根据产生通气的机制分为容量控制通气（volume control ventilation, VCV）和压力控制通气（pressure control ventilation, PCV）。操作者设定通气参数（呼吸频率、潮气量、通气压力、流速和吸/呼比）后，由呼吸机在规定时间内按照预先设定值向患者送气。机械通气的开始按照设定时间切换（time cycle），吸气按照压力（pressure cycle）、容量（volume cycle）或时间切换，属于呼吸机触发的强制控制通气。

1. 适应证　①自主呼吸消失或呼吸明显减弱。②镇静或麻醉药引起的呼吸中枢严重抑制。③ ARDS。

④实施非生理性特殊通气（如反比通气、分侧肺通气、低频通气、允许性高碳酸血症通气或目标性过度通气治疗颅内高压时）。⑤测定呼吸力学参数。

2. 优点　控制通气不需自主呼吸触发，易保证通气量，可使呼吸肌完全休息，减少因患者过强的自主呼吸导致的肺损伤。

3. 缺点　①明显影响血流动力学。②长期应用可产生呼吸肌失用性萎缩和呼吸机依赖。③可发生过度通气或低通气。④易发生人机对抗，有时需用镇静剂或肌肉松弛剂抑制自主呼吸。

4. 常用控制通气模式　包括以下4种：

（1）容量控制通气（volume control ventilation，VCV）　是预设潮气量和吸气时间，其吸气相向呼气相转换采用的是时间或容量切换。可以达到规定的容量上限，但最高气道内压因患者胸肺顺应性不同而异。用于通气功能障碍为主的患者可以保证达到预设通气量，但是在胸肺顺应性小的患者容易引起气道高压，导致气压伤和影响血流动力学的稳定。

（2）压力控制通气（pressure control ventilation，PCV）　是预设气道压力控制水平和吸气时间，其吸气相向呼气相转换采用的是时间切换。吸气时正压气流进入肺内使气道压力升高，达到预设压力水平后，气流速度减慢并维持预置压力水平至吸气末，随后转为呼气的通气方式。比较适合新生儿、婴幼儿呼吸衰竭，防止气道内压过高的疾病，如气胸合并呼吸衰竭、慢性肺病合并呼吸衰竭和ARDS。PCV将气道压力控制在一定水平之内，减少了气压伤的发生机会，而且在人工气道漏气时，呼吸机可以提高送气速度来提供漏气补偿。但是在胸肺顺应性小的患者有时不能得到需要的潮气量。

（3）压力调节容量控制通气（pressure regulated volume control ventilation，PRVC）　是一种新的控制通气模式，其吸气相向呼气相转换采用的是时间切换，与PCV相似，可以控制最高气道内压同时保证预设的潮气量。因此，依气道阻力和肺顺应性的改变，自动调节气道最高内压。PRVC的潮气量、流速和气道内压曲线见图9-4-5。PRVC能够维持设定的潮气量，并可以保持较低的最高气道内压。适合低肺顺应性和高气道阻力的患者，特别是这些指标频繁变换的患者。

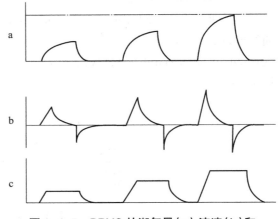

图9-4-5　PRVC的潮气量（a）、流速（b）和气道内压曲线（c）

（4）反比通气（inversed ratio ventilation，IRV）　可以调节吸气和呼气时间，通常吸呼气时间比为1：（1.5～2.0），将其比率逆转的控制通气模式被称为反比通气。在容量控制通气下的IRV被称为VC-IRV，在压力控制通气下的IRV被称为PC-IRV。IRV抑制最高气道内压，维持高的平均气道内压，与PEEP一样具有改善肺氧合的效果。PC-IRV可以仅通过延长吸气时间达到，而VC-IRV可以有通过减少吸气流速延长吸气时间的方法和延长吸气终压力（EIP）的方法达到。IRV适合肺顺应性严重下降的重症低氧血症患者，副作用主要是循环抑制和产生自动PEEP。

（五）组合通气模式

如果将自主呼吸、辅助呼吸、控制呼吸和支持呼吸模式作为基本的通气模式，那么下面的就是组合通气模式。

1. 辅助-控制通气（assist-control ventilation，A-CV）　是AV与CV有机结合的一种通气方式，也称同步间歇正压通气。通气一般靠患者触发，但当患者吸气不能触发或触发的频率低于预定值时，则以控制通气的预设呼吸频率替代。因此，有患者自主呼吸触发时为辅助通气，没有自主呼吸触发时为控制通气。

该模式设定的临床意义：主要基于临床上某些开始自主呼吸尚稳定而使用辅助通气模式的患者，随着病情的加重,患者的自主呼吸越来越微弱乃至停止,单用辅助通气模式不能触发呼吸,如果未能及时发现,会造成严重后果,此种模式相对于 AV 模式较为安全。但如果自主呼吸频率过快,仍可发生呼吸性碱中毒。

（1）适应证　各种类型的呼吸衰竭患者。

（2）优点　①呼吸机易与患者自主呼吸同步。②预设通气频率可防止通气不足。

（3）缺点　通气量设置不合理,可导致通气过度或通气不足。

2. 同步间歇指令通气（synchronized intermittent mandatory ventilation,SIMV）　是一种控制通气与自主呼吸相结合的特殊通气模式,允许患者在同步间歇强制通气的间歇期内进行自主呼吸。SIMV 时的机械通气可与自主呼吸同步协调,而间歇指令通气（IMV）则不能。SIMV 与 IMV 的主要区别在于,SIMV 的间歇强制通气是由患者是否有自主呼吸触发决定的,若等待触发期（即同步触发窗）内无自主呼吸或自主呼吸不能触发,则在触发期结束时由呼吸机给予强制通气,触发期一般为 SIMV 呼吸周期的 25%。由于减少了人机对抗,SIMV 远比 IMV 应用普遍,常作为一种撤机技术,完成控制通气到完全自主呼吸之间的过渡,并已成为长期部分通气支持技术而广泛应用于呼吸衰竭患者,临床上通常和 PSV 联合使用。

（1）适应证　①具有部分自主呼吸能力的患者。②呼吸机的撤离。

（2）优点　①自主呼吸易与通气机协调,减少对镇静药的需要。②增加患者的舒适感。③较好地维持酸碱平衡,减少呼吸性碱中毒的发生。④改善通气/血流比例。⑤可根据患者的需要,提供不同的通气辅助功,并具有预设指令通气水平的安全性。

（3）缺点　①自主呼吸的存在一定程度上增加了呼吸功耗,主要有两个因素存在。其一,是自主呼吸需额外克服呼吸机回路上的阻力做功;其二,自主呼吸时,不良的气流提供方式也增加了呼吸功,目前有的呼吸机为克服不良气流的提供,采用"flow-by"或"bias-flow"提供一种恒定气流或偏流,一定程度上克服了按需活瓣法的弊端。②SIMV 通气时,当自主呼吸突然停止或明显减弱时可能发生急性通气不足。IMV、SIMV、SIMV+PSV 通气模式曲线见图 9-4-6。

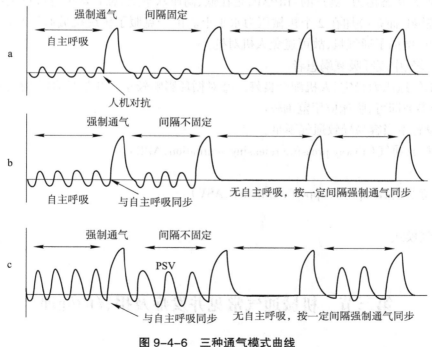

图 9-4-6　三种通气模式曲线
a. IMV；b. SIMV；c. SIMV+PSV

3. 指令分钟通气（mandatory minute ventilation，MMV）

　　🄔 拓展知识

4. 双相气道正压通气（biphasic positive airway pressure，BIPAP）　为自主呼吸与时间转换、双相气道压力控制的混合通气模式。允许自主呼吸与控制通气并存，能实现从 PCV 到 CPAP 的逐渐过渡。该模式可调节的参数包括：高压力（Phigh）、低压力（Plow）、高压时间（Thigh）、低压时间（Tlow），改变相关参数可以调节出不同通气模式。BIPAP 气道内压曲线见图 9-4-7。

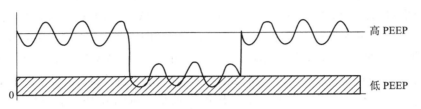

图 9-4-7　BIPAP 气道内压曲线

　　临床常用的调整方式包括：①在患者无自主呼吸状态下，若将相关参数调整为：Plow = 0、Thigh < Tlow，此时的通气模式即为压力控制通气（PCV）；若 Plow = 0、Thigh > Tlow，即为压力控制反比通气（PC-IRV）；若 Plow > 0、Thigh < Tlow，即为 PCV+PEEP；若 Plow > 0、Thigh > Tlow，即为 PC-IRV+PEEP。②有自主呼吸状态下，若将相关参数调整为：Phigh=Plow，则为 CPAP；若 Phigh = 吸气压力，Thigh= 吸气时间，Plow = 0 或 PEEP，Tlow = 期望的控制呼吸周期 -Thigh，相当于 IMV 或 SIMV；若 Phigh = 吸气压力，Thigh= 吸气时间，Tlow 较短，自主呼吸在高压力水平出现，则为气道压力释放通气（airway pressure release ventilation，APRV）。通气不是靠间歇性向肺内充气来达到的，而是短的周期性压力释放。呼气是通过短时间压力释放完成的，因为非常短的压力释放时相可防止呼气小气道陷闭，结果增加 PRC 改善通气 / 血流比并改善氧合。③自主呼吸不恒定的呼吸状态称为"真正的"BIPAP，是在低、高压水平上，患者均可进行自主呼吸，且自主呼吸不受机械通气的影响，而是叠加在 2 个机械压力水平上。由于克服了传统机械通气时自主呼吸与控制通气不能并存的特点，增加了通气量，故可避免人机对抗。

　　（1）适应证　轻、中度呼吸衰竭患者。

　　（2）优点　①气道压力稳定、人机配合良好。②对循环影响较小。③是"万能"通气模式，在病情变化时，仅需调整 4 个参数即可，临床应用范围较广。

　　（3）缺点　设置不当容易导致通气不足。

5. 气道压力释放通气（airway pressure releasing ventilation，APRV）

　　🄔 拓展知识

6. 适应性支持通气（adaptive support ventilation，ASV）

　　🄔 拓展知识

7. 特殊的通气模式

　　🄔 拓展知识

第三节　机械通气常见并发症及报警的处理

一、机械通气直接导致的并发症

引起机械通气常见并发症的原因主要包括人工气道的建立或管理不当、参数的调节不当、机械故障及护理不当。

1. 通气不足 患者常出现潮气量或分钟通气量过低,血气分析显示 $PaCO_2$ 异常升高,其常见原因:①呼吸机通气参数设置或调节不当,造成明显人机对抗,影响通气效果。②气管导管或气管切开导管的套囊封闭不严导致的漏气。③呼吸机管路漏气。

2. 通气过度 患者常出现潮气量或分钟通气量过高,血气分析显示 $PaCO_2$ 异常降低,其常见原因是呼吸机参数调节过大,使总的通气量增多,而发生呼吸性碱中毒,处理方法为根据血气分析及时调整通气量;因患者疾病或者神经中枢等因素导致出现过强自主呼吸。对于通气过度者可给予镇静镇痛甚至肌松治疗,以抑制过强自主呼吸和进行保护性机械通气治疗。

3. 低血压、休克 正压通气本身可影响血流动力学,减少静脉回心血量,降低右心输出量,导致低血压甚至休克,常发生于有效循环血量不足或通气压力较高而循环代偿能力较差时。

4. 呼吸机相关性肺损伤(ventilator-induced lung injury,VILI) 是正压通气严重的并发症,常危及生命,是机械通气应首要考虑避免的并发症。VILI 包括 4 种类型:①肺泡外气体。②系统性气栓塞。③弥漫性肺损伤。④氧中毒。

其中肺泡外气体包括:气胸、气腹、皮下气肿、纵隔气肿、肺间质气肿、心包积气、腹膜后积气、空气栓塞等。主要原因为:①高气道压,使气体分布不均,导致部分肺泡过度膨胀,甚至破裂。②通气量过大导致容量伤。③未发现的肺大疱破裂。④气管黏膜溃疡、气管破裂等。防治方法:合理选用通气模式及适当的通气参数,防止气道压力过高和过大潮气量通气,根据胸肺顺应性及时调整吸气压力、PEEP,有肺大疱者应低压通气,张力性气胸发生者应立即行胸腔闭式引流。

近年来,在 ARDS 和重症支气管哮喘患者机械通气中推荐应用"肺保护性通气策略"进行治疗,目的是避免呼吸机所致的肺损伤。在 ARDS 患者具体实施"肺保护性通气策略"的方法有两点,一是选用"最佳PEEP"和实施肺复张疗法,保持大部分肺泡开放和一定的功能残气量,避免肺泡呼吸时反复关闭和开放引起的牵拉损伤;二是弃用传统的超生理大潮气量,而改用小潮气量(常为 6 ~ 8 mL/kg)的通气方法,从而被动地允许 $PaCO_2$ 在一定范围内逐渐升高,即所谓"允许性高碳酸血症"通气。

5. 肺不张 长期低通气患者、气管导管插入过深、痰液阻塞、肺部感染、吸入纯氧导致吸收性肺不张者等。应对具体措施:可以采用叹息(sigh)通气或加用合适的 PEEP,如有可能限制 FiO_2 在 50% 以下;纠正过深导管,有效进行气道湿化,及时吸痰等;必要时采用气管镜吸痰。

6. 呼吸机相关性肺炎(ventilator-associated pneumonia,VAP) 是急性呼吸衰竭患者在接受机械通气至少 48 h 以后发生的肺炎,而气管插管和机械通气前已存在或处于潜伏期的肺炎则不是 VAP。VAP 是机械通气的主要并发症之一,也是导致机械通气时间延长甚或撤机失败的原因之一。VAP 是医院感染的特殊类型,可以导致机械通气患者病死率升高。VAP 是由于人工气道及机械通气本身破坏了正常的呼吸道生理屏障,镇静药或肌松药的使用抑制了纤毛运动及咳嗽反射,加之吸痰管、呼吸机管路、湿化器等消毒不严,长期通气治疗营养供给偏差等因素,导致患者易发生肺部感染,且发生率随机械通气时间的延长而增加。常见细菌为铜绿假单胞菌、肺炎克雷伯菌、鲍曼不动杆菌、嗜麦芽假单胞菌、变形杆菌等,有时也有真菌存在。防治具体措施包括:①应每天评估呼吸机及气管插管的必要性,每日进行自主呼吸试验,尽早脱机或拔管。②采取包括床头抬高 30° ~ 45°、帮助患者翻身拍背、震动排痰等措施加强痰液引流。③通过口咽去定植策略降低 VAP 发生率。④优先选择经口气管插管,避免经鼻气管插管。⑤保持气管插管导管气囊适当压力,可以采用声门下吸引导管(图 9-4-8),及时吸引口咽和气囊上方的分泌物,避免发生误吸。⑥保持气管切开部位的清洁、干燥。⑦使用一次性呼吸机管路,做好呼吸机的内外消毒。⑧除了少数情况如重症 ARDS 患者需要采用深镇静外,常规采用浅镇静策略,并每日评估镇静必要性。⑨进行早期活动锻炼、康复训练。⑩早期启动肠内营养。

7. 胃肠胀气、上消化道出血 胃肠胀气较常见,尤其是用面罩加压呼吸或气管套囊密闭不严,加压气体逸出被患者咽下,导致加压气体进入胃肠,应对因处理及放置胃管。此外,机械通气时,还可发生上消化道出血,在呼吸衰竭应激反应基础上,因正压通气使胸腔内压升高,导致静脉回流受阻,胃肠黏膜淤血等。一旦出血,可加用 H2 受体阻滞剂及保护胃黏膜药物,应积极治疗。

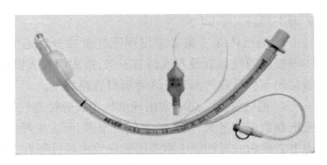

图 9-4-8　声门下吸引导管

8. 钠、水潴留　机械通气时,因静脉回心血量减少,可反馈引起抗利尿激素分泌增加,肾功能减退,引起钠、水潴留。机械通气期间应监测尿量、尿比重和肾功能,在保证血容量的同时,适当使用利尿药。

9. 深部静脉血栓形成　原因是长期卧床,体位固定,血容量不足,脱水,静脉回流缓慢。防治办法:有血栓倾向者给予少量肝素或低分子量肝素皮下注射,常采用 5 000 U、每 12 h 一次,这是一种有效安全预防深部静脉血栓形成的方法,也可减少肺栓塞的发生率。此外,还应注重维持有效循环血量,减少镇静药和肌松药的用量,加强翻身和肢体活动等。

二、常见报警原因及处理

多功能呼吸机常设有报警项目,可使呼吸机在感知工作不正常状态下,呼唤相关人员能及时处理,但由于呼吸机品牌、型号等不同,其报警设置亦不相同。图 9-4-9 描述了机械通气报警常见原因及处理流程。

1. 气道压力过高报警　①气道阻塞、窒息:其原因为呼吸道分泌物黏稠,痰痂阻塞;通气回路扭曲、气管套管脱落及阻塞、广泛支气管炎症及痉挛。处理上应及时气道湿化、吸痰,必要时更换气管套管,应用解痉平喘药等。②人机对抗:寻找原因,对因处理等。③吸气压设置过高:应调整吸气压力水平。

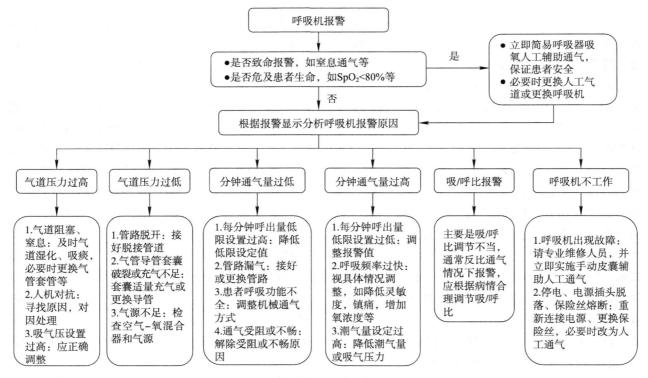

图 9-4-9　机械通气常见报警原因及处理流程

2. 气道压力过低报警　①管路脱开:接好脱接管道。②气管导管套囊破裂或充气不足:套囊适量充气或更换导管。③气源不足:检查空气 – 氧混合器和气源。

3. 分钟通气量过低报警　①每分钟呼出量低限设置过高:降低低限设定值。②管路漏气:接好或更换管路。③患者呼吸功能不全:调整机械通气方式。④通气受阻或不畅:解除受阻或不畅原因。

4. 分钟通气量过高报警　①每分钟呼出量高限设置过低:调整报警值。②呼吸频率过快:视具体情况调整,如降低灵敏度、镇痛、增加氧浓度等。③潮气量设定过高:降低潮气量或吸气压力。

5. 吸/呼比报警　主要是吸/呼比调节不当,通常反比通气情况下报警,应根据病情合理调节吸/呼比。

6. 呼吸机不工作　①呼吸机出现故障:请专业维修人员,并立即实施手动皮囊辅助人工通气。②停电、电源插头脱落、保险丝熔断:重新连接电源、更换保险丝,必要时改为人工通气。

第四节　机械通气中患者的观察与监护

机械通气是在呼吸衰竭重症患者常规的氧气疗法无效时,使用呼吸机改善肺的氧合保证通气的治疗方法。在机械通气患者的管理上,有必要针对患者的生命体征和血气改变,及时处理呼吸机各种监护装置的报警,以下三个方面为患者管理和观察的重点:①引起呼吸衰竭的基础疾病。②正压通气对患者的影响。③呼吸机本身的问题。其中前两项属于患者方面的问题,通过灵活分析使用这些监护信息,可以对患者更好地观察和监护。

一、患者基础疾病和临床观察要点

(一)引起呼吸衰竭的基础疾病

基础疾病病因多种多样,如除重症肺炎和重症哮喘等呼吸系统疾病外,多发伤、休克及重症感染可引起急性呼吸衰竭,伴心力衰竭的肺水肿亦可导致急性呼吸衰竭。因此,对引发急性呼吸衰竭的基础疾病有必要明确并评价其严重程度。应该意识到呼吸衰竭原发疾病的好转对患者撤机具有重要的意义。例如,心源性肺水肿伴有呼吸衰竭的患者,在心功能不改善的情况下患者的呼吸状态将无法改善,伴有呼吸衰竭的重症感染患者在感染未得到充分控制之前,会反复发生呼吸衰竭的加重。

(二)机械通气中的患者观察

1. 一般监护　最重要的是生命体征监护,需要医师仔细确认患者呼吸、血压、脉搏和意识状态,患者的胸廓运动情况和左右呼吸音听诊情况也非常重要。重症哮喘或 COPD 的患者出现急剧的血压下降时应注意左右呼吸音是否相同,必要时行 X 线胸片检查除外张力性气胸。在患者护理方面应注意气管导管和呼吸管路的位置,意识清楚的患者能够通过言语性交流来表达机械通气是否适宜,通过与之交流可提高监护的精准性。

2. 机械通气同时进行相关处置时的监护

(1)吸痰　是从气管导管排痰的最重要处理措施,咳痰量和颜色、性状是判断肺部病变的最重要依据,吸痰时吸痰管插入的难易可判断气管导管的堵塞情况。

(2)体位改变　机械通气患者不能进行自主体位变换,定时进行体位变换的辅助是必要的,应注意变换体位时所带来的血气分析指标、潮气量、呼吸频率等的改变。

(3)人机对抗　是患者和呼吸机不协调引起的,在机械通气中是特有的现象。有必要寻找是否由于气管导管内痰液潴留和气管壁损伤造成。小儿头部相对大而使气管弯曲,气管切开的导管常常刺激气道引起人机对抗,可使用可塑性更佳的气管导管。另外,有意识患者因焦虑不安引起的人机对抗需要给予适度镇静抗焦虑治疗。

(4)通气模式更改时　进行机械通气的患者,更改通气模式时,在更改后一段时间内要进行血气分析,以确认变换通气模式是否可行。此时患者的意识状态和经皮血氧饱和度的监测也是必要的,可使用容易连续监测的经皮血氧和呼气二氧化碳装置观察患者的病情变化。

二、机械通气中患者的监护措施

1. 动脉血气分析　可以通过 PaO_2 评价肺氧合功能,$PaCO_2$ 评价肺通气功能,是机械通气过程中不可缺少的监护手段。在患者呼吸状态改变和呼吸机辅助条件变更时应该及时监测血气分析。目前,动脉血气连续监测在临床应用已成为可能。由于机械通气过程中需要调整适宜的通气量、吸入氧浓度和 PEEP,需要频繁抽取动脉血液,故 PaO_2 和 $PaCO_2$ 的连续监测已成为临床机械通气中有力的监测武器。

2. 经皮血氧饱和度和呼气分析　机械通气患者血氧饱和度连续测定与 PaO_2 有很好的相关性,经皮血氧饱和度的监测对肺氧合功能极度下降的患者是安全有效的监测手段。呼气二氧化碳的分析可以连续监测机械通气的患者通气量是否适宜并反映肺血流情况。这些监测无创而且床旁方便应用,是机械通气中良好的监测手段。

3. 呼吸功能的监护　作为肺膨胀的指标,肺顺应性和气道内压等参数是重要的监护信息。气道内压曲线使患者的气道动力学状况一目了然,在机械通气时与心电图一样具有重要作用。另外,记录压力-容积曲线也可以评价肺功能。

4. 循环状态的评价　机械通气可以影响患者循环状态,而患者循环状态是否稳定也影响机械通气治疗效果。机械通气中应该持续监测心电图和血压的变化。另外,在急性期患者病情不断变化时,置入 Swan-Ganz 漂浮导管监测血流动力学指标也是必要的。心力衰竭可导致心源性肺水肿,此时患者肺功能的改善是以心功能的改善为前提的,应该努力改善患者的心功能状态。目前床旁已经可以进行混合静脉血氧饱和度(SvO_2)连续监测,可以更早觉察到患者的病情异常变化,但是其数值受到心功能、呼吸功能、代谢等诸多因素的影响,不宜单纯作为某种功能的评价指标。此外,测定血管外肺水含量对诊断肺水肿也是有意义的。

5. 其他　在机械通气中可施行间断多次胸部 X 线检查以观察肺疾病的变化。其他如尿量、体温等也是重要的监测措施,凝血-纤溶系统的监测可以反映呼吸衰竭的严重程度。

三、呼吸机的检查和监护

在机械通气时,有必要检查呼吸机是否按照设定的参数工作。需经常确认和校正吸入氧浓度、潮气量、呼吸次数、设定的 PEEP 和气道内压。此外,需确认吸气和呼气量是否一致,熟知各种报警系统功能。使用前后也要进行呼吸机自检,以避免在呼吸机工作过程中出现异常情况。

第五节　机械通气的撤离与后续治疗

一、机械通气的撤离

(一)撤机的基本原则

1. 机械通气患者应每日评估是否可以撤机　若条件允许应该考虑尽早撤机。撤机前应与患者充分沟通以消除患者的焦虑,同时尽可能保证患者夜间充分休息。

2. 不同机械通气上机原因的患者撤机有所不同　如呼吸衰竭患者的撤机和手术后患者的撤机有所不同。呼吸功能本身无障碍的术后患者麻醉恢复后,确认自主呼吸功能恢复,即可将控制通气模式转为 PSV 5 cmH_2O 或 CPAP 模式撤机。

3. 撤机后需要密切监测患者是否耐受　密切监测患者的呼吸功能状态、主诉、临床症状(呼吸节律的异常、呼吸次数增加)、循环状态(脉率 120 次 /min 以上、高血压、低血压及中枢 – 末梢温差增大)等。需要注意的是,临床症状改变往往领先于血气分析异常。

(二)撤机的时机

撤机时机的判断非常重要,也是经常困惑临床医生的问题。因为呼吸衰竭上机的原因很多,患者的病情存在很大差异,因此也不可能单靠某一指标就能可靠地预计撤机时机,决定撤机的依据要靠临床医生的综合判断和呼吸支持的合理应用。机械通气的实施到撤离是一个系统工程,临床实施机械通气开始就应考虑到撤机的可能性,并为撤机创造有利条件,及时抓住撤机的有利时机,合理应用撤机技术,适当参考撤机的呼吸生理指标才能提高撤机的成功率。

1. 呼吸功能以外的临床撤机标准　①上机的原因及诱因已基本去除,原发病好转。②已停用神经肌肉阻滞剂,已减量或停用镇静镇痛药物。③中枢神经功能正常、神志清醒、定向力良好。④感染控制,循环平稳,营养状态和肌力良好。⑤自主呼吸恢复好,咳嗽有力,能自主排痰,无缺氧及二氧化碳潴留表现,无酸碱平衡失调及电解质紊乱。

2. 与呼吸功能相关的撤机标准　①氧合功能指标:$PaO_2 \geq 60$ mmHg($FiO_2 \leq 0.4$),肺泡 – 动脉血氧分压差 ≤ 350 mmHg($FiO_2 = 1.0$),氧合指数(PaO_2/FiO_2)> 200 mmHg,肺血分流率(QS/QT)$\leq 20\%$。②通气功能指标:$PaCO_2 \leq 50$ mmHg,无效腔通气量与潮气量之比(VD/VT)≤ 0.6。③通气力学指标:呼吸频率(RR)< 30 次 /min,潮气量(VT)≥ 5 mL/kg,分钟通气量(MV)< 10 L/min,最大吸气负压(MIP)≤ -20 cmH_2O,气道抵抗 < 15 $cmH_2O/(L \cdot s)$,肺顺应性 > 25 mL/cmH_2O。

以上是一般的撤机标准,对于慢性呼吸衰竭急性加重期、先天性心脏疾病右向左分流的患者,这些标准不适合,必须参考上机前的指标作为撤机标准。

(三)撤机的程序

1. 经典的撤机方法

(1)无论患者使用何种机械通气模式,只要满足前述的撤机标准立即开始进入撤机期。

(2)可通过逐渐减少指令通气频率,每次减少 2 ~ 3 次,减少呼吸机做功的同时促使患者自主呼吸做功逐步增加,直到患者能完全撤机并拔除气管导管。此方式常与 PSV 方式联合应用,将 PSV 每次调低 2 ~ 5 cmH_2O,逐渐减少压力支持辅助。条件下调后 15 ~ 20 min 进行血气检查,确认无明显恶化。通常无极端高 PEEP 时的撤机与下调 PEEP 相比,优先下调辅助通气量。

(3)在 PSV 达到 5 cmH_2O 和 CPAP 达到 2 ~ 3 cmH_2O 满足拔管的条件时可以撤机拔管。CPAP 通过增加功能残气量改善氧合,同时吸气相正压可减少患者呼吸功,但呼气相正压一定程度增加患者呼气阻力。此方式撤机主要适用于功能残气量降低导致的低氧血症而呼吸肌功能基本正常的患者及肺泡有萎陷倾向的患者(如 ARDS)。撤机前 CPAP 的水平应在 5 ~ 9 cmH_2O 间调整,并逐渐降低压力。

2. 采用浅快呼吸指标的撤机方法　浅快呼吸指数(RVR)等于呼吸频率(次 /min)除以潮气量(L),目前是比较客观简便的可靠性强的撤机指标。按照图 9-4-10 程序进行撤机,即使是医生以外的护士、呼吸治疗师也能够实现,可缩短气管插管时间和住院时间。不适合该程序的患者包括:呼吸次数过快或过慢、慢性呼吸衰竭、肥胖和腹壁挛缩、觉醒后气道容易过敏的哮喘。

3. 采用自动撤机模式的撤机方法

🔘拓展知识

二、机械通气撤离后的治疗

撤机后是否需要给予辅助治疗要根据患者的呼吸状况及血气分析结果而决定,若仍存在部分呼吸功能不全、呼吸功耗增加,可以考虑使用无创性机械通气进行辅助性呼吸支持,从而减少有创通气的并发症。有些患者病情不改善,仍需再次行有创通气。此外,一部分患者撤机后,经过面罩或鼻导管给氧等氧疗支

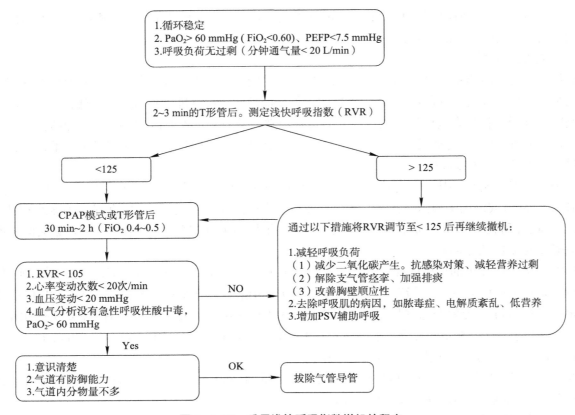

图 9-4-10　采用浅快呼吸指数撤机的程序

持,呼吸状况可能恢复正常。还有一部分脱离呼吸机但不能拔管的患者需要给予人工鼻,以保持气道湿化,防止痰液结痂,堵塞气管造成窒息。

1. 拔除气管导管的条件　当 CPAP 2 ~ 3 cmH₂O 或者 PSV 3 ~ 5 cmH₂O,FiO₂≤0.4 时,满足以下条件可以拔管。①血气分析:PaO₂≥80 mmHg,PaCO₂≤45 mmHg。②通气力学指标:VT≥5 mL/kg,RR≤20 次 /min (成人)、≤30 次 /min(儿童)。③神志清醒、吸气中枢驱动正常、有排出分泌物的能力、咽喉反射良好及血流动力学相对稳定。在上述条件中,为防止误吸,咽喉部反射良好和有自主排痰能力是非常重要的。

2. 拔管后的管理　①在拔管后上调吸入氧浓度 5% ~ 10%,并给予充分加湿的氧气。②在小儿易发生声门水肿,拔管前常给予激素。在拔管前静脉推注甲泼尼龙 10 mg/kg,或地塞米松 0.1 ~ 0.2 mg/kg。此外,也可以局部吸入肾上腺素和激素。③拔管后可进行胸部 X 线检查了解肺部情况。④拔管后对于自主排痰弱的患者可给予物理康复帮助排痰。⑤对仍需要辅助性呼吸支持的患者可在拔管后考虑应用无创正压通气。

第六节　无创正压机械通气

机械通气是抢救呼吸衰竭、心力衰竭等危重病患者的重要手段之一。传统意义上的机械通气是指有创通气,是通过气管导管连接患者与呼吸机,这种连接方式能确保机械通气的效果,但同时有创通气存在可能加重气道损伤、撤机困难及患者耐受性差等缺点。近年来,通过鼻罩或面罩甚至头盔连接呼吸机和患者的无创正压通气(non-invasive positive pressure ventilation, NPPV)技术得到广泛使用,并成为慢性阻塞性肺疾病(COPD)急性加重期、急性肺损伤(ALI)、急性呼吸窘迫综合征(ARDS)、急性心源性肺水肿、重症哮喘等所致急性呼吸衰竭的重要呼吸支持手段。本节着重介绍 NPPV 的作用原理与适应证,阐述实施 NPPV 必要的技术要求及常见并发症的处理。

一、NPPV 的作用机制

呼吸衰竭可分为通气和换气功能障碍。通气功能障碍一般常发生于 COPD 和哮喘等阻塞性气道疾病。NPPV 可提供患者吸气压力,克服气道阻力,增加肺泡通气,降低动脉血二氧化碳分压($PaCO_2$)和提高氧分压(PaO_2)。在此基础上增加一定水平的外源性呼气正压(PEEP),可以保持呼气气道开放,消除因肺内气体陷闭而产生的内源性 PEEP,改善肺顺应性,降低患者吸气负荷。换气功能障碍多见于急性肺损伤(ALI)、ARDS 和急性心源性肺水肿等疾病。NPPV 提供 PEEP 或持续气道正压(CPAP),维持患者的呼气肺容积,预防和消除肺泡萎陷和肺水肿,改善肺内通气血流比例,进而改善换气功能,提高 PaO_2。由此可见,无论是通气还是换气功能障碍,使用 NPPV 均可减少患者呼吸肌过度做功,避免呼吸肌疲劳和肺功能进一步恶化,改善患者的呼吸功能。

二、NPPV 应用的适应证与禁忌证

目前有关 NPPV 的适应证尚无统一标准,与呼吸衰竭的严重程度、基础疾病、意识状态、感染的严重程度、是否存在多器官功能损害等多种因素相关,也与应用者的经验和治疗人力设备条件有关。在没有紧急插管、危及生命情况或明确的禁忌证的前提下,可试行 NPPV 1～2 h,根据治疗后的反应来决定是气管插管还是继续 NPPV。目前,临床在 COPD 急性加重期应用 NPPV 治疗较多,疗效确切。另外,NPPV 用于术后呼吸衰竭患者,可降低再插管率和院内感染率,并缩短住院时间。

1. NPPV 的适应证 主要适合于轻、中度呼吸衰竭的患者。

2. NPPV 的绝对禁忌证 ①心搏或呼吸停止。②自主呼吸微弱、昏迷。③误吸危险性高,不能清除口咽及上呼吸道分泌物,呼吸道保护能力差。④鼻咽腔永久性的解剖学异常。⑤合并其他器官功能衰竭(血流动力学不稳定、不稳定的心律失常,消化道大出血或穿孔,严重脑部疾病等)。⑥颈面部创伤、烧伤及畸形。⑦近期面部、颈部、口腔、咽腔、食管及胃部手术后。

3. NPPV 的相对禁忌证 ①气道分泌物多和(或)排痰障碍。②严重感染。③极度紧张、患者不合作。④严重低氧血症($PaO_2 < 45$ mmHg)、严重酸中毒($pH \leq 7.20$)。⑤近期上腹部手术后(尤其是需要严格胃肠减压者)。⑥上呼吸道机械性阻塞。

虽然有较轻意识障碍的患者仍可尝试使用 NPPV,但对于昏迷的呼吸衰竭患者原则上应首选气管插管有创通气,避免 NPPV 用于有绝对禁忌证的患者。而对于相对禁忌证者,应该权衡利弊,综合考虑。临床上把握 NPPV 的应用指征有一定困难,因此,可以试验性应用 NPPV,观察治疗后的反应,以判断是否应该继续应用。具体来说,在没有绝对禁忌证的呼吸衰竭患者中,应用 NPPV 治疗 1～4 h,如果临床状况和血气好转,则继续应用 NPPV;如血气分析无好转,则预示 NPPV 失败,应立即改为有创通气。

三、无创呼吸机的连接方式

无创正压机械通气的实施需要与患者相连接,连接方式包括两种:面罩和鼻罩(图 9-4-11),各自的优缺点如下。

1. 鼻罩

(1)优点 无效腔小(105 mL);发音、进食、咳嗽不受影响,呕吐时不易误吸,患者可随意控制是否

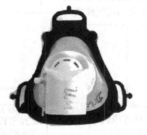 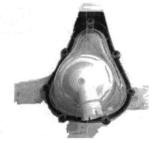

鼻罩　　　　　面罩

图 9-4-11 鼻罩和面罩

触发呼吸机。

（2）缺点　张口呼吸时易漏气,降低疗效。

2. 面罩

（1）优点　容易密闭,漏气相对较少;血气指标改善较快。

（2）缺点　无效腔大（约 250 mL）;发音、进食、咳痰需脱开呼吸机;呕吐时易误吸;若面罩内压力 > 25 cmH₂O,易发生胃肠胀气。

四、NPPV 的操作程序

不合理的工作程序是造成患者不耐受和影响疗效的重要原因,NPPV 的参考操作程序（图 9-4-12）如下:

1. 评估患者及选择合适的监护条件。

2. 对患者说明 NPPV 的必要性,鼓励患者积极配合。

3. 患者取坐位或头高 30° 以上卧位,注意保持上呼吸道通畅。

4. 选择合适的连接器:面罩或鼻罩及接口器等。

5. 佩戴头带,注意避免固定带的张力过高。

6. 选择呼吸机和通气模式。

7. 开启呼吸机,设置参数,开始应用时用较低压力,用自主触发的模式,吸气压（IPAP）8 ~ 12 cmH₂O,呼气压（EPAP）3 ~ 5 cmH₂O;可根据患者病情、氧合及通气目标逐渐增加吸气压或呼气压,以达到缓解呼吸困难、减慢呼吸频率、维持目标分钟通气量和理想的人机同步性为目标。

8. 连接呼吸机。

9. 监测患者的血氧饱和度,根据需要逐渐加大吸入氧浓度,保持 SaO₂ > 90%。

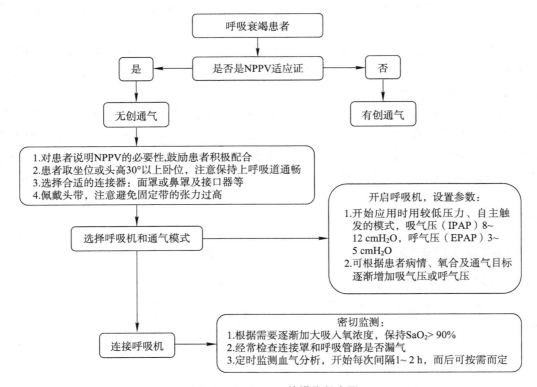

图 9-4-12　NPPV 的操作程序图

10. 经常检查连接罩和呼吸管路是否漏气。注意观察是否有不良反应并及时处理。对躁动的患者应谨慎使用镇静药,必要时可选择对呼吸、循环影响较小的镇静药。定时监测血气分析,开始每次间隔1～2 h,而后可按需而定。

五、NPPV 常见的不良反应与对策

1. 漏气　几乎是临床应用 NPPV 治疗过程中都会出现的最常见问题,漏气与面罩位置不当、固定带过松和面罩与患者脸型不适合等因素有关。调整面罩的位置,在兼顾舒适度的基础上适当增加固定带的拉力,可减少或消除漏气。如所用面罩与患者脸型不适合,应及时更换其他类型的面罩。

2. 与气体压力和流量相关的不良反应

(1)胃胀气　因气道压力过高,超过患者食管下段括约肌张力或反复吞气引起,多见于面罩正压通气,患者神志不清或对呼吸机依从性差时,可发生不自主吞咽引起胃胀气。患者需较高压力支持或神志不清时,应常规留置胃管引流胃内气体,如自动引流效果不佳,应及时进行胃肠减压。

(2)口或鼻咽部干燥　比较常见,多数患者可以耐受,可通过间歇饮水或气道加温加湿而减轻。

3. 与面罩相关的不良反应

(1)面部压迫性损伤　压迫性损伤与面罩对面部的压力和面罩材料有关。气垫压力超过毛细血管压可导致局部皮肤发红、淤血,甚至破溃、坏死。因此,应选用适合患者脸型的硅胶或气垫面罩,及时调整固定带的压力以减轻压迫症状。此外,交替使用不同类型面罩和鼻罩也是防治面部压迫损伤的有效方法。

(2)面罩带来的不适感　调节面罩固定带的松紧、更换合适大小的面罩。

4. 其他并发症

(1)排痰障碍或发生误吸性肺炎　无创通气时要选择有一定咳嗽反射和排痰能力的患者。定时鼓励患者主动咳痰,及时吸除口、鼻腔分泌物,防止肺炎的发生。

(2)低血压　需调整血流动力学状态,如低血容量者给予补充血容量等,必要时要下调吸气压力或者给予升压治疗。

(3)气胸　对可能发生气胸如肺大疱患者,需要考虑停止机械通气或降低气道内压,酌情行胸腔闭式引流。

课后练习题

1. 机械通气的治疗作用有哪些?
2. 机械通气的适应证和禁忌证有哪些?
3. 常用机械通气参数有哪些? 如何设置合理的参数?
4. 机械通气的常用模式有哪些? 各自的适应证有哪些?
5. 无创呼吸机的适应证和禁忌证有哪些?

（张　丹　刘景仑）

数字课程学习

⬇ 教学PPT　　　📝 自测题

危重症患者的镇静与镇痛

目的要求

掌握:危重症患者镇静镇痛的适应证。

熟悉:危重症患者镇静镇痛的监测和评估。

了解:危重症患者镇静镇痛治疗方法。

镇静(sedation)与镇痛(analgesia)是ICU救治过程中为减少患者不适、疼痛及配合相关治疗,常规使用的一项基础治疗措施。其主要目的是:①消除或减轻患者的疼痛及躯体不适感,减少不良刺激及交感神经系统的过度兴奋。②帮助和改善患者睡眠,诱导遗忘,减少或消除患者对其在ICU治疗期间病痛的记忆。③减轻或消除患者焦虑、躁动甚至谵妄,防止患者的无意识行为(如挣扎等)干扰治疗,保护患者的生命安全。④降低患者的代谢速率,减少其氧耗氧需,使机体组织氧耗的需求变化尽可能适应受到损害的氧输送状态,并减轻各器官的代谢负担。

第一节　危重症患者的镇静

危重症患者的异常应激反应是急诊急救极为常见的临床现象,给予足够的镇静药物控制、治疗焦虑、谵妄和躁动,甚至使患者产生短暂的遗忘,不仅对患者来说是人道的,而且可以减少危重症患者不必要的应激,减少相关并发症,促进病情稳定与恢复,同时可以降低死亡率。

一、定义

镇静是通过某种治疗手段产生一种不再有焦虑的放松、平静的状态。镇静是一个模糊的术语,涵盖各种意识和反应状态,镇静治疗可能有一定的催眠作用,但镇静并非催眠疗法。

二、适应证

1. 焦虑(anxiety)　由于生理应激(陌生环境、有创操作、机械通气、疲劳、对疾病的迷惑等刺激引起)和心理压力(恐惧、压抑、不适、异常睡眠等引起)综合因素所致。

2. 谵妄(acute confusional state,delirium)　与焦虑一样,谵妄也具有不愉快的情绪改变,不同之处是谵妄伴有精神错乱状态及认知功能障碍。

3. 躁动(restlessness)　可由于极度焦虑、精神过度兴奋与谵妄、药物的副作用和疼痛,以及意识模糊状态下的机体不适等多种原因引起。

4. 疼痛(pain)　创伤及各种医疗操作引起的疼痛。

5. 睡眠障碍　是一种睡眠质量或数量达不到正常需要的主观感觉体验,失眠或睡眠被打扰在 ICU 极为常见。尽管采用各种非药物措施(减少环境刺激、给予音乐和按摩治疗等),在 ICU 内许多患者仍然有睡眠困难,多数患者需要结合镇痛、镇静药物以改善睡眠。

躁动的危重患者采用镇静治疗,必须在充分镇痛和处理可逆的生理病因的前提下进行。当患者表现出焦虑和躁动时,首要的任务是确认并处理引起生理紊乱的原因,如低氧血症、低血糖、低血压、疼痛、意识模糊患者的膀胱高度膨胀等。但镇静药物不能作为一种限制手段来使用,更不能被医务人员作为强制、约束、便利和报复的手段来使用。

三、镇静深度的监测与评估

1. 镇静和躁动的主观评估　经常性评估镇静深度和躁动程度有利于调整镇静药物及剂量以达到预期镇静目标。临床上有较多镇静评分标准。Ramsay 和 SAS(sedation-agitation scale)镇静评分标准是最为常用的(表 9-5-1,表 9-5-2)。Richmond 躁动 - 镇静评分(RASS)优点在于将镇静程度视为从无法唤醒到出现反抗的一个连续过程,且对各级的描述更加准确(表 9-5-3)。

表 9-5-1　Ramsay 评分

深度	反应	判断
0	清醒,定向力正常	清醒
1	焦虑、躁动或烦躁	过浅
2	安静、配合、有定向力	充分
3	仅对命令有反应	充分
4	处睡眠状态,对眉间拍击和大声听觉刺激反应灵敏	充分
5	处睡眠状态,对眉间拍击和大声听觉刺激反应迟钝	深
6	对眉间拍击和大声听觉刺激无反应	过深

表 9-5-2　Riker 镇静和躁动评分:SAS 评分

分数	描述	定义
7	危险躁动	试图拔除气管插管或其他导管,爬床栏,敲打医务人员,翻来覆去
6	十分躁动	不顾经常语言提醒,不能平静,肢体频繁伸出床外,需肢体约束
5	躁动	焦虑或轻微躁动,试图坐起。语言指导后可镇静
4	安静和能合作性镇静	镇定,容易唤醒,听从命令
3	镇静	不易唤醒,语言刺激或轻轻摇动可醒;但重又入睡,听从简单命令
2	十分镇静	物理刺激苏醒,不能交流及听从命令,可自主移动
1	不能唤醒	对恶性刺激反应轻微或无反应,不能交流及听从命令

恶性刺激 = 吸痰或 5 s 用力按压眼眶、胸骨或甲床

2. 镇静的客观评估

(1)血药浓度监测　临床上使用此技术监测镇静深度比较困难。实际上由于血药浓度的个体差异、镇静药物间的药效差异、联合用药等因素,静脉血药浓度与临床监测间存有较大差异。另外,在临床工作中不能够迅速获得这些药物的血药浓度结果,也不宜频繁采血化验。

(2)神经生理学检查　通过脑电图或者脑诱发电位检查可以提供镇静深度的一些信息。由于此监

表 9-5-3 Richmond 躁动 - 镇静评分（RASS）

分数	描述	定义
+4	攻击行为	明显的攻击或暴力行为，对医务人员构成直接威胁
+3	非常躁动不安	扯动或拔除各种引流管道，或表现出对医务人员攻击的行为
+2	躁动不安	频繁出现无目的的动作，或人机不同步
+1	烦躁不安	焦虑或担忧，但动作不强烈或无攻击性
0	清醒且平静	
−1	嗜睡	不完全清醒，但对声音刺激能够维持 > 10 s 的清醒，并有视觉接触
−2	轻度镇静	对声音刺激能够有短时间的清醒（ < 10 s）
−3	中度镇静	对声音刺激有运动反应（非视觉接触）
−4	深度镇静	对声音刺激无反应，但对身体刺激有运动反应
−5	不能唤醒	对语言或身体刺激无任何反应

测缺乏稳定的标准且可重复性差，在临床实际工作中，对于镇静深度的监测，更常用的方法仍然是临床判断法。

（3）脑电双频指数（BIS） 是一种无创脑功能监测方法，使用专利方法评价镇静程度。将 BIS 探头粘贴于患者前额，其结果为 0 ~ 100 间的连续读数，100 代表正常觉醒状态，低于 60 表示深度镇静，低于 40 提示深度催眠。

3. 谵妄的评估 谵妄的诊断主要依据临床检查及病史。目前推荐使用"ICU 谵妄诊断的意识状态评估法（the confusion assessment method for the diagnosis of delirium in the ICU，CAM–ICU）"。CAM—ICU 主要包含以下几个方面：精神状态突然改变或起伏不定；注意力散漫；思维无序和意识程度变化（表 9-5-4）。

表 9-5-4 ICU 谵妄诊断的意识状态评估法（CAM–ICU）

临床特征	评价指标
1. 精神状态突然改变或起伏不定	患者是否出现精神状态的突然改变？ 过去 24 h 是否有反常行为？ 如时有时无或者时而加重时而减轻 过去 24 h 镇静评分（SAS 或 RASS）或昏迷评分是否有波动？ 患者是否有注意力集中困难？ 患者是否有保持或转移注意力的能力下降？ 患者注意力筛查（ASE）得分如何？（ASE 的视觉测试是对 10 个画面的回忆准确度，ASE 的听觉测试是患者对一连串随机字幕读音中出现"A"时点头或捏手示意）
2. 注意力散漫	是若脱机拔管，需要判断其是否存在思维无序或不连贯。常表现为对话散漫离题、思维逻辑不清或主题变化无常 若患者在带机状态下，检查是否能正确回答以下问题： 1. 石头会浮在水面上吗？ 2. 海里有鱼吗？ 3. 一磅比两磅重吗？ 4. 你能用锤子砸烂一颗钉子吗？
3. 思维无序	在整个评估过程中，病人能否跟得上回答问题和执行指令？ 1. 你是否有一些不太清楚的想法？ 2. 举这几个手指（检查者在病人面前举两个手指） 3. 现在换只手做同样的动作（检查者不用再重复动作）

续表

临床特征	评价指标
4. 意识程度变化(指清醒以外的任何意识状态)	清醒:正常、自主地感知周围环境,反应适度
	警醒:过于兴奋
	嗜睡:瞌睡但易于唤醒,对某些事物没有意识,不能自主、适当地应答。若给予强烈刺激能完全觉醒并应答适当
	昏睡:难以唤醒,对外界部分或完全无感知,不能自主、适当地应答。当给予轻微刺激时,有不完全清醒和不适当地应答。强刺激一旦停止,又重新进入无反应状态
	昏迷:不可唤醒,对外界完全无意识,给予强烈刺激也无法进行交流

* 若病人有特征 1 和 2,或者特征 3,或者特征 4 就可以诊断谵妄。

4. 睡眠评估　患者自己的主诉是睡眠是否充分的最重要指标,如果病人没有自诉能力,由护士系统观察患者的睡眠时间,也可用图片示意等方式来评估睡眠质量。

四、镇静药物的选择

镇静药物应该给患者带来生理和心理上的舒适;还应在大多数情况下使患者能与呼吸机良好配合,患者能良好配合一定的治疗操作。理想的镇静药物特点详见要点框 9-5-1。

(一)苯二氮䓬类药物

苯二氮䓬类药物是理想的镇静剂和催眠剂。本身无镇痛作用,与阿片类镇痛剂具有协同作用,联合使用可大大降低阿片类药物的用量(表 9-5-5)。

1. 地西泮(diazepam)　有起效快、单剂后苏醒快的特点,但因其产生长效的代谢产物,重复用药后会引起积蓄而延长镇静作用的时间。

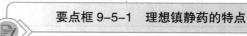

要点框 9-5-1　理想镇静药的特点

1. 用药方便。

2. 除镇痛、镇静和遗忘作用外,对其他正常生理功能产生任何影响。

3. 作用迅速而短暂。

4. 不产生快速耐药。

5. 良好的静脉耐受性。

6. 尽可能不影响自主呼吸。

2. 劳拉西泮(lorazepam)　为 ICU 最常用的镇静药物。起效缓慢,不产生活性代谢产物。除镇静外,劳拉西泮还用于防止乙醇阶段症状和癫痫大发作的紧急治疗。长期大剂量输注后,可加重阴离子隙升高的代谢性酸中毒,并可引起可逆性的急性肾小管坏死、乳酸酸中毒和高渗透压状态等。劳拉西泮有胃肠外和口服两种剂型。

3. 咪达唑仑(midazolam)　起效快,但也能很快产生耐受。由于其良好的静脉耐受性和非常短的半衰期,是目前苯二氮䓬类中首选用于 ICU 镇静的药物。

(二)异丙酚(propofol)

异丙酚是静脉全身麻醉药物,小剂量有良好的镇静和催眠特性。无镇痛作用,起效快、极少蓄积、停药后苏醒迅速。其优点是:用于颅脑创伤患者镇静可以降低颅内压(ICP)和脑代谢需氧量,支气管扩张作用,并抑制癫痫和止吐。常见副作用有呼吸抑制和因全身血管扩张导致的低血压、心动过缓。因此,未纠正的低血容量状态及心血管系统疾病要慎用。异丙酚是目前 ICU 最常用的镇静药物之一。常与咪唑安定和(或)吗啡类和(或)箭毒联合用药。

(三)硫喷妥钠(thiopental)

硫喷妥钠脂溶性强、分布到组织内起效迅速,由于半衰期长而呈明显的体内蓄积作用。对交感神经的抑制较副交感神经强,易诱发喉头和支气管痉挛。大剂量时,对血流动力学影响较大,故在低血容量及休

表 9-5-5　几种镇静药物的药理学

药物	静脉注射起效时间	半衰期	活性代谢产物镇静延长	间断用药剂量	持续注射用药剂量
地西泮	2 ~ 5 min	20 ~ 120 h	有	0.02 ~ 0.1 mg/kg q0.5 ~ 6 h	—
劳拉西泮	5 ~ 20 min	8 ~ 15 h	无	0.02 ~ 0.06 mg/kg q2 ~ 6 h	0.01 ~ 0.1 mg/(kg·h)
咪达唑仑	2 ~ 5 min	3 ~ 11 h	有	0.02 ~ 0.08 mg/kg q0.5 ~ 2 h	0.03 ~ 0.3 mg/(kg·h)
硫喷妥钠	1 min 内	(11.4 ± 6.0) h	--	0.2% ~ 0.4% 溶液 0.5 ~ 1.0 mg/kg 起始 3 ~ 8 mg/kg, 至多 10 mg/(kg·h)	—
异丙酚	1 ~ 2 min	26 ~ 62 h	无	2.0 mg/kg 起始 0.5 mg/kg 追加	5 μg/(kg·h) 起始量 0.3 ~ 4 mg/(kg·h) 维持
氟哌啶醇	3 ~ 20 min	18 ~ 54 h	有	0.03 ~ 0.15 mg/kg q0.5 ~ 6 h	0.04 ~ 0.15 mg/(kg·h)

克状态、支气管哮喘患者、新生儿为使用禁忌证。目前仅用于有严重颅内高压或常规治疗下仍伴有颅内压升高的患者。必须单独经中心静脉通路给药,否则极易引起静脉栓塞。如误注入动脉将导致远端肢体坏死。

（四）氟哌啶醇（vesalium）

氟哌啶醇具有强效抗精神病作用,仅用于谵妄状态的治疗。

（五）肌松剂的使用

使用目的是获得良好的肌松效果以便使严重呼吸衰竭（如 ARDS、持续哮喘状态等）和痉挛抽搐患者较好与呼吸机配合,消除人机对抗。只有非去极化肌松剂适用于 ICU 患者的镇静。

代表药物有:泮库溴铵（pancuronium）、维库溴铵（vecuronium）、阿曲寇林（atracurium）。

（六）其他药物

依托咪酯（etomidate）、氧化亚氮（nitrous oxide）;γ- 羟基丁酸钠（γ-OH）;卤族类吸入麻醉药,如氨氟醚（enflurane）、异氟醚（isoflurane）等。

第二节　危重症患者的镇痛

一、定义

危重症患者的镇痛是指为减轻或消除危重症患者对疼痛或恶性刺激的感觉而采取的医疗措施。

二、疼痛评估

疼痛评估应包括疼痛的部位、特点、影响因素和强度。任何时候,患者的主诉都是评价疼痛程度和镇痛效果的最可靠标准。疼痛强度可用一维法来进行评估,如语言评分法（VRS）、视觉模拟法（VAS）和数字评分法（VDS）。

1. 语言评分法（verbal rating scale,VRS）　按从疼痛最轻到最重的顺序以 0 分（不痛）至 10 分（疼痛难忍）的分值来代表不同的疼痛程度,由患者自己选择不同分值来量化疼痛程度。

2. 视觉模拟法（visual analogue scale，VAS）　用一条 100 mm 的水平直线，两端分别定为不痛到疼痛难忍。由被测试者在最接近自己疼痛程度的地方画垂线标记，以此量化其疼痛强度。VAS 已被证实是一种评价老年患者急、慢性疼痛的有效和可靠的方法。

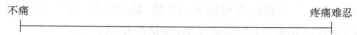

3. 数字评分法（verbal descriptors scale VDS）　是一个从 0～10 的点状标尺，患者选一个数字描述疼痛，0 代表不痛，10 代表疼痛难忍。患者用写或说来完成，可应用于不同年龄段的患者。在 ICU，VDS 可用于所有能进行交流的危重症患者，是最常用的评估方法。

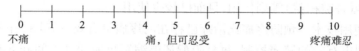

4. 面部表情评分法（faces pain scale，FPS）　由 6 种面部表情及 0～10 分（或 0～5 分）构成，程度从不痛到疼痛难忍。由患者选择图像或数字来反映最接近其疼痛的程度。FPS 与 VAS、NRS 有很好的相关性，可重复性也较好

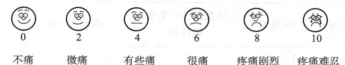

5. 术后疼痛评分法（Prince-Henry 评分法）　该方法主要用于胸腹部手术后疼痛的测量。从 0 分到 4 分共分为 5 级。对于术后因气管切开或保留气管导管不能说话的患者，可在术前训练患者用 5 个手指来表达自己 0～4 分的选择（表 9-5-6）。

最适当的疼痛评估方法要靠患者的交流能力、医生对疼痛行为或生理指标的理解能力。

表 9-5-6　术后疼痛评分法

分值	描述
0	咳嗽时无疼痛
1	咳嗽时有疼痛
2	安静时无疼痛，深呼吸时有疼痛
3	安静状态下有较轻疼痛，可以忍受
4	安静状态下有剧烈疼痛，难以忍受

三、镇痛治疗

（一）疼痛的药物性梯级治疗

疼痛的药物性梯级治疗是依据疼痛的强度，依次选择非阿片类（非甾体抗炎药、对乙酰氨基酚）、弱阿片类（曲马多）、强阿片类药物（芬太尼、氢吗啡酮、吗啡）的治疗方法。

（二）药物选择

1. 非甾体抗炎药（NSAIDs）　通过非选择性、竞争性抑制在炎症反应中的关键性酶——环氧化酶（COX）达到镇痛效果。NSAIDs 可能造成明显的不良反应，包括胃肠道出血、血小板抑制后继发性出血和肾功能不全。NSAIDs 不能用于哮喘和阿司匹林过敏的患者。

常用药物：对乙酰氨基酚（acetaminophen）在危重患者中的作用，局限于缓解诸如长期卧床有关的轻度疼痛和不适，或作为解热剂使用。

2. 阿片类药物　理想的阿片类药物应具有以下优点：起效快、易调控、较少的药物及其代谢产物的蓄积、费用低廉。新一代吗啡类药物，如舒芬太尼、雷米芬太尼由于其较少的积蓄和延时效应成为 ICU 镇痛的代表药物。

（1）吗啡（morphine）　镇痛效果好，但应用中存在以下问题：①作用的个体差异；②主要由肝代谢；③代谢活性产物（6- 糖苷酸吗啡）有蓄积作用。哮喘患者禁用。

（2）芬太尼（fentanyl）　较吗啡作用强、理论半衰期短，对血流动力学影响较小。但静脉持续用药时仍

有积蓄的危险,苏醒延迟也较常见。常用剂量为吗啡的 1/20。

（3）阿芬太尼（alfentanil）　有与吗啡类似的镇静作用,半衰期短而少有继发作用为其优点,但也存在较强的个体差异和积蓄作用,因此不宜长时间使用。常用剂量 1 ~ 6 mg/(kg·h)。

（4）舒芬太尼（sufentanil）　作用较芬太尼强 5 ~ 10 倍,是吗啡类药物中最被推荐用于 ICU 镇痛的药物之一。优点为:①起效快;②排泄迅速;③个体差异小;④镇静作用非常强。

（5）雷米芬太尼（remifentanil）　最新的 μ 阿片受体激动剂,药效强、起效迅速、积蓄少、个体差异小,是目前 ICU 镇痛的理想药物。

（6）哌替啶（pethidine）　由于其组胺释放作用、心血管不良反应（心率加快,血压下降）、肾功能不全时易发生惊厥抽搐（去甲哌替啶积蓄）等副作用,目前已较少使用。

3. 阿片类药物的使用技术　预防疼痛比治疗已存在的疼痛更有效,尽量采用静脉用药,持续静脉注射时每日定时唤醒可达到更有效的镇痛控制,每日唤醒还能缩短机械通气时间和 ICU 停留时间。常用药物详见表 9-5-7。

表 9-5-7　几种镇痛药物的药理学

药物	等效剂量 IV	半衰期	活性代谢产物蓄积作用	间断用药剂量	持续用药量剂量
芬太尼	200 μg	1.5 ~ 6 h	无	0.35 ~ 1.5 μg/kg iv q0.5 ~ 1 h	0.7 ~ 10 μg/(kg·h)
氢吗啡酮	1.5 mg	2 ~ 3 h	无	10 ~ 30 μg/kg iv q1 ~ 2 h	7 ~ 15 μg/(kg·h)
吗啡	10 mg	3 ~ 7 h	有	0.01 ~ 0.5 mg/kg	0.07 ~ 0.5 μg/(kg·h) iv q1 ~ 2 h
哌替啶	75 ~ 100 mg	3 ~ 4 h	有	不推荐	不推荐
可待因	120 mg	3 h	有	不推荐	不推荐
雷米芬太尼		3 ~ 10 min	无		0.6 ~ 15 μg/(kg·h)
异布洛芬		1.85 ~ 2.5 h	无	400 mg po q4 ~ 6 h	
对乙酰氨基酚		2 h		325 ~ 650 mg po q4 ~ 6 避免 > 4 g/d	

课后练习题

1. 简述镇静药物异丙酚的优缺点。
2. 临床中常用的疼痛评估方法有哪些？
3. 临床中 Ramsay 评分主要分为几级？各级的临床反应是什么。
4. 疼痛的药物性梯级治疗中可选择的药物有哪几类？分别列出代表药物。
5. 简述颅脑创伤及颅脑损伤患者损伤早期镇静指南的流程。

（夏　婧）

数字课程学习

教学 PPT　　　自测题

第六章

血液净化技术在急危重症中的应用

🎯 **目的要求**

掌握:血液灌流、连续性血液净化(CBP)的定义及临床应用。

熟悉:血液灌流的原理及 CBP 的特点。

了解:血液灌流装置和 CBP 的抗凝策略。

血液净化是指通过血液净化装置清除体内代谢产物、异常血浆成分及蓄积的药物或毒物,以纠正机体内环境紊乱的一组治疗技术。血液净化技术包括血液透析(hemodialysis,HD)、血液滤过(hemofiltration,HF)、血液灌流(hemoperfusion,HP)、血浆置换(plasma exchange,PE)及其多种组合方式。也可根据血液净化应用的时间分为间断性和连续性。腹膜透析是以腹膜为净化装置的特殊血液净化治疗技术,在本章不作阐述。

血液净化对溶质的清除有弥散、对流、吸附三种方式。治疗模式不同,溶质清除的机制也不相同:血液透析以弥散清除为主,血液滤过以对流清除为主,而血液灌流则以吸附为主。此外,不同血液净化模式对溶质清除效果也不相同,小分子物质弥散清除效果好,而中、大分子物质则以对流和吸附清除效果好。

重症患者最常用的是连续性血液净化(continuous blood purification,CBP),主要包括连续性静脉 – 静脉血液滤过(CVVH)、连续性静脉 – 静脉血液透析滤过(CVVHDF)、连续性静脉 – 静脉血液透析(CVVHD)、高容量血液滤过(HVHF)等技术。CBP 是重症血液净化的基石,同时一些相对复杂的血液净化模式开始走入重症医学领域,如双重滤过血浆置换(DFPP)、血浆免疫吸附(IA)、联合血浆滤过吸附(CPFA),以及一些高级人工肝技术,如分子吸附再循环系统(MARS)、成分血浆分离吸附(FPSA)等,这些技术多为几种血液净化技术组合而成。两种或两种以上原理或技术组合/结合在一起形成的技术称为集成式血液净化技术。

第一节 血液灌流

血液灌流(hemoperfusion,HP)是指将患者血液引出体外,通过灌流器吸附清除外源性和(或)内源性毒物、药物及代谢产物的一种血液净化治疗方法。目前血液灌流已经被应用于急性中毒、尿毒症、肝病、免疫系统疾病等多个领域。

一、血液灌流的原理

血液灌流清除溶质的原理是以吸附作用为主。吸附剂是血液灌流的核心,根据吸附剂清除有害物质的方式,可分为非特异性吸附和特异性吸附。

（一）非特异性吸附

常用的广谱吸附剂为药用炭和合成树脂。两者的区别见表 9-6-1。

1. 药用炭　是较早应用于血液灌流的广谱吸附剂,但由于天然药用炭颗粒形状不规则、机械强度差、容易脱颗粒等造成血细胞的破坏,甚至血小板的下降。因此,目前使用的药用炭吸附剂包被一层光滑的半透膜克服了炭粒脱落,提高了生物相容性,常用的包被材料有火胶、白蛋白 – 火棉胶、聚甲基丙烯酸等。

药用炭的结构与性能:呈球状、柱状、纤维状,具有大的比表面积(即单位质量上的表面积,单位为 m²/g),多孔,孔径不一,能吸附各种内源性和外源性有害物质,如安眠药、农药、肌酐、尿酸、酚类、胆红素等。

2. 树脂　是由苯乙烯和二乙烯苯聚合制成的环球形共聚体,比表面积比药用炭小,吸附性稍差于药用炭,但生物相容性较药用炭好。树脂分为交换树脂和吸附树脂,吸附树脂分为极性树脂和非极性树脂。

树脂的吸附性能和吸附谱因其化学结构而异。阳离子或阴离子交换树脂分别与带有负、正电荷的分子具有亲和力。极性树脂吸附极性大及带亲水基团的物质,非极性树脂吸附脂溶性物质。

表 9-6-1　药用炭和树脂的区别

吸附剂	药用炭	树脂
孔径	大小不一,平均 1 ~ 2 nm	平均 13 ~ 15 nm
比表面积	900 ~ 1 500 m²/g	1 000 ~ 1 300 m²/g
吸附原理	物理吸附	物理、化学吸附
清除物质	中、小分子水溶性物质	中、大分子脂溶性物质
临床应用	中毒	中毒、尿毒症、肝病等
安全性	表面凹凸不平,对血小板有损伤,容易脱颗粒,造成微循环栓塞	表面光滑,生物相容性好,对血液有形成分仅有微量吸附

（二）特异性吸附

特异性吸附大多以树脂或树脂炭为载体,联合其他特异性物质制成吸附剂,利用抗原抗体反应或物理化学反应,特异性地从血液中吸附并清除与疾病有关的有害物质。目前特异性吸附主要包括胆红素吸附、内毒素吸附、免疫吸附和低密度脂蛋白(low-density lipoprotein,LDL)吸附等。

1. 胆红素吸附　胆红素的分子结构中含有羧基和疏水基团,通过静电作用、疏水作用及氢键均可实现对胆红素的吸附。目前胆红素血液灌流吸附柱主要以胺化试剂为配基联合阴离子交换树脂制得。阴离子交换树脂主要通过静电作用与胆红素结合,吸附效率较高。另外,苯乙烯系大孔吸附树脂对胆红素的吸附容量更高,且血液相容性更好,有望成为离子交换树脂的替代品。随着纳米技术、分子印迹等技术的发展,未来将会有更多用于胆红素清除的吸附剂。

2. 内毒素吸附　内毒素是革兰氏阴性菌细胞壁外膜溶解释放的脂多糖(lipopolysaccharide,LPS),在生理 pH 下带负电荷。基于内毒素的脂质 A 结构上具有带负电的磷酸基团,可以通过在载体表面修饰阳离子物质或含有胺基的物质,利用静电作用或疏水作用实现对内毒素的去除。临床常用的有:①多黏菌素 B(PMX–B)吸附柱,多黏菌素与内毒素分子结构上的脂质 A 之间产生静电和疏水双重作用,对内毒素具有较高的结合力;②固化人血清白蛋白的 MATISSE,是一种新的内毒素吸附系统,通过固定的人血白蛋白直接进行血液灌流,能够有效清除血清内毒素;③阳离子基团修饰吸附剂,使用阳离子基团修饰吸附剂,对内毒素也有良好的吸附作用,且对血液中的蛋白成分无明显吸附。

3. 免疫吸附　通过将对应的抗体、抗原或某些具有特定物理化学亲和力的物质作为配基与载体结合,利用其特异性吸附功能去除血液中的内源性致病因子,从而达到缓解病情的目的。DNA 免疫吸附柱是将

DNA 与碳化树脂结合,用于治疗系统性红斑狼疮,使患者体内的抗 DNA 抗体及其免疫复合物明显减少。蛋白 A 免疫吸附柱可用于治疗免疫球蛋白 IgG 介导的免疫相关疾病等。免疫吸附剂的载体和配基可以根据需要进行组合,制备出多种免疫吸附柱,从而应用于多种自身免疫病和器官移植排斥反应等。

4. LDL 吸附　目前临床上用于清除 LDL 的吸附柱根据吸附作用原理可分为两类:一类是通过抗原抗体亲和作用力清除 LDL 的免疫吸附柱,另一类为通过静电作用吸附 LDL 的吸附柱。

二、血液灌流的装置

血液灌流的装置主要包括血液灌流机及血液灌流器,可单独应用于毒物或药物中毒(图 9-6-1),也可联合其他血液净化方式形成集成式血液净化。

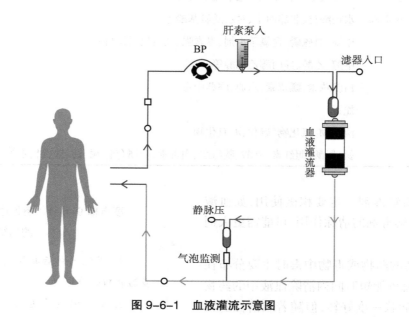

图 9-6-1　血液灌流示意图

(一)血液灌流机

血液灌流机可以使用普通单泵、血液透析机、血滤机等进行血液灌流。

(二)血液灌流器

血液灌流器是内部包膜有特殊吸附剂的装置,是血液灌流的核心,要求血液相容性好,预充血液容量小,密闭性好。

三、血液灌流的临床应用

(一)急性药物或毒物中毒

对于中毒患者,在洗胃、导泻、利尿、碱化尿液和对症支持基础上,血液灌流往往是一种直接、有效的手段。血液灌流对分子量大、脂溶性、易与蛋白结合的药物或毒物清除率高,常是该类药物和毒物中毒时的首选方法。对合并肾损伤的患者,可以将血液灌流和血液透析、血液滤过联合使用。可被血液灌流清除的药物或毒物见表 9-6-2。

对于急性药物和毒物中毒的治疗,血液灌流尚无绝对禁忌证。在已知血液灌流对引起中毒的药物或毒物有吸附作用的前提下,只要具备以下情况之一需尽快行血液灌流(见要点框 9-6-1)。一般认为,药物或毒物中毒 6~8 h 内行血液灌流疗效最佳,此时中毒药物或毒物浓度一般已达高峰。12 h 后再行治疗效果较差。急性中毒行血液灌流治疗过程中需要注意以下问题:

表 9-6-2　可被血液灌流清除的药物或毒物

种类		药物或毒物
常用药物	巴比妥类	巴比妥、苯巴比妥、戊巴比妥、异戊巴比妥、庚巴比妥、司可巴比妥
	非巴比妥类与镇静催眠类	格鲁米特（导眠能）、甲丙氨酯、甲喹酮、水合氯醛、阿片类、苯海拉明、海洛因、甲乙哌酮、苯妥英钠、苯海索、地西泮、氯氮草
	抗精神病药物	奋乃静、氯丙嗪、氯普噻嗪、异丙嗪、丙咪嗪、氯丙咪嗪等
	抗生素与抗肿瘤药	青霉素、链霉素、四环素、卡那霉素、庆大霉素、新霉素、氨苄西林、万古霉素、磺胺类药物、氯霉素、多黏菌素、异烟肼、呋喃妥因、奎宁、多柔比星、异环磷酰胺、甲氨蝶呤、5-氟尿嘧啶等
	心血管药物	洋地黄毒苷、地高辛、地尔硫䓬类等
	止痛与抗风湿药	水杨酸类、非那西丁、对乙酰氨基酚等
农药		乐果、对硫磷、含氯杀虫剂、毒素强、敌敌畏、百草枯等
醇类		甲醇、乙醇、异丙醇乙二醇等
植物毒素		白瓢蕈素、瓢蕈素、木通、蘑菇中毒
生物毒素		蛇毒
卤化物		溴化物、氯化物、碘化物、氟化物
内源性毒素		氨、尿酸、胆红素、乳酸、胱氨酸、内毒素、金属（砷、铜、钙、铁、铅、汞等）

1. 有特异性的解毒剂一定要积极使用，如血液灌流存在对特异性解毒剂的清除作用，可能需更大剂量的解毒剂。

2. 脂溶性较高的药物或毒物中毒时主要分布在脂肪组织，血液灌流可能短时间内清除血液中的药物或毒物，患者临床症状一度好转，但随着脂溶性药物或毒物的再释放，会出现症状反复。因此，需间隔一定时间反复进行血液灌流治疗，条件允许可监测药物血药浓度，密切观察病情变化。

3. 血液灌流每次以 2~3 h 为宜，此时吸附剂已达到饱和，不能依赖延长血液灌流时间改善病情，若需要继续行血流灌流治疗应更换灌流器。

4. 如果单一血液灌流不能改善病情，可根据患者病情考虑联合其他血液净化方式。

5. 血液灌流能清除一部分游离药物或毒物，但难以纠正中毒导致的病理生理变化，因此血液灌流只能在一定程度上减少药物或毒物对机体造成的损伤。

（二）终末期肾病（尿毒症）

尿毒症常合并顽固性瘙痒、难治性高血压、高 β_2 微球蛋白血症、继发性甲状旁腺功能亢进、周围神经病变等。目前认为，这些病变和尿毒症毒素有关，尤其是中、大分子尿毒症毒素，常规透析难以充分清除，而血液灌流效果较好。但血液灌流不能单独用于治疗尿毒症，多联合血液透析或血液滤过使用。

透析相关淀粉样变是长期透析患者的严重并发症之一，多表现为腕管综合征，严重者关节、骨骼及内脏器官中都可发生。其主要致病因子是 β_2 微球蛋白，血液透析难以有效清除。血液灌流在预防疾病进展，

> **要点框 9-6-1　急性中毒紧急行血液灌流的指征**
>
> 1. 强化治疗后病情仍进行性加重，出现多器官功能障碍者。
>
> 2. 血药浓度已达或超过致死剂量，或预计药物继续吸收者。
>
> 3. 血液灌流清除率远远超出中毒药物或毒物的内源性清除。
>
> 4. 伴有严重肝、肾功能不全导致药物排泄功能降低者。
>
> 5. 能够产生代谢障碍和（或）延迟效应的毒物中毒（如甲醇、百草枯）。
>
> 6. 中毒物质的成分和数量不明、无特效解毒药，已出现深昏迷者。

改善症状方面更为有效。

（三）肝病

1. 高胆红素血症　大量溶血或严重肝病导致肝细胞处理胆红素功能下降时，血清胆红素超过正常范围，出现高胆红素血症，并引起一系列临床综合征。离子交换树脂通过静电作用与胆红素结合，吸附效率高，从而降低血清胆红素水平。

2. 各种急慢性肝炎、肝衰竭等　肝功能损伤可导致血液中血氨、假性神经递质，如芳香族氨基酸、游离脂肪酸、羟乙醇胺、酚类等物质的浓度升高。血浆置换（plasma exchange，PE）可以清除血浆中大分子毒素，如内毒素、白蛋白结合的芳香族氨基酸、胆汁酸、胆红素等，同时能够补充凝血因子、白蛋白等，对肝衰竭患者的治疗起到一定的作用。其他人工肝技术如双重血浆吸附（double plasma molecular adsorption system，DPMAS）等也广泛应用于肝衰竭的治疗。

（四）脓毒症

脓毒症（sepsis）可引起患者严重的全身性瀑布式炎症反应，即全身炎症反应综合征（systemic inflammatory response syndrome，SIRS），此时会有大量的细胞因子释放进入血液中，引起微循环障碍、组织损伤等，从而导致脏器功能损害，随着病情的进一步加重甚至可引起多器官功能衰竭。脓毒症是重症患者死亡的主要原因之一。内毒素（endotoxin，ET）、肿瘤坏死因子 -α（TNF-α）、白细胞介素 -6（IL-6）等炎性因子在脓毒症的发病机制中起关键作用，这些物质的分子量普遍较大，无法通过血液滤过完全清除，而血液灌流技术则可以利用吸附作用有效清除上述炎性因子，从而降低炎症反应，保护脏器功能。

（五）自身免疫病及器官移植排斥反应

自身免疫病是指由机体自身产生的抗体、致敏淋巴细胞破坏或损伤自身的细胞成分和组织，从而导致器官功能障碍或组织损害的原发性免疫性疾病。常见的免疫性疾病有类风湿关节炎、吉兰 - 巴雷综合征、系统性红斑狼疮、重症肌无力、特发性血小板减少性紫癜、IgA 肾病、强直性脊柱炎等。随着免疫吸附技术的日益成熟，临床已能有效清除人体中天然抗 A 抗体和抗 B 抗体，减少免疫排斥的发生，甚至使血型不相容性肾移植成为可能，减少了患者等待肾源的时间。

（六）其他方面的应用

血液灌流可用于高脂血症、银屑病、甲状腺危象、精神分裂症等疾病的治疗。这些疾病的血液中存在较高水平的致病因子，通过血液灌流降低致病因子水平，达到减缓疾病进展，改善临床预后的目的。

四、血液灌流的不良反应

1. 体外循环相关不良反应，如发热、出血、凝血、空气栓塞、失血等。

2. 长期血液灌流能够导致体内血钙、血糖、氨基酸（对色氨酸、甲硫氨酸等芳香族氨基酸吸附量最大）、激素（甲状腺激素、胰岛素及生长激素等）等营养物质的丢失，应及时补充或纠正。

总之，血液灌流是通过吸附的原理清除代谢产物、毒性物质及药物的血液净化技术，血液灌流的灌流器主要分为药用炭和树脂两类。血液灌流主要应用于急性药物和毒物中毒，近年来随着新型灌流器的研发和技术进展，血液灌流在终末期肾病、重症感染、严重肝衰竭及多种自身免疫病等严重疾病的抢救和治疗方面得到了更为广泛的应用。

第二节　连续性血液净化技术

连续性血液净化（continuous blood purification，CBP）也称连续性肾替代治疗（continuous renal replacement therapy，CRRT），是利用弥散、对流、吸附等原理，连续性地清除体内各种代谢产物、毒物、药物和致病性生物分子，调节水、电解质及酸碱平衡，保护和支持器官功能的治疗方法。CBP 技术具有良好的溶质清除效应及较好血流动力学稳定性,同时可以为各种药物的治疗和营养治疗提供相应的平台,支持相关脏器功能,目前已经成为重症医学科的重要治疗手段之一。

一、连续性血液净化技术的发展

1977 年德国医师 Kramer 首次将连续性动 – 静脉血液滤过(CAVH)应用于治疗急性肾衰竭合并水潴留的患者,标志着一种新的连续性血液净化技术诞生。1982 年 4 月,美国 FDA 批准 CAVH 可在 ICU 中应用,从而相继衍生出连续性动 – 静脉血液透析(CAVHD)、动 – 静脉缓慢连续超滤(CAVSCUF)、连续性动 – 静脉血液透析滤过(CAVHDF)等技术。随着中心静脉双腔导管在临床中的普及,又衍生出了静脉 – 静脉血液滤过(CVVH)、静脉 – 静脉缓慢连续性超滤(VVSCUF)、连续性静脉 – 静脉血液透析(CVVHD)、连续性静脉 – 静脉血液透析滤过(CVVHDF)等多种血液净化模式。其中,以 CVVH 在临床中应用最为广泛,本文中所提到的 CBP 一般以 CVVH 为例。

随着重症医学的不断进步与成熟,血液净化技术应用范围也越发广泛,同时逐渐融入了重症医学的理念和特征,有别于传统的血液净化技术。目前重症血液净化(critical care blood purification,CCBP)技术是将传统的血液净化技术与重症医学的先进救治理念和监测手段有机地融合起来,调节病理生理紊乱,保护脏器功能,使之广泛应用于重症患者的救治当中。

二、CBP 的特点

与间歇血液透析相比,CBP 具有以下特点:①溶质清除速度较慢,血浆晶体渗透压改变较小,血浆溶质浓度稳步下降;②滤器的生物相容性较好;③体外血流速度相对较慢,细胞外液容量变化相对较小,血流动力学更稳定。因此 CBP 更适合于重症患者。

三、CBP 的血管通路

建立良好的血管通路是顺利进行 CBP 的前提及基本保证。血管通路应具备以下基本特征:①迅速建立体外血液循环,方法简单,成功率高,可重复使用;②保证充分的血流量,达到 200～300 mL/min 或更高;③减少严重并发症和感染发生率。CBP 血管通路有多种选择,包括永久性血管通路(动 – 静脉内瘘、移植血管、中心静脉长期留置导管等)和临时性血管通路(中心静脉导管)。AKI 患者行 CBP 常需要紧急或尽早实施,因此多数选择临时性血管通路。

(一)血管通路的置管位置选择

临时血液净化置管部位的选择需要考虑重症患者的血管条件、导管感染风险、操作者技术习惯及水平等因素。2012 年改善全球肾脏病预后组织(KDIGO)指南推荐:首选右侧颈内静脉,其次选择股静脉,第三选择左侧颈内静脉,最后选择优势侧的锁骨下静脉,以降低中心静脉置管狭窄风险。

(二)血液净化导管的选择

目前临床常用的是聚氨酯、硅胶材质的导管,具有生物相容性好、血管内膜损伤小的特点。血液净化导管按照管腔的数量可分为单腔导管、双腔导管和三腔导管。目前除了婴幼儿可能用到单腔导管行血液净化治疗外,临床上使用最多的是双腔导管。血液净化导管长度与外径的选择主要取决于置管位置和 CBP 所需的血流量。导管的口径是决定管路血流量的重要因素,如行高容量血液滤过治疗则宜采用较粗口径的导管,以保证较高的血流量。

四、CBP 的滤器

滤器是血液净化治疗的核心部分,通过不同的材质及结构设计,可对血液进行弥散、滤过、成分分离、非特异性及特异性吸附等处理,实现清除水分或致病性溶质的治疗目的。滤器所采用的高分子材料需具有良好的生物相容性,对中分子物质的清除能力强,对凝血功能影响小。

近年来,滤器的膜材料在不断更新和改进。目前临床上进行 CBP 治疗时比较常用的是合成膜,包括聚酰胺膜、聚甲基丙烯酸甲酯膜、聚丙烯腈膜、聚砜膜等。透析器/滤器的膜特性不同,其清除中、大分子的能力也不同。常用滤器的截留相对分子质量一般在 30×10^3 左右,能够清除常见的中、大分子溶质,但对 30×10^3 以上的溶质清除效率相对较低。近年来为了进一步提高对大分子致病溶质的清除率,又出现了截留相对分子质量在 50×10^3 左右的高截留分子量滤器。

根据对水的通过能力也可分为低通量膜、中通量膜和高通量膜,现在临床应用的血滤器均属于高通量滤器。

五、CBP 的抗凝

重症患者多存在内皮细胞功能紊乱和凝血机制障碍,导致较易出现出血问题,在 CBP 期间抗凝不当会增加出血并发症的发生率。因此选择合适的抗凝方法和合理的监测手段,保证充分而安全的抗凝是血液净化治疗顺利进行的关键。CBP 时抗凝原则:①尽量减轻血滤器的膜和血管通路对凝血系统的激活作用,长时间维持其有效性;②尽量减少全身出血的发生率。目前所采用的抗凝技术有 3 种:全身抗凝、局部抗凝和无抗凝技术。

(一)全身抗凝技术

对于无出血风险的重症患者可采用全身抗凝技术。全身抗凝最常采用肝素抗凝,其他如低分子量肝素、阿加曲班、前列腺素、水蛭素等应用比例较低。

肝素抗凝首次负荷剂量 1 000 ~ 3 000 IU 静脉输注,然后以 5 ~ 15 IU/(kg·h) 的速度持续静脉输注。每 4 ~ 6 h 通过监测患者的活化部分凝血活酶时间(activated partial thromboplastin time, APTT)或活化全血凝固时间(activated clotting time of whole blood, ACT)调整肝素用量,维持 APTT 在正常值的 1.5 ~ 2 倍或 ACT 160 ~ 180 s,同时评估患者有无出血风险。肝素的优点是抗凝起效快,价格低廉,容易通过 APTT 和 ACT 监测,鱼精蛋白可拮抗。缺点是肝素的不可预测及复杂的药代动力学特点,出血发生率高;容易诱发肝素诱导性血小板减少症(heparin-induced thrombocytopenia HIT);AT–Ⅲ 缺乏的患者禁忌。

低分子量肝素主要通过抗 Ⅹa 因子发挥作用,首次静注负荷剂量 15 ~ 25 IU/kg,其后静脉维持剂量 5 ~ 10 IU/(kg·h)。因为 APTT 对调整低分子量肝素剂量无帮助,所以需要依据抗 Ⅹa 因子水平调整肝素剂量。低分子量肝素的缺点是用鱼精蛋白不能充分中和,且抗 Ⅹa 因子监测在临床开展并不普遍,故临床应用较少。

阿加曲班(argatroban)是一种直接凝血酶抑制剂,能与凝血酶的催化部位迅速、可逆地结合而抑制凝血酶。阿加曲班主要通过肝代谢,不经肾清除,肾衰竭患者中其代谢基本不受影响。滤器前引血端连续输注能达到体外抗凝效果,进入体内很快被血液稀释并迅速代谢,停用后抗凝效应迅速消失。对于合并 HIT 的患者,KDIGO 指南推荐阿加曲班或枸橼酸抗凝。一般阿加曲班 1 ~ 2 μg/(kg·min) 持续滤器前给药,也可给予一定首次计量(250 μg/kg 左右),同时依据患者凝血状态和血浆 APTT 的监测调整剂量。

其他如前列腺素、水蛭素等全身抗凝技术由于操作困难,监测复杂,更少应用于临床当中。

(二)局部抗凝技术

对接受 CBP 有出血风险的患者,可采用局部抗凝。目前最常用的局部抗凝为枸橼酸盐抗凝,肝素/鱼精蛋白法由于存在较多弊端已经不推荐在临床应用。

枸橼酸盐抗凝的基本原理是:枸橼酸盐可以螯合钙,螯合物可溶且易于解离释放 Ca^{2+},而 Ca^{2+} 为凝血因子Ⅳ,枸橼酸盐螯合钙后可致血中 Ca^{2+} 浓度降低,阻止凝血酶原转化为凝血酶,以及参与凝血过程的其他很多环节,从而达到抗凝目的。

一般采用 4% 枸橼酸钠溶液,以 40 ~ 60 mmol/h 滤器前输入或采用含枸橼酸的置换液以前稀释方式给入,同时在滤器后补充 10% 氯化钙或 10% 葡萄糖酸钙溶液,根据滤器后血液的 Ca^{2+} 浓度监测决定钙剂的用量。须同时监测体外及体内凝血指标和 Ca^{2+} 浓度,使滤器后的 Ca^{2+} 浓度维持在 0.25~0.40 mmol/L,血清游离 Ca^{2+} 浓度维持在 1.0~1.2 mmol/L。枸橼酸盐抗凝优点为抗凝效应局限于体外环路,出血风险低,具有较高滤器有效使用时间。缺点为需要密切监测 Ca^{2+} 浓度、pH 及电解质变化,代谢性碱中毒、钙离子紊乱等并发症发生率较高。由于枸橼酸盐主要经肝代谢,对于肝功能障碍的患者,应谨慎应用,据其严重程度适当减慢枸橼酸钠输注速度,以防造成体内蓄积导致枸橼酸中毒的发生。

肝素 / 鱼精蛋白局部抗凝是指在滤器前持续输注肝素,并在滤器后输注鱼精蛋白,利用鱼精蛋白迅速与肝素结合形成稳定的复合物,同时失去抗凝活性的特点而实现体外抗凝。在此过程中需要维持滤器中 APTT 为 100 s 左右,体内 APTT 在正常范围内。

但是由于受到滤过系数与肝素代谢的影响,肝素 / 鱼精蛋白抗凝法难以准确估算中和剂量,导致中和作用不确切,CBP 治疗结束后易引起肝素反跳;此外,大量鱼精蛋白的短时间输注,可导致患者血小板功能异常、相关过敏反应及低血压事件等不良反应的发生,因此,目前该抗凝方案临床上已不推荐使用。

(三)无抗凝技术

对于高危出血风险患者 CBP 时可不使用抗凝剂,此时常伴有滤器使用寿命及溶质清除率的下降,同时容易发生凝血,可以采用下述措施减少管路内凝血:①预冲液加入 5 000~20 000 IU 的肝素,浸泡10~15 min,预充后再次使用不含肝素的生理盐水将管路和滤器中的肝素预冲液排出。② 治疗时以生理盐水冲洗滤器,间隔 30 min 左右,每次 100~200 mL,适当增加超滤去除额外冲洗液。但也有报道认为此方法对于延长滤器使用时间并无益处。操作中应注意无菌操作,防止外源性污染。③ 减少血泵停止时间和次数,防止滤器凝血。④ 建立通畅的血管通路,适当提高血流速度。⑤ 选择生物相容性好的滤器,CVVH 时尽可能采用前稀释模式。

六、置换液

CVVH 是通过体液的转运完成溶质及水分的清除。因此,需要连续补充与体液相同的液体成分,这种补充的液体就称为置换液。

置换液是 CBP 治疗时的重要组成部分之一,如何选择置换液、补充相应的电解质,以及置换液给予途径是血液净化治疗中十分重要的部分。置换液的配置原则:①无菌和不含致热源;②置换液与正常人血浆pH、渗透压相近;③电解质浓度应保持在人体血浆电解质范围之内。人体 pH 范围为 7.35~7.45,血浆渗透压约为 300 mOsm/kgH$_2$O。

(一)置换液配方

1. 碳酸氢盐置换液　　HCO_3^- 作为人体内最主要的缓冲剂,直接参与体内酸碱平衡的调整,所以碳酸氢盐缓冲液最符合机体的生理状态。2012 年 KDIGO 指南推荐首选碳酸氢盐作为血液净化的缓冲液。

碳酸氢盐置换液的配方有多种,较为普遍采用的是 Kaplan 配方、改良 Port 配方(表 9-6-3),其最终的成分基本相同。改良 Port 配方的 NaHCO$_3$ 在整个治疗过程中需根据测得的酸碱度调整剂量,所以往往需要单独输注,对酸中毒的患者逐步进行纠正。但缺点是葡萄糖含量较高,容易导致患者高血糖的发生,需要密切监测患者的血糖变化。

2. 枸橼酸盐置换液　　枸橼酸根离子在体内参与三羧酸循环并转化为 3 个碳酸氢根离子,同时枸橼酸盐可降低局部 Ca^{2+} 浓度,抑制凝血酶原转化,从而具有抗凝作用,是高出血风险患者 CBP 时所广泛采用的置换液。应用枸橼酸盐置换液时管路具有较低的凝血发生率。但需要注意血液净化治疗过程中低钙血症、高钠血症、代谢性碱中毒甚至代谢性酸中毒的发生。

3. 乳酸盐置换液　　乳酸经过肝、心、骨骼肌及肾代谢,在体内产生 HCO_3^- 离子而对酸碱平衡进行调节。由于体外存在稳定且便于保存,乳酸盐置换液常常作为成品置换液应用于临床。但重症患者常合

表 9-6-3 改良 Port 配方

配方	含量（mL）	成分	浓度（mmol/L）
生理盐水	3 000	Na^+	143
5% 葡萄糖溶液	1 000	Cl^-	116
10%$CaCl_2$	10	Ca^{2+}	2.07
25%$MgSO_4$	3.2	Mg^{2+}	1.56
10%KCl	5 ~ 12	HCO_3^-	34.9
5%$NaHCO_3$	250	葡萄糖	65
总液体量	4 270		

并休克及肝衰竭等疾病,此时乳酸生成增加,清除功能障碍,应用乳酸盐置换液,会导致额外的乳酸堆积,严重时引起乳酸酸中毒。因此,在乳酸增加或代谢障碍的重症患者,不推荐使用乳酸盐置换液。

（二）置换液输入方法

置换液输入途径有前、后稀释法两种（图 9-6-2）。置换液在滤器前输入称为前稀释,若在滤器后输入则称为后稀释。前稀释法可以降低血液黏滞度,减少抗凝剂要求,出血发生率低,滤器使用时间显著延长,但置换液使用量较大,溶质清除率低。后稀释法虽有节省置换液用量、溶质清除率高等优点,但当血细胞比容大于45%时不建议采用,易发生滤器内凝血。

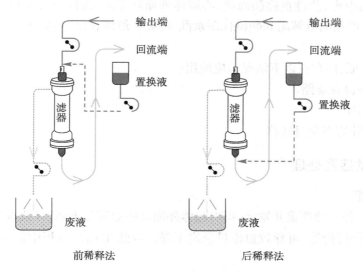

图 9-6-2 置换液输入途径

七、CBP 的应用指征及禁忌证

CBP 初始应用于各种疾病导致的肾功能不全的患者,用于调节水电解质紊乱、氮质血症及酸中毒。临床上急性肾损伤、慢性肾衰竭仍是 CBP 的主要适应证。随着重症医学的不断发展与进步,对 CBP 治疗认识的不断加深及技术发展,目前其指征不仅仅局限于肾替代,更逐渐趋向于多器官功能的支持。尤其在重症感染、ARDS、急性胰腺炎、心力衰竭等患者的救治过程中发挥着越来越重要的作用,CBP 的指征也随之逐渐扩增。

（一）适应证

1. **肾病**　急、慢性肾衰竭紧急开始 CBP 指征：无尿、高钾血症（$K^+ > 6.5$ mmol/L）；对利尿剂无效的液体过负荷或急性肺水肿；严重代谢性酸中毒（pH < 7.15）；高分解代谢（每日血尿素氮升高 > 10.7 mmol/L，血肌酐升高 > 176.8 μmol/L）；出现尿毒症相关的脑病、心包炎、神经或肌肉损伤等并发症。

临床上除了紧急行 CBP 指征外，对于 AKI 重症患者的 CBP 开始时机仍缺乏统一具体的实施标准。根据 2012 年 KDIGO 指南的分期，急性肾损伤进入 2 期时可考虑行 CRRT 干预。同时临床上其他常用的判定指标主要包括尿量、血肌酐和尿素氮、容量负荷、AKI 分期或严重程度，以及相关肾损伤生物标志物等。目前普遍的观点认为"早期"血液净化的疗效优于"晚期"开始，有助于患者的肾功能恢复及降低死亡率。但是由于目前不同的早期、晚期的定义可能导致 CBP 的治疗效果产生显著的差异，还需要进一步的循证医学证据来研究。

2. **非肾病**　由于 CBP 具有可非特异性清除体内过多的免疫活性物质（包括促炎因子及抗炎因子），缓解全身炎症反应，降低内皮细胞的通透性，改善血管张力，使血流动力学趋于稳定，维护脏器功能，纠正相关内稳态失衡等特点，所以 CBP 可应用于许多重症患者非肾病的救治当中。

伴随着重症医学的进步，血液净化技术的不断发展，以及重症疾病复杂性、多因性的需要，单纯使用一种血液净化方式或技术有时达不到满意的治疗效果，需要集合多种血液净化技术进行肝肾功能支持，这种将不同原理、不同方式的血液净化技术组合或有机集合起来的技术统称集成式血液净化技术，也是重症血液净化技术今后发展的趋势和方向。在国家卫生健康委员会发布的《血液净化标准操作规程（2021 版）》中指出血液净化的非肾病适应证包括：多器官功能障碍综合征、脓毒症或感染性休克、急性呼吸窘迫综合征、挤压综合征、乳酸酸中毒、急性重症胰腺炎、心肺体外循环手术、慢性心力衰竭、肝性脑病、药物或毒物中毒、严重容量超负荷、严重的电解质和酸碱代谢紊乱、肿瘤溶解综合征、热射病等。

（二）禁忌证

CBP 时无绝对禁忌证，但存在以下情况时应慎用：

1. 无法建立适合的血管通路。

2. 难以纠正的低血压。

3. 恶病质，如恶性肿瘤伴全身转移。

八、CBP 的并发症及处理

（一）技术性并发症

1. **血管通路不畅**　是一种严重并发症，可引起体外循环中血流量下降，导致血管通路凝血。常见原因包括血管通路扭曲、导管打折等，可导致血流量急剧下降。因此在 CBP 过程中需要密切监测循环压力，保证血管通路通畅运行。

2. **滤器内凝血**　CBP 时需要观察跨膜压（TMP）升高时滤器内凝血情况。同时，血管通路不畅、抗凝不足、低血压和心排血量降低，也是导致滤器内凝血的原因。此时表现为超滤量降低，滤器内出现条纹状凝血块或滤器颜色变黑。及时解除管路梗阻，调整抗凝药物剂量及方法，改善患者循环状态，必要时更换滤器是其相关解决方法。

3. **管道连接不良**　体外循环中血流量范围应为 50 ~ 350 mL/min。血路中任何部位突发连接不良，在无报警和监测情况下可因大量失血而危及生命，必须严密监护。在整个治疗过程中，需要确保整个管道在可视范围且密闭完好。

4. **气栓**　目前的 CBP 治疗由于具有自动的监测和报警系统，除非发生机器故障，否则一旦有气栓形成则可立即停止工作。但在操作过程中仍需预防通道连接不良时，负压将气体吸入静脉形成气栓。

5. **电解质紊乱及酸碱平衡失调**　是 CBP 治疗中最常见的并发症，这主要是由于 CBP 时电解质的丢失而没有及时补充或采用枸橼酸抗凝引起。在长期 CBP 治疗患者中可能会出现低磷血症及低钾血症。而在应用枸橼酸抗凝时常可导致 Ca^{2+} 紊乱;置换液中 HCO_3^- 浓度不及时调整,可能导致代谢性碱中毒;在严重肝功能不全患者中,应用含有乳酸盐的置换液,可能会导致乳酸的堆积而发生酸中毒。

(二)临床并发症

1. 出血　主要包括静脉导管穿刺相关的出血及抗凝引起的出血。静脉穿刺时可能会出现穿刺部位出血、渗血、血肿、血气胸、心包填塞等情况,需要根据情况及时局部压迫止血,必要时进行手术治疗;如为肝素抗凝引起的出血,则需要及时调整剂量及方法,改善患者凝血状态来进行治疗。

2. 血栓　CBP 的双腔导管置于静脉内,导管腔及周围可形成血栓,同时有可能延展至腔静脉,造成患者的不良预后。因此,临床上常应用超声评估导管及周围血栓情况,持续监测滤器及管路中压力的变化,有助于血栓的早期发现、早期干预。

3. 导管相关感染　包括穿刺部位感染、皮下及隧道感染和导管相关血流感染。其临床表现主要为置管部位的红肿、渗出及发热,伴或不伴寒战,感染的病原学主要为革兰阳性球菌,近年来革兰阴性杆菌的发生率逐步上升,已经有赶超革兰阳性球菌的趋势,其中非发酵菌尤为明显。一旦怀疑导管相关感染,应尽早评估导管风险,必要时拔除或更换导管,及时留取细菌学证据后立即开始抗生素治疗。通过积极的预防可明显降低导管相关血流感染的发生率,主要包括专业培训,强化无菌操作,穿刺点选择与评估,以及熟练掌握操作技术。

4. 低体温　CBP 期间由于大量置换液输入及体外循环热量丢失可能会造成患者低体温的发生。目前 CBP 机器多包括加温装置,应根据病人情况调节温度。

5. 低血压　CBP 过程中低血压发生率较 IHD 明显降低,但由于重症患者往往存在血流动力学不稳定,以及多种原因的循环功能障碍,其低血压发生仍然相对常见。所以在 CBP 开始的初期应适当补充血容量,降低血流速度;在 CBP 过程中加强液体管理,评估患者容量及循环状态。在发生低血压后,需要判断其相关原因,并给予对症处置。

CBP 对危重症患者来说是一项重要的脏器支持技术,尤其对于 AKI 患者,通过调整容量状态,纠正酸碱平衡及电解质紊乱,改善氮质血症等,从而改善患者的预后。同时,CBP 也是一项较为复杂的治疗措施,为了能保障其连续运行实施,保证质量与医疗安全,需要建立 ICU 专业的重症血液净化团队和独立的重症血液净化质控小组,来进行系统、高效的管理,降低治疗风险及改善患者预后。

课后练习题

1. 血液灌流的适应证有哪些?
2. 血液灌流如何分类?
3. 血液净化的原理主要有哪些?
4. 急、慢性肾衰竭紧急开始 CBP 的指征是什么?
5. CBP 的常见并发症有哪些?

(王洪亮)

数字课程学习

⤓ 教学 PPT　　　　✎ 自测题

第七章 急诊洗胃术

目的要求 ●

掌握：洗胃术的适应证、禁忌证及常用方法。

熟悉：洗胃术的术前准备、操作方法及注意事项。

了解：几种特殊毒物的禁用洗胃溶液。

急诊洗胃术（emergency gastric lavage）是一种紧急清除经口服进入胃腔内尚未被吸收的或经胃黏膜重新吸入胃腔的毒物，以阻止毒物进一步吸收的首选方法。

洗胃术包括口服催吐洗胃、插胃管洗胃和剖腹胃造口洗胃3种方法。临床常用的方法是插管洗胃术，其方法主要是通过胃管向胃腔内反复注入液体，与胃内容物混合后再吸出，对胃腔进行冲洗。急诊洗胃术应在服毒或食物中毒发生后的6h内进行，但当已超过胃排空时间时应根据毒物性质、临床症状严重程度、胃腔有无毒物持续残留可能而引起反复中毒来决定洗胃的必要性。因此，急诊洗胃术是急救中经常实施的一项重要抢救措施。

【适应证】

1. 口服致命剂量毒物1h内。

2. 吸收缓慢、胃肠蠕动功能减弱者，服毒4～6h后仍可洗胃。

3. 无解毒药的毒物。

4. 幽门梗阻或急性胃扩张。

5. 某些检查或手术前准备。

【禁忌证】

1. 口服强酸、强碱等腐蚀性毒物中毒者。

2. 有食管、胃底静脉曲张大出血病史者。

3. 食管或贲门狭窄或梗阻者不宜插管洗胃。

4. 休克状态。

5. 昏迷及伴有高血压、冠心病，妊娠等情况的急性中毒者慎用。

【常用方法】

1. 自动洗胃机洗胃法　这是目前临床最常见的洗胃方法，由于其操作简便、效果确实、器械价格低廉而得到迅速普及，并已基本淘汰了过去的人工洗胃术。

2. 自饮催吐法　是最原始的洗胃方法，可通过自饮清水或配制的洗胃液，然后以刺激咽后壁引起恶心、呕吐的方式，将胃内容物吐出，达到暂时阻止过量毒物吸收的目的。由于无需任何设备与器械，具有一定的实用性，特别是在到达医院前的自救过程中仍不失可行性。

【洗胃术前准备】

（一）充分了解患者病情

充分与清醒患者及昏迷患者家属沟通，签知情同意书。

（二）检查洗胃用品

洗胃包：内装有洗胃管（现基本已被一次性洗胃管替代）、压舌板、舌钳、牙垫、开口器、治疗碗、纱布、体温计。洗胃机：目前临床洗胃机类型较多，可分为全自动、半自动或手工控制操作洗胃机。其他备品如水桶、液状石蜡等。

（三）选择洗胃溶液

1. 洗胃溶液种类

（1）胃黏膜保护剂　如牛奶、蛋清或米汤等，用于吞服腐蚀性毒物者。

（2）溶剂　脂溶性毒物（如汽油或煤油等）中毒，向胃内注入液状石蜡 150～200 mL，然后洗胃。

（3）解毒药　与胃内毒物中和、氧化或沉淀发挥解毒作用。1∶5 000 高锰酸钾液能使生物碱、毒蕈类毒物氧化解毒。

（4）中和剂　吞服强酸时用弱碱（如镁乳、氢氧化铝凝胶）中和，勿用碳酸氢钠，因遇酸易生成过多二氧化碳；吞服强碱时用弱酸（如稀醋、果汁等）中和。

（5）沉淀剂　如乳酸钙与氟化物作用生成氟化钙沉淀，2%～5% 硫酸钠与钡盐生成硫酸钡，生理盐水与硝酸银生成氯化银。1%～3% 鞣酸能沉淀阿扑吗啡、辛可芬、铅和银盐等。

（6）吸附剂　如 0.5% 药用炭悬液，可吸附河豚、茶碱类、苯巴比妥等特殊毒物。

（7）其他　如普通温水，适应于无特异拮抗药的非腐蚀性毒物的紧急洗胃；危急时甚至可选用自来水洗胃。

2. 急诊洗胃常用溶液

（1）普通温水　适宜所有毒物不明时的紧急洗胃，或对毒物清楚，但暂无拮抗剂时的洗胃。

（2）高锰酸钾　一般可配制为 1∶（2 000～5 000）的浓度，由于其有较强的氧化作用，可促进生物碱及蕈类氧化分解，因此可用于多种急性药物中毒的洗胃，特别是急性巴比妥类、苯二氮䓬类、阿片类、氰化物或砷化物及毒蕈类中毒等。

（3）碳酸氢钠　一般配制成 2%～4% 的浓度，主要用于急性有机磷农药、拟除虫菊酯类农药、氨基甲酸酯类农药中毒，以及香蕉水和某些重金属（如汞、苯、硫、铊、磷、铬）中毒。但不宜用于口服美曲膦酯中毒洗胃。

（4）过氧化氢溶液（双氧水）　将过氧化氢溶液（H_2O_2）配制成 0.3% 的溶液，主要用于阿片类、氰化物及高锰酸钾中毒。

（5）鞣酸　可配制成 1%～3% 的溶液，用于吗啡类、洋地黄、莨菪类、颠茄或阿托品类急性药物中毒，亦可用于毒草、发芽马铃薯、乌头、藜芦等植物性食物或药物引起的急性中毒。

【操作方法】

1. 患者取左侧头低位，解开上衣领口，将治疗巾或用塑料布围于胸前。

2. 将胃管前段涂以液状石蜡，连接好洗胃机管路并在贮水瓶内加温水 10 000 mL 待用。

3. 对神志清醒的患者嘱其张口，对于昏迷或不配合者可使用开口器，将胃管缓慢插入，至咽部后请患者配合吞咽动作，当胃管插入 45～50 cm 时即可确认到达胃腔。

4. 用注射器向胃管内注入少量气体，若在上腹部用听诊器闻及气过水声或吸出胃内容物，则可以确定胃管已在胃中。

5. 将胃管外侧口与洗胃机连接，按洗胃机操作常规操作。

【注意事项】

1. 洗胃前须向患者或家属解释洗胃的必要性,以取得操作过程中的配合。

2. 对昏迷、妊娠、高血压及冠心病等特殊患者应讲明洗胃操作过程中有可能发生的意外情况,并要求家属签字。

3. 操作前应注意患者是否有牙齿松动、取下活动性义齿,使用开口器应注意不要用力过大,避免造成牙齿脱落。

4. 插管过程中如患者出现恶心或刺激性咳嗽应暂停进管,待症状缓解后再继续操作。

5. 洗胃液可依病情需要进行配制,水温宜控制在 35℃ 左右。

6. 观察每次洗胃液进入量与引出量是否相等,每次灌入量一般不宜超过 300 mL,若液体量过多,常会引起胃腔内压力过高,促使毒物进入肠腔而加快毒物吸收。

7. 洗胃所需总液体量依毒物性质及毒物量而定,一般为 2～5 L,必要时可适当增量,经反复灌洗,确认吸出的液体澄清无味时,方可结束洗胃。

8. 拔管前可依需要向胃腔中注入导泻剂、解毒剂或药用炭等。拔管时应注意将胃管近口端反折或使用止血钳夹住,然后迅速拔出。

课后练习题

1. 洗胃术的适应证有哪些?

2. 洗胃术的禁忌证有哪些?

3. 洗胃术的注意事项有哪些?

（李　岩）

数字课程学习

📥 教学 PPT　　　✍ 自测题

第八章　初级创伤救治技术

> **目的要求**
>
> **掌握**:创伤的基本急救技术。
> **熟悉**:创伤的病情评估。
> **了解**:创伤的现场救护原则。

现代创伤急救技术包括心肺复苏、电除颤、气管插管、止血、包扎、固定、搬运及创伤救治、评估。正确、有效的现场急救可有效地挽救患者生命,减少创伤导致的并发症。因此,现场急救技术为临床医师需掌握的基本急救技能之一。

一、现场救护原则

1. 保持沉着镇定,细心负责,理智科学判断。
2. 评估现场,确保自身与伤员的安全。
3. 树立整体意识,先救命,后治伤,果断实施救护措施。
4. 充分利用可以支配的人力物力协助救护。
5. 密切观察周围环境,防止其他危险再度发生,有条件者做好警示标志,同时注意自身安全,做好个人防护。

二、初级创伤救治

初级创伤救治环节中只进行必要的基本检查,对可能危及生命的情况给予最简单有效的处置,保证伤员的基本生命安全。现场救治时应有轻重缓急的意识,首先明确哪些情况可能危及生命,哪些情况应优先处理。初级创伤救治的初级评估基本步骤包括:A 气道,B 呼吸,C 循环,D 神经损伤程度评估,E 全身检查。初步检查时间不应超过 5 min,当存在多个危及生命安全的情况时,应同时处理。初级评估及适当急救后尽快转运至有条件的医院进一步救治。

1. 初级评估

(1)气道(airway)　包括清理口腔、提下颏/托下颌打开气道、放置口咽或鼻咽通气道、气管插管,同时注意颈椎的保护。

(2)呼吸(breathing)　观察患者气流运动及呼吸频率,有条件时给氧,存在呼吸功能障碍者予以人工通气。若怀疑有张力性气胸,立即用粗针头胸腔穿刺减压。

(3)循环(circulation)　在止血同时,有条件者尽快开放 2 条粗的静脉通道,补液纠正休克。

(4)神经功能障碍(disability)　检查患者瞳孔,如果来不及进行 Glasgow 评分可初步评估患者意识状态（A 清醒、V 对语言指令有反应、P 对疼痛刺激有反应、U 无反应）。

（5）显露（exposure）　去掉全身衣服，全面检查。需要注意的是，只有当病情基本稳定时，才考虑做进一步检查。检查顺序可按照 CRASHPLAN 进行：C（circulation，心脏及循环系统）、R（respiration，胸部及呼吸系统）、A（abdomen，腹部脏器）、S（spine，脊柱脊髓）、H（head，颅脑）、P（pelvis，骨盆）、L（limb，四肢）、A（arteries，动脉）、N（nerves，神经）。

2. 次级评估　应先处理危及生命的情况，在生命体征平稳或在有效的高级生命支持下进行全身的体格检查，目的是发现一切可能的创伤，避免误诊、漏诊。若病情出现恶化，应重新进行初级评估。有条件的情况下，根据评估结果进行相应的辅助检查。

（1）头部检查　有无头皮挫伤、撕裂伤、血肿；有无颅骨压痛、凹陷；眼部检查：包括瞳孔、眼底、晶体、结膜；有无出血或脑脊液漏：耳、鼻、口。

（2）颈部　有无颈部压痛、颈椎骨折、穿透性伤口、皮下气肿、气管移位等。

（3）神经系统功能　进行 Glasgow 昏迷评分，对运动功能、感觉、生理及病理反射的检查。

（4）胸部　包括必要的体格检查：视、听、叩、触。注意胸廓有无畸形、是否存在反常呼吸、呼吸动度是否减弱；呼吸音是否对称，有无干湿啰音；有无胸部压痛及皮下捻发感。

（5）腹部　注意有无腹部伤口，皮肤有无擦伤、挫伤；注意腹部外形，有无腹部膨隆；肠鸣音是否活跃或消失；有无浊音或移动性浊音；腹部有无压痛及反跳痛，有无腹肌紧张。

（6）四肢　有无四肢畸形、肿胀、挫伤、撕裂伤，注意远端动脉搏动情况、肢体颜色、皮肤温度及感觉功能，注意有无骨筋膜室综合征。

（7）后背部及腰部　有无皮肤裂伤、挫伤，脊柱是否正中，是否有畸形和"台阶样"体征。注意进行四肢运动、感觉功能及自主神经功能检查（排便反射、排尿反射）。

三、基本急救技术

（一）止血

1. 直接压迫止血法　适用于表浅伤口出血，用无菌纱布直接压迫伤口止血，如图 9-8-1。

2. 加压包扎止血法　为常用的止血方法，方法是先用无菌纱布覆盖伤口，再以绷带或三角巾等加压包扎，如图 9-8-2。包扎后将伤肢抬高，以增加静脉回流和减少出血。

3. 填塞止血法　适用于较深的伤口，先用纱布填塞伤口，再以绷带或三角巾等加压包扎。

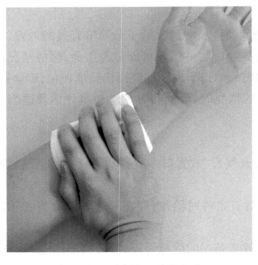

图 9-8-1　直接压迫止血法

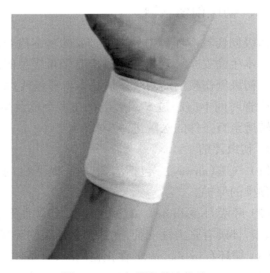

图 9-8-2　加压包扎止血法

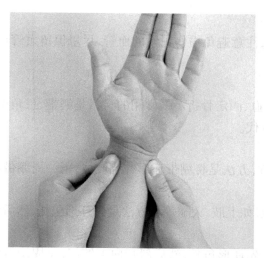

图 9-8-3 指压止血法（尺动脉和桡动脉指压方法）

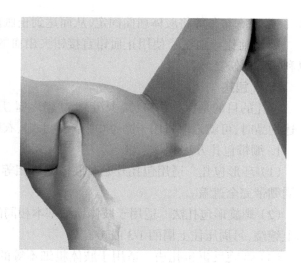

图 9-8-4 指压止血法（肱动脉指压方法）

4. 指压止血法 适用于头部和四肢动脉出血的临时止血。根据人体动脉在体表分布情况，压迫伤口近心端动脉，阻断血流而达到止血效果。如图 9-8-3 和图 9-8-4 所示。

5. 止血带止血法 一般用于四肢大出血，并且经过直接压迫、加压包扎等止血方法无效时使用。如图 9-8-5 所示。

（1）止血带种类 有充气式止血带、卡带式止血带、布条式止血带、战场急救的战术止血带/绞棒止血带/旋压式止血带等。禁止使用细绳、电线等充当止血带。

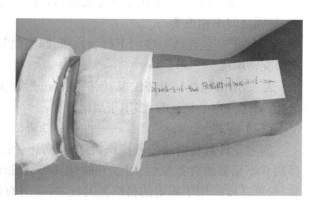

图 9-8-5 止血带止血法

（2）部位 上臂出血止血带应绑扎于上臂的中上 1/3（中 1/3 处易损伤神经）处，下肢止血带绑扎于大腿的近腹股沟处。止血带应避免置于前臂、小腿、肘关节、膝关节或被刺穿的部位，皮肤与止血带之间应加一层布垫或衣物，以防皮肤损伤。

（3）禁忌证 四肢动脉出血止血带使用无绝对禁忌证，但在有血栓性静脉炎、化脓感染性坏死等情况时需慎用（要点框 9-8-1）。

（4）松紧程度 一般以伤口出血停止为度，过紧容易损伤皮肤神经，过松不能起到止血效果。

（5）使用时间 每隔 1 h 应放松一次，每次 2~3 min，连续使用时间原则上不应超过 2 h。

（6）标注时间 使用止血带的伤员必须有显著标志，并注明止血带使用与放松时间。用止血带止血的伤员应尽快送医院处置，防止出血处远端的肢体因缺血而导致坏死。

6. 加垫屈肢止血法 四肢膝、肘关节以下部位，关节的屈侧存在活动性出血时，如没有骨折或关节损伤，可屈曲关节将厚棉垫、绷带夹紧，再用三角

要点框 9-8-1 慎用止血带的情况

1. 血栓性静脉炎。
2. 肺栓塞。
3. 明显的周围血管病。
4. 严重的高血压或糖尿病。
5. 镰状细胞贫血。
6. 化脓性感染坏死。
7. 严重挤压伤。
8. 肢体远端严重缺血。
9. 缚扎止血带部位皮肤有损伤、水肿。

巾、绷带或宽布条等将肢体屈曲固定,从而达到止血目的。

7. 止血钳止血法　使用止血钳直接钳夹出血的血管,注意避免损伤正常的血管,尽量保留血管长度,以利于后期修复。

(二) 包扎

包扎的目的是保护伤口、减少污染、减轻疼痛、压迫止血、固定骨折。最常用的材料是绷带、三角巾,无上述物品时,可就地取材用干净毛巾、布条、手绢、衣服等替代。

1. 绷带包扎方法

(1) 环形包扎　适用包扎开始及肢体粗细相等的地方,方法是将绷带环形缠绕肢体,下一周绷带将上一周绷带完全遮盖。

(2) 螺旋形包扎法　适用于肢体粗细基本相同的部位,如上肢、大腿等。方法是先环形包扎,然后斜形向上缠绕,每周压住上周的 1/3 或 1/2。

(3) 螺旋反折包扎法　适用于肢体粗细不等的部位,先环形包扎,然后斜行向上缠绕,每周均将绷带向下反折,遮住上周的 1/3 或 2/3,反折部位应呈一条直线。

(4) 蛇形包扎　一般用于固定夹板、石膏等。方法是先环形包扎,然后以绷带宽度为间隔,斜行向上缠绕,每周之间不相重叠。

(5) "8"字包扎法　多用于肩、肘、膝、髁等关节处。包扎时绷带由下而上,再由上而下交替,重复作"8"字形旋转缠绕。

2. 三角巾包扎　方法较多,包括帽式包扎法、面部的三角巾包扎、单眼及双眼三角巾包扎、胸部三角巾包扎、肩部三角巾包扎等,多用于战地救护。

(三) 固定

固定是针对骨折的急救措施,目的是防止骨折的移位、减轻伤员痛苦、减少并发症、便于转运。固定的目的并不是要求骨折复位,对于开放性骨折,骨折断端外露者,不应将外露的断端送回。骨折的固定要牢靠,松紧适度。用于固定的材料种类较多,常用的有夹板、石膏、颈托、高分子绷带等,以下为常见骨折的固定方法。

1. 锁骨骨折　患者两腋下垫棉垫,用三角巾呈"8"字形分别缠绕两肩,拉紧两头,在后背部打结,尽量使两肩稍后张。

2. 指骨骨折　利用短的棍棒、筷子做小夹板,用绷带或胶带固定。

3. 肱骨骨折　用长短两块夹板,长夹板置于上臂后外侧,短夹板置于前内侧,用绷带固定,然后肘关节屈曲 90°,用三角巾进行悬吊。

4. 尺骨、桡骨骨折　用两块超过肘关节和腕关节长度的夹板,分别置于前臂内、外侧,用绷带固定,再用三角巾将前臂悬吊于胸前。

5. 股骨骨折　用一块长夹板(长度为从足跟部至腋下)放至患肢外侧,再用一块短的夹板(长度为足跟部至会阴)放至患肢内侧,然后用绷带或三角巾分别在腋下、腰部、大腿根部及膝部等至少 4 个部位固定。

6. 胫、腓骨骨折　分别用两块长度为足跟至膝关节的夹板放至患者内外侧,然后用绷带或三角巾固定。

7. 颈椎骨折　一般用颈托固定,若无颈托,保持患者呈仰卧位,头部垫一薄枕,使头呈正中位,头部不要前屈或后仰,在头的两侧分别置枕头或衣物,最后用带子或纱布通过额部固定头部,限制头部活动。

8. 胸椎、腰椎骨折　使患者仰卧在硬质的木板或担架上,在伤处垫一薄枕,使脊柱稍向上突,然后用几条带子将患者固定,使伤者不能左右活动。

（四）搬运

正确的搬运方法可以减少伤员的痛苦,防止损伤加重,对伤员的抢救、治疗和预后至关重要。对于普通伤员的搬运可分为徒手搬运和器械搬运,对于危重症伤员搬运要求较高,不同伤员搬运要求也不同。

1. 普通伤员搬运

（1）徒手搬运　适用于伤员病情较轻,现场无担架等器械,而转运路程较近的伤员转运。

1）搀扶法　对病情较轻,能够站立行走的伤员可采取此法。救护人员站在伤员一侧,伤员的一手搭在救护人员肩上,救护人员用手拉住伤员的手,另一手扶住伤员的腰部,使伤员与救护人员同步缓慢行走。也可由两位救护人员按此法同时搀扶行走。

2）背驮法　救护人员站在伤员的前面蹲下,将伤员背起,上身略倾斜行走。胸部创伤,存在 ARDS、呼吸困难的伤员不宜采用本法。

3）双人搭椅法　由两位救护人员分别站在伤员两侧,救护人员右手握住左手手腕,再与另一救护人员互握手腕,形成"口"字形,将伤员抬起。或者由 2 救护人员各用一手,相互十字交叉紧握,另一手彼此交替支持伤员背部,将伤员抬起。

4）拉车式　由 1 位救护人员站在伤员头部,两手自腋下将伤员抬起,将头背抱在自己怀内,另一救护人员蹲在伤员双腿中间,同时夹住伤员的双腿面向前,2 人步调一致将伤员慢慢抬起。

5）单人腋下平躺拖行　救护人员弯腰下蹲,双手从伤员腋后插入腋下,抓紧伤员双肩,水平拖行。

6）单人抱持　救护人员位于伤员一侧,一手托住伤员双大腿,另一只手紧抱伤员腰部。

7）多人平抬法　一人抱伤员双肩和头部,一人托住伤员腰臀部,第三人扶住双下肢,使伤员能水平搬运,疑有颈椎损伤宜一人牵引头颈或颈托保护。

（2）器械搬运

1）担架搬运　常用担架有普通担架、铲式担架、轮式担架等。

2）椅子搬运　伤员取坐位,用宽带将伤员固定在座椅上,救护人员一前一后,将座椅以 45° 倾斜,缓慢搬运。昏迷患者不适宜使用此法。

3）床单、被褥搬运　遇有特殊情况,如无其他搬运器械、其他搬运方法难以搬运时,可使用床单、被褥搬运。缺点是容易造成伤员肢体弯曲,胸部创伤、四肢骨折、脊柱损伤及呼吸困难等伤员不宜使用此法。

2. 危重伤员的搬运

（1）脊柱损伤　最好使用铲式担架,切勿使用背驮法、双人搭椅法等方式搬运,避免造成二次损伤。一般需 3 ~ 4 人同时搬运,存在颈椎损伤的伤员需 1 人专管头部的牵引固定,其他人蹲在伤员同侧,双手平放于伤员身下,2 人托躯干,1 人托下肢,均匀用力,同时起立,将伤员放在硬质担架上。

（2）颅脑损伤　伤员取半卧位或侧卧位,保持呼吸道通畅。脑组织外露者,应保护好脑组织,并用衣物等将头部固定。

（3）胸部损伤　伤员常伴有血气胸、呼吸困难,搬运时伤员取坐位或半卧位,有条件最好使用坐式担架、折叠椅或担架调整至靠背状。

（4）腹部损伤　普通担架即可搬运,搬运时伤员取仰卧位,屈曲下肢,膨出的肠段要包扎,切勿回纳。

（5）昏迷病人　宜采用平卧位,头偏向一侧,或采用侧卧位。

课后练习题

1. 外伤的患者如何进行现场救治？

2. 脊柱损伤的患者如何进行搬运？

3. 简述止血、包扎、固定及搬运的方法及注意事项。

（杨立山）

数字课程学习

⬇ 教学 PPT　　📝 自测题

第九章　紧急输血及并发症处理

目的要求 ⋯⋯⋯ ●

掌握：输血适应证。

熟悉：输血并发症及处理流程。

了解：血液制品种类。

输血（blood transfusion）可以补充血容量、改善循环、增强携氧能力，提高血浆蛋白，改善凝血功能，是一种临床支持治疗方法。正确掌握输血适应证，合理选用各种血制品，有效防止输血可能出现的并发症，对保证各种危重症患者的救治成功有着重要意义。

一、输血种类

（一）按血源分类

1. 自体输血　输入自己预先贮存或失血回收的血液，称为自体输血。紧急输血主要采用自体血回收装置，回收自己在外伤、手术中或手术后的失血，并将其安全回输。

2. 异体输血　输入与血型相同的他人提供的血液或血液成分，称为异体输血。通常所谓"输血"即指异体输血，用于治疗临床各科疾病。

（二）按血液成分分类

1. 输全血　即输入采自异体或自体的血液。因库存全血几乎不含或含微量的血小板、粒细胞，某些凝血因子也会因库存而降解，所以输全血仅能补充红细胞和血浆。为提高输血效果和节约血源，现不提倡输全血。

2. 成分输血　分离或单采合适供体的某种（或某些）血液成分并将其输给患者，称为成分输血。

（1）血细胞制品

1）红细胞制品　①浓缩红细胞：可用于各类急性失血、慢性贫血及心功能不全者。②洗涤红细胞：对白细胞凝集素有发热反应者及肾功能不全者。③冷冻红细胞：同洗涤红细胞，自身红细胞的储存。④去白细胞的红细胞：多次输血产生白细胞抗体者，预期需要长期或反复输血者。

2）白细胞制品　浓缩白细胞，粒细胞具有趋化、吞噬和杀菌等作用，对入侵的细菌进行围攻吞噬和杀灭，使机体达到抗感染的目的，由于白细胞抗原可引起免疫反应，应严格掌握适应证。

3）血小板制品　浓缩血小板可用于再生障碍性贫血和各种血小板低下的患者及大量输库存血或体外循环手术后血小板锐减的患者。

（2）血浆制品　①新鲜冷冻血浆（FFP）：含较多凝血因子和血浆蛋白及部分的纤维蛋白原。②普通冷冻血浆（FP）：含较多的凝血因子和血浆蛋白。③冷沉淀（cryo）：含较多的纤维蛋白原、Ⅷ因子及血管性血友病因子。

（3）血浆蛋白成分 ①白蛋白制剂：有 5%、20% 和 25% 三种浓度。②免疫球蛋白：包括正常人免疫球蛋白和针对各种疾病的免疫球蛋白。③浓缩凝血因子：包括抗血友病因子（AHF）、凝血酶原复合物（IX因子复合物），浓缩VIII、XI因子，抗凝血酶III（AT-III）和纤维蛋白原制剂等。

（三）按输血方式分类

1. 加压输血 当患者发生急性大出血时，为尽快补足血容量、恢复血压、保证重要脏器供血，同时提供血液止血成分，在心功能允许的前提下可通过物理方法加压、加速输血，如适度挤压输血袋、抬高输血袋距患者的垂直距离、注射器加压等。

2. 加氧输血 贫血患者合并急性呼吸窘迫综合征时，为改善缺氧状态，在无菌操作、不损伤红细胞的前提下，可体外加氧，形成氧合红细胞，然后通过静脉输氧合红细胞给患者。

3. 置换输血 当患者血浆内出现某些异常物质，如抗凝物、溶血素、胆红素、M 蛋白、外源性有害物质等，且其数量超过自体净化能力时，应予血浆置换。即用血浆单采设备单采出患者一定量的血浆（成人每次 2 000 ~ 3 000 mL），并同时补充相应量的正常人血浆（可予 1/4 晶体液）；血浆置换往往需要每 1 ~ 2 日一次，连续数次。该方法将血栓性血小板减少性紫癜（TTP）、溶血尿毒症综合征（HUS）列为首选。某些新生儿溶血也需换血治疗。

4. 常规输血 非加压、加氧、置换式的输血，即常规输血。

二、输血适应证

1. 大量失血 主要是补充血容量，治疗因手术、创伤或其他各种原因所致的低血容量性休克。补充血制品的量和种类应根据失血的量、速度和患者的临床表现确定。一次性失血量低于总血容量的 10%（500 mL）时，不需要输血。当失血量达到总血容量的 20%（1 000 mL）时，除有较明显血容量不足、血压不稳定外，还可出现 HCT 下降等变化，此时除输入晶体液或胶体液补充血容量外，还应输入浓缩红细胞以提高携氧能力。原则上，失血量在 30% 以下时不输全血；失血量超过 30% 时，可输全血与浓缩红细胞各半，再配合晶体和胶体液及血浆以补充血容量。在失血量超过 50% 且大量输入库存血时，还应及时补充某些特殊成分，如白蛋白、血小板及凝血因子等。

2. 贫血或低蛋白血症 多因慢性失血、红细胞破坏增多或白蛋白合成不足导致。根据患者临床表现和检验结果输注浓缩红细胞以纠正贫血；补充血浆或白蛋白，治疗低蛋白血症。

3. 重症感染 全身性严重感染或脓毒症、恶性肿瘤化疗后致严重骨髓抑制继发难治性感染时，当中性粒细胞低下和抗生素治疗效果不佳时，可考虑输入浓缩粒细胞以助控制感染。

4. 凝血异常 输入新鲜冷冻血浆以预防和治疗因凝血异常所致的出血。临床上可根据凝血异常的原因补充相关的血液成分，如血小板减少症或血小板功能障碍者输血小板，血友病者输VIII因子或抗血友病因子（AHF），纤维蛋白原缺乏者补充纤维蛋白原或冷沉淀制剂等。

三、输血的并发症及处置

输血可发生各种不良反应和并发症，但只要严格掌握输血指征，遵守输血操作规程，大多数输血并发症是可以预防的。

（一）溶血性不良反应

输血中或输血后，输入的红细胞或受血者本身的红细胞被过量破坏，即发生输血相关性溶血。输血相关性溶血分急性、慢性两类。

1. 急性输血相关性溶血 指在输血中或输血后数分钟至数小时内发生的溶血。常出现高热、寒战、心悸、气短、腰背痛、血红蛋白尿甚至尿闭、急性肾衰竭和 DIC 表现等。实验室检查提示血管内溶血。

原因:①供、受血者血型不合(ABO 血型或其亚型不合、Rh 血型不合)。②血液保存、运输或处理不当。③受血者患溶血性疾病等。

处置:应立即终止输血,应用大剂量糖皮质激素,碱化尿液、利尿,保证血容量和水、电解质平衡,纠正低血压,防治肾衰竭和 DIC,必要时行透析、血浆置换或换血疗法等。

预防:加强输血、配血过程中的核查工作,严格按照输血规程操作。

2. 慢性输血相关性溶血　又称迟发性输血相关性溶血,常表现为输血数日后出现黄疸、网织红细胞升高等。原因:多见于稀有血型不合,首次输血后致敏产生同种抗体,再次输该供血者红细胞后发生同种免疫性溶血。处理:基本同急性输血相关性溶血。

(二)非溶血性不良反应

1. 发热反应　是最常见的输血反应,发生率可达 40% 以上。其主要表现是输血过程中寒战、高热。

原因:①血液或血制品中有致热原。②受血者多次受血后产生同种白细胞或血小板抗体。

处置:暂时终止输血,用解热镇痛药或糖皮质激素处理有效。

预防:输血前滤去血液中所含致热原、白细胞及其碎片是常用的预防方法。

2. 过敏反应　输血过程中或之后,受血者出现荨麻疹、血管神经性水肿,重者表现为全身皮疹、喉头水肿、支气管痉挛、血压下降等。

原因:①所输血液或血制品含致敏原。②受血者本身为过敏体质或多次受血而致敏。

处置:应减慢甚至停止输血,其次抗过敏治疗,有时尚需解痉(支气管痉挛时)、抗休克处理等。

预防:对有过敏史的患者,在输血前 30 min 服用抗过敏药和静脉输注糖皮质激素。

3. 细菌污染反应　一般在输注开始后迅速出现症状,也可延迟至数小时后发生。表现为突起高热、寒战和低血压。

原因:如果献血者献血时处于菌血症状态就可能会发生污染;而在采血、血液加工过程中操作不当,塑料采血袋制造缺陷或损害,在污染的水浴中解冻血浆或冷沉淀等,都有可能出现血液污染。

处置:发现症状立刻停止输注,将输血器械及剩余血液做细菌培养及药敏试验,所输血液行涂片染色检查,同时应用广谱抗生素。如有休克发生,积极抗休克治疗。

预防:严格无菌制度,按无菌要求采血、贮存和输血,血液在保存期内和输血前定期按常规检查,发现有污染的可能时不得使用。

4. 传播疾病　经输血传播的感染性疾病主要有各型病毒性肝炎、获得性免疫缺陷综合征(AIDS)、巨细胞病毒感染、梅毒感染、疟原虫感染及污染血导致的各种可能的病原微生物感染。

预防措施:排除携带病原体的献血员,保证血液采集、贮存、运送、质检、输注等环节的无菌化。

5. 其他　①一次过量输血可引起急性心功能不全、左心衰竭、肺淤血等。②多次输血或红细胞,可致受血者铁负荷过量。③反复异体输血可使受血者产生同种血细胞(如血小板、白细胞等)抗体,继之发生无效输注、发热、过敏甚至溶血反应。异体输新鲜全血(富含白细胞),可发生输血相关性移植物抗宿主病。④大量输入枸橼酸钠(ACD)抗凝血或血浆,会螯合受血者的血浆游离钙,若不及时补钙,则可加重出血。

四、输血规范

应严格执行《中华人民共和国献血法》和《医疗机构临床用血管理办法》《临床输血技术规范》。

课后练习题

1. 输血适应证有哪些?
2. 输血常见的不良反应有哪些?

（尚　游）

数字课程学习

⤓ 教学 PPT　　📝 自测题

第十章

静脉和动脉穿刺置管技术

目的要求

掌握:深静脉和动脉穿刺置管技术的适应证与禁忌证。

熟悉:深静脉和动脉穿刺置管技术的具体操作方法。

了解:深静脉和动脉穿刺置管技术操作过程中的注意事项。

第一节 深静脉穿刺置管术

深静脉穿刺置管术是指应用"导管经套管法"或"导丝法(seldinger 方法)"经皮穿刺将中心静脉导管(central venous catheters,CVC)置入上腔静脉或下腔静脉的穿刺技术,是危重患者或心脏病患者救治中临床常用的一项技术操作,一般较为安全,若操作者技术不熟练可引发气胸或出血等并发症。近年来随着床旁血管超声技术的推广应用,深静脉穿刺置管术的成功率和安全性明显提高。目前临床中常用的穿刺部位为颈内静脉、锁骨下静脉和股静脉。

一、颈内静脉穿刺置管术

【适应证】

1. 急救时需大量、快速静脉输血、输液者。

2. 外周静脉穿刺困难需及时建立静脉通路者。

3. 需连续或多次采集静脉血标本化验且周围静脉穿刺困难者。

4. 全静脉营养输注和高渗、有刺激性或不相容药物同时输注者。

5. 需要血流动力学监测的危重患者。

6. 需行右心导管检查术或安置心脏起搏器者。

【禁忌证】

禁忌证主要包括穿刺静脉局部感染或血栓形成,相对禁忌证为凝血功能障碍。

【器械及用品】

1. 备皮用品 1 套、无菌手套若干副。

2. 清洁盘内有消毒用碘附、乙醇等。

3. 中心静脉穿刺包,内有镊子数把、换药碗 2 个、治疗巾 3~4 块、纱布若干、剪刀 1 把、持针器 1 把、缝合针、缝合线等。

4. 一次性中心静脉穿刺装置 1 套,内有穿刺针头 1 根、导丝推进器 1 套(内含导丝)、中心静脉导管 1 根、静脉扩张鞘 1~2 个、肝素帽、无菌透明敷贴等。

5. 2% 利多卡因 5 mL、肝素生理盐水 1 瓶（5 U/mL）、5 mL 注射器、20 mL 注射器等。

【操作步骤】

1. 穿刺点选择

（1）中间径路　由于颈内静脉下段位于胸锁乳突肌两个头之间的三角间隙内,解剖标志明显,相对安全,且在颈总动脉的前外侧下行,穿刺时不易损伤动脉,故此处是穿刺置管的最佳部位。找出胸锁乳突肌的锁骨头、胸骨头和锁骨三者形成的三角区,该区的顶端为穿刺点,针尖指向同侧乳头,与皮肤呈 25°～30°,紧靠胸锁乳突肌锁骨头内侧缘进针。

（2）前侧径路　在甲状软骨水平,胸锁乳突肌内侧缘,颈动脉搏动的外侧缘平行进针,用示指和中指扪及颈动脉搏动并将其向内推开,在示指与中指间进针,与皮肤呈 30° 左右,针尖指向同侧乳头或锁骨中内 1/3 交界处。

（3）后侧径路　在胸锁乳突肌后缘中点进针,针尖指向骶尾部,针尾与颈纵轴呈 30°～45°,与皮肤呈 25°～30°。

2. 操作方法

（1）患者取仰卧、头低肩高位（头后仰,肩下垫一小枕头）,头转向对侧（一般多取右侧穿刺）。

（2）找出胸锁乳突肌的锁骨头、胸骨头和锁骨上缘所形成的三角区,该区顶点即为穿刺点;或者取锁骨上 3 cm 与正中线旁开 3 cm 的交叉点为穿刺点,并以记号笔标记（图 9-10-1）。

（3）以穿刺点为中心常规消毒颈部皮肤,铺无菌洞巾,并经此点用 2% 利多卡因局部麻醉。

（4）冲洗及检查中心静脉导管是否完好。

（5）用事先装入肝素生理盐水的注射器连接穿刺针,左手示指定点,右手持针在选定的穿刺点进针;进针深度因患者颈部长短及体型而异,一般进针 1.5～4 cm 能穿到静脉,最深以针尖不超过锁骨上缘为度。

（6）边进针边抽回血,当血液回抽通畅确认穿刺针已经进入静脉时,经注射器针尾插入导引钢丝,并退出穿刺针;沿导丝插入静脉扩张鞘,接触皮肤后按同一方向捻转前进,刺入血管后拔出,同时左手用无菌纱布压迫穿刺点防止出血。

（7）沿导引钢丝插入静脉导管,一般深度以 12～15 cm 为宜,并根据导管标识的刻度调整导管位置;确认导管回血通畅,拧上肝素帽或连接输液管路。

（8）用缝合针将导管固定片缝合固定,局部采用透明贴膜覆盖并标记穿刺时间。

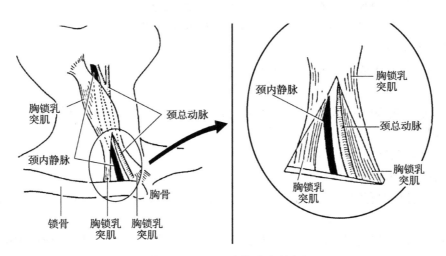

图 9-10-1　颈内静脉穿刺点

【注意事项】

1. 穿刺置管过程中须严格遵守无菌操作规程,不能平卧的患者不适宜采用此种穿刺术。

2. 颈内静脉穿刺不同于普通静脉穿刺,操作务必谨慎,避免误穿引起血肿、气胸、血胸、感染及气栓等并发症。

3. 由于左肺尖与胸膜顶较右侧高,并且胸导管多位于左颈根部平第 7 颈椎高度,胸导管颈部会经过颈内静脉的前方,因此颈内静脉穿刺术一般不宜选择左侧,避免造成胸导管损伤。

4. 一般成年人进针 1.5～3 cm,胖者 3～4 cm 多能穿入静脉,若进针大于 4 cm 仍未抽到回血,可能是进针方向或角度不合适,此时不宜再进针,应退至皮下调整方向或角度后再试穿。

5. 穿刺点到右心房距离成人一般为 15～20 cm,身材矮小或颈短者可能距离更短。因此,导管插入不宜过深。插管深度以导管尖位于上腔静脉入口处为宜,女性 12～14 cm,男性 13～15 cm,小儿 5～8 cm。

6. 颈总动脉位于颈内静脉的内侧,进针过深会误入颈总动脉,由于动脉内压力较高,故操作过程中无需用力回抽即可有鲜红色血液涌入穿刺针管中(静脉血多呈暗红色),应注意根据回抽血液色泽和穿刺针管内回血压力来判别是否误穿入动脉。

二、锁骨下静脉穿刺置管术

【适应证】

适应证同颈内静脉穿刺置管术。

【禁忌证】

1. 禁忌证同颈内静脉穿刺置管术。

2. 锁骨骨折。

3. 烦躁不安不能配合。

【器械与用品】

同颈内静脉穿刺置管术。

【操作步骤】

(一)锁骨下缘穿刺法

1. 患者取头低肩高位(肩下垫枕)或去枕平卧位(一般多取右侧穿刺)。

2. 穿刺点一般选择为锁骨下缘的内、中 1/3 交点下方 1 cm 处,皮肤消毒,铺无菌洞巾,局部麻醉。冲洗及检查中心静脉导管是否完好。

3. 以穿刺点与同侧胸锁关节上缘所形成的连线作为进针方向的标志(相当于与胸骨纵轴呈 45°),并使穿刺针与胸壁平面呈水平位或不超过 15°(图 9-10-2)。

4. 穿刺针抵达锁骨处时应保持针尖紧贴锁骨后面进入,进针过程中要一边进针一边回抽,始终使穿刺针筒内保持一定负压,当进针达 3～5 cm 时,阻力突然下降,并见有暗红色回血后,提示穿刺成功。此时应旋转针头,使斜面朝向骶尾,以保证导丝能顺利进入上腔静脉。

5. 其余操作步骤同颈内静脉穿刺置管术,导管插入深度为 15 cm 左右。

(二)锁骨上缘穿刺法

穿刺点选择为锁骨上缘与胸锁乳突肌锁骨头外缘形成的夹角,该角平分线上距顶点 0.5～1.0 cm 处为穿刺点,穿刺方向为同侧胸

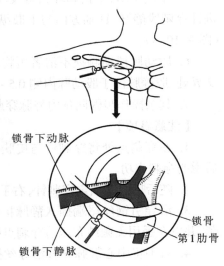

图 9-10-2　锁骨下静脉穿刺点

锁关节或对侧乳头。针尾与矢状面夹角为 45°,与冠状面夹角为 10°~15°,边进针边轻轻回抽,进针深度为 1~3 cm,可进入锁骨下静脉,导管插入深度为 12~15 cm。其余操作步骤同颈内静脉穿刺置管术。

【注意事项】

1. 由于锁骨下静脉在颈根部所处位置比较复杂,因此要详细掌握毗邻关系。正常情况下其位于锁骨内侧端的后方,在胸膜顶的前下方与颈内静脉汇合,锁骨下动脉、臂丛神经位于其后上方,动静脉间有膈神经,左侧尚有胸导管颈部通过,但在锁骨下静脉的前面,除锁骨和锁骨下肌外并无重要结构,如穿刺把握准确,不会发生相关损伤。

2. 穿刺前对神志清醒患者须做好心理护理,使其尽量放松,避免穿刺过程中发生躁动、剧烈咳嗽或过度换气。

3. 严格遵守无菌操作技术规范。

4. 操作中注意副损伤及并发症的发生,如误穿入锁骨下动脉应迅速拔出针头,术者可将拇指和其余四指分开分别在锁骨的上、下缘加垫压迫,至少 5 min 后再另行穿刺。

5. 由于受锁骨的限制,压迫止血的方法常不易奏效,往往在颈根部形成血肿,轻者可不影响呼吸;但有凝血机制障碍者的血肿可能较大,以至压迫推移气管,或向纵隔及胸腔蔓延,对这类患者应尽量避免行锁骨下静脉穿刺,以股静脉穿刺较为安全。

三、股静脉穿刺置管术

【适应证和禁忌证】

适应证和禁忌证同颈内静脉穿刺置管术。

【器械及用品】

器械及用品同颈内静脉穿刺置管术。

【操作步骤】

1. 患者取平卧仰位,穿刺侧下肢伸直外旋并外展与身体长轴呈 30°~45°。

2. 局部备皮后,常规消毒皮肤,戴无菌手套,铺无菌洞巾。

3. 冲洗及检查中心静脉导管是否完好。

4. 术者立于穿刺侧,在腹股沟韧带中点下 2~3 cm,股动脉搏动最明显处的内侧 0.5~1.0 cm 处,分开左手示指、中指,固定其上下部皮肤,以 2% 利多卡因 2~5 mL 进行局部麻醉。

5. 用左手示、中指和环指触及股动脉搏动,并指明股动脉的行走方向,右手持针在股动脉搏动的内侧进针穿刺股静脉,针轴方向与下肢纵轴一致,与皮肤夹角为 30°~45°,针尖指向剑突,进针深度为 2~4 cm(图 9-10-3)。

6. 股动脉搏动触摸不清者可将髂前上棘与耻骨结节之间的连线分为三等份,股动脉位于中内 1/3 段交界处,股静脉位于股动脉内侧 0.5~1.0 cm 处,可先用细针试穿。

7. 其余操作步骤同颈内静脉穿刺置管术。

【注意事项】

1. 在穿刺点处将穿刺针与皮肤呈 30°~40° 边进针边回抽,使注射器内保持一定负压,抽到静脉回血后说明穿刺成功。

2. 随后用左手固定穿刺针,右手将导丝自穿刺针后插入,体外保留导引钢丝约 40 cm 时拔出穿刺针。

3. 沿导引钢丝尾端插入静脉扩张鞘,接触皮肤后按同一方向旋转,随导引钢丝刺入血管后撤出扩张鞘,并以左手用无菌纱布压迫穿刺点防止出血。

4. 右手将中心静脉导管沿导丝插入静脉,一边推进一边撤离导引钢丝,尽量保持动作协调,当导管插入 15 cm 左右时,即可完全抽出导丝。

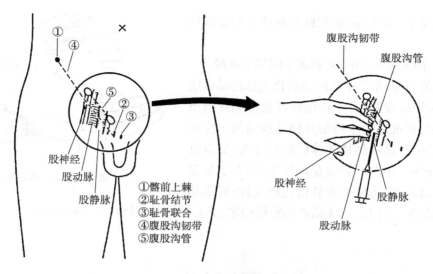

图 9-10-3　股静脉穿刺示意图

5. 然后用装有肝素生理盐水的注射器与导管尾端相接,反复抽吸 2~3 次均见有顺利回血时,可向导管内注入肝素生理盐水 2~3 mL。

6. 同时用卡板锁定导管,撤下注射器,拧上肝素帽或无针正压输液接头,待用(如为多腔导管均需以此过程为例)。

7. 用缝合针将导管固定片在近穿刺点处缝合固定,用酒精棉球擦除局部血迹,待干后再以无菌敷贴固定,撤除洞巾后即可与输液管路连接。

8. 若抽出鲜红色血液或针头、注射器有搏动感,则提示穿入股动脉,股静脉穿刺失败,应快速拔出针头,局部按压 5 min 以上,并另行选择穿刺部位。

9. 避免在同一部位反复多次试穿,以免造成局部组织的严重创伤和血肿。

第二节　动脉穿刺置管术

【适应证】

1. 严重低血压、休克等需反复测量血压的患者。

2. 不能行无创测压者。

3. 需低温或控制性降压的患者。

4. 需用血管活性药物调整血压的患者。

5. 需反复采取动脉血样进行检测的患者。

6. 危重患者及大手术患者围术期需要对其血流动力学进行严密监测。

【禁忌证】

一般无绝对禁忌证,相对禁忌证为严重凝血功能障碍和穿刺部位血管病变者。

【器械与用品】

同静脉穿刺置管术。

【操作方法】

(一)桡动脉穿刺置管术

1. 通常选择左侧桡动脉,患者掌心向上,腕部伸直,手和前臂适当固定,使手腕部背屈呈 60°,用纱布垫好(图 9-10-4)。

2. 在手掌横纹上 1~2 cm,触到桡动脉搏动明显部位作为穿刺点。

3. 常规消毒,铺无菌巾,用 2% 利多卡因局部麻醉。

4. 术者戴无菌手套,左手中指触摸到桡动脉搏动做定位,示指在其远端轻拉皮肤,右手持动脉留置穿刺针与患者腕部皮肤呈 15°,对准左手中指触及桡动脉的部位穿刺进针;进入皮下组织待接触到桡动脉后即行穿入,见有鲜红动脉血迅速喷出时,用左手固定穿刺针头;用右手从穿刺针尾端撤出金属针芯,将针头套管留置桡动脉;局部用碘附或酒精棉球清洁,待干后,以无菌透明敷贴固定,必要时做局部包扎(图 9-10-5)。

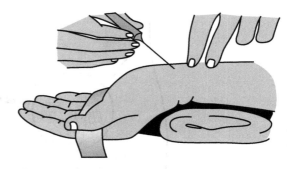

图 9-10-4 桡动脉穿刺置管

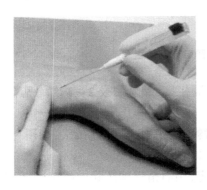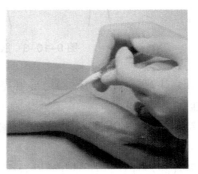
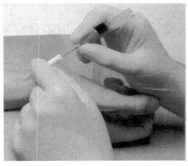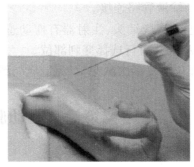

图 9-10-5 桡动脉穿刺进针过程

(二)股动脉穿刺置管术

1. 穿刺点选择参见股静脉穿刺置管术,在股动脉搏动最明显处穿刺。

2. 操作方法同股静脉穿刺置管术。

【注意事项】

1. 穿刺点宜选择在动脉搏动最明显处,操作中严格遵守无菌操作技术规范,预防继发感染。

2. 桡动脉穿刺置管前应进行穿刺手掌的 Allen 试验评估,试验阳性者应避免桡动脉穿刺。

3. 穿刺时如无血液流出应缓慢向外撤针后再试穿,若有鲜红色血液流出提示穿刺成功;穿刺失败则避免在同一部位反复多次试穿,以免造成局部组织严重创伤或血肿。

4. 股动脉插管送入导引钢丝时若进入动脉应无阻力,如感觉有阻力时不可盲目插入,可适当调节引导钢丝的进入角度以免穿透动脉。

5. 穿刺未成功拔出穿刺针后应局部压迫 5 min 以上,必要时给予加压包扎,以免形成局部血肿。

6. 为保证管道通畅,可持续用肝素液冲洗(滴速 3 mL/h,肝素浓度 5 U/mL)。

附:Allen 试验

1. 术者用双手同时按压被检查者桡动脉和尺动脉。

2. 嘱咐被检查者用力做握拳和张开手指的动作,反复 5~7 次,直至手掌色泽变白。

3. 术者松开对尺动脉的压迫并继续保持对桡动脉的压迫,观察被检查者手掌颜色变化。

若手掌颜色 10 s 之内迅速变红或恢复正常,表明尺动脉和桡动脉间存在良好的侧支循环,即 Allen 试验阴性,可以经桡动脉进行穿刺或行介入治疗。若 10 s 手掌颜色仍苍白,提示 Allen 试验阳性,表明手掌侧支循环不良。

第三节　经外周静脉穿刺中心静脉置管术

经外周静脉穿刺中心静脉置管术(peripherally inserted central catheter,PICC)是将专用的中心静脉导管从外周静脉进行穿刺,使其导管尖端直达靠近心脏的大静脉(上腔静脉或锁骨下静脉)的置管技术。具有创伤小、安全性高、保留时间长等优点,可为患者提供中、长期(7 天至 1 年)的输液治疗,目前已广泛应用于临床。

【适应证】

1. 需长期静脉输液,但外周浅静脉条件差而不易穿刺成功者。

2. 输入具有刺激性的药物或高渗透性、黏稠度较高的药物及静脉营养支持治疗。

3. 需使用压力或加压泵快速输液者及反复输入血液制品者。

4. 监测中心静脉压者。

【禁忌证】

1. 凝血机制障碍或有严重出血性疾病的患者。

2. 上腔静脉综合征患者。

3. 乳腺癌术后患侧手臂。

4. 患者预插管部位不能完成穿刺和固定。

5. 既往在预定插管部位有静脉炎和静脉血栓形成史,放射治疗史,外伤史,血管外科手术史。

【操作步骤】

1. 静脉选择　PICC 置管通常在患者肘窝部的贵要静脉、肘正中静脉、头静脉中任选一条,一般首选贵要静脉,因其走行较直且静脉瓣较少。

2. 测量体表置管长度　穿刺侧手臂外展呈 90°,用软尺从穿刺点起沿静脉走行量至穿刺侧胸锁关节,然后向下反折继续测量至第 3 肋间隙即为导管置入长度(图 9-10-6)。

3. 操作方法

(1)患者取仰卧位,选择好穿刺部位。

(2)穿无菌手术衣,戴无菌手套。常规消毒,铺巾。打开 PICC 导管包装,抽好稀释肝素液和生理盐水。

(3)让助手在穿刺点上方扎止血带,穿刺者一手固定皮肤,一手与皮肤呈 15°~30° 进行穿刺,见回血后减少穿刺角度,再向前推进 1~2 mm。

(4)松开止血带,拇指固定插管鞘,示指或中指压迫插管鞘末端处静脉以防止出血,另一手拔出针芯。

(5)一手固定插管鞘,另一手缓慢匀速推进 PICC 导

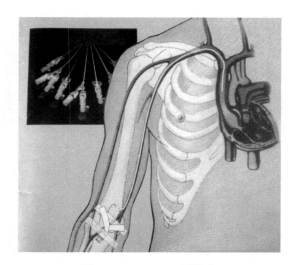

图 9-10-6　PICC 置管术

管。当导管顶端至腋静脉时,嘱患者向穿刺侧转头,下颌向下并靠近肩膀,以防止导管误入颈静脉。

（6）根据预先测定的体表置管长度调整置入导管长度。

（7）穿刺完毕后进行 X 线摄片,确定在上腔静脉后即可使用。

【注意事项】

1. 第一个 24 h 必须换药。以后伤口愈合良好,无感染、渗血者,可每 7 日更换一次敷料;如穿刺部位出现红肿、皮疹、渗出、过敏等异常情况,则可缩短更换敷料的时间,并应注意观察局部变化。每次更换后均应记录日期。

2. 在输血制品、营养液等高渗透压或浓度的液体之后,要用至少 20 mL 生理盐水进行脉冲式冲管,以防堵管。

3. PICC 管道不慎发生阻塞可采用负压技术,将稀释后的尿激酶(5 000 U/mL)0.5 mL 注入 PICC 管腔内,停留 15~20 min 后再使用注射器回抽,若有血液被抽出即表明溶栓成功。如一次未能成功,则可反复重复上述操作,或将尿激酶在导管内停留一定时间后再抽吸,直至有血液能被抽出。导管通畅后回抽 5 mL 血液以确保抽回所有药物和凝块。此操作的尿激酶总量不宜超过 15 000 U。

课后练习题

1. 颈内静脉穿刺置管术的适应证有哪些?

2. 动脉穿刺置管术的适应证有哪些?

3. PICC 的禁忌证有哪些?

（尚　游）

数字课程学习

⬇教学 PPT　　　✏自测题

<table>
<tr><td>第十一章</td><td># 重症心肺超声基础</td></tr>
</table>

目的要求

掌握:重症超声的概念,心脏超声基本切面、典型图像,肺部超声正常和异常影像表现。

熟悉:心脏超声适应证、检查方法及评估内容,肺部超声适应证、检查方法。

了解:超声成像基本原理,超声血流动力学评估快速六步法。

重症超声(critical care ultrasonography,CCUS)是在重症医学理论指导下,运用超声技术,以问题为导向的、多目标整合的动态评估过程,是确定重症治疗,尤其是血流动力学治疗方向及调整精细化治疗的重要手段。随着重症治疗从群体化、个体化发展到器官化治疗阶段,直接评估器官血流并以器官血流及功能改善为目标的治疗方式越来越多地应用于临床。在重症医学理论指导下的床旁心肺超声检查,既包括对患者主要问题的病因判断,又可对血流动力学各个环节(如心脏前负荷、左右心功能等)、肺部气水比例的变化进行连续性评估,目前已成为急性呼吸衰竭、休克、心搏骤停等重症病因诊断及评估器官功能的高效、快速、无创的工具之一。

一、超声成像的基本原理

超声波是一种机械振动波,具有反射、折射、衍射和散射的效应,在不同介质中具有不同的传播速度和不同的衰减。当声波遇到两种不同介质的界面时,一部分能量会穿透界面继续向前传播,剩下的能量将反射回声源形成回声(echo)。回声信号的延迟时间由声速和界面位置决定,其强度与界面的物理性质有关。因此,回声可以为我们提供生成图像所需的信息。超声探头发射超声波,发出的超声波经过组织后发生回波,回波再次作用于超声探头,探头内部的压电晶体就产生电流,产生的电流经过处理以图像形式显示到屏幕上,这是超声成像的最基本原理。

临床上应用的探头有很多种,但基本的工作原理是一致的。目前能够应用到重症超声领域的探头有腹部探头、血管探头、心脏探头、食管探头等,根据不同的检查需求设计探头不同的形状,穿透力越高,分辨率越差(图9-11-1)。腹部探头呈弧形,扫描深度较深,范围比较广,如临床检查肝、脾、肺;心脏探头比较小,便于从肋间隙检查心脏,同时检测深度较深;血管探头呈线性,检测深度较浅。

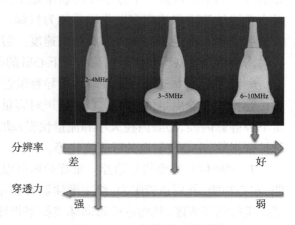

图9-11-1 超声探头的类型

二、重症超声的特点

e 拓展知识

三、重症心脏超声基础

超声心动图是目前能够在床旁提供实时有关心脏结构和功能信息的唯一影像工具。多普勒心脏超声技术可以更加详细地评估患者的血流动力学改变,因而更有助于快速明确导致急性循环衰竭的机制与原因。由于可以在很短的时间内准确评估患者的血流动力学状态,心脏超声在早期识别休克或循环衰竭的病因与评估中具有重要作用。

(一)适应证

评价患者心脏结构和功能,用于判断血流动力学状态以指导治疗。

1. 检出心脏结构异常　心脏各房室腔大小,室间隔和室壁厚度,心内异常结构如肿瘤、赘生物和血栓,判定心房与心室、心室与动脉之间是否存在异常连接关系。当患者突发临床症状,如呼吸困难、胸痛、心搏骤停、低血压、休克或心脏创伤时,应行急诊床旁重症超声的评估,包括心包积液、心室大小、收缩功能及瓣膜状态等。在条件允许的情况下,早期应用 2D、多普勒及彩色血流显像来全面评估心脏瓣膜和功能状态,进一步明确内科治疗和手术指征。

2. 判断心脏运动异常　判断心室壁节段性运动、整体运动及心脏瓣膜运动有无异常。在严重出血、感染、创伤、急性心肌梗死等疾病状态下心脏运动可发生改变。应激性心肌病在超声心动图的典型表现是心尖扩张呈气球形,基底部由于代偿而收缩增强,左心室整体的收缩功能中重度受损。室壁运动功能障碍表现很典型,心尖无运动或反常运动,心室中段运动下降,基底部运动增强,甚至可导致左心室流出道受阻。

3. 评价心脏血流的变化　多普勒测量各瓣膜口流速和压差,判定心内异常血流的部位和起源,定量分流、瓣膜狭窄、流出道狭窄和反流等异常血流的流速、压差和流量。

4. 检出心包疾患　心脏超声对于心包积液的诊断具有快速、无创、准确的优势,而当患者诊断心脏压塞时则需要尽快行心包穿刺术以改善患者的循环状态。重症心脏超声不但在诊断心包积液、心脏压塞,以及判断血流动力学状态方面有重要价值,而且在心包穿刺术前定位、术中引导、术后评估效果及并发症等方面也具有重要作用。

5. 评价心脏功能　心脏超声可以评价左心收缩功能、左心舒张功能,以及右心功能,对于病情监测、指导治疗和判断预后具有十分重要的临床意义。心功能测定包括左(右)心室收缩和舒张功能测定,临床上对心功能的调整和治疗多以收缩功能为目标。收缩功能的评价指标包括缩短分数、射血分数、每搏量,以及组织多普勒测量二尖瓣瓣环收缩期速度。需要注意的是心脏收缩功能的判断与心脏的负荷情况有关,有时需要动态观察不同前后负荷状态下心脏的收缩情况,才能作出准确判断。

6. 评估容量状态和容量反应性指导容量管理　重症心脏超声具有可以迅速、准确、实时了解患者是否有扩容增加心输出量的作用。心脏超声对容量状态的评估可采用静态或动态指标,静态指标即单一地测量下腔静脉内径、心脏内径大小和流量快慢;动态指标用来判断液体反应性,包括下腔静脉塌陷率、下腔静脉扩张指数、左心室射血的呼吸变化等。

7. 判断休克类型指导治疗　重症超声可以通过准确评估休克患者的心脏基础状态、容量状态、右心功能、左心功能、外周血管阻力、终末灌注器官和左右心之间的肺部变化,快速和全面系统地对其血流动力学状态进行初步判断,从而准确诊断休克类型指导治疗。在治疗过程中重症超声还具有实时评价治疗效果,动态连续性指导管理重症患者的作用。

8. 其他　鉴别心肺复苏时假性无脉电活动(PEA)的存在,指导心肺复苏流程。

（二）检查方法

1. 探头和模式选择 选择心脏探头，二维超声可用于了解心脏解剖结构，心室和瓣膜的运动，指导 M 型和多普勒取样的位置；M 型超声可用于测量内径、左心室容积，左心室 FS 值、EF 值，下腔静脉呼吸变异率；脉冲多普勒用于了解正常瓣膜血流频谱，左心室舒张功能，测定 SV、CO。

2. 操作过程 暴露患者前胸和腹部，平卧位和（或）条件允许时左侧卧位，左臂尽量抬起，增大肋间隙的宽度，尽量在平静呼吸时获取图像。探头涂抹超声耦合剂，常规将探头置于 3 个显示心脏的主要部位：胸骨旁心前区、剑突下及心尖区。依次检查 5 个基本切面：胸骨旁左心室长轴切面（表 9-11-1）、胸骨旁左心室短轴切面（表 9-11-2）、心尖四腔心切面（表 9-11-3）、剑突下四腔心切面（表 9-11-4）、剑突下下腔静脉长轴切面（表 9-11-5）。

表 9-11-1 胸骨旁左心室长轴切面检查

基本切面	位置	具体操作及技巧	图像优化	解剖及示意图	切面标准与典型图像	主要评估内容
胸骨旁左心室长轴切面	胸骨左缘第 2~5 肋间，标记点指向右肩	探头置于胸骨左缘第 2~5 肋间（多在 3~4 肋间）前胸壁区域内，标记点指向右肩，探测平面基本与右肩到左季肋部连线相平行，声束指向患者后背方向。滑动探头找到长轴平面，通过转、摇、倾这三个动作小幅度调整探头以获得最佳标准图像	深度：可看见降主动脉的最浅深度	见图 9-11-2	能同时清楚显示右心室、左心室、主动脉瓣、主动脉根部、二尖瓣、左心房和降主动脉短轴，间隔后壁起始部平行，未见心尖部横向运动（图 9-11-3）	心脏房室大小与大体形态比例改变；左心室流出道异常变化，如有无梗阻等；室间隔、左心室后壁运动，厚度的变化；主动脉瓣、二尖瓣瓣膜形态改变与异常血流；有无心包积液

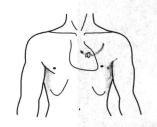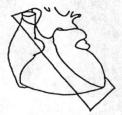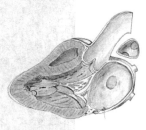

图 9-11-2 胸骨旁左心室长轴切面解剖示意图

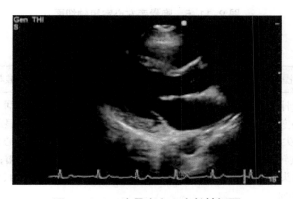

图 9-11-3 胸骨旁左心室长轴切面

表 9-11-2　胸骨旁左心室短轴切面（PSSV）

基本切面	位置	具体操作及技巧	图像优化	解剖及示意图	切面标准与典型图像	主要评估内容
胸骨旁左心室短轴切面（PSSV）	胸骨左缘第2~5肋间，标记点指向左肩	在获得胸骨旁左心室长轴平面后，将二尖瓣调整至屏幕中央，顺时针旋转约90°，使标记点朝向左肩可获得二尖瓣水平短轴切面。将探头尾部向心底倾斜，探头声束向心尖倾斜，可以依次获得胸骨旁左心室短轴乳头肌平面和心尖平面	深度：可看到完整左心室短轴图像的最浅深度	图9-11-4	正常的右心室腔呈C形，壁薄；正常的左心室腔呈圆形，室壁厚；乳头肌平面乳头肌在3点钟及8点钟位置，紧贴室壁无间隙（图9-11-5）	左心室收缩功能定性评估及分级；左心室壁节段运动障碍；右心形态改变；室间隔运动评估；评估室间隔缺损的最佳切面

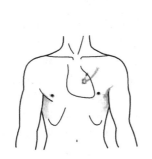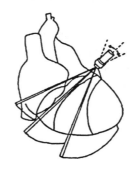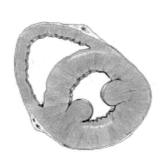

图 9-11-4　胸骨旁左心室短轴切面示意图

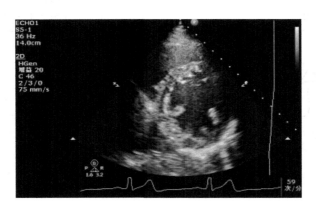

图 9-11-5　胸骨旁左心室短轴切面

表 9-11-3　心尖四腔心切面（A4C）

基本切面	位置	具体操作及技巧	图像优化	解剖及示意图	切面标准与典型图像	主要评估内容
心尖四腔心切面（A4C）	心尖处，声束朝向右上方指向心底	滑：在胸骨旁长轴切面沿着左心室向心尖滑动；转：当心尖刚刚消失时，将探头旋转90°~120°；倾：将探头向前倾斜找到标准平面	深度：可看到完整四腔心图像的最浅深度	图9-11-6	室间隔居中，完全竖直；完整显示双心房、双心室，全心动周期可见二、三尖瓣；心尖无轴向收缩运动（图9-11-7）	各腔室大小、比例，室壁的运动；测量射血分数；二尖瓣和三尖瓣瓣膜的形态结构及瓣口血流情况

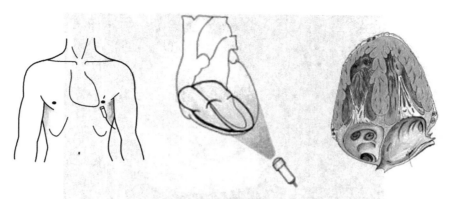

图 9-11-6　心尖四腔心切面示意图

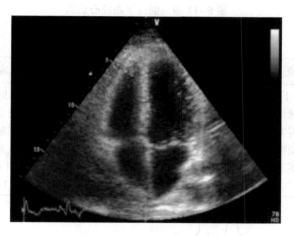

图 9-11-7　心尖四腔心切面

表 9-11-4　剑突下四腔心切面（S4C）

基本切面	位置	具体操作及技巧	图像优化	解剖及示意图	切面标准与典型图像	主要评估内容
剑突下四腔心切面（S4C）	剑突下，朝向与房间隔垂直，标记点指向左侧	滑：从腹部向剑突下在水平方向滑动；指示点指向被检查者左侧；倾：从水平方向缓慢向上倾斜，显露心脏	深度：可看到剑突下四腔图像的最浅深度	图 9-11-8	左、右心室在屏幕左边显示，左、右心房在屏幕右边显示，四个腔暴露完全；同时显示二、三尖瓣（图 9-11-9）	心包积液监测；观察四个腔室及二尖瓣、三尖瓣的结构与运动；评估右心室室壁厚度、房间隔缺损的最佳切面

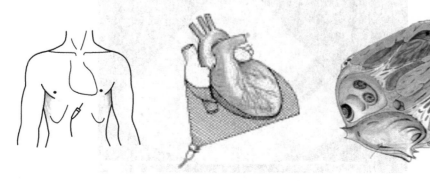

图 9-11-8　剑突下四腔心切面示意图

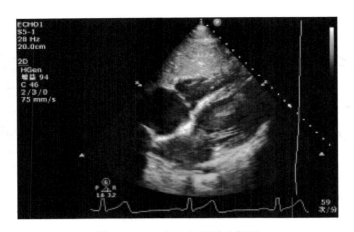

图 9-11-9 剑突下四腔心切面

表 9-11-5 剑突下下腔静脉长轴切面（SLAX）

基本切面	位置	具体操作及技巧	图像优化	解剖及示意图	切面标准与典型图像	主要评估内容
剑突下下腔静脉长轴切面（SLAX）	剑突下探头标记点朝向头侧	摇：在剑突下四腔切面，先让下腔静脉汇入右心房入口处居于屏幕正中线；转：逆时针转动探头90°，完整显示剑突下下腔静脉	深度：可看到完整剑突下下腔静脉的最浅深度	图 9-11-10	清晰看见下腔静脉汇入右心房、肝静脉汇入下腔静脉；显示下腔静脉全长，静脉前后壁回声清晰锐利（图 9-11-11）	下腔静脉直径，下腔静脉变异度

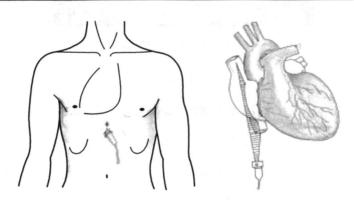

图 9-11-10 剑突下下腔静脉长轴切面示意图

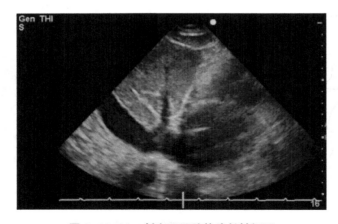

图 9-11-11 剑突下下腔静脉长轴切面

四、重症肺部超声基础

超声波在不同介质中的声速和声阻抗有着很大的差异。肺是含气器官,气体介质完全反射超声波束,而液性介质则有利于超声穿透。在肺部超声检查时,超声波束会在气体－肺组织界面发生反射或者折射。在正常肺组织中,超声波束会完全反射,产生伪像,限制了其对深部组织结构特征的进一步探查。但当肺组织中的液体逐渐增加时,不仅肺内气体所占比例发生改变,而且因不同病变类型的肺组织中气液成分比例并不一致,所以超声检查时会表现出不同类型的征象。当肺部组织发生病变导致含气量明显减少时,超声波束可以直接穿过肺部组织,从而可以显示肺部的真实病变;而当肺部组织含气量逐渐增加时,超声波束在气体－肺组织界面发生反射或折射,从而显示出 A 线 /B 线等一系列的伪像,这些改变构成了重症肺部超声的基本理论基础。

(一)适应证

1. 判断呼吸衰竭原因,如有无肺水肿、ARDS、肺泡间质疾病、气胸、实变等。

2. 评估肺水增加情况,辅助判断患者容量状态。

(二)检查方法

1. 探头选择　腹部探头、血管探头、心脏探头等均可以进行肺部超声检查。通常首选低频腹部探头,接触面积大且有利于深部肺组织检查,例如胸腔积液和肺实变的评价,尤其更适用于体型肥胖者。检查时需关闭图像后处理功能,以避免各种复杂的图像优化算法对肺部超声图像质量的干扰。

2. 操作过程　超声探头中心需垂直于骨性胸廓,沿纵向和横向扫查。纵向检查:肺部超声检查的基本方法,即将超声探头面与肋间隙垂直,标记点指向头侧,探头中点正对肋间隙进行检查,探头滑动方向与肋间隙走向完全垂直,可观察到大部分胸膜和肺。横向检查:超声探头沿肋间隙水平放置,探头标记点指向胸骨,沿肋间滑动,能够使胸膜线显示得更为充分,可观察到整个肋间隙胸膜的情况,但仅限于该肋间隙胸膜和肺。

(三)正常肺部超声影像

肺部超声的正常表现包括蝙蝠征、胸膜滑动征、沙滩征、A 线、肺搏动征、窗帘征。

1. 蝙蝠征　肺部超声检查的标准切面征象,由胸膜线、上下肋骨构成,形似蝙蝠,此时可观察 A 线、B 线等(图 9-11-12)。

2. 胸膜滑动征　①肋骨下高回声、光滑的水平线为胸膜;②正常情况下,脏、壁层胸膜紧贴,随呼吸相对运动;③粘连或者有气体分隔脏、壁层胸膜时,胸膜滑动减弱或消失(图 9-11-13)。

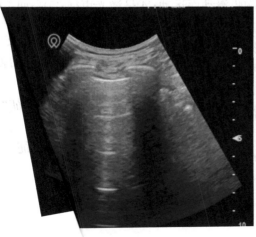

图 9-11-12　蝙蝠征

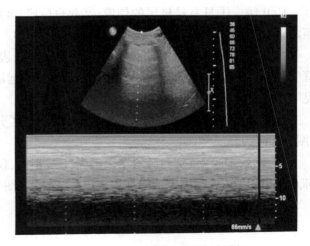

图 9-11-13　胸膜滑动征和沙滩征

式,正常肺表现出像沙滩一样
⋯,为平行线,构成沙滩征象的上
⋯功,胸膜线以下形成像砂砾一样
⋯的下半部分(图9-11-13)。

⋯检区域胸膜下含气良好,① A 线
呈高回声,随距⋯⋯减;②平行于胸膜线;③ A 线间等
间距(图9-11-14)。

5. 肺搏动征　①肺不张或者心跳增强时,心跳通过肺传至胸壁;② M 模式下表现为随心脏搏动一致的运动(图9-11-15)。

6. 窗帘征　①用于膈肌定位;②含气的肺组织随着呼吸运动上下移动位置,遮挡了腹部的脏器(图9-11-16)。

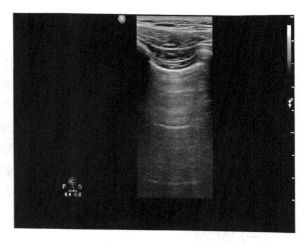

图9-11-14　A 线

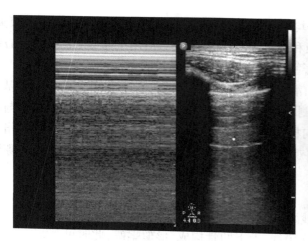

图9-11-15　肺搏动征

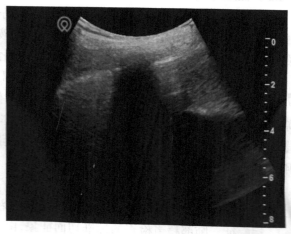

图9-11-16　窗帘征

(四)异常肺部超声影像

异常超声征象包括 B 线、肺实变和肺不张、支气管充气征、胸腔积液、平流层征等。

1. B 线　①具有彗星尾的伪像;②起自胸膜;③随胸膜滑动而运动;④呈激光束样;⑤高回声;⑥距离衰减;⑦ B 线存在时无 A 线存在(图9-11-17)。

2. 肺实变　①胸膜滑动减弱/消失;②实变区表浅,边界规则;③无正弦波征;④内可有动/静⋯管气像或支气管液像;⑤实变区深部边缘不规则,远场可见彗星尾样表现者,见于碎片征,深部边⋯见于肺叶实变(图9-11-18)。

3. 胸腔积液　脏层和壁层胸膜被无回声区分隔,可看到肺组织随呼吸而运动,又称⋯(图9-11-19)。

4. 平流层征　气胸时肺滑动征消失,B 线消失,仅存 A 线,M 型超声提示沙滩征消失,代之⋯肺点的出现:在 M 超声上沙滩征向平流层征转换(图9-11-20)。

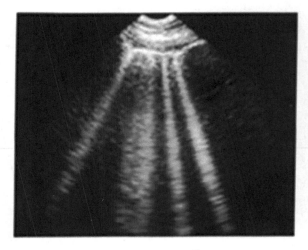

图 9-11-17　B 线

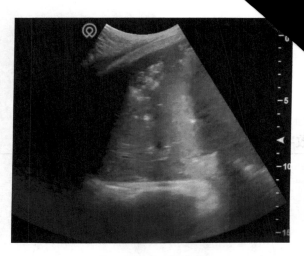

图 9-11-18　肺实变

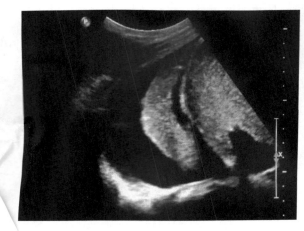

图 9-11-19　胸腔积液

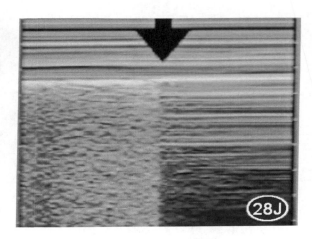

图 9-11-20　平流层征

基于联合心肺超声,超声血流动力学评估的快速六步法(定性为主)

心脏整体评估　发现需要紧急干预的心脏急性情况,识别已存在的明显的心脏慢性疾病,如左 / 右其他腔室的明显扩大,右心室扩张(急性 / 慢性)。

态及容量状态评估　以下腔静脉(IVC)为基础的容量状态和容量反应性评估,快速确定容量状径及变异度(纤细,扩张固定,中间状态)。

快速判断右心形态大小,室间隔有无受压和(或)矛盾运动;右心收缩运动有无异常。

节段　以定性评估为基础,评估左心室舒张 – 收缩功能,室壁厚度,室壁运动强弱,心肌弥漫 /房大小。

张力评估　低血压的除外性评估,前负荷不足,右心室功能不全,左心室功能不全。

肺水评估。

主的表半定量评估　判断液体治疗的风险(A 线为主的表现,B 线为主的表现,C 实变为主的表现,分来反映组织灌注状态。

课后练

1. 心

何获取? 能观察到哪些结构?

如何获取?
现有哪些征象?
现有哪些征象?

（陈　颖　王小亭）

数字课程学习

教学 PPT　　　　自测题

四、重症肺部超声基础

超声波在不同介质中的声速和声阻抗有着很大的差异。肺是含气器官,气体介质完全反射超声波束,而液性介质则有利于超声穿透。在肺部超声检查时,超声波束会在气体－肺组织界面发生反射或者折射。在正常肺组织中,超声波束会完全反射,产生伪像,限制了其对深部组织结构特征的进一步探查。但当肺组织中的液体逐渐增加时,不仅肺内气体所占比例发生改变,而且因不同病变类型的肺组织中气液成分比例并不一致,所以超声检查时会表现出不同类型的征象。当肺部组织发生病变导致含气量明显减少时,超声波束可以直接穿过肺部组织,从而可以显示肺部的真实病变;而当肺部组织含气量逐渐增加时,超声波束在气体－肺组织界面发生反射或折射,从而显示出 A 线/B 线等一系列的伪像,这些改变构成了重症肺部超声的基本理论基础。

（一）适应证

1. 判断呼吸衰竭原因,如有无肺水肿、ARDS、肺泡间质疾病、气胸、实变等。

2. 评估肺水增加情况,辅助判断患者容量状态。

（二）检查方法

1. 探头选择　腹部探头、血管探头、心脏探头等均可以进行肺部超声检查。通常首选低频腹部探头,接触面积大且有利于深部肺组织检查,例如胸腔积液和肺实变的评价,尤其更适用于体型肥胖者。检查时需关闭图像后处理功能,以避免各种复杂的图像优化算法对肺部超声图像质量的干扰。

2. 操作过程　超声探头中心需垂直于骨性胸廓,沿纵向和横向扫查。纵向检查:肺部超声检查的基本方法,即将超声探头面与肋间隙垂直,标记点指向头侧,探头中点正对肋间隙进行检查,探头滑动方向与肋间隙走向完全垂直,可观察到大部分胸膜和肺。横向检查:超声探头沿肋间隙水平放置,探头标记点指向胸骨,沿肋间滑动,能够使胸膜线显示得更为充分,可观察到整个肋间隙胸膜的情况,但仅限于该肋间隙胸膜和肺。

（三）正常肺部超声影像

肺部超声的正常表现包括蝙蝠征、胸膜滑动征、沙滩征、A 线、肺搏动征、窗帘征。

1. 蝙蝠征　肺部超声检查的标准切面征象,由胸膜线、上下肋骨构成,形似蝙蝠,此时可观察 A 线、B 线等(图 9-11-12)。

2. 胸膜滑动征　①肋骨下高回声、光滑的水平线为胸膜;②正常情况下,脏、壁层胸膜紧贴,随呼吸相对滑动;③粘连或者有气体分隔脏、壁层胸膜时,胸膜滑动减弱或消失(图 9-11-13)。

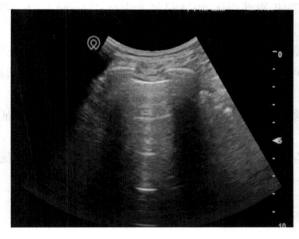

图 9-11-12　蝙蝠征

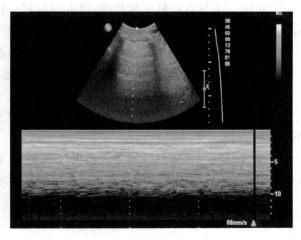

图 9-11-13　胸膜滑动征和沙滩征

3. 沙滩征　①M模式,正常肺表现出像沙滩一样的表现;②胸壁相对静止,为平行线,构成沙滩征象的上半部分;③胸膜相互滑动,胸膜线以下形成像砂砾一样的表现,构成沙滩征象的下半部分(图9-11-13)。

4. A线　提示受检区域胸膜下含气良好,① A线呈高回声,随距离衰减;②平行于胸膜线;③ A线间等间距(图9-11-14)。

5. 肺搏动征　①肺不张或者心跳增强时,心跳通过肺传至胸壁;②M模式下表现为随心脏搏动一致的运动(图9-11-15)。

6. 窗帘征　①用于膈肌定位;②含气的肺组织随着呼吸运动上下移动位置,遮挡了腹部的脏器(图9-11-16)。

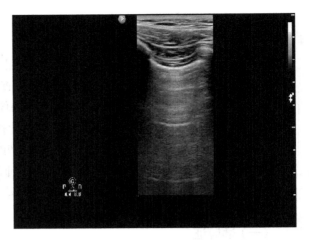

图9-11-14　A线

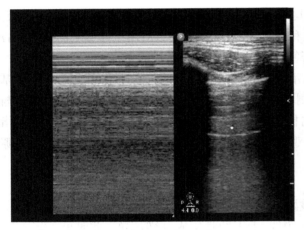

图9-11-15　肺搏动征

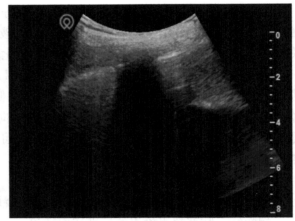

图9-11-16　窗帘征

(四)异常肺部超声影像

异常超声征象包括B线、肺实变和肺不张、支气管充气征、胸腔积液、平流层征等。

1. B线　①具有彗星尾的伪像;②起自胸膜;③随胸膜滑动而运动;④呈激光束样;⑤高回声;⑥不随距离衰减;⑦B线存在时无A线存在(图9-11-17)。

2. 肺实变　①胸膜滑动减弱/消失;②实变区表浅,边界规则;③无正弦波征;④内可有动/静态支气管气像或支气管液像;⑤实变区深部边缘不规则,远场可见彗星尾样表现者,见于碎片征,深部边缘规则者见于肺叶实变(图9-11-18)。

3. 胸腔积液　脏层和壁层胸膜被无回声区分隔,可看到肺组织随呼吸而运动,又称"水母征"(图9-11-19)。

4. 平流层征　气胸时肺滑动征消失,B线消失,仅存A线,M型超声提示沙滩征消失,代之以平流层征。肺点的出现:在M超声上沙滩征向平流层征转换(图9-11-20)。

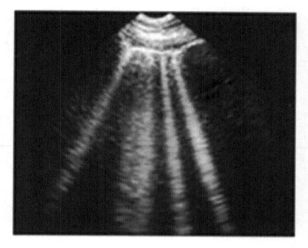

图 9-11-17 B 线

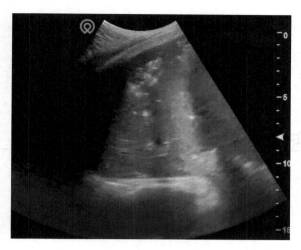

图 9-11-18 肺实变

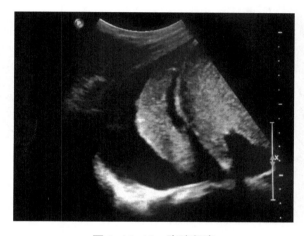

图 9-11-19 胸腔积液

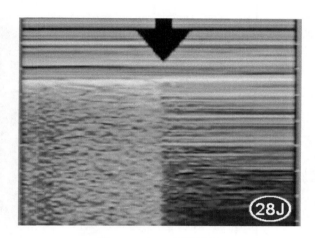

图 9-11-20 平流层征

五、基于联合心肺超声,超声血流动力学评估的快速六步法(定性为主)

1. 心脏整体评估 发现需要紧急干预的心脏急性情况,识别已存在的明显的心脏慢性疾病,如左/右心室肥厚,其他腔室的明显扩大,右心室扩张(急性/慢性)。

2. 容量及容量状态评估 以下腔静脉(IVC)为基础的容量状态和容量反应性评估,快速确定容量状态,评估 IVC 内径及变异度(纤细,扩张固定,中间状态)。

3. 右心评估 快速判断右心形态大小,室间隔有无受压和(或)矛盾运动;右心收缩运动有无异常。

4. 左心评估 以定性评估为基础,评估左心室舒张-收缩功能,室壁厚度,室壁运动强弱,心肌弥漫/节段运动异常,左心房大小。

5. 后负荷与动脉张力评估 低血压的除外性评估,前负荷不足,右心室功能不全,左心室功能不全。

6. 组织灌注评估与肺水评估。

7. 肺部超声的肺水半定量评估 判断液体治疗的风险(A 线为主的表现,B 线为主的表现,C 实变为主的表现),利用肾血流评分来反映组织灌注状态。

课后练习题

1. 心脏左心室长轴切面如何获取?能观察到哪些结构?

2. 下腔静脉长轴切面如何获取？

3. 肺部超声的正常表现有哪些征象？

4. 肺部超声的异常表现有哪些征象？

（陈　颖　王小亭）

数字课程学习

⬇ 教学 PPT　　　　✍ 自测题

第十二章

体外膜肺

掌握:ECMO 的工作原理和常用工作模式。
熟悉:ECMO 的物理构件。
了解:ECMO 运行期间的管理。

体外膜肺(extracorporeal membrane oxygenation,ECMO)是利用驱动泵将静脉血从体内引流到体外,经膜式氧合器氧合后再回输入体内,从而使心脏和(或)肺得到充分的休息,为心、肺功能恢复或桥接移植等治疗赢得时机的一种生命支持技术。ECMO 主要用于治疗严重的心功能不全和(或)呼吸衰竭。ECMO 最早于 20 世纪 70 年代成功应用于临床,并于 20 世纪 90 年代引入我国。众多常规治疗无法维持生命的危重患者,因为 ECMO 而得以成功救治。鉴于 ECMO 的重要性,医护人员应当对其有一定程度的了解和掌握。

一、ECMO 的物理构件

(一)ECMO 的核心物理构件

1. 导管 是乏氧的血液从人体流出及富氧的血回流入人体的管道。因为 ECMO 环路内的血流可达数升每分钟,故 ECMO 导管要比深静脉导管粗很多。导管的置入可采用类似于深静脉置管的穿刺方法,也可以采用外科切开的方法。最简单也最常用的置管方式为,引血的单腔导管通过股静脉置入,回血的单腔导管通过颈内静脉或股动脉置入,前者属 V-V ECMO,后者属 V-A ECMO。

2. 膜肺、泵头和管道

(1)膜肺 也叫氧合器,血液经过膜肺时,吹入膜肺的含氧气体将血液中的二氧化碳带出,同时氧则迅速与血液中的血红蛋白结合,其氧合血液及排除二氧化碳的过程与肺内的气体交换类似。膜肺内需要流过血液、用于调节温度的水和气体。

(2)泵头 置于 ECMO 的驱动泵内,驱动泵提供动力,驱动泵头内的无菌液体流动,从而带动整个环路内的液体流动。

(3)在管道剪断并将两个断端分别与导管连接之前,无菌的膜肺、泵头和管道紧密连接,在这个环路上预留了冲管的三通阀。使用无菌肝素盐水填充环路排空气体后,关闭三通阀,整个环路已做好与导管连接的准备。

3. ECMO 控制台 类似于一台可以人机交互的微处理器,通过控制台可以控制驱动泵的转速,从而调增泵头内也就是整个密闭环路内液体的流量,通过一个连接于控制台的流量监测器,把流量显示于控制台上。

(二)ECMO 的非核心物理构件

其他非核心物理构件也至关重要。首先,需要持续稳定的含氧气源为膜肺供气,最好是可以调节氧浓度的空氧混合器。其次,需要一个恒温水箱与膜肺连接,调节膜肺内血液的温度,从而调节人体的温度。再次,需要一个手摇驱动泵,在控制台控制的驱动泵无法工作时,临时提供驱动力。其他需要的物件还包括备用电源等。

二、ECMO 的常用工作模式

按照治疗方式和目的的不同,ECMO 有两种基础的模式,这两种模式也是临床上最常用的模式。

(一) V-A ECMO

通过腔静脉(股静脉或颈内静脉)置管,人工泵将体循环血流引至体外,经膜肺氧合后再经颈动脉或股动脉导管回到体内,相当于膜肺与患者肺进行并联。这种模式主要提供循环支持(图 9-12-1)。

适应证:常用于内科患者(急性心肌梗死、爆发性心肌炎、心脏毒性药物中毒、终末期扩张性或缺血性心肌病、低温伴顽固性循环不稳定和大面积肺栓塞)和心脏术后急性心源性休克(包括心脏移植术后)。通常指征为:收缩压 < 90 mmHg,尿量 < 30 mL/h,乳酸 > 2 mmol/L,SvO_2 < 60%,意识状态改变 6 h,且对最佳治疗方案无反应。

禁忌证:心脏功能不可恢复,且无心脏移植或长期左心室辅助的适应证;预期寿命差(终末期外周器官疾病,恶性肿瘤,癌症患者大面积肺栓塞,化疗诱发的慢性心肌病);主动脉瓣重度关闭不全;严重血管疾病广泛累及主动脉和外周血管

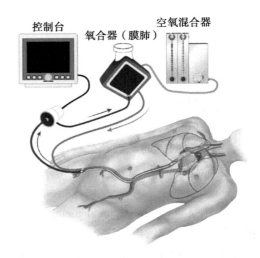

图 9-12-1　V-A ECMO

(钙化、狭窄或闭塞);急性 A 型或 B 型主动脉夹层伴多个主动脉分支受累(升主动脉、弓上动脉和股动脉);严重神经损伤(长期低氧性脑损害、广泛创伤或出血);严重免疫疾病伴显著的血液和凝血紊乱;肝硬化(Child-Pugh 分级 B 或 C 级)。

(二) V-V ECMO

ECMO 引血端(多为股静脉)及回血端(多为颈内静脉)均位于腔静脉内,相当于人工膜肺与患者肺串联,从而使患者动脉血氧含量得以改善。这种模式主要提供呼吸支持(图 9-12-2)。

适应证:急性呼吸窘迫综合征,急性嗜酸性粒细胞性肺炎,弥漫性肺泡出血,严重哮喘,胸部创伤(创伤性肺损伤和严重肺挫伤),严重吸入损伤,支气管胸膜瘘,准备肺移植。

禁忌证:高机械通气条件(FiO_2 > 0.9,平台压 > 30 cmH_2O)≥7 天,药物引起免疫抑制(中性粒细胞绝对值 < 400/mm^3),近期中枢神经系统出血,不可逆的合并症(严重中枢神经系统损伤或终末期恶性肿瘤),高龄。

三、ECMO 运行期间的管理

ECMO 患者原发病的治疗与病情危重但尚未行 ECMO 的患者一样,这里仅重点介绍 ECMO 相关的重要管理。

(一) 循环管理

在 V-A ECMO 启动以后,富氧的血直接进入大动脉,并分布到全身,低灌注的脏器氧供明显改善,大量炎症因子入

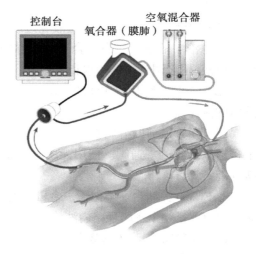

图 9-12-2　V-V ECMO

血,会导致血管舒张,故需要补液及使用去甲肾上腺素等缩血管药物。补液可积极使用人血白蛋白等天然胶体。贫血的患者需积极纠正贫血,维持血红蛋白在 90 g/L 甚至更高。血压的最优目标尚不确定,MAP 在 55 ~ 60 mmHg 是可以接受的,同时伴随适时下调缩血管药物。V-A ECMO 的患者,器官的灌注除了受血压影响以外,更重要的是受 ECMO 回流血液的氧含量影响。另外,维持心脏收缩期主动脉瓣的开放至关重要,主动脉瓣开放可以避免血液淤滞在左心室引起左心室内压力升高甚至形成血栓,可以定期频繁地利用超声监测主动脉瓣开放情况,必要时可使用多巴酚丁胺增强心肌收缩等方法促进收缩期主动脉瓣开放,以降低左心室内压力。V-A ECMO 的流量会显著影响患者的血压,通常流量高,则血压高。但 ECMO 流量过高,可能影响主动脉瓣的开放,所以可以在维持主动脉瓣开放及血乳酸、肌酐、尿量稳定的情况下选择合适的流量。

通常情况下,V-V ECMO 对循环的影响较小,应采用一般肺源性呼吸衰竭患者的循环管理策略,即条件允许情况下采取限制性液体策略、无高血压患者 MAP≥65 mmHg、维持血红蛋白在 90 g/L 甚至更高。

(二)呼吸管理

除了慢性病等待肺移植的患者,可能清醒者 ECMO 不需要机械通气外,大多数需要 ECMO 辅助的急性呼吸衰竭患者均需要有创呼吸机辅助呼吸。ECMO 运行期间通常采用超保护通气模式,即潮气量 2 ~ 5 mL/kg 体重,呼气末正压 10 ~ 14 cmH$_2$O,调整 ECMO 血流量在 3 ~ 5 L/min 之间及进入膜肺的气流量,维持 SpO$_2$ 88% 以上、动脉血气分析 pCO$_2$ 36 ~ 44 mmHg 之间及尽可能低的呼吸机给氧浓度。超保护通气需要大量的镇静药物,甚至是肌松药物。膜肺使用时间短的时候,膜表面血栓较少,进入膜肺气流的给氧浓度对 ECMO 回流的血液携带的氧含量影响不大。

V-A ECMO 患者可不采用超保护通气,采用小潮气量通气即可,即 6 ~ 8 mL/kg,其他呼吸机设置可参照 V-V ECMO 时呼吸机设置。

(三)凝血和出血的管理

合适的抗凝对 ECMO 顺利运转至关重要。最常用的抗凝药物是肝素,临床也有使用阿加曲班和比伐卢定者。实验室化验 APTT 在 40 ~ 60 s 通常是可行的。APTT 目标延长,包括膜肺在内形成血栓均减少,但出血的风险也会增加。血小板减少也会对抗凝产生影响。多种原因都可导致危重患者血小板减少,ECMO 运转也会导致血小板消耗。使用抗血小板药物会影响血小板的聚集功能,同样会对抗凝产生影响。使用超声可以很方便排查有无胸腔出血、腹腔出血、腹膜后出血、肌肉关节出血等。一旦发生严重出血,则需要时适时调整抗凝目标,甚至停用抗凝药物。

(四)远端灌注管管理

V-A ECMO 时,股动脉置管可能导致置管部位远端肢体缺血,在股浅动脉置入灌注管,将 ECMO 回流管内富氧的血的一小部分分流进入置管部位远端的动脉保障肢体血供。远端灌注管置入的方式通常采用穿刺方式置入导管,穿刺方式不顺利时,可采用切开置管。远端灌注管可能会发生凝血、脱出或位置不当等,导致远端肢体缺血。临床查体、超声及组织血氧饱和度监测均可用于远端灌注情况的监测。

(五)感染的管理

ECMO 患者同样面临着 ICU 内其他危重患者面临的获得性感染的风险,包括导管相关感染、导尿管相关感染及呼吸机相关性肺炎等。因为病情更重,导管更多,导管留置时间更长,感染的风险也更高。规律地对插管部位进行评估、及时无菌换药是 ECMO 患者的常规护理。因为有恒温水箱通过膜肺控制温度,任何程度的发热均应引起足够的重视,及时留取血培养,必要时行宏基因测序协助明确病原,并针对性使用抗感染药物。

(六)神经系统管理

神经系统损伤是 ECMO 的严重并发症,并且常常致死,尤其是脑出血。清醒 ECMO 患者发生神经系统损伤容易发现,但大多数处于镇静状态的 ECMO 患者发生脑出血及脑梗则可能很隐匿。每日数次观察瞳孔是必需的。根据病情,适时减浅镇静,是为数不多的可以在床旁采用的评估是否发生中枢神经系统并发症的方法。

四、ECMO 的撤离

在少部分 ECMO 患者中,所保驾或桥接的治疗完成,即可撤离 ECMO。而大部分 ECMO 患者则需要在等待自身的心脏和(或)肺功能恢复过程中,逐渐降低 ECMO 支持力度,非 ECMO 支持力度并未明显上调即可保持呼吸、循环相对稳定且灌注良好的时候,就可以考虑撤离 ECMO。V–A ECMO 撤机是将 ECMO 流量下调至 1.5 L/min,甚至是 1 L/min 来评估撤离 ECMO 的可能性;V–V ECMO 撤机时停止向膜肺供气,继续转流,监测血氧饱和度和动脉血气 CO_2,如可维持,则可考虑撤离 ECMO。

综上所述,ECMO 是治疗危重患者的重要技术,其不仅仅是置管或启动 ECMO,更重要的是 ECMO 运转期间的管理。如何利用这一利器,发挥其作用,避免其危害,更好应用于危重患者的救治,值得所有医生知晓,值得急诊、危重症、心脏专科医师掌握和熟练应用。

课后练习题

1. 简述 V–A ECMO 的适应证。
2. 简述 V–A ECMO 的禁忌证。
3. 简述 V–V ECMO 的适应证。
4. 简述 V–V ECMO 的禁忌证。

(尚　游)

数字课程学习

📥 教学 PPT　　　📝 自测题

参考文献

［1］王育珊. 急救医学. 2 版. 北京:高等教育出版社,2015.

［2］林果为,王吉耀,葛均波. 实用内科学. 15 版. 北京:人民卫生出版社,2017.

［3］陈孝平,汪建平,赵继宗. 外科学. 9 版. 北京:人民卫生出版社,2018.

［4］王辰,陈红,詹庆元,等主译. 哈里森内科学. 19 版. 北京:北京大学医学出版社,2019.

［5］葛均波,徐永健,王辰. 内科学. 9 版. 北京:人民卫生出版社,2018.

［6］刘大为. 实用重症医学. 2 版. 北京:人民卫生出版社,2017.

［7］王辰,席修明. 危重症医学. 2 版. 北京:人民卫生出版社,2018.

［8］朱蕾. 机械通气. 4 版. 上海:上海科学技术出版社,2016.

［9］汪芳,郑春华,主译. 临床超声心动图学. 4 版. 北京:北京大学医学出版社,2012.

［10］杨毅,黄英姿. ICU 监测与治疗技术. 2 版. 上海:上海科学技术出版社,2018.

［11］中华医学会. 临床及技术操作规范(重症医学分册). 北京:人民军医出版社,2009.

［12］杨成民,刘进,赵桐茂. 中华输血学. 2 版. 北京:人民卫生出版社,2022.

［13］于康. 临床营养支持治疗. 3 版. 北京:中国协和医科大学出版社,2021.

［14］张澍. 实用心律失常学. 2 版. 北京:人民卫生出版社,2019.

［15］王建枝,殷莲华. 病理生理学. 9 版. 北京:人民卫生出版社,2018.

［16］胡品津,谢灿茂. 内科疾病鉴别诊断学. 6 版. 北京:人民卫生出版社,2014.

［17］Tintinalli,Judith. Tintinallis emergency medicine A comprehensive study guide. New York:McGraw-Hill Education,2015.

［18］Paul L. Marino. The ICU Book. 4th ed. Philadelphia:Lippincott Williams and Wilkins,2014.

［19］Cairo J M. Pilbeam's mechanical ventilation:physiological and clinical applications. London:Elsevier Health Sciences,2015.

［20］Shrestha R,Kanchan T,Krishan K. Gunshot wounds forensic pathology. Treasure Island(FL):StatPearls Publishing,2022.

［21］Webb A,Angus D,Finfer S,et al. Oxford textbook of critical care. New York:Oxford University Press,2020.

附 录

一、急救药物

二、急救检验项目